黄兰魁

中医临证五十年学治集

HUANGLANKUIZHONGYI LINZHENG WUSHINIAN XUEZHIJI

黄兰魁 编著

甘肃科学技术出版社

图书在版编目（CIP）数据

黄兰魁中医临证五十年学治集 / 黄兰魁编著． -- 兰州：甘肃科学技术出版社，2016.12（2021.8 重印）

ISBN 978-7-5424-2386-3

Ⅰ.①黄… Ⅱ.①黄… Ⅲ.①中医临床－经验－中国－现代 Ⅳ.①R249.7

中国版本图书馆CIP数据核字（2016）第277250号

黄兰魁中医临证五十年学治集

黄兰魁　编著

责任编辑　李叶维　左文绚

封面设计　魏士杰

出　版　甘肃科学技术出版社

社　址　兰州市读者大道568号　　730030

网　址　www.gskejipress.com

电　话　0931-8120133（编辑部）　0931-8773237（发行部）

京东官方旗舰店　https://mall.jd.com/index-655807.html

发　行　甘肃科学技术出版社　　　印　刷　三河市华东印刷有限公司

开　本　787毫米×1092毫米 1/16　　印　张　40　插　页　3　字　数　790千

版　次　2016年11月第1版

印　次　2021年8月第2次印刷

印　数　1001~1750

书　号　ISBN 978-7-5424-2386-3　　定　价　188.00元

黄兰魁从医五十年存照

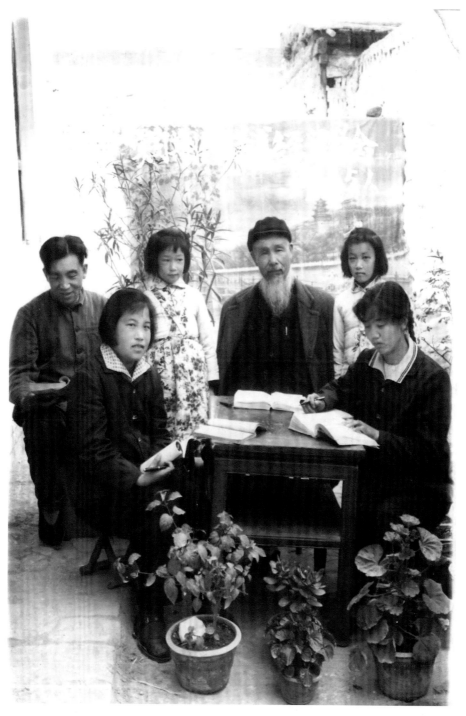

实习期师从张杰臣（武威名中医，右三）（黄兰魁右一）

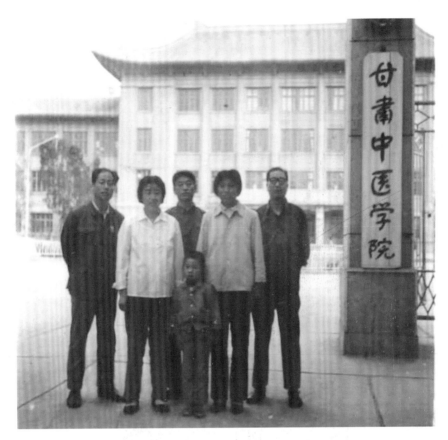

甘肃中医学院临床进修班留影（1982 年）

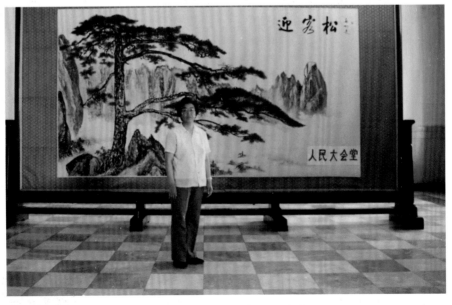

人民大会堂留影（1988 年）

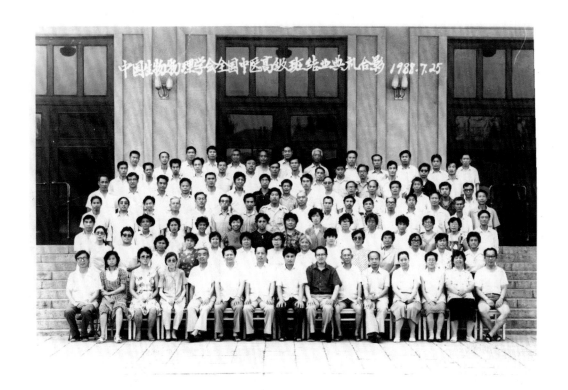

北京参加全国中医高级培训班留影（三排右五）（1988年）

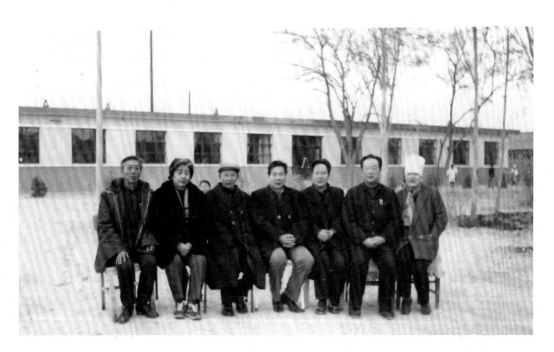

永昌县中医院历届院领导班子于1993年合影（左二）

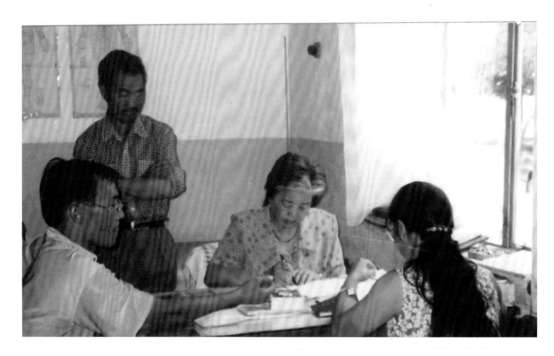

济仁诊所接诊病人

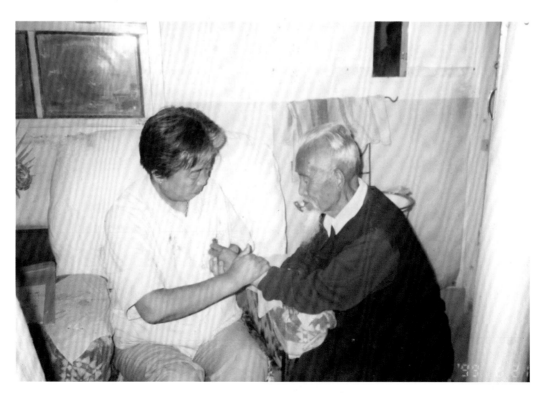

登门诊治老弱患者

序

　　2008年结识黄兰魁老师，那时她已经退休，自己开了诊所。听说她病人多，颇好奇，就去诊所看，果不其然，男的、女的、老的、少的，坐满了屋子，跟着看了几个病人，发现一个奇特的现象，黄老师的处方用药药味少、用量小，这一少一小已令我怀疑，煎服法更是奇特，有的8~9分钟即可。"这能治好病吗？"好奇心促使我再进一步观察疗效，结果是满意的，心想，这位老太太真有与众不同的地方，于是我有了再了解她的想法。

　　黄老师幼年即受父亲影响，爱上中医，后成夙愿考入甘肃省中医学校，这是当时甘肃最古老的也是唯一的一所中医学校，学校里有德高望重医技高超的中医学泰斗，如李子质、张之亮、刘举俊、尹锡泰、华占福、周天心等。这所学校在以后的70多年里为甘肃培养了约2万多名中医药人才，不乏优秀的专家和学者，这些人才成为甘肃中医事业的中流砥柱，黄老师就是他们当中的一员，当时的农村缺医少药，黄老师幼承家学，加上在这所中医的大熔炉里的熏陶，未毕业就开始了治病。以后的几十年，当过一段副院长，但她始终在临床一线，在群众当中，乐此不疲地为广大患者布医施药。有次应邀去黄老家，看到书房除了几盆花草外，书籍占满四壁，一摞一摞的笔记本堆满书桌，本本都写的密密麻麻，有治病验案，有心得体会，分门别类，排放整齐，胃病类、肝病类、心病类、肿瘤类、妇科类、儿科类等等。黄老师说她有个愿望，想写本书，把她一生积累的经验、体会毫不保留地传给后人，不能让这些宝贵的东西消失。她平时就喜欢涉猎群书，除了对中医四大经典逐一精读细研外，还涉猎《易经》《孙子兵法》《红楼梦》《三国演义》等其他经典名著，以期达到触类旁通、启迪医学智慧的较高境界。遇到有什么心得体会思想火花时，她就马上记下来，对成功的、失败的案例也一一笔录在案，日积月累，很多资料都基本成熟，再下下功夫即可成册。这不禁使我对她肃然起敬，让我看到一个有使命感的老知识分子和一个踏踏实实、兢兢业业、一丝不苟的老中医形象。一个耄耋的女性，有这样的宏图大志，不禁使我汗颜，敬佩之情油然而生。

中医学博大精深，各家学说林林总总，书籍也浩如烟海，要想写出独树一帜的、有启发性的，不是滕来耨去的。不是内容泛泛的书谈何容易！起初对黄老写书能否成功颇有怀疑，见到书稿，被其思想的博大精深、学术见地的独到所感动。对为其经典著作的精研程度之深，对相关书籍的博览之广，对患者疾病辨析认识之精准及用药之精良，对当今中医的思考，人们应该有的保健意识和忧患意识而震撼，对这位身处基层的普通医生不得不刮目相看！这是一本集其一生心血和汗水的大成，是聚其一生思想火花的集锦，是一部经典理论与临床紧密结合的典范佳作。看到此书我不认为她只是一个普通的基层医生，她还应该是一位名副其实大学级专家教授甚至超过之！多少年来，她一边从事着自己心爱的临床，一边不断地从老祖宗那里汲取营养，一边留意国内外当今医学新进展，一边用自己的实际行动和铁的事实捍卫者着祖国医学这束人类史上的奇葩。

中医是一门实践医学，最为主要的是临床实践的一手经验，黄老几十年精勤不倦，博采众长，尊古而不腻古，由此成就自己诊治疾病的风格。如她将伤寒病于时间医学结合，用纯中医药探究治疗、肝癌、胃癌、高血压、糖尿病，对儿科慢性扁桃体炎（2~13岁，病程1~8年是西医手术适应证）等病的治疗都达到比较好的效果。她的服药方法，成年人3天两剂药、儿童2~13岁每2天一剂药、1岁内小孩3天一剂药等等所有这些，足够我们认真推敲、仔细玩味的。

张仲景《伤寒论序》"孜孜汲汲，唯名利是务；崇饰其末，忽弃其本，崋其外而悴其内"；孙思邈《千金要方序大医精诚》："必当安神定志，无欲无求，先发大慈恻隐之心，誓愿普救含灵之苦。若有疾厄来求救者，不得问其贵贱贫富，长幼妍媸，怨亲善友，华夷愚智，普同一等，皆如至亲之想"。当了解黄兰魁老师的经历后，脑海里便涌出这几千年经久不衰这些名篇名句，在当今中国轰轰烈烈改革开放的大背景下，我没有能力评价当今社会，但金钱至上、经济利益至上的情况是有的，她不随波逐流，贫贱不能惑其志、富贵不能淫其心（虽乱不能惑其志），依然保持着一个有良知的医务工作者、一个中国老知识分子的朴实谦逊、孜孜汲汲、脚踏实地、坚守诚信、求真务实的工作作风和高尚的医德，在一方土地上，默默地做着自己平凡而伟大的事业！华夏子孙，繁衍昌盛几千年，为其保驾护航的是中国医学，许多根植于民间的广大中医医生，用自己实际行动完成着这一伟大使命，她就是我们亲眼所见的实实在在可学可敬的例子，不为别的，只为普天下多一些这样的"小人物"，只为广大患者能够接受到更多这样实实在在的服务，我欣然为之作序，愿此书能为业界增一份光辉，为读者开启一份心灵的智慧，足矣。

鄢卫东

2014 年 9 月于马达加斯加

前　言

　　医学的经验常常是散落的，往往不够系统，而且各家的经验不尽相同，通过临床实践点滴积累而成的。徐灵胎说："千变万化之中，实有一定不移之法"。《内经》中有"知标本者，万举万当"。对中医很多证、方、药进行总结，知"标"知"本"，殊为重要。譬如急性气管炎论述反复不愈的原因是不可见喘即予麻黄，应用麻黄以后头晕咳喘加重者，多为肾不纳气或者阴虚咳嗽，肾不纳气者，不可用麻黄之升浮。这几点通过临床的总结，丰富了中药中所论述的"麻黄"的功能与主治。传说华佗治军吏二人，俱身热头痛，症状相同，但华佗的处方，却大不一样，一用发汗药，一用泻下药，但服药后均告痊愈。原来华佗诊视后，已知一为表证，用发汗法可解。一为里热证，非泻下难于为治。依病情采用不同之法，也是"知标本者"的典范，万古佳话！由此可知学习中医、运用中医的理法很重要。所谓法可循而方可取，理可溯而治可凭。盖中医学术，有法而不拘于法，师古而不泥于古，沿之既久，重规律而不失于灵活，求稳妥而不失于变通。中医学者摄精取华，集腋成裘，乃涉及面日宽，学术性日强，实用性日佳，终可达成施治一气呵成，天衣无缝之效。

　　中医学中蕴藏着极其丰富深刻的科学内容。现代自然科学的许多新进展，往往不断为中医理论的科学性提供客观依据。今为古用，古为今用，一直是中医探索中的课题。

　　中医药物，更是取之不尽，用之不竭。关键在于如何通过学习，去掌握应用。在我五十年的医疗实践过程中，不断地更新和提高自己的专业技能。无论是家传、师授的，或者是古人的、今人的，以及自拟的，都敢于实事求是，"有是病用是方，有是方用是药"。这一点于医者而言是可贵的，也是必须的。

本书共分为上中下三篇,分别为内经探微、伤寒学记、疑难问究,记录了个人五十余载学习经典、运用经典、探索疑难杂症的中医临床实践过程。本书的内容,力求在学习诸如内经、伤寒、金匮等经典的基础上,吸取前辈医学家的经验,提出辨证施治的方法,同时,结合临床病例,做到引证恰到好处,突出用药的思路,力求"勤求古训,博采众方",力求一击中的,取得疗效,避免"按图索骥,贻害大方",造成病情贻误,患者痛苦。

本书中所列疾病是我治疗过并取得疗效的,比较典型的病案。为了取得真正的中医诊治临床经验,我五十年来一直坚持只用中药,且绝不多用一味中药的原则来检验诊疗结果。患者已经采用西医手段的(用过一段时期的西药治疗或者当天用了西药,或者输过液体,或者西医的其他治疗手段或方法),先停止其他治疗1~3天后,再行中医诊治。本书中对中药的煎熬,也有独特的方法和要求,请读者特别注意。因此这本书是我中医治疗内科、儿科、妇科疾病及法择、疑难杂症等的经验总结,而非其他。本书标明"某某方法"的,是我向前辈先贤学习到,又经过临床验证有效的方剂。

本书是个人五十年行医感悟与经验的总结,由于水平有限,因此它还是很不完备的,待在有余力之年仍将不断加以修订,增添新的内容,以求查遗补漏,去粗取精。在此,诚挚感谢原甘肃省卫生厅中医药管理局鄂卫东局长对本书成册的指导和大力支持;一并感谢吴军、李荷英对本书修订出版提出诸多建议;王嘉颖、鄂定英、穆泽华等业内人士对本书各章节的内容进行了梳理编辑和勘误工作;王炜对本书全部文字的整理审核工作。

鉴于经典理论水平所限,古文不精,阐述不明,谬误错漏之处势必存在,诚难避免,冀望同仁不吝赐教为盼。

中医宝库,有待发掘者尚多,既做耕耘,必有收获,余虽垂暮,尚愿禾苗之苗壮。

黄兰魁

2014 年 8 月 8 日

目 录
MULU

上篇·内经探微

黄兰魁中医临证五十年学洽集

黄兰魁中医临证五十年学治集

中篇·伤寒学记

黄兰魁中医临证五十年学治集

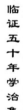

黄兰魁中医临证五十年学治集

下篇·疑难问究

上篇·内经探微

篇首语

《内经》又称《黄帝内经》，作为中国传统医学的理论基础及思想精髓，在中华民族五千年繁衍生息的漫漫历史中，发挥无可替代的重要作用。中国历史上虽也有瘟疫流行，但从未有过像欧洲中世纪黑死病爆发夺去三分之一人口性命的惨痛记录，中医药及《内经》的巨大作用由此可见一斑。

《内经》总结战国以前的医学成就，并为战国以后的中国医学发展提供理论指导。在整体观、矛盾观、经络学、脏象学、病因病机学、养生和预防医学以及诊断治疗原则等各方面，都为中医学奠定了理论基础，具有深远影响。历代著名医家在理论和实践方面的创新和建树，大多与《内经》有着密切的渊源关系。

《内经》作为中医四大经典之一，是中医的源头，两千年来在中医界有着崇高的地位，这是后世所有医书所不能取代的。历代名医，未有不遵《内经》经旨、不精研《内经》者。张仲景写《伤寒杂病论》就曾撰用《素问》；刘完素、张子和、李东垣、张洁古等人无不熟背，信手拈来；徐灵胎之《宗传》篇，认为此书"明受病之源，及治病之法，千变万化，无能出其范围"；王孟英著《温热经纬》，集其中热病条文与后世论温热病条文于一身，乃能集温热病之大成。凡所有中医名著，未有不本于《内经》而著书者。因此，研习内经、认知内经、感悟内经,是学习中医学的不二法门。

　　本篇内容以内经医学理论为基础,结合临床实践,对内经的核心内容如整体观念、病因病机、辨证施治、运气学说、治未病、健康与养生等进行尝试性探索,并以其为指导,开展临证治疗工作。内经作为经典学说博大精深,衍生典籍浩如烟海,本人岐黄探索五十余载,尤叹时光荏苒,纵使不辍耕耘,也仅探其一隅,窥得毫微,用其枝末,但已然受益匪浅。

第一章 中医溯源

《内经》是第一部中医理论经典。中医学作为一个学术体系的形成，是从《内经》开始的，所以《内经》被公认为中医学的奠基之作。

《内经》是第一部养生宝典。《内经》中讲到怎样治病，但更重要的讲的是怎样防病，怎样在不吃药的情况下就能够健康长寿。

《内经》有一个非常重要的思想："治未病"。《内经》中说："不治已病治未病，不治已乱治未乱。"

《内经》是第一部关于生命的百科全书。《内经》以生命为中心，里面讲医学、天文学、地理学、心理学、社会学，还有哲学、历史等，是一部围绕生命问题而展开的百科全书。国学的核心实际上就是生命哲学，《黄帝内经》就是以黄帝的名字命名的、影响最大的国学经典。

所以，中医溯源，这个源就是内经。从内经最朴素的观点、最基本的思想、最主要的方法入手，穷根溯源，力求掌握其要义精髓，从中医文化的角度，认知内经、感悟中医。本章内容如整体观念、辨证施治、治未病、上工下工的概念等皆为内经经典内容，以期对内经、进而对中医有一个基本的认识。

第一节 中医文化初探

现代科学是中介科学，传统科学是非中介科学，中医是一门没有技术学科的医学。要谈传统文化与现代科学的差别，现代科学的理论与应用之间有一个技术中介,用以帮助实现理论的价值。而传统文化、特别是中医,却完全没有这个中介。理论的应用只有靠主体直接去把握,主体能够把握多少?像现代科学技术的过程完全可以由科学精英来创造,而技术一旦创造出来,就可以进行大批的复制,这个过程可以由普通技术工人进行的。钱学森搞导弹,并不需要他亲自去造导弹,电脑的专家发明电脑后,也不需要其一台一台地去造电脑,科学技术就可以帮助他们完成这个过程。

一、中医经典的魅力

《内经》的内容,只要有一句话你悟透了,那你一辈子都用不完。经典的这个后延性实在太大太大,它确实是一个早熟的文化,它的确是历久弥新的东西。中医经典不是光凭一个理性思考构建的,还是一个内证过程,是两者完美结合的产物。正是这样一个完美的结合,构成了梁漱溟先生所称之为的——人类未来文化的早熟品。《大学》里讲:"知之而后有定,定而后能静,静而后能安,安而后能虑,虑而后能得"。老子讲:"为学日益,为道日损,损之又损,以至于无为"。

东汉以后,中医的著述汗牛充栋,尽管这浩如烟海的著述无一不自称是来自于经典,但是在一定意义上说,它们无法代替经典,无法超越经典,甚至有时会成为我们认识经典内涵的障碍。孔子曰:"食无求饱,居无求安。"这是一种精神境界,只有获得了这个境界,才有可能进入内证的状态。这个境界儒、释、道都有。宋、明时代,人们将格物作细微地分析讲,作穷究讲,仅此一途,已见它们不明内证,已见它们没有实验。古人知道,诗写唐的份上,诗机已然让他们占尽,要想再超过唐诗,几乎不可能。孔子在《素辞》中的话说得很好:"仁者见之谓之仁,智者见之谓之智,百姓如用而不知,故君子之道鲜矣"。

《素问·金匮真言论》曰:"北方黑色,入通于肾,开窍于二阴,藏精于肾,故病在谿,其味咸,其类水,其畜豕,其谷豆,其应四时,上为星辰,是以知病之在骨也。其音羽,其数六,其臭腐。"肾家的臭是腐,所以凡属腐烂一类性质的病变都与肾相关。肾病需要忌盐,"多食盐则伤肾",这即是《内经》至道的东西。骨癌在所有的癌症里疼痛是最剧烈的,草药中加一味特殊的东西，然后煎汤外洗溃烂处，洗几次以后疼痛就能逐渐消除。它与肾有关，就有一种非常特殊的亲缘关系，所以用在骨癌上有这样特殊的疗效。

中国的豆豉，就是大豆经过发酵以后制成的，能够提高大脑功能，有这样独特的作用。《内经》曰："肾主骨生髓，髓通于脑，"改善和提高脑的功能，从中医的角度思考，就要设法从肾入手。大豆的外形与肾相似，经过发酵的，与上述的这种"亲情"关系又密切了许多。发酵实际上就是一个腐质化的过程，发酵后的豆对肾的作用更大，当然对脑子的作用亦大，这就是从经典的角度加以印证的。

如何提高大脑的效率，唤醒脑细胞的巨大潜能，如何引发大脑的δ波，如何激活内啡肽的分泌。在增加内啡肽的分泌、使大脑处于更多δ波状态这个关键，有人提出许多有效的方法，即运动方面、饮食方法和调节心身方面等。在促进内啡肽分泌方面，经过发酵后的大豆为早餐的必备食品。

所谓现代脑或称现世脑。自从你生降到这个世间，与你相关的一切信息就贮存这个脑里。从信息的角度来看这个左脑，它的容量与人这一辈子的经历有关。经历的时间长短，这个要看每个人的寿命，经历事情的多少，看每个人的阅历。但总起来说，与它相关的信息仅有几十年、至多百年，这是左大脑的情况。

传统脑呢？传统脑的信息要大得多了，可以说人类历史上所经历的一切，都有可能与右脑发生联系。所以，右脑所贮存的东西，或者说右脑发生联系的这些信息、这些经验，就不仅仅是这几十年、几百年。这个信息关联的跨度可能是几百年、几千年、几万年甚至千亿年。而且这个信息，这个经验不是个体的，可能是整个人类文明的整合（这有点像道金斯所谓的"觅母"）。如果我们借用一个藏传佛教的概念，这个右脑也可以叫作伏藏脑，伏藏就是埋伏之潜藏，藏是宝藏，人类有史以来的文明宝藏都潜伏在这个右脑里。俄罗斯生物学家亚历山大·卡缅斯基曾在得出结论，人的记忆除所谓的神经记忆之外，尚有一种遗传记忆和免疫记忆。其中，遗传记忆又被称为"自然界的储备基金"，这与我们前面所称的"伏藏脑"有极为相似的地方。在左右脑之间有一个沟通和连接两侧大脑的结构，这个结构叫脑胼体。脑胼体存在说明左右脑之间的联系是必然的，右脑的信息完全可以通过适当的方式交换到左脑而为其所用。有学者云："凡是将传统看成是包袱的人，不是懦弱者、就是败家子"。

《论语》言："学而时习之，不亦说乎？有朋自远方来，不亦乐乎？人不知而不愠，不亦君子乎？"此为古人所谓"书不尽言，言不尽意"。对于很深沉的内心世界，对于复杂的感情，用很浅白的旋律是没有办法来表达的。现代人的浮躁心理，现代人的急功近利，他们只喜好吹糠见米的东西，做什么要立马见功，而不愿意静下心来感受什么，体悟什么，这种情况令人担忧。喝饮料与喝茶是有区别的，饮料和茶无法比，不能用喝饮料的眼光去看茶，就像流行歌曲和古典音乐无法相比。

经云："肺主气，肺主治节"五日为一候，三候为一气，也就是十五天的周期就叫作气。一年有二十四节气，原来这个气指的就是节气。中医一个很重要的特色就是整体观念，天人合一。天地在变化，人也要跟着变化，这个变化的戒律能够同步。从上面这个气的概念中，我们知道了天地变化的基本节律就是气，也就是十五天一个变化。在这个节律，人也要有一个类似的同步变化，这个变化跟上了，天人就合一了。那么，在人体内具体是哪个部门负责这个节律层次上的天人同步变化呢？就是肺。肺者，气之本，说的就是这么一回事。这个气与呼吸之气，与一身之气又有什么关系呢？显然没有什么大的关联。一个月的两个气，一个叫节气，一个叫中气，所以一年有二十四节气。

肺处胸中，其外包以肋骨，左右一共二十四根，这是巧合还是必然。其与关节也有关联，人的四肢关节，合起来还是二十四个，这里一个面与节气相应，一个面与中气相应。四肢应四时，每一肢有六个关节面，正好应"六气为一时"。关节与节气相关，与天气变化有关，关节有毛病的人，他们对天气变化的敏感程度往往超过气象仪器。所以，我们完全可以把关节看作是人体对天气变化的一个感应器，而这个感应器是由肺来掌管的。

古人云："读书百遍，其义自见"。对于经典，熟读强识是非常重要的。在《本草纲目》中读到白术这一条时，李时珍引了张锐《鸡峰备急方》的一个病例："察见牙齿日长，渐至难食，名曰髓溢病。用白术煎汤，漱服即愈。"因为肾主骨，骨与髓是异名同类的东西。这个牙齿为什么会日渐长长？髓为什么会往外溢？是约束骨髓的各个系统出问题。对骨髓的约束功能是由土系统来完成，这是所讲的土克水。现在土系统出了问题，土虚了当然就会发生水溢，当然就会发生髓溢，髓溢了牙齿自然会日渐变长。用白术来补土制水，控制髓溢，是十分简单的事。

骨刺病也叫骨质增生，是由于骨钙流失到骨面，形成骨性赘生物所致。骨钙流失形成骨性赘生物，这与髓溢有什么差别？用白术煎汤，让患者浸泡足跟，每日二、三次，每次20分钟，数日后痛减，足跟能落地，坚持一个月，痛即痊愈。由此可得学经典要"信受奉行"的感受。

《笑傲江湖》高手过招往往不露痕迹，而仲景等历代名家撰用经典却是真正达到了这个不露痕迹的境界。

经典是由古文古字写就的，最早的汉字是象形文字，具有中国文字所特有的魅力，是世界上任何一种文字都难以比拟的。文字的简化，文言的消失，就感到阵阵的忧心，阵阵心痛，是中医学的一大损失。字以表意，文以载道，文字是文化的载体，文明的载体，精神的载体。文字简化以后，我们怎么跟古人沟通，我们就是通过这个文字将过去三千年五千年的文化结晶运载到现在，运送到将来。现在你把文字这辆"车"的轮子卸掉了一个，甚至两个，那么这样一个文化结晶的运送工作就会陷入瘫痪。我们今天像这个年纪的一代人还读过古书，认识几个繁体，所以这个文化传承的障碍似乎还不那么明显，可再过几十年，几百年，那会是一个什么情况？中华文明的法脉也许就会因为这个文字的简化而被割裂甚至断送掉。

二、中医的整体观念

中医理论，强调从整体着眼。首先把人体内脏和体表各组织及器官之间看作是有机的联系，是不可分割的，同时还认为环境的变化对人体生理、病理有着重大的影响。因此，强调人体内部的统一性，也重视人体和外在环境的统一性。于是在临床上总是从全面考虑问题，不单从病的局部着想，并观察季节、气候、水土，注意病人的情绪和生活习惯等。这种整体观念是中医理论的基本观念。

1. 人体的整体性

从组织结构上来讲，十二脏称作"十二官"的功能，"凡此十二官者，不得相失也"，失则气不相使而灾害至矣。《景岳全书》说：十二官并非各自为政,心则为十二官大主。内脏分脏腑,脏者藏,腑者泄,脏行气于腑,腑输精与脏,相反共以相承,矛盾而又统一。两者相合,称为表里,五脏之间通过生克制化关系,而又密切。脏腑与组织器官,心主脉,开窍于舌;肝主筋,开窍于目;脾主肉,主四肢,开窍于口;肺主皮毛,开窍于鼻;肾主骨,开窍于耳及二阴。 以上都要通过经络的联络,而构成统一的整体。

从生理病理方面:

上下:心肺居上,肝肾居下,上与下对立而统一。如肺与肾为例,肺金养肾水,肾水润肺金,金水可以相生。心属火主下焦于肾,肾属水必上潮于心,心肾必须相交,上阳下阴。

表里:里气充则表气固,表气固则里气守。所谓阳者,卫外而为固,阴者藏精而起承也。临床上常谓"实者病表发其汗,虚者病表建其中","阳强不能秘,精气乃绝。"

气血:气为血之帅,血为气之母,气行血行,血滞气滞。

阴阳:无阴则阳无由生,无阳则阴无以化,在有主次的基础上照顾另一方面。

2. 人与自然的关系

一是人体和气候的关系。"天食人以五气,地食人以五味","人以天地之气生四时之法承,""必先岁气,勿伐天和无盛盛,无虚虚而 遗人夭殃,无致邪五失正,绝人长命。""故治不法天之地纪,不用地之理,则灾害至矣。""化不可伐,时不可速",无伐无速时一无常证大论。内经"生气通天论藏气法时论"异法方宜论,未论述人与自然的关系。

年气规律:"春温、夏热、秋燥、冬寒,天暑衣厚则腠理开,故汗出,天寒则腠理闭,气湿下行,水下流于膀胱,则为溺与气"。"病因同由于侵犯病位不同而症状不一","同一病位由于受病原因不同而症状不一"。"应气为常,反此者病",春得秋脉,夏得冬脉,长夏得春脉,冬得长夏脉,视为病脉。气候对病理的影响,慢性咳喘,秋冬加剧则趁夏季阳气盛治之;是秋冬养阴也,血虚肝旺。春季眩晕脑胀耳鸣,精神疲倦,趁冬滋补阴,削弱季年发病,应冬养阴也。风寒湿痹逢天阴湿胜予患病痛,阴虚之体,天热则烦闷倍增,阳虚之质,天冷则寒慄而肢冷等等。昼夜晨昏时对生理病理影响;朝则为春,日中为夏,日入为秋,夜半为冬。皆百病者,多以旦慧昼安,夕加夜甚。朝则人气始生,病气衰,故旦慧,日中人气长,长则胜邪,故安,夕则人气始衰,邪气始生,故加重,夜半人气入脏,邪气独留于六腑,故甚也。

后世医家于临床早补阳,晚补阴,亦春夏秋冬养阴养阳之治法。

二是人与地理环境的关系。"地有高下,气有温凉,高者气寒,下者气热,西北之气散而寒之,东南之气收而温之,所谓同病异治也。"

三是人与其他因素的关系。禀赋的强弱,强者耐受重散,弱者不耐重剂。形体的肥瘦,丰肥体多湿痰,瘦弱者多阴虚内热。性情的愉快、忧郁、急躁、动静以及精神刺激,环境的遭遇对人体影响也非常大。

男女老幼的特点:气色的黑白,白者顾其阳气,苍者顾其津液。中医的理论体系,是在整体观念的基础上建立起来的,从整体出发视其他部分所受到的影响。

例如,咳嗽—肺病:

  及心——心痛

  及肝——两胁痛不能转动

  及胃——呕吐

  及膀胱——遗尿

  气郁—肝病:

  及胃——呕恶食减纳差

  及肠——腹泻

  妇女——腹痛、月经不调

3. 病与病人不可分割

认识到病和病人是不可分开来看的,每个病都从两方面看:一是病邪,一是正气,即病人的抵抗力和恢复能力。因而一面祛邪改善病况,另一面要调理病人的生理机能,增强抵抗力,帮助恢复健康。疾病的过程是正邪,双方矛盾斗争的过程,胜负取决于双方力量的对比,治疗或祛邪或扶正,或扶正祛邪同时并进,应根据具体情况而定。

三、中医讲究形神合一

中医光讲肝、肾、脾、肺是不行的,还要讲心。所以,中医肯定是一门既将形而下、又讲形而上的学问。《素问·灵兰秘典论》中说："心者君主之官，神明出焉。"又曰："凡此十二官者，不得相失也。故主明则下安，以此养生则寿，殁世不殆，以为天下则昌。主不明则十二官危，使道闭塞而不通，形必大伤，以此养生则殃，为天下者，其宗大危，戒之戒之！"

传统文化、传统中医虽然的确是道器合一的统一体，它强调要形气相依，形神合一，总的侧重却在道的一面、神的一面、气的一面。所以，它是一门以道御器，以神御形，以形而上、御形而下的学问。

《内经》里将医生划为两个等级，即上工与下工。上工指的是非常高明的医生；下工是非常普通，即非常一般的医生。《灵枢》在这方面给出一个很具体的指标，就是"上工守神，下工守形。"神是无形的东西，属于道的范畴，属于形而上的范畴，上工守的就是这个。换句话说，就是能够守持这样一个范畴的东西，能够从这样一个层面去理解疾病、治疗疾病，那就有可能成为上工。反之，如果守持已经成形的东西，从形而下的这样一个层面去理解疾病、治疗疾病，只能成为一个下工。《素问·四气调神大论》曰："是故圣人不治已病治未病，不治已乱治未乱，此之谓也。夫病已成而后药之，乱已成而后治之，譬犹渴而穿井，斗而铸锥，不亦晚乎？"

西医认为，器质性的病变都是从非器质性的阶段发展而来。非器质性病变治疗是比较容易的，而一旦进入器质性的阶段治疗就困难多了。医生不但要善于治病、更要善于识病。疾病在未病的阶段能否发现它、截获它，使它消于未形。这就是见微知著的功夫，这就是防微杜渐的功夫。

目前，现代医学的诊断技术从总体上来说还是处于诊断已病的水平阶段，诊断技术再先进，只是诊断出那些已成形的病。而对于尚未形成的病，现代的诊断还无能为力。到了基因诊断，检查婴儿、甚至胎儿的基因，就能发现将来的疾病，到了这个阶段就应该是治未病。

"中医有上工，有下工。对病欲愈，执方欲加者，谓之下工。临症察机，使药要和者，谓之上工。夫察机要和者，似迂而反捷。此贤者之所得，愚者之所失也"。

上工是高明医生，下工就是很差劲医生，就是庸医。做医生几乎没有中间路可走，不是救人就是害人。你开的药没有治疗效果，那就是毒副作用，中间的路很少，这是肯定的。

唐代名医孙思邈的话，做医生只有两条路，要么做苍生大医，要么做含灵巨贼。古人讲："必伏其所主而先其所因"。

《素问》的"至真要大论"里："夫百病之生也，皆生于风寒暑湿燥火，以之化之变化也，经言盛者泻之，虚者补之，余锡以方土，而方用之，尚未能十全，余欲令要道必行，桴鼓相应，犹拔刺雪污，工巧神圣，可得闻乎"？

岐伯曰"审察病机，勿失气宜，此之谓也"。

在《素问》第九篇"六节藏象论"里："不知年之所加，气之盛衰虚实之所起，不可以为工"。

癌症病一切检查，在中医只能作参考，它不是关键的因素，也不是决定的因素。没有这些因素也不行。我们的诊断，辩证水平达不到张仲景、扁鹊、仓公的那个境界。通过望闻问切，还把握不了病情转归，还预知不了病情的预后，在这样的情况下，西医的检查对我们当然就有很重要的参考作用。但它毕竟只是参考的因素，决定的因素是证。只有脉（证）能够帮助我们提取有关中医这个病的各种信息，只有证能够使我们清楚病的性质，进而作出治疗决定。而上面的一大堆检查起着这个作用，做这个决定，那就糟了，那你不是中医。诊断癌的报告单就把你吓住，你只顾用抗癌的中药：白花蛇、半枝莲，你就不是一个中医。现代的手段还没有办法替代中医原有的望闻问切，而原有的这些方法又在很快的流失，中医眼下就处在这么一个境况里，如黑色素癌，病情广泛地转移。症状提示。一个口苦，一个默默不欲食，一个心烦喜呕，一个脉弦，少阳病的很多证据，从六经考虑，舌苔白腻，少阳加湿，少阳的气血流通发生了障碍了，解决少阳的问题，则痛的问题即解决。吗啡、止痛药不服，疼痛大大减轻，凭证治病。

《伤寒论》就讲一个脉一个证，而更多的是讲证。以证统脉，脉其实就是认证，获取证的一个手段，所言证则脉在其中矣。

《伤寒论》的条文要熟读背诵，为的就是熟悉这个证，认识这个证，把握这个证。疾病不管它浅、深，都是通过证的形成来反映。

所以，凡是能够反映疾病存在、变化以及导致疾病存在与变化的这些因素的这个东西，都可以叫作证。

现在的中医看起来不是很热闹？又是科学化、又是现代化、又是走向世界,这个方面是真正的虚假繁荣,是真正的泡沫经济。

中医学出来,说实话真是不容易。没有孔子所说的第三诀窍:"人不知而不愠,不亦君子乎,"那是搞不成的。中医没有其他的帮助只有靠自己的望闻问切取证,没有第二条途径,可一旦学出来这个意义就非同一般。

古人的"穷则独善其身,达则兼济天下",学中医确实能够做到这一点,确实能与这个相应。中医的理论太美了,太完善了,其玄妙完全不亚于相对论。琢磨这个理论,也是有无穷的乐趣。

人的感受是由心来掌管,而心为君主之官,神明出焉。

注重心的层面,注重形而上的层面。这是中医一个特别的地方,我们应该认识清楚。否则人家叫现代化,一个客观化,我们就把这些主观的东西统统丢掉。对于中医,甚至对其他任何事情,都要设法把它弄清楚,要有见地才行,不能人云亦云。主观有些时候确实不好,光感情用事,情人眼里出西施,这样会障碍你去认识真实。但有时也需要跟着感觉走。艺术如此,科学亦如此。

四、中医重视取"证"

见微知著,是中医一个很关键的问题。中医取证,《内经》所说:"有诸内必形于诸外",这就是最大的依据。不管你内在的变化是什么,不管内在的多大变化,不管你内在的变化多么细微,都肯定在外表出现。这是绝对的,没有疑虑的。

反映那些内在这个相关性你能不能建立起来,这是一个很困难的地方。相关性,对应性肯定有,这是毫无疑问的。比较粗的变化易察觉到,如面黑知道心脏有问题,更加深内的变化,你没有办法知道。一个人首次诊病,必须检查四大生命体征(体温、心率、呼吸、血压)并要看你"见微知著"的功夫。从很微细的表象去发现很深刻,很显著,甚至是很久远的变化。实际上,中医这个体系里已经有一整套这样的方法。透过理性思维,透过内证和外证的方法来"见微知著"来认识疾病,来取上面的"证"。这样一套整取证的思维、方法和技术就称之为辩证。像中医历史记述的这些事例,像扁鹊望齐侯之色,张仲景诊侍中大夫之疾,这就是见微知著的过程,这就是取证,辩证的过程。

喉咙痛就认为火,就喜欢喝凉茶吗,用凉药,结果越喝越痛,用麻黄附子细辛汤,服药后二小时,喉咙痛减轻。中医的证你真能精细地把握了,那你就等于拥有了现代的一切,甚至可能超过这一切。

同一个病,个体不同,反映就有差别。这叫同病异证。病相同,证可以完全不同。治疗时,除了考虑病,还要考虑证的因素。西医治病主要强调辨病,强调辨病实际上就是强调共性因素。病复杂的变化里,能找出一个共性因素,这个就叫抽象,这是西医的确了不起。这也是不完善的,也是很优越的一面,也有它不足的一面。

中医也讲求共性,所以,一定要辨病,不辨不行,这是前提。《伤寒论》的每一篇,都可以辨某某病为先,仅此还不行,还要辨证,辨证就是要辨出个性来。这样你看评判两门医学,看从理念,哪门更优秀。

见微知著,可以从形气上来看。见微者,言气也;见著者,言形也。任何事物的发展都是这个过程,由气到形。在气的阶段不容易显现,不容易发觉,到形阶段就不难识别。如果在气的阶段你就发觉,这就叫见微,那你肯定会知道沿着这个气的发展,将来必定会有一个成形的变化,知道这个变化,这就叫知著。

《内经》里反复强调"上工治未病",未病就是尚未成形的病,是处在酝酿阶段的病,是处在气这个阶段的病。这个时候你去治它,那真是不费吹灰之力,一旦等到它成形,成为肿块,成为器质性的病,这个就是已病,已经形成的病。这时就病来如山倒,病去如抽丝。

证的轻重取决于机体对病邪的反映程度,取决于机体对病邪的敏感性,还取决于机体与病邪的对抗程度。

(1)证反映疾病所在的部位,是证的一般特性。病的部位有一个相关性,如阳明头痛在前额。

(2)证反映了疾病的性质,这是一个非常重要特点性。辨出疾病之所在,那当然是重要的。如太阳病,还得分风热、伤寒、中风,靠证辨证。以上二个特性合起来,就是病机。

(3)证反映个体之差异,证的这个特性对于我们区别体质,区分个性非常重要。受同一个致病因素的作用,而在证的表现上却截然不同,比如都是伤食,张三见泻、李四见吐。这样一个证的差异,就把个体区分开来,张三素体太阴这块比较薄弱,而李四有可能是少阳这块比较薄弱。

(4)证的两面性,中医必须注意这些细节,每一个证你都不能放过。每一个证都有可能是"主证",每一个证都有可能是你治疗疾病的突破口。

以其人之道还治其人之身!

有许多疾病,一般检查出来就是晚期,像一些癌肿和慢性肾炎。证,它一方面带给我们是身体和心灵的痛苦,但是证往往又会提示我们消除疾病的途径。例如失眠,严重时彻夜难眠,甚者会有幻觉、幻听、喃喃自语,西医镇静治疗外,中医养心安神,滋阴潜阳的也用过不少。没解决问题。切脉皆滑象,于是开始按痰湿治疗,用温胆汤化裁却没有明显效果。后来仔细听患者诉说,失眠劳累后加重,锻炼稍过,往往难以入眠。正常人劳累后,睡眠更好更香,而这个病人却恰恰相反。古人讲:劳则伤脾,所以这病在脾上,就在太阴。依法治之,投归脾汤,数剂后既能安然入眠。

(5)见证最多的疾病。病与证之间的关系很复杂,并不是说证多病就多,也不一定证重病就重。从《伤寒论》看,证最复杂多变的要数枢机病、水气病。而就对应的柴胡剂,以及治水气的方,如小青龙汤,真武汤等。说明:枢机的影响面很广,临床见证很复杂。我们临床如果见到一些见证十分复杂,不知从何处下手的疾病,当然要考虑这个枢机的可能性了,水气病的情况如此。

辩证:就是在阴阳上讨一个说法。阴阳既是起手的功夫,也是落脚的功夫。

譬如水这个东西,治之则滋养万物,不治则危害众生。水之治,有疏之、导之、引之、决之、掩之、蓄之等等,总以因势利导为要,治病亦宜仿此,故用治也。治病必须从治水中悟这个道理。

西医用症不用证,中医则以用证而不用症为宜。

太阳病脉浮是脉势而言,亦为脉之最高位,以高应高,脉浮便成为太阳病的第一证据。太阳是"脉浮,"少阴是"脉微细,"太阳及少阴的辩证过程中,脉往往起到决定性作用,往往是由脉来一锤定音。阳加于阴谓之脉。脉无阴水无以成,脉无阳火无以动。

《素问·经脉别论》云:"经气归于脉,肺朝百脉。"诊脉要独取肺所主的这个"寸口",与肺体性有关系。

老子的"四法"是真正的整体观。"人法地,地法天,天法道,道法自然"。肺为水之上源,是从先天的角度来谈。先天为体,后来为用,先天为源,后天为流。《医源·人身一小天地论》中说:"人之身,肺为华盖,居于至高。"

《老子·八章》云:"上善若水,水善利万物而不争,处众人之所恶,故几于道"。人体主水的是肾,肾为水脏,在五脏之中处于最低的位置,而肾之华在发,又处于人体最高的位置。一个置高,一个至下,水的深义便充分地显现出来。岳美忠先生参古人义,喜用一味茯苓饮来治疗脱发。

吴人驹云:"项为太阳之专位",太阳头痛往往连项而痛,这是太阳头痛的一个显著特点。项强除与太阳相关外,还与太阴土湿相关。"颈椎病",可以考虑从太阳、太阴来治疗。

恶寒:太阳开机必受阻,阳气外出障碍,不敷肌表,所以有恶寒一证。古人云:"有一分恶寒,便有一分表证。"

大热天体温40℃,口渴,喝热水,是少阴病阴寒内盛格阳于外论治。以大剂四逆汤加味治疗,一日一剂体温大降。几剂体温复常。客观表现后面的主观感受对诊断起着决定性的作用。喜冷病多在阳明,喜热饮则说明这个病可能在少阴。

五、中医是时相医学

给传统中医作一个现代定义,那么传统中医实际上是一门真正的时间医学,或者称时相医学。

只要我们承认阴阳五行是中医的核心,承认脏象经络是中医的核心,那么中医就完完全全的、彻头彻尾的是时间(时相)医学,而绝不是部分的时间医学。

"时"实际上就是对阴阳的度量。

《素问·至真要大论》在言及病机这个概念时,曾再次强调"谨候气宜,勿失病机"、"审查病机,勿失气宜。"讨论病机要抓住气宜,而讨论气宜亦要紧抓病机。二者缺一不可。

西方文化里的时它更多的是数学意义的概念,而传统文化的时则有更多地注重物理内涵。所以,一谈时,太阳运动位置就在这里,日地关系就在这里,阴阳的关系就在这里,气就在这里。为什么说:"时立气布"呢?为什么要"谨候其时,气可与期"呢?道理就在这里。所以,时立则阴阳立,阴阳立则气在。西方文化里,没有这个含义。

疾病与时间相关,与方位相关,与六气相关,与众多的因素相关,总起来与阴阳相关。

太阳病欲解时是"巳至未上"也就是巳午未三时。巳午未三时,也就是上午9时至下午3时这个时间区域;第二是一个月中的巳午未三时,即月望其及前后这段区域;第三个层面是一年中的巳午未三时,亦即老历四月、五月、六月这个区域。太阳病是个大病,包括许多外感内伤疾病,它不只是一个伤风感冒,受寒发烧,是一个急性病,也可能是一个慢性病。

太阳病:

(1)病位在表:《素问·至真要大论》曰:"夫百病之生也,皆生于风寒暑湿燥火也,以之化之变也"。病机从"脉浮"来得到反映。

(2)病性多寒。仲景在"伤寒例"这一篇阐述:"其伤于四时之气,皆能为病。以伤寒为毒者,以其最成杀厉之气也"。其秋伤之,则阳气无以收藏,春夏伤之,则阳气无以释放。无以收藏则体损,无以释放则用害。是寒者,体用皆损害,故其最具杀厉也。太阳病的定性中以这个寒最为突出。

(3)开机受病。整个太阳系统或者说整个表系统的作用就是维系在这样一个"开机"主面。一旦开机障碍就会影响整个太阳系统,进而产生太阳的病变。

巳午未的这三个时相要义,一个正值阳出表,一个正是火热朝天,一个恰是开机旺盛。这三个要义中,第一要义正好对治表证,第二要义正好对治寒病,第三要义正好对治开机障碍。

中医治病开方实际上就是开时间(真正的一语道破天机),青龙汤不就是开的东方?白虎汤不就是开西方?真武汤不就是开的北方?开东方实际就是开的春三月,开寅卯辰;开西方实际就是开秋三月,开申酉戌;开北方呢?那当然就是冬三月,亥子丑了。所以,开方就是开时间。为什么没有朱雀?朱雀是南方,伤寒论中确实没有点出朱雀这个方,有什么原因?

麻黄汤就是这巳午未的功能。它有夏日时相的作用,麻黄汤就用药物模拟打造了一个巳午未时相,也许就会刮目相看这个麻黄汤。麻黄汤会模拟出一个夏出,一个夏日变化内涵,中医里时间竟然可以模拟,时间竟然可以用药物来打造,这不太新奇了吗!

太阳病欲解时在巳午未上,那欲昨时必定在与欲解时,巳午未相对的位置上,即亥子丑上。巳午未与亥子丑在十二支中正为相冲的关系(己亥相冲,子午相冲,丑未相冲。相冲也就是相反的意思,在时上相反,在阴阳的变化上相反。所以亥子丑这个时相,阳气是入里收藏,这个时候是冬日天气最寒冷,此时不是阳开最盛而是阴开最盛。这个特点性正好与欲解时相反,太阳病能不欲作(剧)于这个时候吗?

总观六经病欲解时

其一:三阳病的欲解时从寅始,至戌终,共计九个,三阴病的欲解时从亥始,至卯终,共五个。

其二:三阳病的欲解时,太阳巳午未,阳明申酉戌,少阳为寅卯辰。三阴病欲解时,太阴为亥子丑,少阴为子丑寅,厥阴为丑寅卯,三者互为交错,互为共同。

六经病欲解时这个差别具有什么意义呢?可分成下面几个方面

其一,阳道常饶,阴道常乏。饶是长的意思,富足的意思,乏就是短缺。三阳病的欲解时多在白昼,而三阴病的欲解时则多在黑夜。六经的欲解时的建立,它的基础是很深厚的,它依托的是整个自然。

其二,三阳病的欲解时互不相交,各有独立的三个时辰。太阳表寒,阳明为里热,少阳半表半里。太阳解表,阳明以清里,少阳以调枢,三者经纬分明。三阴的欲解时虽亦各占三个时辰,但是相互交错,相互共有。三阴各篇,太阴、少阴、厥阴虽亦有小异,然而里虚寒病却始终贯穿其间,四逆散不但用于太阴病,且通用于少阴、厥阴之病。

通观六经病欲解时,则见时异治异,时同治同。《素问·六节藏象论》所云:"不知年之所加,气之盛衰,虚实之所起,不可以为工矣"。

第二节 辨证论治

一、辨证论治浅析

辨证论治是中医认识疾病和治疗疾病的基本原则，是中医学对疾病的一种特殊的研究和处理方法，亦为中医学的基本特点之一。

证，是机体在疾病发展过程中的某一阶段的病理概括。由于它包括病变的部位、原因、性质以及邪正关系，反映出疾病发展过程中某一阶段的病理变化的本质，因而它比症状更全面，更深刻，更正确地揭示了疾病的本质。

所谓辨证，就是将四诊（望、闻、问、切）所收集的症状和体征，通过分析、综合，辨清疾病的原因、性质、部位以及邪正之间的关系，概括、判断为某种性质的过程。论治，又称施治，则是根据辨证的结果，确定相应的治疗原则和方法。辨证是决定治疗的前提和依据，论治是治疗疾病的手段和方法。通过辨证论治的效果可以检验辨证论治的正确与否。辨证论治的过程，就是认识疾病和解决疾病的过程。辨证和论治，是诊治疾病过程中相互联系不可分割的两个方面，是理论和实践相结合的体现，是理法方药在临床上的具体运用，是指导中医临床工作的基本原则。

具体而言，辨就是分析、鉴别，证就是症状、现象，论就是思考讨论，治就是治疗的方针。证与治是现实的，辨和论是灵活的，是要通过分析，思考前人告诉我们，有的证则是用法，用是药，究竟凭什么来论治这个证，凭什么用这个法和药，就需要下一番辨和论的功夫。疾病的发生必须是某种因素，某种因素就是表现出某种症状，离开症状是无从辨别疾病的性质的。症状表现的很多，有时还会出现假象，这就需要细致的辨证。总之，辨证就是从疾病过程中找出疾病的实理、规律、务使求出症状和病因统一。

以发烧为例。有无怕冷，有否汗出，有无口渴、便秘、咳嗽，痰液如何，寒热势升降情况,视沉、静、烦躁,舌苔脉象如何都加以辨识,相应治疗。

辨证法则有八纲辨证、脏腑辨证、卫气营血辨证、病因辨证、六经辨证等等。

中医认识并治疗疾病,是既辨病又辨证。辨证首先着眼于证的分辨,然后才能正确的施治。辨证论治既不同于对症治疗,也与辨病论治有别。对症治疗中的"症"指症状和体征,即患者自身觉察到的各种异常感觉,或由医生所感知的某些体征,例如头痛、咳嗽、发热、呕吐等。对症治疗是以症状和体征为主要目标,采取针对性的治疗措施。而辨证论治中的"证"是对机体疾病发展过程中某阶段或某类型病机的概括。由于它包括病变的部位、原因、性质以及邪正关系,反映出疾病发展过程中某一阶段的病理变化,因而它能比症状更全面、更深刻、更准确地反映疾病的本质。

疾病通常是从总的方面反映人体机能或形态异常变化或病理状态的诊断学概念。因此,"病"是对某种疾病发展变化全过程的综合概括,而这种过程往往具有一定的独立性和比较规则的演变轨迹,且在其演化发展过程中又可表现为若干相应的证。如肺痈是对风热壅滞于肺,热壅血瘀,蕴毒成脓而形成痈这一病变过程的综合概括。在肺痈的病变过程中,随病情的发展和转归,又可分为几个阶段,表现为相应的证。即:初期风热外袭,热伤肺气,邪束卫表,病在肺卫;成痈期邪热内郁于肺,热伤血脉,热壅血瘀,蕴酿成痈;溃脓期血脉阻滞,热盛肉腐,血败成脓;若邪气渐退,正气渐复,则为恢复期。所谓辨病论治正是注重于病,注重于病的发展演变规律。然而,这种方法针对患者个体差异性不同,而证的确定考虑到患者年龄、性别、体质强弱、饮食善恶、精神情志、天时气候、地域环境、新病宿疾以及对治疗的反应等多种因素的影响,恰好弥补辨病论治的不足。

总之,辨证论治、对症治疗、辨病论治三者既有严格区别,又有密切联系。临床诊疗过程中必须处理好三者关系,在分析症状的基础上认识疾病和辨证,治疗宜辨证论治与辨病论治相结合,对症治疗仅作为补充。这样既可把握疾病的发展规律, 又可抓住由于个体差异等多种因素所导致的疾病过程中所表现的不同之证。

二、辨证论治的特点

1. 辩证地看待疾病

辩证论治作为中医指导临床诊治疾病的基本法则，由于它能辩证地看待病和证的关系，既可看到一种病，可以包括几种不同的证，又看到不同病在其发展过程中可以出现同一种证。因此，在临床治疗时还可以在辨证论治的原则指导下，采取"同病异治"或"异病同治"的方法来处理。

所谓"同病异治"是指同一种疾病，由于发病的时间、地区，以及患者机体的反应性不同，或处于不同的发展阶段，所以表现的症不同，因而治疗也不一样。以感冒为例，由于发病季节不同，治法也不同。暑季感冒，由于感受暑湿邪气，故在治疗时常须用一些芳香化浊药物，以祛暑湿。用清暑益气汤加味，若用西药解热及抗菌素治疗则疗效差，这与其他季节的感冒治法就不一样。再如，麻疹因病变发展的阶段不同，因而治疗方法也各有不同，起初麻疹未透，宜发表透疹，中期肺热明显，常须清肺，而后期则为余热未尽，肺胃阴伤，则又须以养阴清热为主。

所谓"异病同治"是指不同的疾病，在其发展过程中，由于出现相同的病机，因而也可采用同一方法治疗。例如，久痢脱肛、子宫下垂、痔疮等是不同的疾病，但如果均表现为中气下陷证，就可以用升提中气的方法治疗。由此可见，中医治病主要的不是着眼于"病"的异同，而是着眼于病机的区别。相同的病机，可用基本相同的治法；不同的病机，就必须用不同的治法。所谓"证同治亦同，证异治亦异"，实质上是由于"证"的概念中包含着病机在内的缘故。这种针对疾病发展过程中不同质的矛盾，用不同的方法去解决的法则，就是辨证论治的精神实质。

2. 辩证论治强调"治未病"

中医辨证论治防病和治病的基本法则，是强调预防为主，主张"治未病"。

《内经》曰："从阴阳则生，逆之则死；从之则治，逆之则乱。反顺为逆，是谓内格……。"顺着四时阴阳、四季气候的变化规律，治疗可起到功半事倍。人体内部不能适应外部环境的变化，因而格阻成病。《专向·四气调神大炮》曰："是故圣人不治已病治未病,不治已乱治未乱,此之谓也。夫病已成而后药之,乱已成而后治之,譬犹渴而穿井,斗而铸锥,不亦晚乎。"人能顺应四时阴阳的变化规律就可以生存,违背它就会死亡。能顺应它就能平安,违背它就会产生祸乱。把顺从四季气候的变化规律翻过来成为违反四季气候的变化规律,这叫作"内格",机体不能适应外界气候的变化,因而格阻成病。因此,古代的医圣不主张在已经发病之后才讲求治疗,而要在未病之前讲求预防;和治理国家一样,不要在已经发生混乱之后才讲求治理,而要在未乱之前进行防范,说的就是这个道理。疾病已经形成了然后治疗它,祸乱已经形成然后治理它,打个比方,好像口渴了才挖井,打仗了才铸造武器,不是太晚了吗?

凡是察看疾病进行治疗,贵在诊断精确用药专一不杂。《景岳全书》曰:"看病施治,贵于精一。"方治必须"精一不杂",用药贵乎攻补得宜。天下之疾病,病情变化虽然很复杂,求其根本则是第一性的;天下之方剂,虽然灵活多变,对症治疗则是第一性的。所以,一般进行治疗的方法,必须确实晓得因寒造成的病,就彻底散其他的寒邪;确实晓得因热造成的病,就彻底解除它的热。一旦拔掉它的病根,各证候就完全消除。《素问·阴阳应象大论》曰:"治病必求其本",正因为如此,所以凡是临床的医生,必须先探明病的根本,根据所存在症状,然后考虑用药。如果认证不够准确,可稍候些时间,进一步详细观察病情,已得到疾病的要点,但用一味二味就可拔掉疾病的根子,即使病情深重,或者顽固,则用少则五、六味,多则七、八味药,也已经够多,但虽然用至七、八味,也不过起帮助治疗疾病,起导遵导引之,用药意义都是一般的意义,才算高明医生。

三、辨证论治是中医精髓

辨证论治是中医的精髓,中医临床之所以取得很好效率,可以说完全是辨证论治的结果。有人说,中医辨证,西医辨病,这不完全正确。辨证,就是辨识病的证,而不是辨其他的证。所以,仲景著《伤寒论》必言"辨太阳病脉证并治法","辨阳明病脉证并治法"。他在《金匮要略方论》里同样是"病脉证治"并提的。说明辨证就是要辨识某个疾病的证候。所辨的证,就是抓住疾病内在的病变本质，并不存在只辨证而不辨病的问题。不过，疾病的概念中西医学是截然不同的。现代医学所称的病，大多取决于病原体，如结核病、钩虫病之类；或者是就器质上的某种改变而命名，如心肌炎、肺气肿之类；或者是就功能上的某种改变而命名，如糖尿病、脂肪肝之类。一句话，现代医学的病名必取决于物理诊断和实验诊断等，虽较具体，但却是局限性很大。中医学的病名，或从病因的性质而命名，如伤风、伤暑之类；或以突出的症状而命名，如肝气不舒、胃气不和之类。虽然比较抽象，但它却往往是从整体观出发，局限性比较少。因此，中西医学所诊断的疾病，多数是对不起来的，即如中西医学都是伤寒，都有痢疾病，都有疟疾病，病名虽相同，两者的概念是大不相同的，不能混为一谈。我们治疗经过现代医学诊断的一些疾病，如肝炎、肾炎、支气管哮喘、再生障碍性贫血等，并不完全依据现代医学的诊断。只按照中医辨证的理论和方法，抓住它最主要的脉证，经过分析，辨证其为某种性质的证候，针对证候进行论治，往往能取得较满意的疗效。相反，如果仅以现代医学的诊断为依据，反而无从立法治疗。例如：再生障碍性不良贫血，它的血象表现全血细胞减少中医学可以用什么方药针对着这种血象来进行治疗呢？不能。还是只有依据患者临床表现的四肢厥冷、盗汗、消瘦、面色晄白、唇干、舌淡嫩、脉细弱无力、消化不良、睡眠不佳等一系列的气血两虚证候，为之益气养血，如归脾汤、补中益气汤合六味丸之类，反而可以取得较好的疗效。这就是中医学辨证论治的关键所在，也就是在内科范围中取得丰富经验的关键所在。

由此看来，中医治病无论是已明确诊断的疾病或未明确诊断的疾病，辨证始终是主要的，放弃辨证，就谈不到治疗。证候辨得不够准确，论治的疗效必然不会很好。辨证之所以能够指导论治，就在于根据患者的体征及其所表现的种种症状，经过综合分析，辨知其为表、里、寒、热、虚、实中的某种证候，这个证候足以反应机体病变的实质，抓住病变的实质，当然就有依据来立法论治。《医学源流论·知病必先知症论》云："凡一病必有数症，有病同症异者，有症同病异者，有症与病相因者，有症与病不相因者，盖合之亦曰病，分之则曰症。同此一症，病因不同，用药亦异，变化无穷。当每症究其缘由，详其情况，辨其异同，审其真伪，然后详求治法，应手辄愈，不知者以为神奇，其实皆有成法也。"徐大椿所说的症，即指临床表现的症状,而不是证候。所谓辨其异同,审其真伪,这接近于所辨的证候。中医学辨证是从若干复杂症状(包括脉象、舌苔等)中,经过仔细分析,辨识其为某某证候。症状虽然复杂,但是它是有规律可循的,总不外六淫、七情、脏腑、经络、气血几个方面的变化,根据这些变化,从而探索其在表、在里,为寒、为热,属虚、属实,是真、是假,证候的真相必然就大白。因此说,从复杂的症状辨识而为证候,这是辨证的关键,无论治疗已明确诊断的疾病或未明确诊断的疾病,都是如此,没有例外。

特别值得一提的是,中医学的辨证方法具有两大特点;首先要明确,辨证的主要任务不是直接去寻找发病的物质实体与掌握人体的器质性病变,而是要了解人患病时出现的各项功能上的变化,根据这些变化来掌握疾病的本质。其次是由于辨证研究的对象是活人,作为整体的人体,所以它所把握的是疾病对人整体造成的影响。如辨证很重要的寒、热、虚、实等证候,就是整体性功能病变的反应。中医学在几千年的发展中形成八纲辨证,气血津液辨证,脏腑辨证,六经辨证,卫气营血辨证,三焦辨证等多种辨析证候的方法,用来说明每症状群的本质和病理变化,以确定它和某种治疗方法的关系。这些辨证方法,实际是在直观的基础上反映了人体病变的若干规律,能够从不同方面确定疾病在整体的位置,变化趋势,以及与其他方面的关系。也就是说辨析证候的目的,是为了找出病人机体的整体调节系统中究竟是那一方面遭到损害,需要采取何种整体治疗的措施。要知道诸种辨证方法,是相互为用,各就其特点而相互联系的。

例如,表里、寒热、虚实的辨证,如果不落实到气血津液、脏腑经络上来,就还是抽象的,不能说明具体的病机病理。当我们根据气血津液、脏腑经络的生理功能被破坏的情况,进一步用表里、寒热、虚实的特殊性来说明时,我们对病证的认识就初步达到"多样性的统一"。一般内科杂病做到脏腑辨证就可以,但对于外感热病,应用脏腑辨证还嫌不够,因为外感病的前期少有涉及脏腑,而是首先影响经脉,具有由表及里的传变等一些更为复杂的特点,所以还要选用六经辨证,卫气营血辨证,三焦辨证等方法,才有可能充分反映外感热病的特殊本质。三焦辨证、六经辨证、卫生营血辨证,都是脏腑辨证发展出来的,它们包括脏腑经络、气血津液辨证的基本内容,同时注意到外感病邪由浅入深侵害人体的层次,并从这一角度说明不同层次的特点及其传变关系。六经辨证主要用辨析风寒外感热病,也包括部分温病内容。卫气营血辨证,以初起即以热邪为主的温病为主要对象。三焦辨证,可多用于温热病。这三种辨证方法较之脏腑辨证内容,更丰富具体而各具特殊性。虽然如此,八纲辨证毕竟是所有辨证的总纲,没有它,任何一种辨证方法均无法进行。所以,掌握各种辨证方法,应从掌握八纲辨证为基础。

辨证论治作为中医的基本治疗方法,经历了漫长的历史的考验,具备强大的生命力,也必然被代代传承,也必将在未来进一步发扬光大,为人类健康带来福祉。

四、辨证论治重在病机分析

临床上如何进行辨证论治,从中医学基础理论上看,实际上就是一个如何进行病机分析的问题,也就是如何在认真分析病机的基础上进行辨证论治的问题。但往往一般的医者在病机分析方面疑惑不定,拿捏不准,定性不当,抑或用药不精,影响了诊治的成功率和疗效。

(1)人体疾病的产生,都是由于人体在遭受各种致病因素作用后,包括自然界气候反常变化,风、寒、暑、湿、燥、火六淫之邪,对人体的生理、病理改变致病作用的结果,这也就是《内经》原文所谓的"夫百病之生也,皆生于风寒暑湿燥火,以之化之变也。"

(2)人体的疾病变化,从总的方面来看都可以用阴阳、气血、虚实来加以概括。在性质上可以总分为亢盛和衰退两大类,因而在治疗上也就可以相应的分为"补"与"泻"两种方法。这也就是《内经》原文的"皆属于上"、"皆属于下"、"盛者泻之"、"虚者补之"、"治热以寒"、"治寒以热"的道理。

(3)仅凭寒热虚实、温清补泻来治疗疾病是不够的,有时甚至不但不能够达到治疗目的,反而会产生新的问题。这也就是《内经》原文所谓的"而方士用之,尚未能十全。""有病热者,寒之而热,有病寒者,热之而寒,二者皆在,新病复起。"

(4)如果要提高疗效,就必须进一步分析患者的发病机转,这也是《内经》所谓:"令要道必行,桴鼓相应,犹拔刺雪污,工巧神圣,可得闻之,可得闻乎？"岐伯曰："审察病机，无失气宜，此之谓也。"

（5）分析病机的方法，首先是根据患者发病有关的各种表现进行脏腑定位，亦即首先确定患者的病变所在部位。这也是《内经》所举例之"诸风掉眩，皆属于肝……"等，然后进一步确定其症候性质，这也就原文中所举之："诸躁狂越，皆属于火。""澄彻清冷，皆属于寒"等；然后再进一步从相同症候中求不同，这亦是《内经》所举之："诸热瞀瘛，皆属于火""诸痉项强，皆属于湿""诸暴强直，皆属于风"等等例子。这些例子说明，同一抽搐症状有的属于火，有的属于风，而有的又属于湿。临床症候相同，但症候性质上却不同。另外，从不同症候中求相同，这也是《内经》所举之："诸转反戾，水液浑浊，皆属于热""诸呕吐酸，暴注下迫，诸属于热""诸胀腹大，皆属于热"……等例子。这些例子说明，呕吐腹泻、腹胀、转筋等在临床上虽然各不相同，但在症候性质上却都属于热证完全相同。

然后，再进一步分析其所以然者，这也就是《内经》原文所谓："有者求之，无者求之，盛者责之，虚者责之"。确定其是那一个脏腑，那一种病理生理变化在疾病中起主导作用，这也就是原文所谓："伏其所主，先其所因。""必先五脏""寒之而热者取之阴，热之而寒者取之阳，所谓求其属也。"

（6）疾病的部位、性质确定，是哪一个器官，哪一个病理、生理变化起主导作用确定了，于是便可以根据分析结果进行相应治疗。再从治疗原则来说，治本是主要的，这里所谓的治本，即着重在治疗其原发情况，只有在无法弄清其原发情况下，才能根据其当前证候对症处理，这也就是原文所谓："从内之外者，调其内；从外之内者，治其外；从内之外而盛于外者，先调其内而后治其外；从外之内而盛于内，先治其外而后调其内；中外不相及，则治主病。"从具体治疗措施上来说，要根据病情的急缓轻重决定治疗措施上的轻重缓急。这也就是原文所谓："微者调之，其次平之，盛者夺之，汗之下之。""气有多少，病有盛衰，治有缓急，方有大小。"要注意到药物的针对作用亦即归经问题，这也就是原文所谓："寒热温凉，衰之一属。""五味入胃，各归所喜，故酸先入肝，苦先入心，甘先入脾，辛先入肺，咸先入肾。"在用药上要注意到适可而止，不能滥用频用。这也就是原文所谓："久而增气，物化之常也。气增而久，夭之由也。""大毒治病，十去其六，常毒治病，十去其七，小毒治病，十去其八，无毒治病，十去其九。谷肉果菜，食养尽之,无使过之,伤其正也。"

以上各个方面,如果都能考虑到和做到,这样一定能够提高疗效,较有把握地恢复患者的健康。这就是原文所谓:"疏其血气,令其调达,而致和平"、"万举万全,气血正平,长有天命"。反之,如果不是这样全面的分析和考虑问题,那就是东碰西撞,只能把病愈治愈糟,根本谈不上正确的辨证论治。这也就是原文所谓"不知是者,不足以言诊,迷诊乱经。""粗工嘻嘻,以为可知,言热未已,寒病复始。"

五、辨证论治临床应用举例

例一:周××、女、32岁 初诊时间1987年5月12日

患者一个月来,不能入睡,彻夜失眠,每日如此,曾在附近医院口服过多种安眠药物及中药朱砂安神、酸枣仁类药物多剂,毫无效果,于五月二十二日来我院求治。主症:彻夜失眠,头晕目眩,心悸,食欲减退,大小便尚可。发病以后常有悲伤欲哭感,月经既往尚调,此次已过期二十余日未至,双眼含泪,脉沉细无力,舌淡润苔薄白。西医诊断:神经官能症;中医辨证方面:不寐病及月经延期,属肝郁气滞血瘀,肺在志为悲。原发在肝,继发在肺,肝郁为本,肺虚为标,应以疏肝解郁为主,补益肺气为辅,必须在疏肝解郁的同时合用补肺助脾的治疗。因此,选逍遥散为主方,合以补中益气汤及生脉散,以求肝肺同治。处方:当归6克,白芍6克,柴胡4克,茯苓8克,白术10克,黄芪10克,陈皮6克,夜交藤10克,甘草6克,生姜6克,薄荷3克,五味子5克,嘱每三天服二剂,停服一切其他中西药。一周后复诊。自述服第二剂药后当晚即入睡四小时。又服二剂,每日均能入睡六小时左右,喜悲欲哭现象完全消失,食欲精神亦较前好转,睡眠仍不甚实,多梦,眼干涩感,改用补肝散加健脾药调理巩固,严重失眠基本治愈。

例二:张××、男、59岁、1976年3月1日初诊。

患者1971年以腹泻、疲劳为诱因逐渐出现右眼睑下垂,复视,吞咽困难,必须用澳比斯的明始能暂时缓解,省级医院神经科均诊断为重症肌无力延髓型。澳比斯的明治疗,但服药后,且必须逐渐增加药量,始能维持生活。澳比斯的明增加至360毫克/日,但仍眼睑经常下垂,进餐需多次休

息,喝水作呛,两臂不能上举,不能自己穿着衣服,症状上午较轻,下午增重,完全休息时轻,活动稍多后加重,服澳比斯的明稍缓,上级医院认为再无法进一步治疗。1976年3月1日来我院请愚就诊,就诊时症状大致如前,偏胖体型,白发秃顶衰老外观,面微赤,眼睑下垂,眼裂变小,头低倾,不能正常直立,两手不能上举,舌嫩齿痕,质稍红苔薄白中心稍黄腻,脉沉细无力,结合西医诊断肌无力。辩证分析:症状主要在眼睑、四肢、咀嚼吞咽,眼睑属脾,脾主四肢,脾主肌肉,脾主吞咽的理论,病定位在脾。患者症状表现上午较轻,午后较重,休息时轻,活动后重,以无力为特点,体征上呈衰老外观,脉沉细无力,舌嫩齿痕,属气虚,脾虚腹泻为诱因症状,脾虚系属原发症状。脾病及肺气虚可以生湿,湿郁以化热,脾气虚为主。因此补中益气为主方加减:黄芪15克,苍术10克,白术10克,陈皮6克,党参10克,柴胡6克,升麻5克,当归3克,生姜3克,大枣三枚,山药10克,扁豆10克,砂仁6克,每三天服两剂感觉全身舒适。又服12剂原方进出不大,诸症明显好转,澳比斯的明逐渐减量亦无不适感觉,眼睑下垂基本恢复,进食不需休息,肢体活动有显著改善。后来基本以上方为主继续治疗,并嘱进一步撤减澳比斯的明,治疗半年后。澳比斯的明由360毫克/日,而240毫克/日,而120毫克/日,而60毫克/日,直至完全撤去。患者自觉症状完全消失。根据中医学阴阳互根理论,予补中益气汤加健脾益胃制为丸药调理,治疗一年复查,眼裂大小正常,吞咽正常,肢体活动正常,颈项活动正常,饮食、大小便正常。每日练太极拳两次,能坚持半日工作。除服上述丸剂外,未服任何其他中西药物,基本治愈。

(参考文献:全国高等医药院校试用教材《医古文》上海中医学院,浙江中医学院主编,新华书店上海发行所发行1978年7月第1版,1981年3月第3次印刷。《内经》四则《素问》《灵枢》论治篇 张景岳59页。《中医专题讲座选 第一集》 中医研究院中医研究生班 整理 人民卫生出版社 1980年10月第一版第一次印刷211页 关于辨证论治在临床具体运用中的步骤和方法)

黄兰魁中医临证五十年学治集

27

第三节 "治未病"思想

"治未病"思想肇始于中国传统文化中忧患意识,未病思防则健,未病不妨则病。"治未病"思想的实质是对生命的尊重,是医学的最高境界,其学术思想体现未来世界医学发展的趋势。弘扬"治未病"思想,传承中医学文化,有助于发挥中医学的特色和优势。自《内经》提出"上工治未病"之后,近年来以"治未病"为核心理念的中医特色健康保障服务正在逐步形成。"治未病"作为中医学的一个经典理念,在现代科学迅速发展和日新月异的今天能大力推广和应用,充分显示了中医学的巨大魅力。

一、"治未病"体现忧患意识

在中国传统文化中有关忧患意识的记载甚多,诸如《周易·系辞传》云:"君子安而不忘危,存而不忘亡,治而不忘乱;是以,身安而国家可保也。"欧阳修在《新五代史·伶官传序》中曰:"有劳可以兴国,逸安可以亡身。"孔子教诲人们"吾日三省吾身",强调人应该时时反省自己的所作所为是否符合礼仪仁爱。孟子也曰:"生于忧患,死于安乐"等等,都是对忧患意识的精辟论述。这里所讲的忧患意识,已经成为"君子"自身道德修养的重要内容。从社会发展的本质看,忧患意识存在于人类实践活动的一切领域,包括对待自然、对待社会、对待人类自身,都可能产生忧患情绪。

受中国传统文化的深刻影响,人类对自身的健康和疾病问题也充满着忧患意识。例如《周易·象传》记载:"君子以思患而豫(预)防之。"这是最早关于预防思想的出处,而这一预防思想建立在"思患"基础上。《老子·七十一章》亦曰:"知不知上,不知知病。夫唯病病,是以不病。圣人不病,以其病,是以不病。"对于医生来说,"良医者,常治无病之病,故无病;圣人常治无患之病,故无患也。"《黄帝内经》提出:"圣人不治已病治未病","治未病"思想充分体现了传统文化居安思危的忧患意识,居安思危则安,居安思安则危;未病思防则健,未病不妨则病。因此,亦说明在中国古代治国、治人理无二致。

当前,医学面临着诸多忧患问题,医疗的进步无法遏制新生疾病不断诞生的势头,医源性疾病逐渐增多。例如,外感发烧,经输抗生素及消炎药,发烧所谓"已退",接连而出现咳嗽、泄泻、纳差、乏力、全身痛,甚至呕吐等症状。此外,老龄化社会使老年性疾病发病率上升,社会负担加重,由此引发全球医疗危机。而要解决这场危机,就必须把医学发展的战略优先从"以治愈为目的的高技术追求",转向"预防疾病和损伤,维持和促进健康",这就是在当前大力倡导中医"治未病"医学模式的现实意义。

二、保养生命是"治未病"的最高境界

中医"治未病"思想的实质是针对尊爱,当人体处于"未病"状态下就应该注意防止疾病的发生,而保养生命是医学的最高境界。《内经》称为"保命全形"。孙思邈在《千金要方·卷七十二》中云:"上医治未病之病,中医医欲起之病,下医医已病之病"。大凡人的生命状态可以分为"未病"、"欲起之病"、"已病"三种,即健康人、欲病之人(亚健康人)、患病人。医生也可以分为三等,即上医、中医和下医。"上医"的职能是做好养生维护生命的健康,"中医"的职能是早期干预以防发病,"下医"的职能是治疗疾病,这里把"治未病"的医生作为上等医生。诚如《证治心得》所云:"欲求最上之道,莫妙于治其未病"。"治未病"是"最上之道",也就是医学的最高境界。《内经》亦将"治未病"的学说放在首要位置,是寓有深意的。元代朱丹溪云:"今以顺四时,调养神志,而为治未病者,是何意耶?盖保身长全者,所以圣人之道"。明·张介宾在《类经附翼·医易义》中云:"履霜坚冰至,贵在谨于微,此诚医学之纲领,生命之枢机也"。

纵观古今中外,人类医学发展史一贯体现着人类医学的本质特性,即人文关怀。其根本宗旨是促进和维护人类的身心健康和生命活力,医生的道法修养集中体现在以人的价值为核心价值的职业精神。这种精神专注于生命的价值和对个体自由及尊严的尊重,并处处体现在医疗实践活动中人性化的处理方式,中医"治未病"理念充分体现"以人为本"的人文思想。

黄兰魁中医临证五十年学治集

三、"治未病"展现了医学发展趋势

21世纪的医学不应继续以疾病为主要研究的主要方向，医学的目的和本质功能，要从专注于发现和确诊疾病到征服和消灭疾病学，上升为发现和发展人的自我痊愈能力和健康发展服务的健康医学。75位诺贝尔奖得主的《巴黎宣言》说："好的医生应该是使人不生病，而不是把病治好的医生"。

中医"治未病"的核心就是一个"防"字，要达到"防"的目的，关键是要保养身体、培育正气，提高机体的抗邪能力。包括"治未病"在内中国传统医学的思想理念，更加强调身心统一的生命整体观，和人与社会、人与自然和谐统一的天人合一论。中医传统医学和指导思想为建设新医学模式提供了理论基础，"治未病"是中医保健的特色和优势，中医学蕴藏着丰富的预防思想，总结大量的养生保健和预防疾病的方法和手段，具有鲜明的特色和显著的优势，在今天看来，也极具先进性，具有唯物辩证法的思想品格。深刻理解和不断丰富发展其理论精髓及科学内涵，全面挖掘历代医家积累的丰富"治未病"经验，如针灸、推拿、气功、中药调理等，则有助于病后调理和康复。

此外，"治未病"有助于提高国民身体素质和健康理念，有助于降低社会医疗负担，有助于发挥中医学特色和优势，推动中医学术的不断发展。应倡导增强人们的健康意识和应用"治未病"知识方法，自主改变生活方式和健康相关行为的自觉性，努力构建中医特色预防保健体系。

中医学对不少急腹症可以用"非手术治疗"治好。公元3世纪的《金匮要略》一书中，就已经用"大黄牡丹皮汤"口服治疗"阑尾炎"，这一方法至今仍可重复。用非手术治疗宫外孕，保住生育器官，治愈后还能生孩子，这是多好的医者"仁术"啊！

四、"治未病"体现"上工"层面

中医与西医有一个很大的区别，就是西医看重治病，中医看重治病

人。中医学是把人放在首位,根据宏观理论把人放在天地,在天地人群之间进行观察、诊断与治疗。中医学受中华文化"天人合一"观的影响,如果要找个中医学模式的话,应是"天人相应"观,简称"天人观"。即把人放在时间、地域、人群、个体中,进行健康保健、预防与治疗的观察研究。中医诊治疾病不单在追求"病"上,而是按"时、地、人"的大环境,以进行论治与预防。例如,某个运动员的腹痛病经某大医院治疗无效,为了将病确诊便进行剖腹探查,把腹部器官全检查仍找不到病根而无法治疗,然后缝合,腹痛加剧。后来经笔者诊断为气血两虚,气滞血瘀,用补气血药和活血化瘀药将其病治好。这一病例说明,西医要从腹部找病根,中医则从整体调整治病。

(1)未病先防:《专向·四气调神论》"不治已病,治未病,不治以乱治未乱,其病已成而后药之,乱已成而后治之,譬尤渴而穿井,斗而铸兵,不亦晚乎。"

(2)防预方法:重视自身锻炼,饮食有节,起居有时,虚邪贼风,避之有时。

(3)病后的防治:

五脏传变:A、肝病实脾,B、务在先安未受邪之地,恐其陷入它脏易耳,C、土实伤阴,急防痉厥。

《难经·77难》:"所谓治未病则,见肝之病,则治肝当传之于脾,故先实其脾气,无令泻受肝之邪也,故曰治未病亏"。

早期治疗:

《专向·阴阳印象大论》"邪风之至,疾如风雨。故善治者治皮毛,其次治肌腠,其次治筋骨,其次治六腑,其次治五脏,治五脏者半生半死也。"

《专向·人正神阴论》"上工救其萌芽,下工救其已成,救其已败。"

中医养生重于治疗:"上医治未病"是一个重要的指导思想,它包括未病先防,已病早治,重点在于防病。重视发挥人的能动作用,发挥人的抵抗作用。中医养生学有几千年的积淀,内容十分丰富。导引术既能防病、又能治病。人的欲望是无穷的,因此仍要靠中医的养生理论去教育那些纵欲无度的亚健康者。

另外,如重症肌无力西医研究百年,从微观着手可谓已够深入,并能

黄兰魁中医临证五十年学治集

制作出动物模型,治疗方法也不少,认为切除胸腺是一张王牌。但是,其总的治疗效果只能达到缓解之目的,仍然会发作,能根治者很少。中医对此病研究才 40 多年,没有走神经学说研究的路,而按中医理论进行研究,即以"脾胃虚弱,五脏相关"。"脾主肌肉四肢"之宗旨,则更易达到治疗的目的。

第二章 内经思寤

《黄帝内经》分为《素问》和《灵枢》两部分。《素问》重点论述了脏腑、经络、病因、病机、病证、诊法、治疗原则以及针灸等内容。《灵枢》是《素问》不可分割的姊妹篇,内容与之大体相同。除了论述脏腑功能、病因、病机之外,还重点阐述经络腧穴,针刺、刺法及治疗原则等。

《黄帝内经》基本精神及主要内容包括:整体观念、阴阳五行、脏象经络、病因病机、诊法治则、预防养生和运气学说等等。"整体观念"强调人体本身与自然界是一个整体,同时人体结构和各个部分都是彼此联系的。"阴阳五行"是用来说明事物之间对立统一关系的理论。"藏象经络"是以研究人体五脏六腑、十二经脉、奇经八脉等生理功能、病理变化及相互关系为主要内容的。"病因病机"阐述了各种致病因素作用于人体后是否发病以及疾病发生和变化的内在机理。"诊法治则"是中医认识和治疗疾病的基本原则。"预防养生"系统地阐述了中医的养生学说,是养生防病经验的重要总结。"运气学说"研究自然界气候对人体生理、病理的影响,并以此为依据,指导人们趋利避害。

以下各节对内经病机十九条、内经中的"气"、内经论"汗"、阴阳辨证的理论和概念进行的思考与感悟,辨识与运用记录如下,仅供参考。

第一节 《内经》病机十九条

临床上如何进行辨证论治,从中医学基本理论上看,实际上就是一个如何进行病机分析的问题，也就是如何在认真分析病机的基础上进行辨证论治的问题。关于如何分析病机，中医书中阐述很多，重点突出带有总结性内容并能示人以规矩的，笔者认为首推《素问.至真要大论》中有关病机十九条部分的论述，为了使这个问题的讨论能够深入而具体化，根据临床上许多病症的发展机理，概括成不同性质的十九种病机，作为辨证求因，审因论治的基础，其词简意深.现结合临床诸条简述如下：

一、诸风掉眩，皆属于肝

《素问·阴阳应象大论》曰："神在天为风，在地为木，在体为筋，在脏为肝，……在志为怒"。又曰："风盛为动"。在一般情况下，内脏是互相制约，而使阴阳平衡，若平素情志不遂，烦劳或大怒导致使肝的疏泄功能失常。①肝郁化火，肝火上炎颠顶则头晕目眩，面红目赤，耳鸣等，舌苔黄或干腻，脉弦数有力，宜泻肝清热，用龙胆泻肝汤加减。②肝风内动，晕厥或眩晕，震颤，麻木等，舌质红，苔薄黄，脉弦数。宜平肝熄风，用天麻钩藤饮加味。③肝风内动致痰涎壅盛，上逆于头至眩晕，胸闷呕恶，心烦口苦，震颤，舌苔黄腻，脉滑弦，宜祛痰熄火，用导痰汤加减。④肝血虚生风，血不养筋，致麻木，震颤，血虚不能上荣头目至眩晕，以养血柔肝熄风，用补肝汤加减。⑤肝盛阴虚，虚风内动致麻木，蠕动，震颤，眩晕腰酸，五心烦热，舌红，脉细弦，宜滋养肝肾用杞菊地黄汤。苦见齿焦黑，舌颤，宜育阴潜阳，用大定风珠。

二、诸寒收引，皆属于肾

《素问·阴阳应象大论》曰："其在天为寒，在地为水，在体为骨，在脏为肾，在志为恐。"人体的五脏六腑，四肢百骸皆赖阳气的温煦，而阳气之根在于肾阳，历代对肾中阳气有极大发展，如《难经·三难》曰："脏各有一耳。肾独有二者，何也？然，肾两者。非皆肾也，其左者为肾，右者为命门。命门者，诸神精之所舍，原气之所系也。男子以藏精，女子以系胞，故知肾有一也。"又赵献可《医贯》曰："欲世之养身也，治病者，以命门为君主加意于火之一字。"一般认为后世的命门火即是肾阳，强调了肾中阳气的重要性。肾阳虚则阴盛而寒，寒性凝滞收引,可致气血凝滞,经脉收缩拘急。临床有肾阳虚衰,身冷畏寒,形踡而卧,四肢拘急挛缩,腰膝酸软等,宜温补肾阳,用右归丸加减。

三、诸气膹郁,皆属于肺

《素问·阴阳应象大论》曰:"其在天为燥,在地为金,在体为皮毛,在脏为肺,在志为悲。"肺主气,司呼吸,若肺气失于宣降,肺气壅盛而致喘急,胸中满闷。

临床见:

(1)风寒袭肺:证见咳嗽、喘息胸闷、痰薄白,恶寒等,舌苔薄白、脉浮紧。宜解表宣肺,用杏苏散加减。

(2)风热伤肺:证见胸满气促,鼻翼翕动,咳嗽痰黄稠,胸痛、高热,苔薄黄,脉浮数宜清肺平喘,用麻杏石甘汤。

(3)痰浊阻肺:证见喘促、咳嗽、痰多而黏,咯出不爽,胸闷,呕恶,苔白滑,脉滑。宜燥湿化痰平喘,用二陈汤合三籽养亲汤加减。

(4)肺气虚:证见气短而咳,咳声低弱,自汗恶风,语言无力,宜四君子汤加减或者补中益气汤加减。

(5)水气凌心犯肺:证见心悸而喘,面浮肢肿,小便不利,舌质淡,脉沉细。宜温阳行水,用真武汤加减。

(6)肺主气,司呼吸,肾主纳气,喘息日久,证见喘促,呼多吸少,气不得续,汗出,舌胖质淡,脉沉细,宜补肾纳气,用金匮肾气丸或黑锡丹之类。若见五心烦热,口干舌红,两颧潮红,喘促此为肾阴虚而喘。宜滋肾润肺纳气,用七味都气丸加减。

四、诸湿肿满,皆属于脾

《素问·阴阳应象大论》曰:"其在天为湿,在地为土,在体为肉,在脏为脾,在志为思。"又曰:"湿胜则濡泻"。因脾主运化,如果脾虚失运或脾为湿困,则引起水肿,腹满等病症,后世对脾的认识亦有极大发展。如李东垣《内外伤辨惑》曰:"即脾胃有伤则中气不足,中气不足则六腑阳气皆绝于外……,

故荣卫失守,诸病生焉"。强调脾胃受伤耗损元气为导致内伤病的原因。

临床见:

(1)寒湿困脾:证见脘闷、腹胀、身困,不思饮食泄泻等,舌苔白腻,脉沉缓。此宜运脾化湿,用胃苓汤加减。

(2)温热内蕴:证见脘胁痞胀,身困,不思饮食,面目及周身黄、小便黄、发热、口苦、舌苔黄腻、脉濡数。宜清热利湿,用甘露消毒饮加减。

(3)脾阳虚衰:证见肿满,神疲肢冷,纳少,胃酸胀、泄泻,舌淡苔白。脉濡弱,宜运脾阳,用理中丸之类。

(4)脾虚不运,中气下陷:证见纳少、气短、乏力、肿满、便溏、脱肛、舌淡苔白、脉缓。宜补气升阳,用补中益气汤。

五、诸痛痒疮,皆属于心

《素问·阴阳应象大论》曰:"其在天为热,在地为火,在体为脉,在脏为心,在志为喜"。又曰:"热甚则肿",此处的肿当指红肿。汪讱菴《素问·灵枢类纂约注》曰:"疮疡皆属心火,火微则痒,火胜则痛"。因为疮疡多是血分之病,心主血属营,心火亢盛或火邪入侵营血,使营血壅滞而致,临床上疮疡初期属阳证宜清心泻火解毒,用黄连解毒汤之类。

六、诸痿喘呕,皆属于上

此也是从病位而言。《素问·痿论篇》曰:"故肺热叶焦,则使皮毛虚弱急薄,著则生痿躄也"。又曰:"五脏因肺热叶焦,发为痿躄"。痿症初多以肺热引起。证见肢体痿软无力,心烦口渴,咳呛咽干,小便黄等。舌质红,苔黑,脉细数。宜清热润肺,用清燥救肺汤加减。喘呕,此条病位属上多见,并不绝对而论。如《素问·痿论篇》曰:"五脏使人痿"。

七、诸厥固泄,皆属于下

此条是以病位而言,厥证是因阴阳气血逆乱而致。《素问·厥论篇》曰:

"阳气衰于下则为寒厥；阴气衰于下，则为热厥"。又曰："盛者泻之，虚则补之，不盛不虚，以经取之"。这对厥证的治疗也做了明确指示。

临床可见：

（1）寒厥：证见卒然昏厥，不省人事，肤冷肢凉，张口自汗，二便失禁等脉沉微欲绝，宜回阳救逆，用四逆汤或参附汤类。

（2）热厥：证见昏厥，便秘，四肢厥逆，手足心热，舌红，脉细数。此乃肝肾阴虚，肝阳上亢而致。宜滋阴潜阳，平肝息风，用镇肝熄风汤加减。

（3）若症见昏厥，四肢逆冷，胸腹灼热，便秘或下利清水，舌苔焦黑或焦黄燥裂，脉滑数有力者。宜急下存阴，用大承气汤。若无昏厥而致二便不通或失禁者，当分清虚实寒热，分别给予诊治。

八、诸热瞀瘛，皆属于火

火性炎上，燔灼脏腑，火邪入侵营血，逆传心包，致发热，神昏谵语，抽搐等，舌质红绛，宜清心开窍，用安宫牛黄丸之类。

九、诸禁鼓慄，如丧神守，皆属于火

火为阳邪，火邪侵犯心包，可致发热，神志不清，牙关紧闭，寒战等。宜清心开窍，用紫雪丹，安宫牛黄丸之类。

十、诸逆冲上，皆属于火

《金匮要略》有奔豚病由惊恐而得之的论述。但亦有肝火上逆而致如"奔豚，气上冲胸，酸痛，往来寒热，奔豚汤主之。"又有胃热上逆呕吐者，如"食入即吐者，大黄甘草汤主之。"又临床亦见肝气犯胃，胃火上逆而致两肋胀痛，胃痛烧灼、嗳气、呕吐，舌红苔黄，脉弦数宜疏肝清胃，用柴胡疏肝散或左金丸加减；另有上逆而吐血者，有胃火灼伤血络者，用大黄黄连泻心汤合十灰散治之；有肝火犯胃而致者，用龙胆泻肝汤加减。

十一、诸躁狂越,皆属于火

临床有肝胆火旺致狂暴者用当归龙荟丸以泻肝清火。痰火上扰致狂越者,宜涤痰开窍。用黄连温胆汤合礞石滚痰丸治之。若心火上亢致烦躁狂越者,宜清心开窍,用安宫牛黄丸。又《伤寒论》亦有蓄血症,证见如狂、发狂等,宜桃核承气汤或抵当汤治之。又有妇人经期热入血室,均为瘀热在里,热与血结。当刺期门或小柴胡汤加减治之。另有阳明腑实,证见烦躁、谵语、痞满、燥坚俱全者,用大承气汤以泻热结。

十二、诸病胕肿,疼酸惊骇,皆属于火

热为阳邪,其性属火,热邪郁于关节,气血郁滞引起红肿肢酸,临症有关节疼痛,局部灼热红肿,不能屈伸,发热,舌苔黄燥,脉滑数,宜清热通络,用白虎桂枝汤治之。惊骇亦有热极生风或肝胆痰火上扰心神而致,宜平肝息风或清热化痰,用牛黄安宫丸或黄连温胆汤之类。

十三、诸胀腹大,皆属于热

汪讱菴《素问·灵枢类纂约注》曰:"热郁于内为热胀,亦有寒郁而生寒胀者"。东垣曰:"大抵热胀少,寒胀多。故立中满分消丸治热胀,中满分消汤治寒胀。"属热者,在临床可有腹大坚满疼痛,烦热口苦,口渴不欲饮,小便赤涩,便秘,或面目皮肤发黄,苔黄腻,脉弦数。此为湿热蕴结,宜清热利湿,用中满分消丸或茵陈蒿汤加减。又有阳明腑实,肠胃热结,按辩证分别用三承气汤治之。另有食积蕴热,宜行气滞,泄热通便,用木香槟榔丸加减。

十四、诸病有声,鼓之如鼓,皆属于热

腹中肠鸣者,临床亦见大肠有热,用二陈汤加黄芩、黄连等。秦伯未《中医临证备要,腹胀》曰:"腹胀中最严重的证候,为鼓胀"。又曰:"小儿疳积亦

以腹胀为主证"。临床亦有鼓胀乃湿热蕴结所致,此在"诸胀腹大,诸属于热"中有论及。另外,小儿疳积兼有心疳,宜泻心清热,用泻心导赤汤;肺疳宜泻肺热,用生地清肺饮;肝疳宜平肝清热,用芦荟肥儿丸。

十五、诸转反戾,水液浑浊,皆属于热

《素问·灵枢类纂约注》曰:"诸转反戾,转筋之类,水液混浊小便。"临症有筋脉拘挛,身体屈曲或背反张,此乃因热甚,消灼津血,筋脉失养或热极生风而引起。宜清热息风,用羚羊钩藤汤加减;若小便混浊因湿热下治而致,症见小便混浊如米泔水或滑利之物,尿道涩痛灼热,舌质红,脉数。宜清利湿热,用萆薢分清饮加减或八正散之类。另有心热移于小肠者,用异赤散加味。

十六、诸呕吐酸,暴注下迫,皆属于热

(1)呕吐多属于胃。胃肠为阳明之腑,以通降为顺。实热内壅腑气不通,胃失和降故上逆呕吐,《金匮》有大黄甘草汤治之。前已论及,又有"呕而发热者小柴胡主之"。此为泻热郁于少阳而迫胃气上逆呕吐。另有《金匮》橘皮竹茹汤治胃虚有热,气逆上冲而致干呕。

(2)临床见发热、口渴、急暴下痢、腹痛、里急后重等,舌质红绛、苔黄腻、脉滑数。宜清热凉血解毒,用《金匮》白头翁汤加减。

十七、诸痉项强,皆属于湿

《金贵要略》有刚、柔痉的论述,刚痉用葛根汤,柔痉用栝蒌桂枝汤。对痉证成因亦提出了太阳中风,重感寒湿,乃变为痉。如《痉湿暍病脉》曰:"若发其汗者,寒湿相得,其表虚,即恶寒甚。发其汗者,其脉如蛇。"对此条注文历代各家认识不统一。谓:"太阳中风后而复感寒湿"。徐忠可谓:"体虚而复感寒湿"。而陈修园谓:"由风邪伤于筋脉所致"。陈氏曰:"经云诸暴强直皆属于风,因于风者,上先受之,故病痉者,上而身热,未及于下,故下而足寒,

风伤太阳之经,故头项强直……。"《金匮要略译释》,秦伯未《金匮要略简释》曰:"痉病的成因有两种,一种是六淫侵袭化燥化风,即《金匮》所立的治法,一种是由其他疾病使津血枯燥所造成,即《金匮》所制的各项坏症。"因此此条应和"诸暴强直,皆属于风。"互相参照。又有湿热致痉。如王孟英《温热经纬,薛生伯湿热病篇》曰:"湿热证,三四日即口噤,四肢牵引拘急,甚则角弓反张,此湿热侵入经络,宜鲜地龙、秦艽、威灵仙、滑石、苍耳子、丝瓜藤、海风藤、黄连(酒炒)等"。临床可见头疼、项背强直、肢体酸重、恶寒发热,舌苔白腻,脉浮紧,宜用羌活胜湿汤以祛风散寒除湿。

十八、诸暴强直,皆属于风

《素问·灵枢类纂约注》曰:"风性劲急,二证相类,而一属湿一属风"。(指与诸痉项强条)吴鞠通《温病条辨》亦曰:"痉者,强直之谓,后人所谓角弓反张,古人所谓痉也"。吴氏用大定风珠以平肝息风,养阴止痉。另外临床亦有热盛动风,症见状热神昏,角弓反张,头眩胀痛等,舌红绛,苔黄腻,脉弦数。宜平肝息风,清热止痉,用羚羊钩藤汤加减。文有因外感风侵入人体破损处而致发痉者(破伤风),宜祛风止痉,用五真散或五虎追风散治之。

十九、诸病水液,澄澈清冷,皆属于寒

寒为阴邪,损伤阳气致脾胃虚寒有泛吐清涎,泻下稀粪或清水,小便清白等,宜温中健脾,用理中丸之类。肺寒则鼻流清涕,痰稀白等,宜温化水饮,用小青龙汤。若肝胆寒,呕吐清涎,宜温肝散寒,可用吴茱萸汤。肾阳虚致肾气不固引起精冷、精寒,或五更泄泻,小便清白等,宜温肾止泻,用四神丸。命门火衰致膀胱气化失职引起尿频小便清冷等,宜固摄肾气,用桑螵蛸散。大肠寒则泻下清冷如鸭粪,小便清长等,宜散寒止泻,用附子理中丸。小肠寒则小便清白,肠鸣泄泻,泻下稀白,宜温通小肠,用胃苓汤。另有带下色白稀清冷月经色淡等,此为宫寒,宜温经散寒止带,用温经汤加减。

综上所述:病机十九条是以五脏病机上下病机以定位,以六气病机以定性,以此提示了纲领。历代对十九条均有注解和发挥,如刘完素《素问·玄机

原病式》中将病机十九条中五脏诸病,归纳为五运主病。即"诸风掉眩,皆属肝木;诸痛痒疮疡,皆属心火;诸湿肿满,皆属脾土;诸气膹郁病痿,皆属肺金;诸寒收引,皆属肾水。"其余病机归纳为六气为病,即风、寒、暑、湿、燥、火(热)。将属于上的归于五运的肺病,将属于上的喘呕归于热病,将属于下的诸厥固泄归于寒病。在六气病机病例中又发展了如"风":诸暴强直、支痛、软戾、里急、筋缩。"热":诸病喘呕、吐酸、暴注下迫、小便混浊、腹胀大、鼓之如鼓、痈疽、疡疹、瘤气、结核、吐下霍乱、瞀郁、肿胀、鼻塞、鼽衄、血溢、血泄、淋秘、身热、恶寒、战栗、惊惑、悲笑、谵妄、衄血、血汗等。"湿":诸痉项强、积饮、痞膈、中满、霍乱吐下、体重、腹肿、肉如泥按之不起等。"火":诸热瞀瘛、暴瘖、冒昧、燥扰狂越、惊骇、胕肿、疼酸、气逆冲上、禁慄、如丧神守、嚏呕、疮疡、喉痹、耳聋、耳鸣、呕涌溢、食不下、目昧不明、暴注、膶瘛、暴病暴死等。"燥":诸色枯涸、皲揭。"寒":诸病上下,所出水液澄澈清冷、癥瘕、㿉疝、坚痞、腹满、急痛、下利清谷、吐利腥秽、屈伸不便、厥逆、禁锢等。刘氏认为,临证时,须以五行相生相胜的关系来理解疾病的变化,即五运主病。其又根据病机十九条中分五脏各一条,上下各一条,火五条、热四条、湿、风、寒各一条。在十九条中火、热条居多的影响下,扩大了火、热两病的范围。并根据当时热病广泛流行的形势,提出了"六气都从火化"的论点:即火热之气为疾病征候的总原因。而风、湿、燥、寒之气在病理变化中,均可生热化火,火热不能生风、湿、燥。如风属木,木能生火(热),而热甚又能生风;湿为土气,火热能生土,而积湿又能成热;风能胜湿,热能伤津,均能化燥;寒邪,生冷内伤,都能使阳气怫郁,不能宣散,反而成热,自成一家学说,成为寒凉派的代表。又李东垣《医学发明》选病机十九条中三条:

(1)对"诸腹胀大皆属于热"。认为亦有寒胀、热胀。李氏曰:"如或大实大满,小便不利,从权以寒热药下之,及味厚之物,膏粱之人,或食已便卧,使湿热之气不得施化,致令腹胀满,此胀亦是热胀,治热胀分消丸主之。如或多食寒凉,及脾胃久虚之人,胃中寒则胀满。以治寒胀,中满分消汤主之。"

(2)对"诸呕吐酸皆属于热",用藿香安胃散。治胃虚弱,不能饮食,呕吐物不待腐熟,用加减二陈汤治痰饮为患。或呕吐恶心,或头晕心悸,或中脘不快,或发为寒热,或因食生冷,脾胃不和。

(3)对"诸痿喘呕皆属于上"认为用人参平肺散治心火伤肺传变为肺

黄兰魁中医临证五十年学治集

痿,证见咳嗽喘呕,痰涎壅盛,胸膈痞满,咽嗌不利。又有参苏温肺汤治肺寒饮冷伤肺喘嗽,心烦胸闷,气不得流畅。李氏参照《内经》其他篇的理论,结合自己的见解进行了讨论。形成了自己的学派,促进了中医学的进步和发展。

当然病机十九条也不可能对临床上错综复杂,千变万化的征候给予全部概括,我们学习只要领会其精神实质,触类旁通,不仅对病因学起着指导意义,而且在诊断治疗上也具有巨大作用。

第二节　内经"气"刍议

"气"这一概念,贯穿在整个中医理论体系中,从理论到临床,从理、法、方药到辨证论治,几乎无不涉及。为此,通过讨论,探清"气"的含义,实属必要。这不仅有助于理解和掌握中医的理论,而且也有益于临床的辨证论治,更何况已将"气"列入国家的中医科研项目。

一、关于"气"的学说

"气"原本是我国古代哲学领域中的一个概念,由于哲学与医学在其发展过程中相互渗透,因而被引进到医学理论中来的。它和阴阳、五行学说一样,在古代医学家总结实践经验向理论上升的过程中,用以阐明人体生理、病理以及和自然的关系,促进《内经》理论体系的形成,由此而奠定《内经》理论的唯物主义观和朴素的辩证法思想。

在战国后期,管子等还有道家学派提出"精气"为万物根本的学说,他认为宇宙的本源即"精气",宇宙的万物,都是由"精气"产生的,这明确指出"精气"是构成万物的本源,是一种极微细的构成万物的物质元素。

东汉哲学家王充,在自然观上提出唯物主义的"元气"学说,对"气"的论述,表达一个较为完整的思想,并对"气"范畴,重新进行唯物主义的论述。他认为天地和自然界的万物都是元气构成的,元气是自然界原始的物质基础,是构成万物的一种统一的物质元素。

王充(《论衡·谈火》)"天地,含气之自然也。""天地合气,万物自然。"认为天地是包涵元气的物质实地，万物就是由物质性的气产生的，所以又说："夫天覆于上，地偃于下，下气蒸上，上气降下，而物自生其中矣。"这儿所说万物，包括人在内，故又曰"人，物也，万物之中有智慧者也。"（《论衡·辩祟》）

总："气"原本是古代朴素唯物主义哲学范畴中的一个物质性的概念。

二、《内经》中"气"之源

朴素唯物主义哲学思想、精气、阴阳、五行学说等，对《内经》理论体系的形成有着深远的影响，而医学讲气的思想也在古代的一些哲学著作中留下相互渗透的痕迹。以精气学说来说，《管子》就把人的生命运动和思想纳入"气"的范畴，他说："气道（通）乃生，生乃思，思乃知"。（《内业》）意思是说，有了气的运动，才有人的生命；有了生命，才有思维智慧。这就把人的生命、思想、智慧、都归结为"精气"的产物。王充也同样地把精气的有无与人的生命联系起来，如说："人之所以生者，精气也；死而精气灭。能为精气者，血脉也；人死血脉竭。"（《论衡·无形》）又说："人禀元气于天，各受寿夭之命。"（《论衡·无形》）这些论述，都可以说明古代的"精气"学说和医学之间的密切关联。这种联系主要表现在两者在发展过程中的相互渗透和相互促进。

三、从《内经》看"气"的概念

由于"气"贯穿在整个《内经》理论体系的始终，因而有人对《内经》162篇内容进行过详细的统计，其中单纯提"气"有近 800 处，以气组成的气名，多至近 2000 处，以气名分类凡 270 多种，这就说明"气"在《内经》理论中的重要地位，无怪有人提出"精气"是中医学理论的核心。"

首先应肯定，中医学中的"气"，是与古代唯物主义自然观的"精气"学说是一脉相承的。它是一个物质性概念，这是中医学中谈"气"的前提，否定这个前提，谈"气"也就没有意义。《内经》中虽然提出很多气名，但归纳起来，不外二种情况：一是单纯的气，其意义大多是指的细微物质，也就是构成人体结构形态的物质元素。如"在天为气"，"气合而有形"以及"水谷之气"等等；一是侧重于机能方面而提的，如脏腑之气的"心气"、"肺气"……以及经脉之气的"经气"等等。正因为《内经》对"气"的运用，有这样两种情况，因而就产生"中医学中的气，概括起来有两个含义……"的提法。

根据"运动是物质的根本属性"和"结构形态是基础，机能是表现"的原则，这里所提出的细微物质的"气"，应当是物质和机能统一的"气"。绝没有非物质的运动，也不会有非结构形态的机能。《内经》中侧重于机能方面的气名来看，并没有否定结构形态与机能统一，两者不能分割的关系。例如"五脏之气"，"经脉之气"等，都是结构与机能并提的，就是所谓"气机"、"气化"等等，虽然侧重在说明机能活动，但这些机能活动总是在人体内各种组织结构中进行的，根本就不可能有脱离结构形态的"气机"、"气化"等机能活动的存在。

"气"是极为细微的物质，一般是肉眼不能见到，只是通过它的功能表现，才能表现出"气"的存在，同样道理，作为侧重于机能方面的气的存在，也必然是通过结构形态的机能活动表现出来的。例如心气虚则表现为主心血脉的功能衰退等，脾气虚则表现为运化功能的衰退等。但如对这些气虚证仔细推究一下，就不难理解，任何器官的功能亢奋与衰退，就是与构成这一器官的"气"的运动能量，或这一器官的结构形态密切相关的。即针、药的治疗，也必须作用于人体的组织结构后才发挥作用，而绝不会是针、药直接作用于非结构机能而产生作用的。由于人体结构组织的机能活动，是受神所主宰的，所以《灵枢·本神》篇指出："凡刺之法，必本于神。"正因为"气"的存在是通过人体组织结构的功能活动表现出来的，因而将某些气名中的"气"，直接理解为机能或动能，这是可以理解的。

气在古代不但是一个医学概念，还是一个哲学概念。在古代唯物主义哲学家看来，气是构成宇宙的基本物质。宋鈃、严文首先提出精气学说，他们指出："凡物之精，比则为生，下生五谷，上生列星"。（管子《内业篇》）。王夫说："尽天地之间无不是气"《太和篇》都说明了这一点。中医理论是从古代唯物主义哲学为基础的，因此，把古代哲学中的概念，引用到医学中来，而中医关于气的理论也丰富了我国古代唯物主义哲学的宝库。

中医认为气是构成人体的基本物质。《灵枢.本神篇》说："天之在我者德（规律）也，地之在我者气也，德流气薄而生者也"。是说人体是根据自然界的客观规律,由气这种基本物质所生成的。清代喻昌在《大气论》中说得更加明确:"性气以成形,气聚则形成,气散则生亡"。几乎可以说人体就是由气所组成的。

气是一种充满人体的流动性的物质。在《灵枢·决气篇》中黄帝问曰:"何为气?"岐伯曰:"上焦开发,宣五谷味,熏肤、充身、泽毛,若雾露之溉,是谓气。"《灵枢·刺节真邪篇》中说:"真气者,所受于天,与谷气并而充身者也"。古代医家用"熏"、"充"、"泽"、"溉"等,足以说明他们当时所想象的人体的气是十分微细,均匀成片,不断流动,充满人体,无处不到的物质。

气是不断运动变化的物质。《素问·六微旨大论》把气的运动归纳为"升、降、出、入"四种形式。认为人体:"生、长、壮、老、已"的过程都是有气的升降出入的运动。如果气的正常运动停止就意味着死亡。王冰在注解《六微旨大论》是说:"舍小生化归于大化,以死后犹化变未卫。"可见王冰还是进一步认识到人体死亡之后,气还在不断地运动变化,只是运动的形式不同。王冰更进一步指出,运动的源泉存在于气的内部,不需要外力的推动。他在《六微旨大论》的注解中说:"夫气之有生化,不见其形,不知其情,莫测其所起,莫究其所止,而万物自生自化,近成无极,是谓天和"。

气是精神活动的物质基础,精神活动产生于气。《灵枢·本神篇》说:"肝藏血,血舍魂;脾藏营,营舍意;心藏脉,脉舍神;肺藏气,气舍魄;肾藏精,精舍志。"明确指出:意、志、魂、魄、神等各种精神活动,都产生于储藏在五脏之中的各种生命物质(气血营脉精)。这个看法与唯物主义哲学的思想的观点相符合。

气除了指生命物质之外,有时是指功能活动或精神状态。气同时具有两种涵义—物质和功能。《阴阳应象大论》说的"寒伤形,热伤气,气伤痛,形伤肿"。两个气字指的都是功能活动。《阴阳应象大论》"壮火之气衰,少火之气壮,壮火食气,气食少火,壮气散气,少气生气"。连用六个气字,"气衰"、"气壮"、"气食"三个气字指的是生命物质。

后世张仲景提出:精、气、神,鼎足三元的理论。他认为,精是生命物质,气是功能活动,神是精神状态。

四、"气"的中医学内涵

近代用的气这个概念,大多同时具有物质和功能两种涵义。如"卫气"具有防御功能的物质。"气虚"为功能活动减退,可以理解为某种生命物质的减少。

(一)气的生成

(1)是来之于父母的"先天之精",储藏于肾,得到后天气血的滋养,不断发育壮盛(称为精气)。

(2)由脾胃吸收运化而来的水谷精微,为"后天之精",即食物中的营养物质(称为谷气)。

(3)是自然界的精气(清气),由肺吸入体内。经过肺、脾、肾三脏的运化,在人体内互相转化,才成为人体之精气。

气之生成多少,先天精气是否充足,饮食营养是否丰富,肺、脾、肾功能是否正常,与下列因素有关。

清气(空气)来之于自然界——由肺吸入

水谷之气(饮食营养)来之于自然界——由脾胃运化　　后天之精气

先天精气来之于父母——由肾储藏发育　　人体之气

(二)气的基本功能

(1)推动作用:生长发育,经络脏腑的各种生理活动,血的流动运行,津液的输布,要靠气的推动。气的生成旺盛,功能正常,就能不断地激发和推动人体生长发育进行正常的生理活动。反之,气的推动作用减退,生长发育就会迟缓、障碍或衰退,各种生理活动减弱,甚至出现血瘀,水液停留等病变。《素问·上古天真论》的:"女子七岁……故形坏而无子也"。气盛促进女子生长发育,气衰而是生长发育衰退的过程。

(2)温煦作用:人体能够维持基本恒定的体温,要靠气的调节。《难经·二十二难》说:"气主煦之",这种调节体温的作用称为温煦作用。饥饿时气的补充减少,就会有轻微的寒冷感觉。进食后,气得到补充;气血流行旺盛,感到温暖。寒邪侵犯人体,损伤人体的阳气,阳气运行受阻,温煦作用减退,就会出现恶寒。

（3）防御作用：防御作用与气、血、精液,各个经络脏腑的功能都有关系,是这些功能的总和。气是其中最主要的,气护卫肌表,防御外邪入侵。病邪入侵之后,气又能与疾病作斗争,驱邪外出,恢复健康。《素问·评热病论》"邪之所凑,其气必虚"。气在体表防御外邪入侵的功能。《灵枢·刺节真邪篇》"虚邪之入于身也深,……有所结,气归之;……有所结,深入骨,气固于骨。"气在人体深部与病邪作斗争。叶天士《外感温热篇》"可翼其战汗透邪,法宜益胃,令邪与汗并,热达腠开,邪从汗出。"是正邪剧烈斗争,通过战汗而驱邪外出的过程。易外感发热,不断受风寒,是气虚防御功能减退的表现。

（4）气化作用：气的运动变化,如气血之间相互生化,津液转化为尿液,汗液等都是气化作用的具体表现。《素问·阴阳应象大论》说:"精化为气"。王冰注"气化则精生"。气与精之间是相互化生的。《灵枢·决气篇》说"中焦受气,取汁变化而赤,是谓血。"《灵枢·痈疽篇》说:"津液和调变化而为血。"这是气、血、津液之间的转化。《素问·灵兰秘典论》说:"膀胱者……气化则能出矣。""化"字都是指气化作用。

（5）固摄作用：控制人体血液的运行,津液的输布、分泌和排泄,处于正常生理范围之内。

控制血液流行,不使溢出脉管之外;控制汗液、尿液的分泌和排泄,不使出现漏汗、自汗、尿崩、遗尿等证;控制唾液不使流涎等。

气的固摄作用和推动作用是相互对立而又相互联系,相反相成的两个方面。例如,气一方面能推动作用减退,血行不利,产生瘀血;气虚而固摄作用减退,可以导致出血。气的各项功能正常,固摄作用与推动作用相互协调,才能保持血液的正常循行。气的固摄与气化作用之间,也有相反相成的关系。例如:尿的分泌和排出,靠肾和膀胱的气化作用,而使尿液分泌不能致过多,二者相辅相成,协调平衡,才能保持适当的尿量和正常排尿。

总之,气的五种功能,不是彼此孤立的,而是密切联系,相辅相成的。

（三）气的分类

气是一个总称,存在于人体的气是多种多样的。分布的部位不同和气具有的功能不同,分类和命名亦各异。如脏腑之气、经气、元气、宗气、卫气、营气。

（1）元气:也称原气或真气,是人体最重要最基本的一种气。是由清气、谷气、精气三个部分所组成,以先天之精为主。流行全身,无处不在。《灵枢·刺节真邪篇》"真气者,所受者于天,与谷气并而充身者也"。

(2)宗气:主要是以清气与谷气为主。《灵枢·刺节真邪篇》"宗气留于海(指胸中的气海),其下者,注于气街;其上者,走于息道。"聚集于胸中,可流行于全身。《灵枢·邪客篇》说:"宗气积于胸中,出于喉咙,以贯心脉而行呼吸焉。"主要功能促进血液循环,推动肺的呼吸。心脏跳动的强弱可以反映宗气的盛衰。《素问·平人气象论》有"胃之大络,名曰虚里,贯隔络于肺,出入左乳下,其动应手,脉宗气也"的记载,宗气充足则心跳和缓有力,呼吸平稳均匀。反之持续气短、乏力、呼吸急促、心慌肢冷等呼吸和循环方面的病变。

(3)营气:主要是以水谷精气为主,是水谷精气中的比较精华中最富有营养的物质。《素问·痹论》"营者水谷之精气也"。流于全身脉管之中,与血同行。《灵枢·营卫生会篇》"谷入于胃……清者为营,浊者为卫,营行脉中,卫行在脉外,营周不休。"化生为血,是血的前身。与血同行脉中,常营血并称。营气的具体功能也就是血的功能。

(4)卫气:主要是以水谷精气化生的,它的性质"剽悍滑疾"的物质。《素问·痹论》"卫者水谷之悍气也"。是强劲善战的意思,能抗外邪,流行风速,活动能力较强,所以不受脉管的约束,而行于脉外。护卫肌表,抗御外邪,调节汗孔开合,卫与营气配合,又能调节体温。《灵枢·本脏论》"卫气者,所以温分肉,充皮肤,肥腠理,司开合"。

(四)气的运动

其本形成"升降出入",是生命活动的一种表现形式。每个脏器都有"升降出入"场所。《素问·六微旨大论》"升降出入,无器不有"。

肺气,呼是出,吸是入;呼是升,吸是降,是人体最基本的升降出入运动。肝气主升,肺气主降,肝升肺降,协调配合,气机通畅调达,肺主呼气,肾主纳气,有呼有纳,有升有降,使浊气充分排出,清气吸入丹田。

脾胃升降出入,为饮食的消化,吸收和排泄。水谷精微经脾的呼吸、运动、分布到全身,是脾的上升作用;糟粕经小肠、大肠的传导和排泄,是胃气的下降作用。

肾司气化,能开能合,使水液之清者蒸腾与上,使水液之浊者下输膀胱,是水液代谢之升降出入运动。

心火下降,肾水蒸腾,心肾相交,是人体气升降的一种表现。总之,气的运动,依靠各个脏腑的协调配合,升降出入平衡,才能进行正常的生理活动。

总之,《内经》的理论是在我国古代唯物主义哲学思想和医学相互渗透过程中创立起来的,两者对"气"的概念是一致的,仅仅由于在人体聚合所形成的脏腑组织等不同的结构形态,以及在阐明问题时有所侧重,因而才定出种种不同气名。但这些不同的气名,必然是结构与机能的统一,而不能予以分割。

第三节 《内经》论"汗"

汗,既是人体生理调节功能的一种表现,也是病理性产物;既是疾病症状,也是作为诊断病情的依据,而汗法则为治疗手段之一。

《内经》对汗的记载虽然不多,从其名,则有"劳汗"、"肾汗"、"魄汗"、"寝汗"、"绝汗"之类;从程度而论,则分为有、无、多、少之别;从其汗出部位则有出于面,出于背,或出于半身……虽然如此,但《内经》就汗的方面对人体的生理、病理、症状、诊断、治疗、预后已有初步的论述,对于临床实践具有一定的指导意义,后世在此基础不断发展,充实和逐步完善。

一、汗出于谷,化之于气

(一)汗的由来

《素问·汗热病论篇》:"人所以汗出者,皆生于谷,谷生于精"。又云:"汗者,精气也"。说明汗之来源于水谷之精气;而水谷之精气转化为汗,又必须赖阳气的蒸腾变化而方能成为汗。诚如《吴鞠通·汗论》所云:"盖汗之为物,以阳气为运用,所阴精为材料"。如果仅有阴精而无阳气的蒸腾变化,或有阳气的蒸腾变化而无阴精作为材料,均可以影响汗的生成。因此,阴精与阳气二者在汗的生成方面是相辅相成,二者缺一不可。故云:"阳之汗,以天地之雨为名"。临床上有时为了求得作汗之资,常以"啜热稀粥",以及"益胃法",来达到出汗的目的。如仲景治疗表虚证用桂枝汤加粥治疗,以及叶天

黄兰魁中医临证五十年学治集

士战汗之前"益胃法",均从"汗者精气"启示而来。只有胃气旺盛,谷气得充,方有作汗之资,才能于药后得微汗或战汗时,令邪与汗并,热达腠开,邪从汗解为转机。

(二)血汗同源

《灵枢·决气篇》云:"腠理发泄,汗出溱溱,是谓津"。

《灵枢·邪客篇》云:"营气者,泌其津液,注之于脉,化以为血"。上述可看出汗、津、血三者之密切关系。汗是由津液所化生,津液又是生成血的物质基础。临床汗多必然伤津,若大汗后,经脉失于滋养,出现脚挛急的等证,津液损伤可影响及血,如大吐大泻后,由于精液丧失,指纹干瘪,血管亦失去了弹性,血伤也可以影响津,如见上消化道出血后,患者"口干"作为判断失血程度的依据之一。所以有云:"血之与汗,异名同类"。《灵枢·营卫生成篇》有"夺血者无汗,夺汗者无血"。因而后世有"汗血同源"之称。《伤寒论》明确提出了亡血家,衄家不可发汗的禁例。《素问·宣明五气篇》云:"五脏化液,心为汗",后世称"汗为心液"。盖"心主血,藏其内者为血,发于外者为汗",因此,心、血、汗三者又互为联系。

(三)汗与卫气

汗,是机体调节体温、适应外界气候变化以及机体调节水液代谢平衡的生理功能之一,使人体阴阳相对平衡,所谓"阳在外,阴之使;阴在内,阳之守",而达到"阴平阳秘,精神乃治"的目的。而汗之出否,固然取决于腠理的开阖,更主要取决于卫气的温煦。如《灵枢·本脏第四十七篇》云:"卫气者,所以温分肉,充皮肤,肥腠理,司开阖者也"。如遇冷则腠理紧闭而无汗,遇热则腠理疏松而汗出,腠理的开合均由卫气所支配。如果卫气充足,则腠理致密,外邪不得而入;如卫气虚弱,则不能肥腠理,开合失司,表汗出,而被外邪所袭而为病。

二、汗出腠疏,邪易袭入

在正常情况下,机体会随气候变化,进行自身的功能调节,以适应外界气候环境变化,而保持一定体温和水液代谢平衡。夏天气候高热,则腠理开,出汗多,散解体热,协调人体内外阴阳保持相对的平衡;冬天气候寒冷,则腠理闭,出汗少或无汗,防治体热散泄以保温。此即《灵枢·五癃津液别》所云:"天暑衣厚,则腠理开,故汗出……;天寒则腠理闭,气湿不行,水下留于膀胱,则为溺与气"。

不论何种原因导致的外感、内伤,汗出肌疏、卫气失于固外,是外邪入侵的主要因素之一。而外邪之入侵,由于六淫之性不同,以及机体正气强弱之别,邪正斗争之胜负,导致有汗、无汗之异,以及邪入机体部位有浅深之不同。

(一)外感致汗之有无

外感六淫,因所感受邪气不同,汗出以感风、暑、热、湿邪气为主,其中以风邪为首位。

《素问·汗热病论》:"汗出而身热者,风也";《素问·风论》:"心风之状,多汗恶风……";《素问·举痛论》:"炅则腠理开,营卫通,汗大泄,故气泄";《素问·生气通天论》:"因于暑、汗、烦则喘渴";《素问·痹论》云:"其多汗者而濡者,此其逢湿甚也"。在无汗病证中,外感六淫以寒邪为最。寒则腠理紧闭,卫阳被遏,营阴郁滞。

《素问·玉机真藏论》:"今风寒客于人,使人毫毛毕直,皮肤闭而为热"。所谓皮肤闭,必无汗也。至于感受燥邪,由于燥胜则干,津液干则化源少而无汗。

(二)内伤致汗之有无

汗出于谷,化之于气,汗出主要由于五脏之气劳伤所致。《素问·经脉别论》云:"生病起于过用"。又云"饮食饱甚,汗出于胃;惊而夺精,汗出于心;持重远行,汗出于肾;疾走恐惧,汗出于肝;摇体劳苦,汗出于脾"。说明了劳伤过度,损伤了五脏之气而致汗出;无汗也可因脏腑之气耗伤,化源耗竭而致。

(三)汗出致病之浅深

汗出腠理疏,皮肤缓,玄腑开,卫气及津液外泄,此时人体卫气外抗病邪能力相对减弱,因此易导致外邪之入侵而产生病变。《内经》从三方面论述汗出邪入:一是汗出邪入停留于皮肤之间,产生皮肤方面症状。如:"汗出见湿乃生痤痱"。汗出腠理疏松感受湿邪,郁于肌肤,营卫凝涩而造成小疖之类病;二是汗出之后,邪乘虚进入经络,引起机体经络病变。如"汗出偏沮,使人偏枯"。由于虚邪深入,客于半身经络而发为肢体偏废不用之证;三是由于房事,举重等损伤内脏之气,导致汗出,邪乘虚深入脏腑为病。

三、辨汗以察邪正盛衰

《素问·脉要精微论》云:"阳气有余,为身热无汗,阴气有余为多汗身寒"。阴阳互损,阳气有余则阴不足,阳邪耗伤阴津,汗之化源不足,故无汗身热。阴气有余,阳气不足,阴邪伤阳,卫外不固,故多汗身寒。无汗身热,为阳有余,阴不足,多汗身寒,为阴有余,阳不足。如病情进一步发展,则可以导致"阴阳有余,无汗而寒",其实质是阴阳俱虚,所以无汗而寒。

一般而言,汗出之后,病者应脉静身凉。假如汗出之后,脉仍燥盛者,说明邪不为汗衰,此为脉症不符,其预后是不良的。《素问·评热病论》云:"有病湿者,汗出辄复热,而脉躁疾,不为汗衰,狂言,不能食,病名为何?"岐伯对曰:"病名阴阳交,交者,死也"。汗出辄复热者是邪气亢盛,不能食者,精气衰也,狂言者是失志。

四、汗出祛邪,以调阴阳

外感邪从皮毛而入,驱邪外出,以汗出而解。《素问·生气通篇论》"体若燔炭,汗出而散",从病位言则邪主要在毛皮,如《素问·阴阳应象大论》指出:"其在皮者,汗而发之"。

病种:除伤寒外,还有水肿,疮疖,寒痹之类。

汗法的临床运用

(1)发汗祛邪:就是用发汗方法来祛除外感风寒之邪,邪尚在表的无汗,恶寒,发热。《素问·玉机真藏论》:"今风寒客于人,使人毫毛毕直,皮肤闭而为热,当是之时,所汗而发也"。

(2)驱除邪毒:由于外感风寒之邪,不得泄越营卫瘀滞,邪毒留聚于肌腠,而出现粉刺,疹子一类疾病。如《素问·生气通天论》:"劳汗当风,寒薄为皶,郁乃痤"。

(3)发汗利水:风寒外袭,郁遏卫阳,肺气失于通调水道,风遏肌肤而成水肿,如"开鬼门",仲景提出"腰以上肿,当发汗乃愈",目前临床治疗"风水",能取得较满意疗效。

(4)利营透疹:汗与肺卫关系密切。而麻疹之邪,上犯肺卫,郁于肌表,疹发而未透,以解肌透疹,利营解毒为妥。疏表透疹,使疹毒从表而解。此外,汗法在临床应用极为广泛,也是防止病邪深入发展之重要手段之一。

第四节 "脾统血"之浅见

"脾统血"、"脾裹血"皆出于《内经》。后世医家根据这一理论指导临床实践,得于比较满意的治疗效果。

"脾统血",既是统帅、统御、管理和控制血液。不让它"妄行"于脏腑百脉之外,而正常循引于脏腑百脉。脾有统摄全身血液的功能,使血液运引到人体各个器官中(包括五脏、六腑、皮肤、肌肉、骨骼、经络等),从而输送营养物质。脾为什么能统血,以及如何统血,下面谈谈肤浅的认识。

一、脾与血的关系

脾胃为后天之体,主运化。《内经》:"饮食入胃,游溢精气,上输于脾,脾气散精,上归于肺"。"脾主胃引起津液者也"。"脾脏者上也,孤脏以灌四旁者也"。这都是说脾脏具有运化水谷精气及输布津液的功能。又如《内经》曰:"中焦受气取汁,变化而赤,是谓血"。这充分证明脾胃不但是全身营养物输布的场所,而且亦是气血生化来源之地。脾能益气生血,若脾气虚生血(之源)物质供应不足,则引起血虚。发生出血的病证,究其病机以脾气虚不能统血为主要原因。所以脾气健旺,则气血充沛,即所谓"气足血生"、"阳生阴长"。若脾虚运化功能失常,不能取汁,化赤为血,使生化血液的功能降低,即可致贫血或各种出血病证。

脾是气血升降的枢纽。脾属土脏,位居中央,是阴阳气血升降的枢纽。清·张璐说:"血之与气都是水谷精微所化……"。《内经》曰:"气之煦之,血之濡之",宋·陈言云:"夫五脏六腑、阴阳升降、非气不生"。以上论述说明,

黄兰魁中医临证五十年学治集

人以气为主,气与血在人体中既保持相互对立,又相互依存。血能在脉中不停地运行,就是靠气得动力,所以称为"气为血帅"。气血流行全身,即使构成人体的物质基础,又是人体各种功能活动的概括。人体的生长、发育、衰老、死亡等运动变化,以及各种生理活动和病理变化,都与气血有关。脾气是人身之脏腑气之一,尤其在运动方面,一时不可缺少于脾。因为脾为中流砥柱,为气血运行上下之总枢,因此凡阴阳盛衰,脏腑之气乘逆所形成的出血症,调整或加强脾的枢纽作用都有极大地关系。古人对脾气的升降作用,以及脾虚不能统摄而出现的各种血症,更有透彻的阐发。唐氏说:"其气上输心肺,下达肝肾,外灌溉四旁,充溢肌肤,所谓居中央畅四方者如是;血即随之运引不息,所谓脾统血者亦即如是"。否则脾气损,清气遏而不升,浊气逆而不降,血液就会上溢或下渗而发生出血的病证。唐氏又说:"人身之生,总是以气统血","血之运行上下,全赖乎脾"。这说明脾气升健,元气才能充沛,元气充足才能统摄血液,使血循于经而不出血。总之,正气有摄血之功能,脾气有统血专职。由此证明气不摄血与脾不统血,其相同者,都在"气"字上,都是由经气不足致血不循经。脾虚摄血功能异常,血质改变,血失统摄,溢于脉外,则出现吐血、便血、崩漏、皮下出血等症状。

二、脾与血证的关系

脾即为后天之本,气血生化之源,又是五脏供养之所,所以脾与各脏腑间的生理、病理关系甚为密切。特别在内伤杂病的病理变化中,因脾病而影响其他脏腑的,或因其他脏器损及脾胃者彼为多见。如张景岳云:"损者多有乎气,气伤则血无以存"。它是指气虚易出血,即气不摄血的道理。出血原因虽然很多,但总不外乎内因,外因两大类;内因中又可分为寒、热、瘀、虚、气郁等。在临床上一般以火热与气虚最常见。

脾不统血是属于虚中之一。根据临床上观察,出血证由于脾不统血者也不少见,其诊断依据是由于脾失健运,不管是血上溢,还是血下泄,都是属于脾不统血。如《张氏医通》云:"其上溢之血,非一于火盛也,下脱之血,非一于阳衰也。但以色之鲜紫浓厚,辨之则为火盛,色之暗淡无光,即为阳衰……"。从张氏之言以及临床见证,血上干不一定都是实、都是火,血下泄不一定都是虚、都是寒,要以色泽及全身症状作辩证。

例如脾阳不振,统血无权,证见吐血较多,时轻时重,久经不愈,面色浮淡、纳少便溏、血色暗淡,舌苔薄白质淡,脉弦无力。曾服凉血清热,化瘀药物无效。但以温中祛寒,补气健脾法,方用理中汤加茯苓,丹参,藕节效果比较理想。

又如妇科"崩漏"(主要指子宫功能性出血)一证,伴有头晕腰酸、疲乏少力、大便不实、面色少华,苔薄脉濡,为脾肾两虚,血不归经,因此补脾摄血,引血归脾,治血先治脾的原则,温脾为主,兼益肾气,药用四君子汤加黄芪,干姜,山药,阿胶,补骨脂等药疗效显著。若用加味黄土汤治疗崩漏,疗效之著为他方所不及。以上两方,一者用干姜,一者用附子之辛热之品,亦未见任何流弊发生,这可能是失血多,热亦随之外溢,故无遗患。

再如脾气虚弱而失健运,则气血生化不足,致气血两虚。脾虚不能统摄,则血旁经而外溢,则发生全身出血性紫斑。(西医称为原发性血小板减少性紫斑)治疗过程中,必须处处顾护脾气,以归脾汤加味治疗效果满意。

三、归脾汤调理气血

归脾汤为治疗脾不统血的主要方剂,以它为基础,加减治疗脾不统摄之出血,效果比较理想。其道理何在?《医贯》曰:"心生血,脾统血,肝藏血,凡治血症须按三经用药,远志枣仁补脾以生心血,伏神补心以生脾土,参芪术补脾以固肺气,木香先入脾,总欲使血归脾尔。"从上述论说证明,出血诸证,虽心肝脾均可受病,而归脾汤亦有三经用药之专长,然脾脏关系为最大,因脾为气血统领之脏,其所以定归脾者,乃引血归脾之意,如《张氏医通》说:"因为心生血,脾裹血,肝藏血,归脾汤一方三经之药······凡是因于郁怒伤肝,忧思伤脾之证,尤为适合;火旺者加丹皮,山栀;火衰者加肉桂,丹皮,同时配合八味丸以培先天的根本。"张氏简明地提出了以归脾汤为基础本方,加减治疗调理气血,是有深奥的理论基础,和现实的临床意义。

根据现代医学研究证明:脾"统血"是脾本身的生化血液功能,认为脾是网状内皮一部分,是怀血液的。为了调整循环系统的血球数量,脾在平时储存大量没有毁灭的红血球,在血液缺氧时,脾收缩放出红血球到血液内给其需要,这就是"脾统血"的真实意义。从中药实验证明,黄芪可以改善微循环,增强毛细血管抵抗力,防止理化因素所致脆性和透性增高。党参注射液使家兔血浆在钙化的时间显著缩短,从而促进凝血。提示"脾"与出血,凝血机制有关。

综上所述,脾为生化之源,又为中焦气机运转枢纽,是五脏精微供养的仓库。所以脾能总统血液,凡生血,摄血,与脾脏有密切的关系。但是脾的统血功能也必须和其他脏腑共同合作,才能完成。特别要有胃的配合作用,因二者同居中焦,一表一里,相辅相成,"才能受气取汁"共同完成运精生血和统血的任务。

第五节 阴阳辨证关系

一、论阴阳主导问题

第一主导系以阴阳之间的协同为主导,而非对立制约为主导;第二主导乃是阴阳之间阳为主导,这个主导实际上已经包含在第一主导,阴阳之间阳的变化起主导的作用、决定的作用,作为阴它是随着阳的变化而变化。

《素问》所云:"阳生阴长,阳杀阴藏",董仲舒在其《春秋繁露》中说得很清楚:"物随阳而出入,数随阳而终始。……阳者,岁之主也,天下之昆虫,随阳而出入。天下之草木,随阳而生落。天下之三五,随阳而改正"。太阳沿黄道运行一周,就形成了一年的春、夏、秋、冬。因此,春夏秋冬即反映时间的变化,而更重要的是反映阳的状态。春是阳气处于生的状态所占的时间段,夏是阳气处于长的状态所占的时间段,秋是阳气处于收的状态所占的时间段,冬为阳气处于藏的状态所占的时间段。《内经》曰:"孤阳不生,孤阴不长。"《素问》强调:"阴阳者,数之可十,推之可百;数之可千,推之可万,万之大不可胜数。然其要一也"。"能知一,万事毕"最长晷的这一天应该是冬至这一天,最短晷的这一天就是夏至这一天。这个晷影的伸缩,看到一年四季的变化,二十四节气变化,其实就是阳气收藏的变化。

二、论阴阳体用关系

《素问·生气通天论》曰："阳气者，若天与日，失其所则折寿而不彰。"阳很重要的一个方面就反映在它与寿命的关系，人的寿夭落实在阳气一个方面。"阳者，卫外而为固"，这也是阳用非常重要的一个方面。阴为阳体，阳为阴用。"阳在外，阴之使也，阴在内，阳之守也"，就是这个体用关系。

《素问·生气通天论》云："阴者，藏精而起亟也；阳者，卫外而为固也。""精"实际上指的是阳气蓄积状态，能量的蓄积状态就叫"精"，"精"是阳气的聚集态、而不是释放态。《素问·六节脏象论》曰："肾者主蛰，封藏之本，精之所处也"。蛰就是藏伏的意思，肾是主藏的，所以又称为封藏之本，肾乃"精之所处也"。《素问·四气神大论》云："所以圣人春夏养阳，秋冬养阴，以存其根"。

《素问·四气调神大论》云："冬三月，此为闭藏，水冰地拆，无扰乎阳，早卧晚起，必待日光，使志若伏若匿，若有私意，若已有得，去寒就温，无泄皮肤，使气亟夺，此冬气之应，养脏之道也。逆之则伤肾，春为痿厥，奉生者少"。

须慎起居，调情志，适寒温，节动静。心之所谓志掌的情绪。"若已有得"，可以情然安住。总之，心态、情绪应该伏匿，不应该张扬，这样才有利于养藏。"奉阴者寿"，道家讲致虚极，守静笃；儒家讲燕坐，讲知止；佛家讲禅定。这些都是强调静，强调藏，应动静结合。中医最基本的特点就是整体观念，天人合一。这样一个观念在传统文化的各个领域都能见到，例儒家的学问、道家的学问都是秉承这样一个基本的东西，这个观念是整个传统文化大厦的基石。天地同步，天地生你也生，天地怎么变化，你也怎么变化，这就是天人合一、天人相应，这就是整体观念、就是道！得道多助，失道寡助；顺天者昌，逆天者亡。从原始自然的讲，就是这个问题。人要与天地相应，就必须得跟上这个变化。天地换到另一个气候时，你也要跟上来，还停留在原来的这个气上，这就称之为"不及"，如果还没有跨到另外一个气上，你先走了，这就称之为"太过"。

一天里面也有春夏秋冬："朝则为春，日中为夏，日入为秋，夜半为冬"。

57

一年与年之间交替，实际上也是极与极之间的交替，这与一日之中亦见四时是一个道理。"罢极"它是促使年与年、岁与岁之间交替变换，也可以说极与极之间交替变换的一个关键因素。庚辰年转到辛巳年，马上就由金运太过转到了水运不及，这个跨越太大了。作为人体，怎样保证在这个大跨度上与天地的变化保持一致，这就靠厥阴，这就靠肝，这就要靠这个"罢极之本"。厥阴是粗调，阳明是微调。有了粗、微就在多层次、全方位上与天地建立了相应关系，人与四时相应就有了保证。

三、论阴阳的开合机制

"合"是从结合总体来看，这是基本的层面，就是一阴一阳，在《易经》系统又称之"道"。一阴一阳谓之道，三阴三阳用到降价的说法是"一气含三道造化功"。《素问·四气调神大论》曰："夫四时阴阳者，万物之根本也，所以圣人春夏养阳，秋冬养阴，以从其根，故与万物沉浮于生长之门"。沉浮也就是讲出入，也就是讲升降。三阳有三阳开合枢，三阴有三阴的开合枢。有两个门，一个是三阳主宰的阳门，一个是三阴主宰的阴门。三阳主的阳门实际就是生长之门，三阴主的阴门，实际就是收藏门。《素问·六微旨大论》曰："出入废则神机化灭，升降息则气立孤危"。神机化灭了，气立孤危了，那还有什么生命可言。三阴三阳的开合枢协调好，阴阳的升降出入就不会有异常，这个生命就不会发生异常。太阳为开、阳明为合、少阳为枢。太阴为开，太阴开机启动后，阳气就真正进入到收藏状态。太阴开，厥阴合，少阴的作用是枢转开合，这就是三阴的关系。

六经病变，就是开合枢的失调，就是开合枢的病变。其一论太阳开机的病变。太阳主开发生异常，原因可能来自内部，也可能来自外部，或兼而有之。外因往往比较典型，例如伤寒、中风等，均为因外邪侵袭、障碍、束缚了这个开机，是阳气的开发受限，于是太阳病就发生了。内在的因素有阳气虚，本身的力量不足，或者由于水饮、痰湿等因素，障碍了阳气外出，太阳开机也会出问题。总之，太阳开机的功能是帮助阳气外出，帮助阳气发挥作用。阳气有宣发，卫外气化等功能。其二论阳明合机病变：阳明合是使阳气收降，阳气收降以后天气变燥、变冷，所以阳明与秋天相应。阳明病最大特点就是两个，一个是热、一个是不降，热表现在经证里，不降表现在腑证里。其三论少阳枢机：少阳主枢，负责调解开合，如果开合没有问题，你很难发现枢机的毛病，其关乎太阳、阳明的开合，少阳的很多病变都体现在太阳和阳明篇里。世间上的病变有两类，一类伤寒、一类就是杂病。从开合的角度讲，世间的疾病也不外乎两个，一个是开的问题，一个是合的问题。因为人体的生理主要就是靠这个阴阳的升降出入，升降出入正常一切都正常；而一旦升降出入异常，一切相关疾病就会发生。升降出入就靠这个开合，开合统百病。开合的作用是由枢机的转动来维系的。因此调节枢机便能调节开合，调节开合便能调节出入。所以，枢机对于整个机体来说真可谓调触一发而动万机。历史上诸多医学家善用柴胡剂，一个是小柴胡调阳枢、一个为四逆散调阴枢，柴胡剂根本的一个原因就在于它对枢机的特别作用。少阳篇只有十条条文，应考虑到枢机的特殊性。枢机影响到开的一面，它的病变就表现在太阳里，枢机影响到合的一面，它的病变表现在阳明里。临床见到许多太阳、阳明病本经治疗效果不明显，如果调一调枢机则往往就迎刃而解。其四论太阴开机病变：太阴主开，这个开是阴门开启（收藏之门），阳气内入转入收藏，如果太阴开机产生障碍就会影响到阳气内入。阳气内入有两个作用：一方面是为了阳气本身休养生息；另一方面是阳气可以温养脏腑，太阴病都是由于脏腑失温养的缘故。太阴开机失调，阳气得不到很好的休养，人体能量得不到贮养、蓄积，阳气就会真正衰少，就会转入少阴病。太阴属土，土是主养藏、藏阳气，土能生万物，依靠的就是所藏这个阳气。土所以能生养这些形形色色的万物，与它的"开"与这个"藏"是分不开的。其五论少阴枢病：少阴枢机的重要性比少阳枢又进了一步，它主导水与火的扭转。少阴这一经真正关系到阳的体，三阴为本，三阳为用，体阴用阳。三阳的病变主要是阳用发生障碍，用现代医学术语这还是功能性病变阶段。三阳病很少死人，三阴病就危及到"体"，为器质性的损害。体与用，一个讲器质，一个讲功能。少阳的枢只是对体的枢转，而少阴的枢则是对体的枢转。体能不能得到真正的蓄养，这就看少阴枢的功能。所以，少阴的枢转是很重要的。少阴死症这么多是因为少阴不好，阳之体就没办法保养。其六论厥阴合机病变：厥阴主合，当阳气蓄养到一定的时候这个合机就要启动，从而结束这个蓄养状态，开始一个新的状态。所以，厥阴又是罢极之本，罢极就是使这个藏的状态结束,进入生的状态,进而生长收藏。阳明的热为阳气在外,当降不降产生热。厥阴的热是里热,厥阴的热是气在里,当出不出而热。阳明热与厥阴热的区别在于一个是外热,一个是内热;一个是气热,一个是血热。寒主收引,最容易引起这个障碍。厥阴大多是寒热错杂,用药方面既有大苦大寒,又有大辛大热。

《素问》曰:"人禀天地之气生",人为万物之灵,所有的动物它是横行的,只有人是直立动物。人是沿经线走的,而其他动物是沿纬线走的。人秉天气最多,而余者秉天气较少。手经它并不能完全地代表人的特性,唯有足经能够做到这一点。实际上是以足赅手,以足统手,言足经手在其中矣。

六经辨证或者阴阳辨证模式是一个最方便的求本模式,难怪后世把六经这个辩证模式称为能"铃百病"的模式。其他辨证模式如卫气营血、三焦辨证以及脏腑辨证等,这些都是横向辨证,都是注重纬线的辨证。这些辨证在某些方面都有局限性,而六经辨证或者阴阳辨证则没有局限性。

第三章 内经精要浅释

第一节 病因学说

一、病因学说简述

中医的病因学说中,把病因归纳为:六淫、疠气、七情、饮食、劳倦,以及外伤和虫兽伤六大类。"六淫"是中医对"风、寒、暑、湿、燥、火"六种外感致病因素的统称,也称作"外邪"。这六种因素,本来是自然界中正常的六种气候变化特征,称为"六气"。当气候变化异常,或过于急骤时,在人体的正气不足,抵抗力下降时,"六气"成为致病因素的"六淫"。

病因学说强调内因的决定作用,"正气内存,邪不可干""精神内守,病安从来","邪之所奏,其气必虚"。蛇咬外伤例外,但不轻视忽略对外因伤害因的防制。"避其毒气""虚邪贼风避之有时。"

六淫病邪均由外而入,多与季节气候、居住环境有关。如春季多风病,冬季多寒病,秋季多燥病,夏季多高温作业中暑、居住潮湿易感湿邪等。

六淫可单独作用机体而致病,也可二、三种邪气同时侵袭人体致病,如风寒感冒、风热感冒、湿热黄疸、风寒湿痹等,且可互相转化,如风寒不解入里化热,热邪不解耗伤津液可化燥,热极生风等。中医除指六淫为病因外,也将六气的特征与该病症状联系起来认识而形成病证名称,即风证、寒证、湿证、火证、燥证……这些病证与六淫有一定的因果关系,如风邪侵袭引起

黄兰魁中医临证五十年学治集

61

外感风寒,但有的并不要外感疾病而有类似风寒湿燥火的证候,如风疹块,临床表现起病急,消退快、瘙痒等,与风的"善行而数变"的特点相似,一般多认为是由风邪所致。由于脏腑阴阳气血功能失调也可产生与外感六淫所具有的某些类似的性质和证候特点,中医为区别外感六淫称之为内风、内寒、内燥、内火、内湿等。

疫疠是一种具有强烈传染性的致病邪气,具有发病急骤、病情重笃、症状相似、传染性强的特点。其传染途径是空气与接触,自口鼻而入,无论老少强弱,触之皆病。疫疠发生与流行,与自然界气候的反常,如久旱、酷热、湿雾瘴气等,环境和饮食卫生不良,以及社会制度的不同等因素有关。

七情即喜、怒、忧、思、悲、恐、惊七种情志的变化,属于精神致病因素。不同的情志变化,对内脏有不同的影响。《素问·阴阳应象大论》说:"怒伤肝"、"喜伤心"、"思伤脾"、"悲伤肺"、"恐伤肾",情志的异常变化伤及内脏,主要是影响内脏的气机,使气机升降失调、气血功能紊乱。七情致病虽可及于五脏,但根据临床观察,主要以影响心、肝、脾为多见。

饮食劳逸:饮食和劳动是人类赖以生存、保持健康的必要条件。但饮食要有一定节制,劳逸要有合理的安排,否则也会降低机体的抵抗力,或影响脏腑的生理功能,使人体产生疾病。因为饮食而致病,主要有三方面,即饮食失常、饮食不洁、饮食偏嗜。脾主运化水谷精微,胃主受纳腐熟水谷,故饮食所伤,首先影响脾胃,然后累及其他脏腑或变生他病。

劳力过度则耗气,劳心过度伤阴耗血,房劳过度易耗伤肾精,过度安逸,完全不参加劳动和体育锻炼,亦会使气血运动不畅、脾胃功能呆滞、机体抵抗力降低,继发其他病证。

痰饮、瘀血都是脏腑功能失调的病理产物,同时又能直接或间接地作用于机体的某些脏腑组织引起疾病,故也是致病因素之一。

二、六淫

(一)风为阳邪,其性轻扬开泄

【特点】

(1)风为百病之始长

62

始——外感之病,外兼风而作。

长——可兼五气致病,与寒、湿、热、燥、火、结合。

（2）善行数变

善行——其动而不居,如"风气胜者为行痹"。

数变——其发病急骤,迅速多变,如外感风热之湿热,内伤中风之猝倒昏迷。

（3）风性主动

如自汗头摇,手颤抽搐。

【临床表现】

（1）部位

"伤于风者上先受之","阳邪从阳,巅顶之上,唯风可到""如鸟巢高筑,宜射而去之",证如头痛、鼻塞、流涕、喉痒、咳嗽、恶风、风热。

（2）风胜则动

如游走性疼痛、抽搐、震颤、眩晕、目斜上视、角弓反张、口眼㖞斜、卒仆、半身不遂、语言蹇涩、筋惕肉瞤。

（3）痒

身痒、喉痒、眼痒。

（4）别内外

外——恶风发热,来势较急,而里证不突出。内——阴血亏损,扭伤产后大失血,多汗伤津,素体不足。痰火热盛,舌红苔黄,高热口渴,脉数有力。

（5）某些内热

肠风下血;能食者名中热。

【治则】

外感疏散,风客淫气,精乃止——"《生气通天论》",久者祛风达邪,内风滋养或温养。说明:"治风先治血,血行风自灭"之理。

（二）寒属阴邪

【特点】

（1）凝聚收引

"寒则气收""气无寒不滞","食无寒不停"寒则血脉凝浊,致气血不通而痛而挛缩。

黄兰魁中医临证五十年学治集

（2）易伤人阳气

伤肺则气不行而痰生，皮毛不温，伤心则脉营不行而脉迟血滞，伤脾肾则下利清谷、肢厥蜷卧，伤肝则筋缩而挛拘。"阳气者精则养神，柔则养筋，阴不温化"，物质因而积蓄，所谓阳不化气，水津不布，水不得火有降无升。

【临床表现】

（1）恶寒：势急、发热为表；势潮、发热为里。

（2）诸病水液，澄澈清冷皆属于寒。如泪、涕、汗、涎、二便、呕吐物、脓液、带下、经血淡、痰清稀。

（3）诸痛之伴畏寒喜暖者，头、身、骨关节、胸腹、手足、腿肚转筋痛，痛者寒气多也，有寒故痛也。

（4）鼓之声吹，战慓、肢厥、蜷卧、舌腻苔滑、脉迟，（一般）肤冷。

（5）别内外：阴胜生内寒，阳虚生外寒。

【治则】

外寒温散，治以辛温，对寒则应用温热散寒。内寒温养，过散则伤阳，寒能伤中于内，阳虚其不能引邪，内寒很难化热，常使阳气日趋衰微，故兼养以扶正。

（三）暑属阳邪

"在天为热，在地为火，其性为暑"，暑与热的关系。

【特点】

（1）有严格的季节性，"后夏至日为病暑"。

（2）升散易伤人气阴；"炅则气泄"、"壮火散气"、"壮火食气"、"气虚身热得之伤暑。"人身亡阳因汗而气泄，人身之阴而因热内耗，"气泄则津液耗"。

（3）易兼风挟湿、——避暑乘凉，皮毛由开而关闭。挟湿——恣食生冷，脾运受阻，故气湿不行，且天暑地湿人居其中易于感受。

【临床表现】

（1）纯暑无表证。

（2）夏暑发自阳明——身热口渴气粗、自汗、脉虚、头痛、心烦、肢厥乏力。景岳八证："脉虚，自汗、身发热、背后寒，面垢烦渴，手足厥冷，体重是也。

（3）暑邪犯心——猝然昏倒，不省人事、冷汗不止；或犯肝则抽风为暑风，吐血为暑瘵。

（4）兼风则有寒热表证，兼湿则胸脘痞闷、呕恶、腹痛、吐利。前人据症分静暑阳，暑动而得之，静而得之，重皆在于区分，暑之寒热与湿的关系。

"论暑须知其为火热之气，治暑须审有无兼湿"，说明夏暑与湿的关系。

【治则】

治暑本身宜甘寒养阴清热，不用苦寒，邪退阴伤，则甘致敛津，挟风者散之，并以化湿；兼湿者化之利之，以祛湿；犯心则急，芳香开窍，或温和凉开治之。"诸转反戾，水液浑浊，皆属于热，""诸呕吐酸，暴注下迫，皆属于热"，"诸病有声，鼓之如鼓，皆属于热"，"诸肤胀大，皆属于热。"

（四）湿属阴邪

【特点】

（1）重浊：重——沉重，头重痛，身与关节重痛。浊——秽浊，二便带下，湿疹脓疮。

（2）黏腻：症状——二便不爽　病程——缠绵如湿温风寒湿痹。

（3）阻碍阳气流畅，如湿痹局部觉冷，湿胜周身困倦、举动不灵。湿温类表情淡漠，在上清气不布之胸闷，在表则恶寒，湿蒙清阳。

【临床表现】

湿邪犯脾，脾主肌肉，湿流关节。

（1）症见于上：头重眩晕，鼻塞面浮，眼胞胀。

（2）症见于外——肢体沉重，不便辗转，关节重痛困倦，浮肿，发热恶寒，而身热不扬，湿疹浸淫麻木，肿瘤及皮色不变之肿块。

（3）证见与里——胸闷痞塞，腹胀呕恶，纳呆不渴，口腻口甜，痰饮。

（4）症见与下——便溏溲湿，足跗浮肿，淋浊带下，阴部湿痒，趾间湿烂，足冷不温。

（5）苔滑腻、脉濡缓或弱数。

【治则】

芳香化湿，适用于湿在上中焦；风药胜湿，适用于湿在表来发汗；苦药燥湿，热——苦寒，寒——苦温重在治中焦。

淡渗利湿
通阳不在温，而在利小便，重在下焦。
通便逐湿

治湿不用甘以其助湿生满,甘指甘温,甘凉而言。

"诸湿肿满,皆属于脾","诸痉强直,皆属于湿。"

(五)燥属阳邪

【特点】

(1)燥属于次寒,燥属于热。

初秋尚热则燥而热,深秋即凉则燥而凉,以燥为全体而以热与凉为之用。

(2)燥胜则易伤人(津、液、气),外感有寒热,清窍干燥;内伤汗、吐、下、精血内夺、瘀血,内阻,火热灼阴。

【临床表现】

(1)上——清窍干燥、口、唇、鼻、舌、咽喉干咳痰黏。

(2)中——口渴

(3)下——二便结,经闭。

(4)外——毛发干枯易折,皮肤皱揭,肌削爪脆燥,证多无高热,脉象细涩。刘完素曰:"诸涩枯涸,干劲皱揭,皆属于燥"。

【治则】

燥者濡之。上燥治气,中燥增液,下燥养血,治燥不用苦寒,治火可以重折,治燥唯质柔润。

(六)火为阳邪

火与热异名同类,热邪游慢,火则聚结局部。

【特点】

多属五志内生或五气化火。

火性上炎——头胀面赤、目赤、咽喉肿痛、腐烂龈肿、心烦、舌红尖刺糜烂、口苦、口臭、梦遗、舌苔黄、狂乱,昏谵。

【临床表现】

(1)火易伤阴:痰黄成块、喜冷饮、便秘、小便短赤、大便粘秽,以及生化伤津刧阴之证:潮热、盗汗。

(2)易迫血妄行——伤阳络——吐衄(龈血在内),伤阴络——便溺,外为肌肤——斑疹痈疡。

(3)区别虚实:虚火实火都有水亏现象,但实火多先火旺而后水亏,其势急。虚火则先水亏而后火旺,其势缓。

① 发热 { 肠实则灼热,状热或并发烧;
虚则湿热,骨蒸、五心烦热,晚间尤甚。

② 汗液 { 实则自汗;
虚则盗汗。

③ 舌红 { 实则苔黄而干红;
虚则质红、无苔或有苔亦干。

④ 面红 { 实则面色炎,口赤目赤肿痛;
虚则颧红,目红丝。

⑤ 脉数 { 实则有力,阳胜生外热,阴虚生内热;
虚则无力细数。

【治则】

(1)火郁发之一条件:体表经络上部,依其脏腑属性,防过寒凉法。

(2)实火清降:治火以苦寒重折。

(3)虚火宜滋养潜阳,加强水以制火,本非火有余,实为阴不足。

《内经》"诸热瞀瘛,皆属于火,诸燥狂越皆属于火,诸逆冲上皆属于火,诸禁鼓慄如丧神守,皆属于火,诸病胕肿痛,疼酸惊骇,皆属于火"。

三、疫疬

疫:传染强   疬:其病势急,证险毒烈。苛毒《生气通天论》"异气"、"戾气"、"毒气"、"疬气"类同,五疫之至,皆相染疫,无问大小,病状相似《刺法》论:"人感乘疫之气而生病,则病气转相染易,乃至灭门"。《温疫论》明确提出疬气,是自口鼻而入。

疬气则与一般六淫之邪,就病势证情上的不同,故不可大黄用至两半,用石膏至半斤,理念一般传染病不可以守宗法。维以厉气名之,但究因不出六淫之圈子,如是以实为温热,实为燥热之疫。

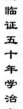

四、痰饮

痰和饮都是由于脏腑机能失调,水精不能四布,致使体液停留,凝聚而成,即成之后,又可引起多种病证,故有"百病皆由痰作祟"之说,且有"诸证多痰"之论。

（一）**病因**

痰饮的形成由于寒凝热炼致肺脾肾三脏功能失调,三焦气化失职而成,"肺为贮痰之器"、"脾为生痰之源"、"肾虚水泛为痰。"

（二）**痰饮的区别**:"浊者为痰,清稀者为饮。"

（三）**痰饮的治则**:"病痰饮者,当以温药和之"

（四）**分论**

1. 痰

含义:指咳嗽时吐出的痰液——显而易见;指脏腑经络的各种痰证——隐而繁杂。

辨证:着眼于气质量结合整体表现。

（1）风痰:通常指以下诸情况:痰多泡沫,并见伤风表诸证,中风卒仆,昏迷喉中痰涌者,癫痫,卒倒昏迷,口吐涎沫,抽搐而醒后如常人者。

（2）热痰:黄稠成块,口燥咽干舌红。

（3）寒痰:稀白如水,舌腻苔白,背冷脉沉。

（4）湿痰:痰易咯,白稀而粘,苔腻身重。

（5）燥痰:痰粘难咯,间带血丝,喉痒且干,痰在脏腑经络各种特殊症状。

临床表现:

（1）痰扰于心——心悸、谵语、昏迷、精神错乱。

（2）痰阻于胃——脘闷、呕恶、痰水。

（3）痰在四肢——局部疼痛、麻木。

（4）痰在经络筋骨——瘰疬瘿瘤、阴疽流注、舌强语塞。

（5）痰气阻咽——咽喉梗阻,吞咽不得。

（6）痰滞少阳——疟疾。

2. 饮

饮邪发病多局限某一部位,虽亦清稀水,而水多泛溢全身以浮肿为主证,而饮邪以局部为主证,由于部位不同,证候表现不一,一般有以下四饮。

（1）痰饮(狭义)——骤胃肠,胸腹胀满,呕吐清水,胃肠中有水声漉漉,胸部坚满,自利、利后稍快,但坚满续作,形体消瘦,小便不利,或有咳嗽,心悸,脉沉弦滑。

（2）悬饮——聚肋部,肋痛,咳唾感至,转侧呼吸及引痛,肋间胀满,气短息促,有时只能侧卧一侧,苔白滑脉沉弦。

（3）溢饮——聚四肢身体痛而重,或感者四肢浮肿,无汗恶寒,或兼喘咳,痰多白沫,干呕,苔白滑,脉弦滑。

（4）支饮——聚膈上,咳逆喘息,不得平卧,面浮眩晕,痰多泡沫样,往往历年不愈,遇寒即发,脉弦紧,苔白腻。

五、瘀血

（一）含义

瘀:污秽瘀积之义,血脉在某一部位发生瘀滞不通,丧失正常濡润功能,感而凝聚成块而言。前人有恶血,血不活及死血,血积诸称,盖指瘀血而言。

（二）病因

寒——寒气客于脉外,则血少,寒于脉中则血流不通,"寒伤营",热——"血受热则煎熬成块"。王清任曰:"若内伤干扰怒则气逆,运输不通,湿气不行,血虚里而不散,盖气为血帅,气虚则推动无力,滞则血亦不行"。外伤——"人有所坠墜,恶血流内"。出血（后）——"吐衄便漏,其血无不离经,凡系离经之血,与营养周身之血,天睽不合,此血在身,不能加于好血而反阻新血之化机"——唐容川。又如产后,手术后致成较多。

（三）辨证

（1）痛:"瘀血痛,多痛处不行移者是也"。"久痛入络",刺痛或纯痛——部位时间性质较长。

（2）形:有形肿痛积块,根盘深,肌肤甲错。

（3）色:面色黧黑,便黑易解,紫黑,唇舌紫暗,某局部青黑血色紫暗。

（4）感觉:局部麻木,但欲漱水不欲咽,腹不满,其人言我满。

（5）热象:暮即发热,手掌烦热,唇口干燥,"病者如热状,口干燥而渴,气脉反无热,此为阴伏是瘀血也。"

（四）临床表现

瘀血所在部位,见证不同。

69

心——胸闷，心区痛，感则引及左臂。

肝脾——两胁疼痛，胁下痞块。

冲任胞宫——月经不调，闭经，或经来有块，腹痛或症痕。

肢体——局部麻木疼痛，运动失灵，瘫痪。

（五）洽法

瘀者——活血。

重者——逐与行气合，通阳清热。

六、外伤、虫、器伤害

包括跌打损伤、创伤、烧伤等。以皮肤、肌肉、筋骨而瘀血肿痛、出血脱液、筋伤骨伤折，或脱臼等病证为多见。虫兽伤多见肌肤损伤。

七、寄生虫

蛔虫、蛲虫、绦虫等肠道寄生虫的疾病，认为饮食不洁所致。虫积过多，同时是造成蛊胀的原因之一。

第二节　脏像学说

脏象学说是研究脏腑形体官窍的形态结构、生理活动规律及其相互关系的学说。它认为人体是以心、肝、脾、肺、肾五脏为中心，以胆、胃、大肠、小肠、膀胱、三焦等六腑相配合，以气血精津液为物质基础，通过经络内连五脏六腑，外而形体官窍所构成五个功能活动系统。这五个系统不仅都受天地四时阴阳的影响，同时互相之间也紧密联系，五脏之中各有五脏，从而使人体整体与局部、局部与局部，以及人体与外界环境成为一个复杂的网络结构。

脏腑生理功能、病理变化表现于外的征象。脏，指藏于体内的内脏；象，为表现于外的生理功能和病理现象。

脏与脏象学说的基本概念:脏象,原作臓象、藏象。"藏象"一词,首见于《素问·六节脏象论》。藏,指隐藏于体内的脏器。

象,其义有二:一指脏腑器官的形态结构,"象者,像也。论脏腑之形象,以应天地之阴阳"(《黄帝内经素问集注·卷二》)。如"心象尖圆,形如莲花"(《医宗必读·改正内景脏腑图》)。

其二指脏腑的生理功能活动和病理变化表现于外的现象。"象,谓所见于外,可阅者也"(王冰注《黄帝内经素》),"象,形象也。藏居于内,形见于外,故曰藏象"(《类经·藏象类》)。"象"是"藏"的外在反映,"藏"是"象"的内在本质,两者结合起来就叫作"藏象"。藏通"臓"。"藏象"今作"脏象"。脏像是人体系统现象与本质的统一体,是人体脏腑的生理活动及病理变化反映于外的征象。中医学据此作为判断人体健康和诊断、治疗疾病的依据。

一、脏腑的概念

脏腑是人体五脏(心、肺、脾、肝、肾)六腑(胆、胃、大肠、小肠、膀胱、三焦)和奇恒之府(脑、髓、骨、脉、胆、女子胞)的总称。其主要是人体内视之可见、触之可及的实体脏器,它是在古代的历史条件下,运用解剖学的方法,实际观察、测量而来的。如《灵枢·五十营》对人体呼吸的计量,《灵枢·骨度》对人体骨骼的计量,以及《灵枢·肠胃》和《灵枢·平人绝谷》等对人体器官的计量等等。《灵枢·肠胃》关于人体食道与大小肠长度比为1:35.5,与现代解剖学所定长度比例1:37基本吻合。可见,当时解剖学记载是符合实际的,其计量也是很精细的。但中医学研究脏腑主要不是从解剖学的脏腑实体器官出发,而是以整体功能为基础,以显现于外的功能现象和联系为基础来确定脏腑的概念。因此,脏腑是一个形态与功能的综合概念,不仅具有解剖学意义,而且更重要的是一个人体的功能模型。

脏腑的分类及其生理特点:

根据生理功能特点,脏腑分为五脏、六腑和奇恒之府三类。

五脏:心、肝、脾、肺、肾合称五脏。从形象上看,五脏属于实体性器官;从功能上看,五脏是主"藏精气",即生化和贮藏气血、津液、精气等精微物质,主持复杂的生命活动。所以说:"五脏者,藏精气而不泻也,故满而不能实"

（《素问·五脏别论》）。满，指精气盈满；实，指水谷充实。满而不能实，就是说五脏贮藏的都是精气，而不是水谷或废料。

六腑：胆、胃、小肠、大肠、膀胱、三焦合称六腑。府通"腑"，有府库之意。从形象上看，六腑属于管腔性器官；从功能上看，六腑是主"传化物"，即受纳和腐熟水谷，传化和排泄糟粕，主要是对饮食物起消化、吸收、输送、排泄的作用。所以说："六腑，传化物而不藏，故实而不能满也"（《素问·五脏别论》）。六腑传导、消化饮食物，经常充盈水谷，而不贮藏精气。因传化不藏，故虽有积实而不能充满。但应指出，所谓五脏主藏精气，六腑传化糟粕，仅是相对地指出脏和腑各有所主而已。实际上，五脏中亦有浊气，六腑中亦有精气，脏中的浊气，由腑输泻而出，腑中的精气，输于脏而藏之。

奇恒之府：脑、髓、骨、脉、胆、女子胞六者合称奇恒之府。奇者异也，恒者常也。奇恒之府，形多中空，与腑相近，内藏精气，又类于脏，似脏非脏，似腑非腑，故称之为"奇恒之府"。所以说："脑、髓、骨、脉、胆、女子胞，此六者，地气之所生也，皆藏于阴而象于地，故藏而不泻，名曰奇恒之府"（《素问·五脏别论》）。脏象学说的内容主要为脏腑、形体和官窍等。其中，以脏腑，特别是五脏为重点。五脏是生命活动的中心，六腑和奇恒之府均隶属于五脏。因此，五脏理论是脏象学说中最重要的内容。

形体，其广义者，泛指具有一定形态结构的组织，包括头、躯干和脏腑在内；其狭义者，指皮、肉、筋、骨、脉五种组织结构，又称五体。

官窍，官指机体有特定功能的器官，如耳、目、口、唇、鼻、舌，又称五官，它们分属于五脏，为五脏的外候。窍，有孔穴、苗窍之意，是人体与外界相通连的窗口。官必有窍，窍多成官，故官窍并称。窍有七窍，七窍指头面部七个孔窍（眼二、耳二、鼻孔二、口），五脏的精气分别通达于七窍。九窍又称九宫，指七窍又前阴和后阴而言。

脏象学说的特点：以五脏为中心的整体观是脏象学说的基本特点。脏象学说的研究对象是具有生命活力的人。人体是以五脏为中心的、极其复杂的有机整体。人体各组成部分之间，在形态结构上密不可分，在生理功能上互相协调，在物质代谢上互相联系，在病理上互相影响。人体的生理病理又与外界环境相通应，体现了结构与功能、物质与代谢、局部与整体、人体与环境的统一。以五脏为中心，从系统整体的观点来把握人体，是脏象学说的基本特点。

脏象学说贯穿在中医学的解剖、生理、病理、诊断、治疗、方剂、药物、预防等各个方面,在中医学理论体系中,处于十分重要的地位。

二、精、气、血与津液

人体的生命活动主要是依靠脏腑机能活动,而脏腑机能活动又是以精气、血、津液为其物质基础。在人体生理活动过程中,这些物质基础将不断被消耗,又不断地得到补充和滋生。如果由于某种原因,这些物质过度消耗或者得不到补充和滋生,从而形成不足,或由于某种原因受到阻滞就可能发生病变,如此可以相应的致使某些脏腑的功能受到影响。

精的功能

精的功能除具有繁衍生命重要作用外,还具有濡养、化血、化气、化神等功能。

(1)繁衍生命:指人体生殖之精,具有繁衍生命的作用。由于具有遗传功能的先天之精主要藏之于肾,并受脏腑之精以资助,故生殖之精实由肾精所化生。

(2)濡养作用:精能滋润濡养人体的脏腑形体和官窍。先后天之精充盛,则脏腑之精充盈,全身脏腑组织官窍得以充养,则各种生理机能得以正常发挥。

(3)化血作用:精可以转化为血,是血液生成来源之一。如说"精不泄,归精于肝而化清血"。因而肾精充盈,则肝有所养,血有所充。故精足则血旺,精亏则血虚。

(4)化气作用:精可以化生为气。先天之精可化生先天之气,即元气。水谷之精可化生谷气,再加上肺吸入的自然界清气,可生成宗气,综合而成一身之气,以推动和调控人体的新陈代谢,维系整体的生命活动。

(5)化神作用:医学教育网搜集整理精能化神,精是神志化生的物质基础。积精才能全神,这是生命存在和正常活动的根本保证。

气的功能

《难经·八难》说:"气者,人之根本也"。说明气对人体具有非常重要的

黄兰魁中医临证五十年学洽集

作用。概括起来有以下五个方面：

1. 推动作用

人体的生长发育,各脏腑经络的生理活动,血液的生成与运行,津液的输布和排泄,都依赖气的激发,若气的这一功能不足,就会影响人体的生长发育或出现早衰,脏腑、经络功能会减退,还会引起血虚、血脉瘀滞和水湿停滞等病变。

2. 温煦作用

《难经、二十二难》说：“气主煦之”。即指气有熏蒸温煦的作用。是人体热量的来源,人体能维持正常的体温,是与气的温煦作用密切相关。若温煦作用不足,便可出现畏寒肢冷,血运迟缓等。

3. 防御作用

气能护卫肌表,防御外邪侵犯,又能与入侵之病邪作斗争,若驱邪外出,则身体康复,若气的这一功能不足,则易受邪而发病。正如《素问。评热病论》说：“邪之所凑,其气必虚”。

4. 固摄作用

气的固摄作用,主要是对血、精、津液等液态物质具有防止其无故流失的作用。若这一功能不足,便可出现出血、自汗、遗尿、遗精等病症。

5. 气化作用

气化是指通过气的运动而产生的各种变化。具体地说,是指精、气、血、津液各自的新陈代谢及其相互转化。若这一功能失常,就会影响到气、血、津液的新陈代谢;影响到饮食物的消化吸收;影响到汗液,尿液和粪便等的排泄。

上述气的五种功能,它们密切配合,相互为用,才能保持人体正常的生命活动。

血的功能

血,具有营养和滋润全身的生理功能。血在脉中循行,内至脏腑,外达皮肉筋骨,如环无端,运行不息,不断地对全身各脏腑组织器官起着营养和滋润的作用。《难经·二十二难》说：“血主濡之”就是此意。因此,若血不足,便可引起全身或局部血虚的病理变化,出现头晕、目眩、面色无华、毛发干枯、肌肤干燥、四肢麻木等症状。

74

血是神志活动的物质基础,血液充足,才能神志清晰,精力充沛。正如《灵枢·平人绝谷》中说"血脉和利,精神乃居"。若血虚,则神无所养,常会出现惊悸、失眠、多梦、健忘等病症。

血和气的关系非常密切。血的生成和运行,有赖于气的化身和推动,故称"气能生血","气为血帅";而气的生成和作用,亦有赖于血的滋养,且气必须依附于血,才能运行,故又称"血为气母","血能载气"。这些都是说明气血之间是相辅相成的关系。所以在病理上,也常互相影响。《素问·调经论》说:"血气不和,百病乃变化而生"。如气滞可导致血瘀,气虚可引起血虚,反之亦然。

津液的生理功能

津液的功能主要是滋润和濡养作用。即润泽皮毛、肌肤、滋润脏腑、经脉、充养骨髓、脑髓,润滑眼、鼻、口等孔窍和滑利关节等,津液在脉内又是血液的组成部分。因津液与血、汗、尿都有密切关系,故《灵枢·营卫生会篇》有"夺血者无汗,夺汗者无血"的论述。《伤寒论》也有"衄家不可发汗","亡血家不可发汗"的告诫。这些理论在临床上都是很有价值的。

三、脏腑关系

(一)脏与腑的相互关系

1. 心与肺

心主血:又赖肺气的推动,始可正常运行。

肺主气,必贯注心脉,才能畅达于全身。

气主煦之,血主润之,气为血帅,血为气母,气行血行,气滞血瘀。病理如下:

肺及心——喘咳日久,肺气损伤,推动心血功能不足,导致心气虚而心悸气短,甚至心区痛。肺热引起心烦昏症。肺气虚导致心血瘀阻,而舌青唇绀。

心及肺——心火盛,消灼肺津则见咳痰咯血,鼻燥咽干。心阳虚则引起咳嗽多痰。

2. 心与肾

心主火,肾主水,二者相互滋生,相互制约,以维持生理的相对平衡,为"心肾相交"。肾阳不足,心火过亢,为"心肾不交"。证见:健忘、虚烦失眠、心悸、遗精、乏力。

倦性机能亢进,"精之贮藏在肾,精之主宰在心。"

心阳与肾阳相互促进。如心阳不足可以伤及肾阳,肾的元阳衰微可以导致肾阳的不足。

3. 心与肝

心主血液之运行,肝主血液量之调节。

心血不足可影响肝的调节,引起失眠、眩晕,或血不养筋,而出现筋骨痿痛、手足挛急、抽搐。

肝血不足影响心的功能,出现心悸、面色不华、眩晕,临床上高烧、昏迷抽风,也属心肝互为影响之症。

肝虚不能温养心经,表现为血亏和生气易怒,心血和心阳、心神衰弱,如消瘦、胆怯、心悸、惊惕、健忘失眠,脉象细弱或结代或寸脉不静。

肝气生发、心司火,火明则神情清朗,故木不生火。心虚证多见意志削弱,神情淡荡不收,补肝以养心,养心汤用血药以补其体,气药以助,用其中肉桂温肝并壮心阳,与复脉汤从心治者不同。

4. 心与脾

脾的运化需要心阳的推动,心血的来源依赖脾气的运化。心阳不足影响脾运,除见心悸气短之外,还会见食少、痰饮、浮肿等证。

脾运失常影响心血再生,除见脾之食少难化、胀满外,还可见怔忡、心悸、面色不华、脉象细弱等证。

主血与统血的关系也是心脾主要功能,脾虚不统血,自然导致出血则心血虚弱。

5. 肝脾

肝藏血,脾运化水谷精微以生化血液,是土能荣木。

肝主疏泄,脾主升清,非脾气之升则肝气不能升。

肝胆疏泄正常可帮助脾胃化生精微,脾虚生血不足除脾见证外,可致头晕眼花、视物模糊,经少色淡。

脾虚寒慢惊可致抽风。

肝气失调致肝胃不和,可见胁疼、腹胀、胸满不舒、厌食吞酸;肝气横逆犯脾出现腹痛泄泻,特别脾虚时易出现。古有:"见肝之病,当先实脾"之论,是以说明关系之密切。

6. 肝与肺

肝为调节全身之血,肺主治节周身之气。肝气升发,肺气肃降,用相反适以相成。肺气虚可导致肝之调节与疏泄不及出现乏力、少气、情绪抑郁。肝气壅滞化火灼肺,致肺失肃降治节之权,而见咳嗽咯血、胁痛、口苦、易怒,脉弦。

7. 肝与肾

肾藏精,肝得肾精滋养才可维持肝的功能正常。肝血充盈,肾得肝血濡养才能有足够的精可藏。

肾阴不足——耳鸣腰痠、膝软遗精。

肝血不足——消瘦疲乏、目眩、筋惕、肉瞤。

肝血肾阴不足能生内热,症颧红潮热、手足心热、头晕肢麻、颤抖、脉象细弱或细数或细弦,舌质或淡或嫩红,可用左归饮丸之类,或三甲复脉汤等。

8. 脾与肺

肺气赖脾运水谷精微以充之,脾运赖肺气肃降始得正常进行。

脾胃虚——食呆运迟、便溏腹胀。

肺脾气虚——气短、干咳或多黏痰或痰内带血。

此时补肺气则易生胀满,补脾阴则易生泄泻,惟用甘平双益脾肺如参苓白术散。慢性咳嗽痰多稀白,体倦气短,食欲不振,病似在肺,实亦及脾,用健脾化痰治始获显效,盖"肺为贮痰之器,脾为生痰之源"的关系。

9. 脾与肾

脾为后天之本,肾为先天之本。脾气靠肾阳的温养才能发挥运化作用。

肾阳的持续赖脾气的运化以为接济,脾运失健,肾失精养则腰膝痠冷软弱或致水泛而肿,治须健脾以补肾。

肾阳虚衰致脾阳不足,出现腹胀、内差、便溏浮肿、腹水、五更泄。

10. 肾与肺

肾脉上连肺,肺赖肾内元阴元阳以充之。

黄兰魁中医临证五十年学治集

肺气肃降上源水充则肾阴得以滋注。肺司呼吸,肾主纳气,同力协作气得升降。金能生水,水能润金,金水相生。肺肾阴虚,善生内热,则见气短、干咳、口渴、小便短赤、腰痿肢软,用百合固金补肺滋肾。

肾阴亏耗,虚火上炎,肺热津燥,本在下而标,在上滋用滋肾为主,八仙长寿丸。

(二)腑与腑的关系

六腑者传化物,主饮食的受纳,消化排泄糟粕,必通力协作始可完成。一腑有病可以相互影响,兹举例说明之:

胆汁注于肠,帮助消化,如胃气不降,则胆失疏泄之道路而为呕吐、口苦等症。

小肠泌别清浊失职,或水旺大肠而为后泻,前则小便短少或闭,水归膀胱则为小便过多,后便秘。

"胆移热于膀胱则癃溺血"。"膀胱移热于小肠,停肠不便上为口糜烂。"

小肠移热于大肠,为症瘕为沉。大肠移热于胃,善食而瘦,又谓之食亦。胃移热于胆,亦曰食亦。

胆移热于脑,则前额痛鼻渊,鼻渊者浊涕下不止也,传为衄血蔑,瞑目故得之气厥也。

(三)脏与腑的关系

脏与腑相互配合,脏属阴主里,腑属阳主表,故称"表里"。

其关系是通过经脉互相联系,脏脉属脏络腑,腑脉属腑络脏,脏行气于腑,腑输精于脏,对立而有统一,病理相互影响。

1. 心与小肠相表里

心与小肠在经络上互络,在功用上相济。如心主血脉之运行,又赖小肠受盛化物,输精微以充血脉,而小肠之化物又需赖血脉之煦润,始能完成其功用。常见血亏者,多消化不良,亦导致血亏。

心为火脏,小肠为火腑,心火旺则心烦、舌赤糜烂、小便赤涩热痛,或尿血,治须清利小便,火腑通则心热去。导赤散加黄连、莲子心。

2. 肺与大肠相表里

肺与大肠在经络上互络,在功用上互济,如肺主气,宣肃降,大肠主传导,然大肠之传导必籍肺气之肃降,以为推、动。肺气虚衰至阻皆有碍于大肠之传导,而便秘与不爽,故黄龙汤中桔梗、宣肺气用蒌、杏是也,大便不通而导致肺气壅实致喘促,泄其便则喘息平。另治便秘有苏子、紫菀、牛子、杏仁亦开上亦导下。

3. 肝与胆相表里

肝与胆在经络上互络,在功用上互济,肝主谋虑,胆主决断,肝胆互济,勇敢乃成,肝气疏泄,胆气同之,均恶抑郁,病多相互影响,如胁痛口苦,急躁易怒,或消沉恐惧,用药也多难截然分割,如龙胆草、山栀、黄芩、丹皮等。

4. 脾与胃相表里

已详述脾篇。

5. 肾与膀胱相表里

肾与膀胱在经络上互络,肾为水之脏,膀胱为藏津液之府,肾气充盈,膀胱气化得以正常进行,如肾气亏虚,必影响膀胱气化不利,影响小便。膀胱气化生阳以护卫于外,则肾之阴阳得藏里而不伤耗,肾为阴水宜静而封藏,膀胱为阳水宜动而不居,动静得宜而表里之职始尽。

四、脏腑辨证

脏腑辨证是在各脏腑的生理功能以及脏腑之间的相互关系的基础上,结合经络五体五窍,通过临床的病理变化所表现的证状,来判断其疾病的因果主次,从而指导治疗。

(一)心病辨证

心者生之本,神之居,血之主,脉之宗,益神以令有气以精定。

心病虚证多于实证,虚证分气血、阴阳,实证分火、湿痰、瘀血。

1. 心气与心阳虚

基本证——心慌、气短,活动加重,脉象细弱,舌淡苔白

治则:

兼自汗(特别胸背),倦怠,面色不华,喜出长气——心气虚(养心汤)

兼形寒肢冷——心阳虚(上方加附片子)

兼冷汗淋漓、肢厥、唇绀,呼吸微弱,脉微欲绝——心阳脱症(四逆汤加味)

黄兰魁中医临证五十年学治集

气阳虚,上焦开发之功能不足,则易见胸闷,(桂枝)升举之能。因弱则下肢易浮肿,中则运化受影响,可有纳少乏味。

2. 心血与心阴虚

基本证——心悸健忘、失眠多梦

心血虚——唇舌色淡,脉细或结代(归脾汤)

心阴虚——五心烦热,盗汗,口燥咽干,低热舌红(或生疮)脉细数,低热(补心丹、安神丸)

3. 心血瘀阻

主证——心区痛,阵阵刺痛或闷疼,涉及肩臂。

兼证——指甲、面、唇青紫、舌暗或见紫色斑点,脉涩或结代,汗出肢冷。

治:瓜蒌薤白汤合失笑散加桂枝、丹参、香附、郁金、桃仁、茜草、元胡、红花之类。

4. 心火炽盛

主证——心烦,失眠。

兼证——舌糜肿痛,小便赤热,舌红苔燥。

治:导赤散加山栀、莲子心、黄连、元参、童便之类。

5. 痰火蒙心证

神志痴呆,精神抑郁;胡言乱语

主证——神明失常,哭笑无常,狂躁妄动,打人骂人。

卒然昏斜,人事不省。

兼证——苔厚腻,或舌红苔黄,脉滑数或弦滑。

治:涤痰汤——半夏、陈皮、茯苓、枳壳、竹茹、菖蒲、胆南星、贝母、郁金。

牛黄清心丸、礞石滚痰丸、皆用大黄荡涤秽浊。

6. 热闭心包

主证:昏迷、谵语、发热。

兼证:舌蹇、肢厥、舌红、脉数。

凉开安宫、至宝之类,兼风紫雪丹。

结语:

心病以悸、烦、痛、昏为主证。

悸由血气不能煦润而成(指虚证言)概多用补,以充本脏热也有。

肾虚不能上承者(从肺出络心)则充肾阴或扶肾阳;有脾脉不能入心而致者(脾脉"注心中");有胃络不能上通于心而致的。

烦属虚者补脏,属实者需通腑。心虚宜补,多治兼脾肾,但阴虚里热,多治肾以养阴,血虚偏寒则兼治脾以生血气。实者多治肝胃,但血分治肝,气分治胃。补心一般应照顾体用,但又有主次。

(二)肝病辩证

肝主藏血,气主疏泄,血宜充盈,气宜舒畅,体阴用阳,内藏相火,其性易动,故有刚脏之称。

肝病实多于虚,外感内伤均可伤肝。

1. 肝气郁结

主证:胁胀痛或窜痛,乳房胀痛,咽喉梗阻,月经失调。

兼证:

(1)情绪——抑郁、躁怒。

(2)犯胃克脾,胃不降,脾不升——胸闷、纳呆、嗳气泛恶,腹痛泄。

(3)清阳不升——头晕、目眩。

(4)郁久可化火——目赤、头痛。

治:逍遥散加味、疏肝丸、四七汤合甘麦大枣汤。

2. 肝血瘀滞

主证——胁痛痞块、身刺痛、经来有血块。

3. 肝火上炎

主证——头胀痛、口苦目赤。

兼证——急躁易怒,耳聋耳鸣,吐血衄舌红苔干黄,脉弦数,——大黄黄连泻心汤。

4. 肝经湿热

主证:阳黄,带下黄绿臭秽,阴部湿痒。

兼证:右胁胀痛,小便黄赤不利,苔黄腻,舌边尖红赤,脉弦数。

治:茵陈蒿汤、大柴胡合金铃子散、龙胆泻肝汤

5. 肝风内动(三种情况)

①热极生风——高热抽搐,颈项强直,四肢挛急,角弓反张,舌红,脉弦数。

②阴虚阳亢——头晕眼花,头胀痛急躁,突然昏厥、抽搐,口眼歪斜,偏瘫。

③肝血不足生风——肢体麻木,头摇,肌肉震颤,手足蠕动,舌红,脉弦细。

镇熄:镇肝熄风汤——怀牛膝、代赭石、龙牡、龟板、杭芍、元参、天冬、川楝子、生麦芽、青蒿、甘草。

清熄:羚羊钩藤汤。

养熄:大定风珠。

6. 寒滞肝脉

主证——少腹胀痛,睾丸胀坠,阴缩。

兼证——恶寒,舌青紫,或巅顶痛,呕吐清涎。苔白滑,脉沉眩或迟。

导气汤、暖肝煎、当归四逆汤、理中去术加附子汤、吴萸汤。

7. 肝血不足

主证——消瘦、眩晕、肢体麻木、震颤、经闭、量少色淡、脱发。

兼证——指甲不华,两目干涩,多梦筋惕肉瞤,舌淡,苔少,脉弦细,或细弱,(手足心热、舌红、灼热为阴虚)。

逍遥散、丹栀逍遥散、八珍汤、杞菊地黄汤。

结语:

肝病实多于虚,兼治脾肾以补之。如血虚偏寒则培土荣木法;阴虚生风、生热,补母生子合养肾阴法。

肝经实证,以气虚为多,阳为多,治从胆胃三焦以通之。气有余便生火,阳过亢便化风,它们皆可动血伤阴

肝痛主证,胁痛胀,少腹痛,口苦易怒,抽、麻、月经不调,或经闭。

(三)脾病辩证

脾主湿,主运化,为营之源而统血,以升清为和,与胃相表里,居中灌四旁,为十二经之气血所资生,故称后天之本,病多相互影响。

脾病虚实皆为多见,虚证以气虚、阳虚为多;实证以湿困木乘为多,故与肾、肝关系甚为密切。

1. 脾气虚弱

主证——食少难化,便塘,腹部胀坠,肛、宫下垂,小便混浊,出血紫斑,浮肿。

兼证——面色萎黄,疲倦乏力,唇白舌淡,脉象濡细。

五味异功散、香砂六君、归脾汤、补中益气汤、黄芪建中汤。

2. 脾阳虚弱

主证——形寒肢冷,五更泄泻,鸭便滑泄,腹胀绵绵。

附子理中汤、四逆汤、四神丸、真武汤、桃花汤

3. 寒湿困脾

主证——头痛身重,腹痛便溏,纳呆,胸闷,不经症状,泛恶。苔腻滑,脉濡细,"通阳不在温,而在利小便。"

4. 湿热蕴脾

主证——阳黄,阴经实证,腹痞泛恶,口甜口腻,身热不扬,口苦干。苔黄腻厚,黄为标,小便不利为本,脾胃湿热为标——茵陈蒿汤、三仁汤、连朴饮。

结语:

脾病以泻,痛胀,纳少为主证,虚实皆可形成。虚则脾不运化,不运则生饮。实者湿邪困抑,脾困则不运。前者健脾化湿,后者燥湿以伸脾气。

中气不足为出血,为脏垂,为清气不升于上,为阳不发腠理。

虚证补火生土,治兼温补真阳;实者疏肝健脾。

(四)肺病辨证

肺为娇脏,位居最高,连喉系而通于鼻,主气司呼吸,以行营卫,外主皮毛而内调水道,肺气和利则外护皮毛而内司清肃津液得以肃降,邪扰则肃降无权,虚弱则无能营摄(外皮毛内二便)。

1. 风邪犯肺

主证——咳嗽寒热

从寒化——痰色白质稀,鼻塞流涕、恶寒重,舌淡苔薄白。

从热化——痰色黄稠,恶热重,苔薄黄或白燥,舌尖红。

从燥化——干咳,或痰少而黏,清窍干燥。

杏苏散、桑菊饮、桑杏汤、清燥救肺汤。

2. 风水相搏

主证——浮肿皮薄急;

兼证——如上咳嗽,外表证,下尿少。

越婢加术汤、三拗汤、五皮饮、杏苏散、麻黄加术汤。

3. 痰饮伏肺

湿痰伏肺——主证：长期咳嗽，色白黏稠。

兼证：胸闷，苔白，弦脉濡滑。

痰饮伏肺——主证：哮喘，多泡沫痰，色白黏稠。

4. 痰热蕴肺

兼证：面浮心悸，怕冷不能，平卧易感即发，苔白滑。

咳嗽，气喘，痰黄而稠，鼻煽，胸挺汗出，舌红苔黄，口渴发热，治麻杏石甘汤加蒌、桑叶、天竺黄、橘红、旋复花之类。

咳吐脓血、气味腥臭、胸痛或伴恶寒、舌红，苔黄腻。

治：千金苇金汤（苇、桃、苇冬 苡）

5. 肺气虚弱

主证——呼多吸少，气短促。舌淡苔白薄。

上则：鼻涕不摄，下则：二便不固，外则：自汗恶风，易受感冒 内则：气不布津，白痰液清稀。

治肺气虚照顾①固饮②养津（补气津则布）

6. 肺阴不足

主证：干咳或痰少质黏，时带血，潮热，颧红。

兼证：五心烦热，口干咽燥，或失音，盗汗，舌红无苔或少苔，脉细数，胸痛。

结语：

肺病以咳嗽为主证，由外感而致者，其来也暴，由内伤而致者，其成也潮，气逆而痰生，降气化痰，因痰而气逆，化痰则气降。

肺如钟，撞则鸣，实证以风寒风热为多，虚证以阴亏损而致。

久咳由肾不纳气而痰喘者，为下寒上实证。

3. 肺气虚证：治兼补脾以养肺，肺阴虚证治兼滋阴以润金。

（五）肾病辨证

肾主水，主藏精，为先天元阴元阳所寄托，居下焦而用其封固，真阴真阳对上、中、下各脏腑经络、窍的关系十分紧要。肾无实，不可泄。即"培其不足，不可攻其有余"但也有本虚而标实的。如阴虚火旺，或阳虚水泛。

1. 肾阴不足

腰膝痠软,潮热骨蒸,五心烦热,齿浮而长,善忘,咽干消渴,盗汗、耳鸣、耳聋,尿如油脂,脉弦紧。

2. 肾阳不足

腰背冷痛,足膝冷感,恶寒,手足清冷,便溏,阳痿,早泄,水肿,舌胖嫩,苔白,脉沉。

肾气不固:小便尿频,夜尿多,尿后点滴不尽,遗尿,失禁。

津液:遗精,滑精,早泄。大便:久泻久痢不止。

出汗:冷汗自出,盗汗。女者,久带,漏下不止。

气逆:呼多吸少,喘促,心慌,脐下动气,上冲喉不得息,喘促胸闷于上,足冷于下。

结语:

肾为水火之脏,阴阳互根,病多阴阳两伤,治多双方兼顾。

肾气不固则损他脏,如肝火,心亢,肺燥可伤肾阴。

阴虚生热:热由虚来,则治填以治其本。阳虚生寒,寒由阳虚,则温养以复其阳。

肾虚则不固封,不固导致肾虚。

治则:"谨守病机,各司其属,有者求之,无者求之,盛者责之,虚者责之,必先五脏,疏其血气,令其调达,而致和平。"

示人要耐心细微的进行审察,把握疾病的关键,要找出病因,辨别虚实,审察脏气的变化。

必先岁气,勿伐天和,无盛盛,无虚虚,而遗人夭殃;无致邪无失正,绝人长命。示人注意气候的变化和证候的虚实。大实其赢状,误补益疾,甚湿是盛候,反泻含冤。

俞根初曰:"虚中夹实,虽通体皆现虚像,一二处独见实证,则实证仅为吃紧,实中夹虚,虽通体皆现实象,一二处独虚像,则虚证反为吃紧。"

第三节 八纲辩证

八纲就是表里、寒热、虚实、阴阳八个纲领。通过四诊所得到的材料,进行综合分析,以确定病位的表里,病情的寒热、邪正的虚实、属阴属阳,作为指导治疗的方针。

中医学在历史上所形成的辨证分类方法有多种,其中最基本的方法就是八纲辨证。八纲是辨证的总纲,包括阴、阳、表、里、寒、热、虚、实。八纲辨证就是运用八纲通过四诊所掌握的各种临床资料进行综合分析,以辨别病变的部位、性质、邪正盛衰及病证类别等情况,从而归纳为表证、里证、寒证、热证、虚证、实证、阴证、阳证。例如,某个患者主诉头痛,那么首先要分清头痛的性质,是虚性头痛、还是实性头痛,是外邪侵犯引起的头痛、还是脏腑本身病变引起的头痛等。

阴和阳是八纲的总纲。当见到属于抑制、沉静、衰退、晦暗等表现的里证、寒证、虚证,一般归属为阴证。例如,面色苍白或黯淡,精神萎靡,倦怠乏力,畏寒肢冷,气短声低,口淡不渴,小便清长,大便稀溏,舌淡胖嫩、舌苔白,脉象沉迟无力;而当临床上见到兴奋、躁动、亢进、明亮等表现时,多为体内热邪壅盛或脏腑阳气偏亢。诸如,面红目赤,烦躁不安,发热,口渴喜冷饮,声高气粗,大便秘结,小便短赤,舌红苔黄,脉象洪数有力这一组证型。

表、里用以概括病证表现部位的深浅和病势的轻重。表证病情较轻,多表现为皮肤等表浅的症状。例如,鼻塞流涕,咳嗽咽痒等;里证病情较重,多表现为脏腑等严重的症状。例如,腹胀疼痛,便秘或腹泻等。

寒、热是指疾病的性质。寒证大多是人体的生理机能衰退或对有害因素的适应性反应能力低下的表现。例如,畏寒喜暖,痰涎清稀;热证大多是对有害因素反应能力旺盛的表现,诸如发热、烦躁,痰涎黄稠等。

虚、实是人体与致病因子相互斗争状态的反映。虚证表现为正气(指一般物理机能和防御机能)不足,是全身机能或某种重要脏器功能衰弱的表现;实证是邪气有余,病证多表现急剧,显著,为机体与有害动因剧烈斗争的反应。

八纲辨证有以下几个特点:第一,六纲可分属于阴阳,八纲应以阴阳为总纲。第二,八纲病证可互相兼见,如表寒里热,表实里虚,正虚邪实等。第三,八纲病证可在一定条件下向对立面转化,一般有阴证转阳(表示病情好转),阳证转阴(表示病情恶化);由里出表(表示病势向愈),由表入里(表示病势发展);由虚转实(预后良好),由实转虚(预后较差);热证变寒(表示正虚),

寒证变热(多为邪实)。

八纲并不是孤立的,而是相互渗透的,如表里寒热虚实,寒热有在表在里,属虚属实之异,八纲是既矛盾又统一、相互渗透,阴阳又为总纲。

"凡诊病施治,须先审阴阳,阴阳乃为医道之纲领。阴阳无谬,治无有差,阴阳现明,别表与里对、虚与实对、寒与热对、明六变、明阴阳,则天下之病,固不能出此八者。"

"六变者,表里、寒热、虚实也,是即医中之关键,明此六者万病皆指者掌矣。明表言之,则风寒湿热燥火是也。寒者阴之类也,或为内寒,或为外寒,寒者多虚;热者阳之类也,或为内热,或为外热,热者多实。虚者正气不足也,内出之病多不足;实者邪气有余也,外入之病多有余,此其大要耳"。
——《上海景岳传忠录》

"阴阳者,天地之纲纪,万物之化生,人身之根本也;六要者,表里寒热虚实也,此医中最大关键,明乎此则万病皆诸之者掌"。

一、表里

1. 意义

表里是说明病变的部位,以别病候的深浅,一般说病在皮毛,肌肉、四肢、经络为表,病在脏腑为里,在上为表,在下为里,在府为表,在脏为里。

2. 代表证候

里证特点——身热或壮热而不恶寒,或恶寒而不发热。烦渴、二便闭结、腹痛吐利、胸腹胀满,脉沉。

表证特点——发热恶寒,头身疼痛,鼻塞流涕,脉浮,舌苔薄白。

半表半里——寒热往来,胸胁苦满,口苦咽干,目眩,心烦,喜呕,耳聋。

由于病因与邪正的复杂关系又有:

表寒——寒重热轻,脉浮紧。

表热——热重寒热,脉浮数。

表虚——汗出,脉缓。

表实——无汗,脉紧。

里寒——吐泻腹痛,肢冷,苔白脉迟。

里热——渴饮烦热,苔黄舌红,脉沉数。

里虚——食少神疲,心悸气短,脉沉数。

里实——便秘,腹痛胀满,苔黄厚,脉沉实。

病位必合病因,无病因也就无病位。如上"以此知彼,以表知里,以观过与不及之理"、因表证或里证都有寒热虚实之不同,证状的出现,或表不和而致里不通,或由里不通而致表不和,必须全面认识,由现象以探求其本质。

在辨证时还应注意表里同病,或重证,如表里俱寒(寒热腹痛泄利),表里俱热(身热口渴心烦),或表寒里热(寒热无汗烦躁),表热里寒(身热下利清谷),或表虚里实(自汗身寒腹痛),表实里虚(无汗发热、口燥舌红)等等。

3. 临床意义

①根据病位施以相应的治疗。如"其高者因而越之,其下者引起而竭之,中满者泻之于内,其在表者汗而发之。"

②根据表里上下的密切联系,注意病情的发展趋势,因势利导,诱邪外出,顾护卫气,如因表致里,因里致表。经曰:"从内之外者谓其内"。如果虚而感外邪, 血虚身痛, 治其里;"从外之内者治其外"如外感咳嗽腹泻治其外,外疏通内畅随;从外之内而盛于内者,先治其外,后调其内,如外感衄血,疹毒内陷;从内之外,而盛于外者,先治其内,后治其外,如斑疹,白痦,重在治内。

③权衡先后缓急:"病生内者,先治其阴,后治其阳,反者益正;其病生于阳者,先治其外,后治其内,反者益正。"《灵枢五色篇》

"伤寒医下之,续得下利清谷不止,身疼痛者,急当救里;后身疼痛,清便自调者,急当救表……"。

二、寒热

寒热是通过两种不同的证候的证象,以辨别疾病的性质。一般说寒是机体因某种因素所产生的机能衰退的反应;热是机体因某种因素所产生的机能亢进的反应。

1. 成因

阳胜则热、阴胜则寒

2. 代表症候

寒证——面色苍白,恶寒,手足清冷,小便清长,大便不实或温喜热饮,苔白脉迟。

热证——面赤,身热,烦渴,小便短赤,大便秘结或黄粘腥臭,苔黄脉数。

寒热错杂:"消渴气上撞心,心中痛热,饥不欲食,食则吐蛔……"。

3. 临床意义

①一般治疗:a、实:寒者热之、热者寒之

　　　　　　b、虚:诸寒之而热者取之阴,诸热而寒者取之阳 。

②顾护卫气:热证易伤阴,清热即保津;寒证易伤阳,祛寒邪保阳。

③全面照顾:上下内外,分别出现寒热的局部与整体,相互矛盾时不致治此失彼,并注意寒热多少及其转化。用药相衡温清。

④注意寒热真假的辨别,不为假象所迷惑。"病人身大热,反欲得近衣者,热在皮肤,寒在骨髓也;身大寒反不欲近衣者,寒在皮肤热在骨髓也。"

寒热真假辨证简表

四诊 ＼ 寒热真假	真寒假热	真热假寒
望　诊	两颧虽红,但色如脂粉,颜白而无华,唇色淡,时见烦躁不宁,但精神萎靡,形体倦怠;舌虽干,舌质淡不红,苔虽黑但滑润。	面色虽多晦暗,但目光炯炯有神,唇红或焦,神清昏愦,壮若阴证,但有燥躁,形强有力。舌苔或白黄厚干,或黑而干燥,舌质红。
闻　诊	呼吸气息不热,语言无力,身无秽臭气味,大便无热臭气。	呼吸气粗而热,语声响亮,口有秽气,大便秽臭难闻。
问　诊	口虽渴,但素水之前,又不欲饮,或喜热饮;身虽热反欲得衣;咽喉虽痛,但不红肿,小便清白。	口渴能饮,喜冷食,虽身寒肢冷,但不欲近衣被。小便红赤,大便秘结,或便稀水,肛门灼热。
切　诊	脉虽数或浮大,但不鼓指,按之无力;或脉细欲绝。胸腹按之不蒸手。	脉虽沉,但按之有力或滑数,四肢厥冷,但胸腹必灼热,按之蒸手。

三、虚实

虚实是判断病邪的盛衰,与人体抗病能力强弱,一般来说,凡是正气虚

黄兰魁中医临证五十年学治集

弱,病理表现为不足的叫虚,凡是邪气亢盛,病理机能表现为有余的叫实。

1. 成因

邪气盛则实,精气夺则虚。盖正气充旺无所谓实,邪气退却无所谓虚。"邪气所凑,其气必虚。"

2. 代表证候

虚证——神疲乏力,声音低怯,呼吸气少,自汗、盗汗,头晕心悸,纳差消瘦,面色萎黄或苍白,腹胀时减,痛而重按,二便失禁,消精久病,带下出血,脉细微浮。

实证——痰多气壅,胸闷腹胀不减,便闭或溏而臭秽,声高气促,食滞痰涌,血瘀水湿停滞,无汗,或汗多热不减,脉沉有力。

内经:脉盛皮热,腹胀,前后不通,闷瞀等谓其实;脉细皮寒气少,泄利前后,饮食不入,此谓其虚。

3. 临床意义

①一般治则:虚者补之,实则泻之,但虚实多有表里,气血脏腑有不同情况,所谓虚证有"形不足者温之以气,精不足者补之以味"。而实证则有"坚者削之,实者除之,结者散之,留者攻之,血实宜决之"等不同治法。总之实证怯邪以安正,虚证振衰以起废。

②相互关系:"不能治其虚,专问其余",说明补虚泻实,补脏通腑之关系,又犯虚虚实实之戒。

四、阴阳

一阴一阳之谓道,偏阴偏阳之谓疾。

偏胜则里偏害,偏害则里偏绝。

阴在内,阳之守也,阳在外,阴之使也。

1. 成因

阴胜则阳病,阳胜则阴病;阳虚生外寒,阴虚生内热;阳盛则热,阴盛则寒。

2. 代表证候

①阴证:面色苍白暗淡,倦怠无力,身重蜷卧,舌胖苔滑,声低寡言、呼

吸怯弱气短,纳呆便溏,谷难化、不渴喜热饮,腹痛喜按,身寒足冷,脉沉微细涩迟弱。

②阳证:面色潮红,狂躁不安,口燥唇干,气促声壮,便秘闭奇实,渴饮,溲赤短,腹疼拒按,身热足暖,舌红降,苔黄里焦裂芒刺,脉浮洪数大,滑实有力。

以上只可说明阴证阳证在症状表现的不同特点,属于总的概念。

阴虚:口燥舌焦,咽干心烦,头晕眼花,耳鸣骨热,盗汗,手足心热,恶梦遗精,内热便秘,脉数无力。

阳虚:唇舌淡润,喘咳,身肿,自汗头晕,饥不欲食,腹大胫肿,肢冷,便溏或五更泄,阳痿精冷、足膝萎弱,脉大无力。

亡阴亡阳之辨证何如?

亡阴之汗以身畏热,手足温,体液大量消耗而表现出阴液将竭的现象,身肌热、汗亦热味咸粘,口渴喜凉饮,气粗,脉洪实,此里殆也。

亡阳之汗,身反恶寒,手足冷,肌凉汗冷,而味淡微粘,口不渴,而喜热饮,气微,脉微数而空,此里殆也。

3. 临床意义

①知阳者知阴,知阴者知阳;阳病治阴,阴病治阳。

②"阴盛而阳虚,先补其阴,后泻其阳,而和之"。如阳水肿,助阳虚化气,气化则水行。

"阳盛而阴虚,先补其阴,后泻其阳,而和之"。如阴虚热扰,滋阴以布津,津布则热除。

善补阳者,必于阴中求阳,阳得阴助,则泉源不竭;善补阴者,必于阳中求阴,阴得阳升,则生化无穷。

第四章　运气学说附翼

第一节　运气学说概论

　　"运气'即指五运六气,也就是一般所讲的运气学说,它是古人观察自然界气候变化对于事物影响的学说。人生活在自然界之中,个体与外界有着密切的联系,因此祖国医学在诊断病情和治疗方面,不仅注意人身体内在的变化而且还注意到外界气候变化对于人的影响。学习运气学说之目的,就是用以预测每年的气候变化和发病情况,以便于认识致病的因素,从而有助于对于疾病的临床诊断和治疗。

　　运气学说的记载首见于《内经·素问》中的《天元纪》《五运行》《六微旨》《气交变》《五常政》《六元正纪》和《至真要》等七篇大论,以及刺法、本病两遗篇中。其主要内容就是讲述天体的运行,气候的变化以及气候变化所产生的太过和不及对于人体的影响,从而说明某些疾病的病理机制等问题。嗣后,有关运气的专著更见众多,诸如《运气要诀》《运气掌诀》《运气易览》《类经图翼》以及《运气指掌》等不胜枚举。

一、"五运"、"六气"

　　"五运"即为木、火、土、金、水五行的运行;"六气"即是太阳寒水、厥阴风木、少阴君火、少阳相火、太阴湿土以及阳明燥金六气的变化。五行之所以能运,是由于与十天干(甲乙丙丁戊己庚辛壬癸)的阴阳干配合而发生的;六气之所以能变化,亦是由于与十二地支(子丑寅卯辰巳午未申酉戌亥)的阴阳支配合而发生的。五运的配合是甲己为土运,乙庚为金运,丙辛为水运,丁壬为木运,戊癸为火运。六气配合是子午为少阴君火,丑未为太阴湿土,寅申为少阳相火,卯酉为阳明燥金,辰戌为太阳寒水,巳亥为厥阴风木。所以,学习运气重要的地方是要明白五行配十天干而为五运,三阴三阳配十二地支而为六气的道理。要明白天干地支均有不同的阴阳属性,干支配合起来看则天干中有阴阳,地支中亦有阴阳,天干奇数为阳(天干中的甲、丙、戊、庚、壬属于阳干,地支中的子、寅、辰、午、申、戌属阳支),偶数为阴(天干中的乙、丁、己、辛、癸属阴干,地支中的丑、卯、巳、未、酉、亥属阴干)。五运配以天干用以推测每年的岁运,六气配以地支用以推测每年的岁气。

天干和地支配合起来叫作"甲子",天干在上,地支在下,各按干支的次序、顺序相加。从天干地支第一个字的"甲""子"到末一个字"癸""亥"相互配合(如甲子,乙丑,丙寅,丁卯,刚刚是六十整数,此便是甲子一周),甲子已经建立,则推算运气的方法亦从而建立。

运有大运(中运)、主运、客运三种,它们之间有主岁、主时和不定时之分。主岁的五运称为"大运",统主一年,它的推算方法是以纪年的天干为根据,凡纪年的天干逢甲、己为土运,逢乙庚为金运,逢丙辛为水运,逢丁壬为木运,逢戊癸为火运,按五行次序五年一转,它是用于推算一年之中气候太过与不及变化的。

主时的五运称为"主运",其分主五季。它的推算方法是以每年的大寒日算起,经七十三日零五刻为一运,按五行相生的次序推算,即木为初运,火为二运,土为三运,金为四运,水为终运,年年固定不变,它是用于推算一年之中五个季节正常气候变化的。

不定时的五运称为"客运",也是分主五季。它的推算方法是以大运为其运动,如甲、己之岁大运为主,则客运就以土为初运,再按五行次序,金为二运,水为三运,木为四运,火为终运。由于大运每年有变,所以每年五季的客运是迁移不定的,它是用于推算一年之中五个季节异常气候变化的。

运气学说在运用上主要是大运其次是客运,用以推算太过和不及。太过,即主岁的运气旺盛而有余;不及,即主岁的运气衰少而不足。甲、丙、戊、庚、壬为阳干,均为主运气有余,是为太过;乙、丁、己、辛、癸为阴干,均主运气的衰少,是为不及。所以,看运的太过和不及主要在于阳干还是阴干。阳干属太过,阴干属不足。例如,甲己化土,同样是土运主事,逢六甲年(甲子、甲戌、甲申、甲午、甲辰、甲寅)便为土运太过,《气交变大论》云:"岁土太过,雨湿流行。"因此,在治疗上遇到岁运是甲土则应考虑到湿的方面。相反,逢六己年(己巳、己卯、己丑、己亥、己酉、己未)便为土运不及,《气交变大论》曰:"岁土不及,风乃大行。"由于土之不及,则风木之气胜而乘之,土要克木。所以,临床上逢到岁令是己土就要注意木旺。故运之太过和不及简单地讲,太过,即是本气旺而不受所克;不及,是本气衰而被对方所克,五运即是这样的一个道理。

六气,即对风、寒、暑、湿、燥、火的总称,是由阴阳五行四时节气的变化而来的。六气的主要内容有主气、客气、客主加临等三个方面。

主气即是地气,即风木、君火、相火、湿土、燥金、寒水,此六气分布于春夏秋冬四季的二十四节气中,形成一年中正常气候的变化。所以,它的次序是按着木、火、土、金、水五行相生的次序而排列的。由于主气是固定不变,所以叫作主气。六气要分六步走,每年不变,厥阴风木为初之气,它主春分前六十日又八十七刻半(每天一百刻),是大寒、立春、雨水、惊蛰四个节气。少阴君火为二之气,主春分后六十日又八十七刻半,是春分、清明、谷雨、立夏四个节气。少阳相火为三之气,主夏至前后各三十日,又四十三刻有奇、是小满、芒种、夏至、小暑四个节气。太阴湿土为四之气,主秋分前六十日又八十七刻半,是大暑、立秋、处暑、白露四个节气。阳明燥金为五之气,主秋分后六十日又八十七刻半,是秋分、寒露、霜降,立冬四个节气。太阳寒水为终之气,主冬至前后各三十日,是小雪、大雪、冬至、小寒四个节气。这样一年的主气,正好是一周,从厥阴风木开始,至太阳寒水为止,计六步,每步六十日又八十七刻半,六步合计三百六十五日又二十五刻,即为一周。主气分步,年年如此,固定不移。

客气,属于天气。地为阴主静,所以主气六步,始于春木,而终于冬水,年年不变。而天为阳主动,所以客气每年有所变化,正因为如此,就不像主气那样有规则。但是,不论主气和客气它们一定要分六步走,这一点是相同的。客气六步就是司天一步、在泉一步,以及司天的左间、右间二步,在泉的左间、右间二步，合计为六步，这就是客气的六步。它们的排列次序不同于主气，是先阴而后阳，是以阴阳为先后次序而排列的，即三阴在前、三阳在后。三阴中是以厥阴开始，次少阴，再次太阴；三阳中是从少阳开始，次阳明，再次太阳。这六步是互为司天、互为在泉、互为间气的，是按着十二支的顺序更迭转移的，这就构成客气六步的变化。每岁的客气始于司天的前十二位（步），也是在泉的左间之位；二之气是司天的右间之位；三之气是在司天的本身之位；四之气是在司天的左间之位；五之气是在泉的右间之位；六之气是在泉的本身之位（见下图）。"气"即是"走"之意，所以叫六步（有行走的意思）。另外，应了解司天、在泉还可以主岁。主岁，即是指司天、在泉之气所讲，而司天和在泉可以共主一岁。因为，从初之气到三之气，这半年是司天所主；从四之气到终之气，这半年是在泉所主。所以，司天通主上半年，在泉通主下半年，而四间气只能起步即一间气则只管一步，这是它们与司天和在泉的不同之处。

客气和主气，虽然有上下之分、动静之别，但并不是各自为政的，而是相互联系的。每年轮转的不同客气，加在固定的主气上，就称之为"客主加临"。其气相互生旺的，即是和平，相互克贼的即不相得。要掌握客主加临的规律，就首先要定其位置。主气年年不变，初之气始于厥阴风木，终之气是太阳寒水。客气则随着司天在泉年年变化，而按其六步推算即是在泉之左间为初之气。而客主加临的关系主要表现在相生、相克、君相相从、同气相求等方面。相生、相从、相求均为相得（属顺），相克即不相得（属逆）。但客胜主谓之从，故不相得之中是相安的。其理由是主气是经常的，客气之至是比较短暂的。如果经常的主气胜制短暂的客气，则客气无从司令了，那么客主加临结果怎样呢？

庚子是子午少阴君火司天之年，即阳明燥金在泉。初之气的主气是厥阴风木，客气则为太阳寒水，水能生木，是客主之气相得。二之气的主气是少阴君火，客气则为厥阴风木，木能生火，客主之气仍然相得。三之气的主气为少阳相火，客气则为少阴君火，同一火气而君相相从，也是相得的（但须防其亢盛）。四之气的主气为太阴湿土，亦与客气同为太阴湿土，同气相求，仍是相得的。五之气的主气为阳明燥金，客气则为少阳相火，火能克金，似乎客主之气不相得，但是客胜为从，因而又为相得之气。终之气的主气为太

黄兰魁中医临证五十年学治集

阳寒水,客气是阳明燥金,金能生水,当然更为相得了(见下表)。因而子年、午年客主气六步,基本都属于相得之气。而客主加临的推算,是以本年气候的变化为主要目的,属相得的则本年气候变化不大,对人体而言,发病轻而缓,假使不相得,那么本年气候变化较大,对人体来说,发病则重而急。

以庚子年为例,附表简述之:

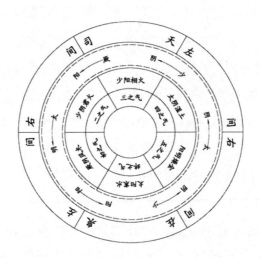

二、运气的运用

临床上如何运用运气的理论来辨证施治呢?首先应该明确五运六气的变化,总不外太过和不及和生克制化等方面,而病变的发作亦无不从这几个方面产生。因此,掌握运气的胜衰生克,是运用运气的关键;其次要注意不能机械的运用运气,应该根据不同体质以及地点和时间辨证运用,不可一成不变。否则,对于临床是没有帮助的。

总之,运气学说主要是运用阴阳五行学说,其中尤以五行的生克原理,以说明天时气候的变化对于疾病的影响。有助于临床参考。

子午年	六气	初之气	二之气	三之气	四之气	五之气	终之气
	客气	太阳寒水	厥阴风木	少阴君火	太阴湿土	少阳相火	阳明燥金
	顺逆	↓顺(生)	↓顺(生)	↓顺(从)	↓顺(求)	↓逆(克)	↓顺(生)
	主气	厥阴风木	少阴君火	少阳相火	太阴湿土	阳明燥金	太阳寒水

古人将六气分主一年二十四个节气，分作六步，即初之气，二之气，三之气，四之气，五之气和终之气，也就是说六气的主时为一年，每个节气为十五天。它的推算方法为：五日为一候，三候为一节，六节为一季，四季为一年。同样，可以联系到六气主时一岁的岁气。

六步、六气、节气三者的关系

六步	初之气	二之气	三之气	四之气	五之气	终之气
六气	厥阴风木	少阴君火	少阳相火	太阴湿土	阳明燥金	太阳寒水
节气	大立雨惊寒春水蛰	春清谷立分明雨夏	小夏芒小满至种暑	大立处白暑秋暑露	秋寒霜立分露降冬	小大冬小雪雪至寒

辰戌、卯酉、寅申、丑未、子午、巳亥之岁，都是指司天之气和在泉之气上下相交的关系，也就是客主加临。在一年六步中，上下交遘，错综互见，以成一期年的气化，主要是观察它们之间相生、相克和太过不及的关系。例如，辰戌年岁，按照气运的循行规律是太阳寒水司天，太阴湿土在泉，"初之气"主气是厥阴风木，客气是少阳相火，而去年少阴君火在泉之气至此迁移，时值两火相交，因此气候大温，人们在此气候交变之中容易发生温热病。卯酉的年岁，是阳明燥金司天、少阴君火在泉，"二之气"主气是少阴君火，客气为少阳相火，由于相火加临与君火，更是为逆。因此，阳气专横行令，火气过胜，所以传染病就要发生和流行，人们每会引起患者突然的死亡。这一年的"终之气"主气是太阳寒水，客气为少阴君火，君火加临于寒水，冬行夏令，故虽然是在冬令季节，气候反而温暖。所以，在这样的气候变化之中，亦容易发生温热疾病。

六淫外感发病往往有季节性，特别是某些温热病每年的发病率常有不同，其原因主要在于人体的强弱，天时气候的正常与反常。同时，也关系到每岁的"气运"，即司天在泉之气，客主加临之气化，岁运的太过与不及等。因为，每年随气温的来临，有迟、早、微、甚等不同，所以发生的疾病部分亦受到岁气的影响，其目的在于帮助我们临证对温病发病率有所预见，亦可作为临床在辨证论治上的参考。

《黄帝内经·阴阳应象大论》云："喜怒不节，寒暑过度，生乃不固。故重阴必阳，重阳必阴，故曰：冬伤于寒，春必病温。"古人认识到，人与自然界有着不可分割的联系，说明了致人疾病的因素可以分为内因和外因两个方面，即外因如风、寒、暑、湿、燥、火，内因如喜、怒、忧、思、悲、恐、惊。故六淫伤于人体属于外在的致病因素，而人们情志的失调则是属于内在的致病因素，然无论外因或内因，人体都有相应的适应机能和协调能力。那么虽有致病因素的存在亦不一定生病。如果气候变化过于急剧或者情志刺激太甚，超过了机体固有的适应能力和耐受力，就会导致疾病的发生。所以说假使喜怒不加以节制、寒暑不善于调适，不仅人体的健康不能得以保证，而且生命也不能牢固。故而，这"不节"与"过度"四字，应该看作健康长寿关键之所在。《素问·阴阳应象大论》指出，人体的阴阳是要求相对的平衡，不能发生偏胜或偏衰，否则阴偏胜而阳病或阳偏胜而阴病，则会造成阴胜则寒，阳胜则热的病变。如果病变发展到一定程度时，如阳盛实热之证，则可能出现寒象；阴盛虚寒之证，则可以出现热象。这就是"重阴必阳，重阳必阴"的病理机制。

至于冬令受了寒邪，不能即病，到了春天而发为温病，在病理机制来说，是"伏气温病"，不是感而即发的伤寒病。由于冬时闭藏之令太过，当时受寒不即发病，寒邪因之外束，卫气郁而不舒，郁久热生，阳热内逼，营阴暗损，津液隐被消烁，内热蕴伏蓄积，到了春天阳气开泄，或因风寒触动，伏热自内外发，因而称之为"伏气温病"。

《金匮真言论》云："夫精者，身之本，故藏于精者，春不病温。"精是人体最宝贵的东西，是由血与津液的精华所构成的，因此"精"是保持身体健康最根本的物质，亦最富有生命力。精充则生命力强，能够适应气候的变化，也能抵抗邪气的侵袭；精虚则生命力减弱，抵抗外邪的能力亦减退，疾病则由此而发生。故云："精者，身之本也"。"精"字不仅仅指男女生育的"精"而言，但凡能生长神志，增强活力的均可称之为"精气"。如果很好地适应四时环境，注意精神的保养和体格的锻炼，生活有规律等，就能使精气充足，虽有六淫之邪也不会侵入人体，即使侵入亦不会感伤于寒邪，绝不会酿成严重的温热病。也就是说，能够善于保养精气的人，虽处在不良的气候或环境中，仍然不会受病。

"五运"是探讨一年五个季节变化的运行规律；"六气"是从不同地域气候区别以及气候特征来研究气旋活动的规律问题。这当中也包括对灾害性天气的研究。现代的气候学家认为中国除高山高原外可分为五带。从北到南的寒温带、温带、暖温带、积温带、热带。古人对于气候的区别,还是从五方观念来的,故才有东方生风,南方生热,中央生湿,西方生燥,北方生寒之说。唯其将风与热、湿、燥、寒相提并论,便知其所说的风不是"风向"的风,而是代表气候温和之意。所以,《素问·五运大论》中在发挥"东方生风"的具体内容时云:"在天为风,在地为木,在气为柔,其性为暄,其德为和,其用为动,其色为苍,其化为荣,其政为散,其令宣发。"因此,总起来无非就是种春风温和的现象。可以说"东方生风",就是东方生温,这样东方温,南方热,中央湿,西方燥,北方寒,亦是对于气候的五种区划。由于东、南、中、西、北五方的区划不同,因而各个区划的干燥度、蒸发量、雨量、积温种种都不同,故必然要产生不同的气旋活动以及温、热、湿、燥、寒不同的气候特征。如《素问·天元纪大论》所曰"厥阴之上,风气主之;少阴之上,热气主之;太阴之上,湿气主之;少阳之上,相火主之;阳明之上,燥气主之;太阳之上,寒气主之。所谓本也,是谓六元。"

风、热、湿、火、燥、寒六气之化,复用三阴三阳以为之识别,风化厥阴,热化少阴,湿化太阴,火化少阳,燥化阳明,寒化太阳。是以六气之化为本,三阴三阳之辨为标。这六种具有不同特征的气候,时至而气至,便为宇宙间的六元正气;如果化非其时,便为邪气,也就是气候学所谓的灾害性天气。《素问·五运大论》所谓"非其时则邪,当其位则正。"讲的就是这个道理。具有特征的六种气候之中,有热、有火、有燥,而风又属于温,似乎三分之二都偏于温热,这可能是由于我国气候特点而产生的认识。从气象学看来中国是处于亚热带,其地位介于热带与温带之间,是一个过渡地带。中国太阳紫外线年总辐射量超出西欧和日本,最高地区在西藏、青海、新疆和黄河流域,次之长江流域,大部分华南地区较少,与世界各国相比,我国西北地区不亚于地中海沿岸的希腊、西班牙。即长江流域与华南较少,但与日本西欧相比要多。仍不愧为天赋独厚的地区。即是说我国的太阳辐射总量尽管长江流域与华南地区较少,但与日本及西欧相比仍然要多,所以我国始终是以水稻著称的国家。虽不可能如现代气象学技术测知确切的太阳光辐射量,但他们从物候方面、农业生产等方面所积累若千年的经验,亦大体知道太阳对中国地区的影响是很大的。故前人云:"月禀日光以为明","天主生物恒于动","天之和者惟此日,万物生者惟此日。"等,这些重视太阳的论点是有其实践意义的。由此可知,六气中之言温、言热、言燥独多便不难理解。

第二节　十二支化气

各具不同特征的六气,在运气学说中,是配合十二支的方法来推衍分析的,一般简称为"十二支化气"。正如《素问·五运行大论》中所曰:"子午之上,少阴主之;丑未之上,太阴主之;寅申之上,少阳主之;卯酉之上,阳阴主之;辰戌之上,太阳主之;巳亥之上,厥阴主之。"上,即是指在天之气而言。犹言逢子、午年,则为少阴君火之气所主;逢丑、未年,则为太阴湿土之气所主;逢寅申年,则为少阳相火之气所主;逢卯、酉年,则为阳阴燥金之气所主;逢辰、戌年,则为太阳寒水之气所主;逢巳、亥年,则为厥阴风木之气所主。这和前述十二支配五行有很大的不同。前为子与亥配为水,此为子与午配为少阴君火;前为午与巳配为火,此为巳与亥配为厥阴风木;前为寅与卯配为木,此为寅与申配为少阳相火;前为申与酉配为金,此为卯与酉配为阳明燥金;前为辰戌与丑未配为土,此为丑与未配为太阴湿土。辰与戌配为太阳寒水。

十二支配五行与六气比较

寅　卯	午　巳	辰戌丑未	申　酉	子　亥
木	火	土	金	水

厥阴风木	少阴君火	少阳相火	太阴湿土	阳明燥金	太阳寒水
巳　亥	子　午	寅　申	丑　未	卯　酉	辰　戌

为什么六气要这样配合呢?《素问·六元正纪大论》曰:"寒、暑、燥、湿、风、火,临御之化也。"主制为临,从侍为御。即谓寒水、君火(热)、相火、湿土、燥金、风木六气,总是由于阴阳两个方面一主一从,两相激动而发生的。《天元纪大论》又云:"动静相召,上下相临,阴阳相错,而变由生也"。这种临

御主从的作用，王冰解释为"正对之化"，他在《素问·六气玄珠密语》中云："正化者，即天令正化其令，正无邪化，天气实故也。对化者，即对位冲化也。对化即天令虚，易其正数，乃从成也"。

这样一正一对而施化六气的原理，刘温舒有较明白的解释，其云：《素问入式运气论奥论客气》曰："六气分上下左右而行天令，十二支分节令时日而司地化。上下相召，而寒、暑（热）、燥、湿、风、火与四时之气不同者，盖相临不一而使然也。六气司于十二支者，有正对之化也。然厥阴所以司于巳亥者，何也？谓厥阴木也，木生于亥，故正化于亥，对化于巳也。虽有卯为正木之分，乃阳明燥金对化也，所以从生顺于巳也。少阴所以司于子午者，何也？谓少阴为君火尊位，所以正得南方离位，故正化子午，对化于子也。太阴所以司于丑未者，何也？谓太阴为土，土属中宫，寄于坤位西南，居未分也，故正化于未，对化于丑也。少阳所以司于寅申者，何也？谓少阳相火，位卑于君火也，虽有午位，君火居之，火生于寅，故正化于寅，对化于申也。阳明所以司于卯酉者，何也？谓阳明为金，酉为西方，西方属金，故正化于酉，对化于卯也。太阳所以司于辰戌者，何也？谓太阳为水，虽有子位，以居君火对化，水乃伏土中，即六戊天门戌是也，六巳地户辰是也，故水虽土用，正化于戌，对化于辰也。此天之阴阳合地之十二支，动而不息者也"。

总之，所谓正化，不是取其方位所在，是为含有阴阳五行相生之意义。例如，子与午皆为君火，但午之方位在南，在月建为五月，南方与五月仲夏均属火，所以午为正化。子为十一月月建，居正北方，与正南方的午遥遥相对，故子为对化。未与丑均为湿土，未为六月月建，六月为长夏，正当湿土旺季，所以未为正化。丑为十二月月建，未在西南方，丑在东北方，东北方十二月的丑、与在西南方六月的未遥遥相对，故丑为对化。寅与申均为相火，正月建寅，在时令为孟春，正当木气旺时，木能生火，为火之母，所以寅为正化；申为七月月建，七月初秋属燥金，是下半年的第一月，与上半年的第一月正月遥遥相对，故申为对化。酉与卯均为燥金，酉为八月月建，正是西方金气旺盛的季节，所以酉为正化；卯为十二月月建，八月仲秋，二月仲春；仲春卯月与仲秋酉月遥遥相对，故卯为对化。戌与辰均为寒水，九月建戌，为秋金隆盛之时，金能生水，为水之母，所以戌为正化；辰为三月月建，三月为季春，与季秋戌月遥遥相对，故辰为对化。亥与巳均为风木，十月建亥，为水令之孟冬月,水能生木,为木之母,所以亥为正化;巳为四月月建,属孟夏月,与孟冬月遥遥相对,故巳为对化。

《灵枢·卫气行篇》云:"子午为经,卯酉为纬。"在天象定者为经,动者为纬。子午当南北二极居其所不移,所以"子午为经";卯酉居于东西两端,东升西降,宿列周旋无己,所以"卯酉为纬"。子午卯酉之所以成为天体的经纬,仍不外于东西南北的一正一对。明乎此,则正对化的道理,可以不费辞而解。

第三节　六气的主要内容

六气的主要内容包括主气、客气、客主加临三个方面。

一、主气

主气又叫地气,即风木、君火、相火、湿土、燥金、寒水六气,分主于春夏秋冬二十四节气,显示着一年季节中的不同变化,所以它的次序仍是按着木、火、土、金、水五行相生之序而排列的。厥阴风木为初气,主春分前六十日又八十七刻半,以风木是东方生气之始,所以为初气。从十二月中的大寒起算,经过立春、雨水、惊蛰、至二月中的春分前夕。木能生火,则少阴君火为二气,主春分后六十日又八十七刻半,其从二月中的春分起算,经过清明、谷雨、立夏、至四月中的小满前夕。火既有君相之分,君相相随,君火在前,相火在后,所以少阳相火,势必要紧接着君火而为三气,主夏至前后各三十日又四十三刻有奇。从四月中小满起算,经过芒种,夏至小暑至六月中的大暑前夕。火能生土,则太阴湿土为四气,主秋风前六十日又八十七刻半,其从六月中的大暑算起,经过立秋、处暑、白露至八月中的秋分前夕。土能生金,则阳明燥金为五气,主秋分后六十日又八十七刻半,从八月的秋分起算,经过寒露、霜降、立冬、至十月中的小雪前夕。金能生水,则太阳寒水为终气,主冬至前后各三十日又四十三刻有奇,其从十月中的小雪起算,经大雪、冬至、小寒,至十二月中的大寒前夕。一年的主气,至此而一周,兹列

"客主加临图"说明：

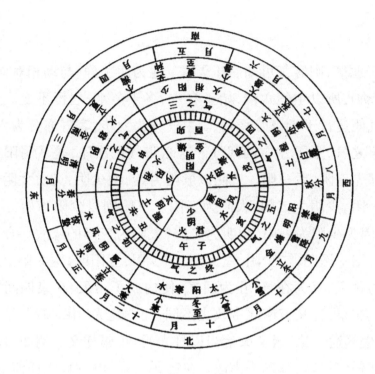

《素问·六微旨大论》曰："愿闻地理之应六节气位如何？岐伯曰：显明之右，君火之位也。君火之右，退行一步，相火治之；复行一步，土气治之；复行一步，金气治之；复行一步，水气治之；复行一步，木气治之；复行一步，君火治之"。观图中最小圈的十二支，即所以表示地平方位，亦即《六微旨》所问的"地理"方位，亦即十二月的月建。"显明"据王冰注释为"日出谓之显明"。有了地平方位，则"显明之右，君火之位"一语才容易了解。按日出的地平方位，虽四季不同，又因地面纬度(即该地北极出地之高度)而各异，但取其平均，则为正东方的卯位。又以二十四节分配四方，则冬至正北，春分正东，夏至正南，秋分正西。古代天文学家以日月五星各于其本天缓缓东行，以东行为进，西行退也。以此依次步推，则从未至酉、从大暑至秋分，为太阴湿土之位。从酉至亥，从秋分至小雪，为阳明燥金之位。从亥至丑、从小雪至大寒，为太阳寒水之位。从丑至卯、从大寒至春分，为厥阴风木之位。总六步，共得三百六十五日又二十五刻，一岁一周遍，年年无异动，此所以称之为主时之六气也。

二、客气

主气属于地气,则客气可知属于天气。地为阴主静(与动相对而言,不是绝对静止不动),所以主气六步,始于春木、终于冬水,居恒不变。天为阳主动,所以客气便运行于天,动而不息。主气分为六步,客气亦分为六步,即司天之气,在泉之气,上下左右四间气。这六步气的次序,是从阴阳先后次序来排定的,即先三阴,后三阳。三阴以厥阴为始,次少阴,又次太阴。其理由是:厥阴为一阴,少阴为二阴,太阴为三阴。三阳则以少阳为始,次阳明,又次太阳。亦因为少阳为一阳,阳明为二阳,太阳为三阳的缘故。合三阴三阳六气而计之,则一厥阴,二少阴,三太阴,四少阳,五阳明,六太阳。分布与上下左右,互为司天,互为在泉,互为间气,便构成了司天、在泉四间气的六步运行。司天、在泉,各又有南北主政之不同,而称之为"南北政"。

《素问·生气通天论》云:"天运当以日光明"正属此义。例如,日光在亥、子、丑、寅、卯任何一宫,其均为南政。在巳、午、未、申、酉、戌任何一宫,均为北政。所谓"政",即指司天、在泉居于南纬,或居于北纬的主令。所以,《六元正纪大论》叙述三阴三阳的司天主事,一则曰"三之气,天布政,"再则曰"司天之政",再则曰"其政肃,其政切"无一不为主令之义。

气象的阴阳盛衰变化,可以影响血脉的运行,故《素问·八正神明论》曰:"天温日明,则人血淖液而卫气浮,故血易泻,气易行;天寒日阴,则人血凝泣而卫气沉。月始生,则血气始精,卫气始行;月郭满,则血气实,肌肉坚;月郭空,则肌肉减,经络虚,卫气去,形独居。是以因天时而调血气也"。由此可知,气象变化对人体的影响固无可疑,然其规律是否如此,则应待进一步的探讨。

三、客主加临

在天的客气,和地的主气,虽然上下攸分,动静迥异,然它们的相互间关系,仍是非常密切的。正如《素问·五运行大论》所云:"上下相遘,寒暑相临。"变化顺逆使由斯见了。客主气之间,究竟如何遘和相临呢?首先要确定逐年客气司天的所在。客气主气上下加临结果怎么样？主要是观察其相生相克关系。正如《素问·五运行大论》所谓："气相得则和，不相得则病也"。客主之气彼此是相生的，便相得而安和；如果彼此是相互克的，便不相得而为病。例如子午少阴君火司天之年，初气的主气是厥阴风木，客气是太阳寒水，水能生木，是客主之气相得。二气的主气是少阴君火，客气是厥阴风木，木能生火，客主之气仍然相得。三气的主气是少阳相火，客气是少阴君火，同一火气，而君相相从，仍然相得，但须防其亢盛。四气的客气和主气，同为太阴湿土，同气相求，仍为相得之例。五气的主气为阳明燥金，客气是少阳相火，火能克金，似乎客主之气不相得了，但《至真要大论》云："主胜逆，客胜从"。相火克金，是客气胜制主气，因而又为相得之气了。六气的主气为太阳寒水，客气是阳明燥金，金能生水，当然更为相得。因而子午年客主气六步，基本都属于相得之气。又如，卯酉阳明燥金司天之年，初气的主气是厥阴风木，客气是太阴湿土，既是木克土，又是主胜客。三气的主气是少阳相火，客气是阳明燥金，火克金，也是主气胜客气，便都属于客主不相得的病气，其余可以类推。主胜为逆，客胜为从，其中有什么道理呢？主气居而不动，为岁气之常，客气动而不居，为岁气之暂。即是说，主气是经常的，客气之至是比较短暂的，如经常的主气胜制短暂的客气，则客气将无从司令了。因此，便宁可使客气胜制主气，也不使主气胜制客气。正由于客气的时间短暂，它虽有胜制之气，但一转瞬就会过去，所以"客胜为从"。

例如，1980 年是庚申，少阳相火司天，厥阴风木在泉，客主气六部加临的情况为：初气主气厥阴风木，生客气之少阴君火；二气主气少阳相火，生客气之太阴湿土；三气主气少阳相火，与客气少阴君火同气相求；四气主气太阴湿土，生客气之阳阴燥金；五气主气阳明燥金，生客气之太阳寒水；六气主气太阳寒水，生客气之厥阴风木。此客主气加临是极其顺利的，唯上半年既是少阳相火司天，三之气又是君相火相同，唯当防其火热之亢盛而已。

第四节　运气学说与辨证论治

古人于运气学说不仅用以测知气候对疾病的影响，还用以测知气候对

黄兰魁中医临证五十年学治集

生理和治疗的关系。《素问·八正神明论》曰："天温日明,则人血淖液而卫气浮,故血易泻,气易行;天寒日阴,则人血凝涩而卫气沉。月始生,则血气始精,卫气始行;月郭满,则血气实,肌肉坚;月郭空,则肌肉减,经络虚,卫气去,形独居,是以因天时而调血气也。"这里提出太阳、月亮对人体的照射,将影响到气血在生理病理方面的变化。而苏联的医学家们在1976年日食时,对100名不同年龄的病人进行观察后,认为日食会使许多人的健康恶化,而日食一结束,这一现象很快就消失。根据中医针灸治疗学的经验,掌握太阳和月亮的变化治疗某些疾病,诸如运动器官疾病及泌尿系统疾病等,对于疗效影响的关系非常密切。

一、运气说应用

《灵枢·五十营》曰："愿闻五十营奈何？曰:天二十八宿,宿一三十六分,人气行一周千八分。"即是说营气在人身运行一昼夜共行五十周,周天为二十八宿,每宿的等距为三十六分,加起来共得一千另八分,这就是营气运行的度数。

又《卫气行》云："卫气之行,一日一夜五十周于身,昼日行于阳(手足三阳经)二十五周,夜行于阴(手足三阴经)二十五周,终而复始,一日一夜,水下百刻而尽矣。"这是用漏刻来测定卫气运行于人身的节律。后世针灸学家竟据此测知营卫运行在人身一昼夜的节律是："肺寅大卯胃辰宫,脾巳心午小未中,膀申肾酉心包戌,亥三子胆丑肝通。"此时辰,标志着五脏六腑十二经气在24小时里运行的节律,也就是所谓经气的"旺时",针对脏腑不同的疾病,各选定其旺时,以进行针刺的补泻治疗,往往能取得较满意的疗效。既能经受实践的实验,说明它并非虚妄。现代生物钟学说发现,每一种生物均由微小的单细胞所构成,不论是草履虫以至于人,都是由复一杂的天生的生理节奏控制,从而使每一生物有像时钟般的调节,以保持其特别的节奏。现代医学已证明,人体内的细胞分裂、血液成分、直肠温度及尿的成分等等,都有着昼夜节律、一个月或一年的节律。既然具备这些节律,便可以肯定与气候的变化规律是分不开的。气候变化既然与人体生理、病理的关系如此密切,那么在预防或治疗疾病时,究竟应如何具体运用运气学说的各种方法呢？综合起来有以下几个方面：

五运六气，变化之极，总不外太过与不及、生克制化诸端。而人体病变的发生，亦不外乎这几个方面。因此，掌握运气学说的胜衰生克，这是具体运用的关键所在。《素问·六节藏象论》曰："未至而至，此谓太过，则薄所不胜，而乘所胜也，命曰气淫。至而不至，此谓不及，则所胜妄行。而所生受病，所不胜薄之也，命曰气迫"。

时节未至，而气候先至，这是气运的太过，太过则为有余。凭己太过有余之气，彼虽是我所不胜而是克我的，然我亦能以盛气凌（薄）之，薄即欺凌之意。如果是我能胜之气，也就是被我所克之气，当然我更能乘势而侵袭它。例如，木气有余，金不能克制它，而木反来侮金，便是"薄所不胜"；木盛而土受其克，便是"乘所胜"。凡属太过之气，都会淫虐而至于此，故"命曰气淫"。时节已到，而气候还不到，这是气运的不及，不及则衰弱无能。虽然是我一向所能胜，也就是被我克制的，由于我的衰弱，而它亦狂妄起来；也由于我的衰弱，不仅是我所不胜而克我，现在要威胁（薄）我，甚至还影响着一向生养我的亦受病。例如，木气不及，木虽能克土，但由于衰弱，土不畏木而妄行，是为"所胜妄行"，上气妄行，水便受克，水本来是生养木的，亦因其受土而病了，这就是"所生受病"；金本来克制木，由于木气之衰，金便越发威胁着木气，此是所谓"所不胜薄之"，凡属不及之气，都会被威迫到这个地步，故"命曰气迫"的意义就是如此。

无论五运或六气，都各有其所主之岁，是为"主岁"。主岁之气，无论其太过和不及，仍不能离开用生克制化的关系，来推算其气运的相得与否。例如，木气有余，不仅能克制着己所胜的土，使其湿化运用大衰，甚至还能欺侮着我所不能胜的金，而风大行，这就是"制己所胜，而侮所不胜"。假使木气不及，不仅木气所不能胜的金气，将乘着木气之衰而来欺侮；即使木气所能胜制的土，亦将轻视木气之衰而来欺侮，这就是"己所不胜，侮而乘之；己所胜，轻而侮之。"但是，事物运动的规律，有极必有反，有胜必有衰。胜气到了肆无忌惮，妄行暴虐之极，等到势极而衰的时候，亦将使自己受到灾害。"侮而受邪，寡于畏也，"讲的就是这个道理。这与《五常政大论》所曰："乘危而行，不速而至；暴虐无德，灾反及之。"是具有同样含义的。以上生克制化的规律，无论其为五运、六气或五运六气之间，推而至于为五脏、为六腑或

黄兰魁中医临证五十年学治集

脏与腑之间,皆为一理。

运气学说,基本是以阴阳五行学说为基础,甚至可以说是以五行生克制化的思想为基础的,因古代的唯物论者明确地把五行当作宇宙的普遍规律提出来的。所以,《灵枢·阴阳二十五人》曰:"天地之间,六合之内,不离于五,人亦应之。"又如,《素问·天元纪大论》曰:"夫五运阴阳者,天地之道也,万物之纲纪,变化之父母,生杀之本始,神明之府也。"

世界上任何事物,不论天上地下,都是按照五行法则来运动变化的。五行生克制化的道理,也就是对于事物之间相互关系问题的认识,也就是企图说明事物之间存在着一种相对稳定的有规律的结构联系。用五行的观点来分析事物,也就不自觉地体现了从事物内部的结构关系以及整体上把握事物的思想。将这一思想用于对人体的认识,把脏腑分属于五行,则形成人体脏腑之间的五行结构,这五行结构同样是表现于生克制化和太过不及诸方面,太过为盛,不及为衰。所谓"贵",即是盛;所谓"贱",即是衰。例如,肝木盛于春,心火只盛于夏,都是贵;肝木衰于秋,心火只衰于冬,都是贱。"更贵更贱"也就是五行的互为生克,阴阳的互为盛衰。脏腑之间所构成的动态平衡,既与阴阳五行的相对稳定规律无二致,因而便可以用阴阳五行互为"贵贱"的道理,来说明脏腑之间生理和病理的"间甚之时,死生之期"了。

二、运气学说小结

运气学说这门古老的科学,自古迄今,议论纷纷,莫衷一是。首先要承认气候变化对人们生活的影响,特别是对疾病的影响是十分密切的。古代的人们在早期的生活和生产实践中就认识到这一点,经过不断认识,反复提高,终于总结出认识气候变化的一套规律来,这是难能可贵的。从运气学说的具体内容来看,前人立足于所生存的地带,进而逐渐扩大到所能了解到的地带(基本是以黄河流域大平原为中心地带),经过长时期的"则天之明,因地之性"进行观察,把华夏一年的气候变化,基本上分为五个季节,并总结出一般的运行规律,即"五运";又从气候的区别和特征,总结出三阴三阳六种不同的气旋活动规律,即"六气"。此虽与今天的气候学、气象学比较起来,相当朴素、甚至还有不尽符合的地方,但是毕竟是从长期的生活和生产实践中总结出来的，亦反复经过长期的生活和生产实践所验证，说明它是具有一定科学基础的。从生产方面来讲，二十四节气之指导农业生产，直到科学发达的今天它还是对农业起着指导作用。从生活方面来说，许多流行病的发生与气候均有密切的关系，1959年丙申，少阳相火司天，乙型脑炎猖獗，多数患者均以白虎汤加减治愈，这些客观存在的事实，是谁也否定不了的。当然，我们也应当承认运气学说本身，由于受到历史条件、科学水平等种种局限，仅凭直觉的观察，不可能对复杂的气候变化，作出完全符合客观现实规律的评价。尽管说什么"五运相袭"、"六气分治"等五六之说辨究完备，但仍嫌其过于简单化，不足以尽气流运动之穷，实有待于运用近代科学方法证明、充实和提高。因此，对于运气学说持完全否定或完全肯定的态度，都是不正确的。所以，尽管《素问》七篇大论，阐发运气学说綦详，但亦告诉后学者要辨证地对待，不能胶柱鼓瑟。

《素问·六元正纪大论》曰："四时之气，至有早晏，高下左右，其候何如？曰：行有顺逆，至有迟速。至高之地，冬气常在；至下之地，春气常在，必谨察之。"又《素问·五常政大论》云："地有高下，气有湿凉，高者气寒，下者气热。"又《素问·至真要大论》说："胜复之动，时有常乎？气有必乎？曰：时有常位，而气无必也。"上述经论说明，因时、因地之不同，而气候迥殊，决不能不辨防御之高下一概而论。

第五节 《素问·藏气法时论》示范

五运六气的理论，既是以阴阳五行学说为基础的，而讨论五脏六腑之间的动态平衡及其整体关系，亦就是运用阴阳五行学说来阐明的。如果临证之时要运用五运六气这门知识，那只有通过阴阳五行的理论来阐明它。联系这两方面的关系，并从原则上解说最扼要的，莫过于《素问·藏气法时论》。兹就其列举五脏五行生克制化的病理变化部分，略加阐释，作为临证运用之示范。

一、肝与胆

"肝主春,足厥阴少阳主治,其曰甲乙,肝苦急,急食甘以缓之,病在肝,愈于夏,夏不愈,甚于秋;秋不死,持于冬,起于春,禁当风。肝病者,愈于丙丁,丙丁不愈,加于庚辛,庚辛不死,持于壬癸,起于甲乙。肝病者,平旦慧,下晡甚,夜半静。肝欲散,急食辛以散之。用辛补之,酸泻之。"

肝主春木之气,木有阴阳之分。肝在足厥阴经为阴木,胆在足少阳经为阳木。纪旬日的十干,甲乙同属木,但甲为阳木,乙为阴木,所以,乙木属肝,甲木属胆。肝木之性,以能曲能直而柔和为正常。假如肝木偏亢,而苦于急躁,便当用甘味之药物来缓和它。肝胆为甲乙木,夏为丙丁火,木生火,火克金,金克木。火既为木生之子,故肝木病到了夏季则火气旺时,便借着火气之能克金,金受克而不能制木,肝木之气便可以逐渐转好。相反,肝木病遇庚辛秋金旺时之时,便会加重,幸而未至于死,遇着冬令壬癸水气旺时,水能生木,为木之母,木便能得到母气的滋养而逐渐好转。如果肝病适逢春木本气,那就会有更大的起色了。不过,风木之气太盛,对于肝病也是有妨碍的,故亦需注意,不能遭受风邪。推而,至于一日五行生克的关系,亦复如此。例如,平旦属寅卯,是木气旺的时候,肝病者在此时便要清爽(慧)些。下晡是申酉金气胜的时候,金能克木,肝病在此时便会加剧。夜半亥子之时属水,水能生木,因此肝病患者在此时便会安静一些。木气主疏泄条达,肝病则木气郁而不能疏,因之宜用辛味药物来使之疏散,或者用酸味之药物来使其疏泄。辛散酸泄,使木郁之气得到通调,这便是对肝病的最大补益了。

疏肝理脾法治疗五更泄泻案例:

张××、女、35 岁,1991 年 3 月 15 日就诊。自诉:近 2 年,每至黎明之时腹部疼痛,肠鸣即泻,泻后腹仍痛且有下坠感。饮食尚可,月经愆期,时有白带。曾服抗菌素及消炎药,初期效果明显,而后疗效渐微。诊之舌红、苔薄,脉沉弦。综合形证,当为肝郁脾湿之五更泄泻。方以四逆散疏肝理脾,加木香调畅气机为妥。处方:柴胡、枳壳、木香、炙甘草各 6 克,服药四剂,后重已除,去木香再服四剂,告愈。

按:五更泻与其他泄泻相比,有其独特的病机和临床症状,虽然多属脾肾两虚,但亦与肝有关。叶天士指出:"阳明胃土已虚,厥阴肝风振动",并由此创立"泄木安土"的治疗方法。

二、心与小肠

"心主夏,手少阴、太阳主治,其曰丙丁。心若缓,急食酸以收之。病在心,愈在长夏;长夏不愈,甚于冬;冬不死,持于春,起于夏,禁温食热衣。心病者,愈在戊己,戊己不愈,加于壬癸;壬癸不死,持于甲乙,起于丙丁。心病者,日中慧,夜半甚,平旦静。心欲软,急食咸以软之,用咸补之,甘泻之。"

心主夏火之气,故为阳中之阳脏。火有阴阳之分,心在手少阴经为阴火,小肠在手太阳经为阳火。纪旬日的十天于丙丁都属火,但丙为阳火,丁为阴火,故丁火属心,丙火属小肠。心火之性,以炎上为正常,如果心火缓散不收,便当用酸味之药物来收敛。心(包括小肠)为丙丁火,长夏(六月节令)为戊己土,火生土,土克水,水克火。土既为火生之子,故心病到了长夏土气旺之时,便借着土气之能克水,水受克而不能制火,心火之气便可以逐渐转好。相反,心火病遇着壬癸冬水旺时,便会加剧。幸而未至于死者,遇春令甲乙木气旺时,则木能生火,为火之母,便能得母气的维持而逐渐好转。如果心病适逢夏火本气,那就会有更大的起色。不过火气过于亢盛,对于心脏还是不利的,在调护中必须注意"温食热衣"等过分地滋长火气。推而至于一日的五行关系,亦复如此。例如,日中时属巳午,是火旺的时候,心病在这时可能清爽些。夜半是亥子水气胜的时候,水能克火,心病在此时便会加剧。平旦寅卯属木,木能生火,故心病患者在这时更要安静一些。心火属阳,阳中要含有阴,如若阳气偏盛,高亢而不柔软,便宜用咸味的药物来柔软它或者用甘寒的药物来泻火。亢盛之火得到柔泻,这便是对心病最大的补益。

温补阳气兼和营通脉法治疗案例:

王××、女、48岁,二年前患"病态窦房结综合征",服西药与养心和营通脉之中药,诸症未改善。每在夜半骤然发作,先胸闷如堵,继则心悸气短,头晕目眩,语言低微,视物模糊,颜面虚浮,四肢不温。舌淡、带蓝,脉迟缓。前医分析,此乃心气虚弱,心阳不足,鼓运无权,血运不畅,脑失所养,心脉痹阻之证。前投药无效,应治病求本,当以温补阳气为先、和营通脉为辅。方予：熟附片 9g、桂枝 5g、炙甘草 6g、丹参 10g、当归 10g、生地 10g、炙黄芪 10g、红花 3g、干姜 4g。开水煎，温服。复诊，服药二剂后未获效，胸闷如室，子时尤甚，系药轻病重之故。方以前法增退：熟附片 12g、肉桂 4g、干姜 5g、红花 3g、草蔻 8g、党参 15g、炙甘草 6g、丹参 6g、远志 6g、苏梗 10、藿香 10g、厚朴 6g。开水煎服，二剂，药后诸症改善。继进上方，加减出入月余，子夜心悸基本控制。

　　按：心脏疾患多见于夜间发作，此例"病窦综合征"亦在夜半骤发，源于夜半阳气虚衰，阴气隆盛，心脏疾患常见心阳不振，中焦气血化源不足，心血痹阻，阳虚不能化气，故病好发于夜半。

三、脾与胃

　　"脾主长夏，足太阴、阳阴主治，其曰戊已。脾苦湿，急食苦以燥之。病在脾，愈在秋，秋不愈，甚于春，春不死，持于夏，起于长夏，禁温食饱食，湿地濡衣。脾病者，愈在庚辛，庚辛不愈，加于甲乙，甲乙不死，持于丙丁，起于戊已。脾病者。日昳慧，日出甚，下晡静。脾欲缓，急食甘以缓之，用苦泻之，甘补之。"

　　脾主长夏土之气，土有阴阳之分，脾在足太阴经为阴土，脾与胃为表里，胃在足阳明经为阳土。纪旬日的十干戊已皆属土，但戊为阳土，已为阴土。所以，已土属脾，戊土属胃。脾土以运化水谷，克制水湿为事，如果湿气过盛，势必反伤脾土，便当用苦味的药物来温燥它。脾胃为戊已土，秋为庚辛金，土生金，金克木，木克土。金既为土生之子，故脾病到了秋金气旺时，便借着金气之能克木，木受克而不能制土，脾土之气便可以逐渐转好。相反，病脾土遇着甲乙春木旺时，则会加剧。幸而未至于死，遇夏令丙丁火气旺时，火能生土，为土之母，便能得母气的维持而逐渐好转。如果脾病适逢长夏土本气，那就会更有起色。饱食伤脾，胃欲清饮，凡脾胃有病，必须禁忌温食、饱食。他如湿地卑洼，水湿濡衣，也应当特别谨慎。推而至于一日之中的五行生克关系，亦复如此。例如，日昳未时，土气正旺，脾病者遇之，便会感到清爽。日出的时候，正当寅卯木气旺，木能克土，脾病在此时便会加剧。时至下晡，正当申酉，金气旺盛，金为土之子，脾土得子气亦比较安静一些。

脾土居中,和缓为宜,故应服用甘缓的药物。如若湿邪太盛,仍当用苦温之品以燥湿。脾土既得甘缓,而湿邪又被苦燥之品所泻,这便是对脾土最大的补益。

健脾益胃法案例:

王某、男、30岁,1998年初诊,近半月来每于日出前后即感头昏肢倦、神疲乏力,纳差,血压正常,舌淡、苔白。综合辨证,此乃脾胃虚弱之象,法当调补脾胃,予黄芪建中汤加味。处方:黄芪15g、桂枝10g、白芍8g、茯苓8g、炒山药8g、半夏6g、生姜6g、草蔻6g、大枣3枚。水煎服,连饮三帖,告愈。

按:"日出"在五行归类属木,对应肝胆,此时肝胆气升发已旺,肝气已盛。脾胃属土,土虚必招木贼,故病发于日出脾胃虚弱,日出之后食时至膈日中为四季脾旺时刻,脾胃气虚自复,病可自愈。所以,日出时发病可以辩证为脾胃虚弱,治当调脾理胃。

四、肺与大肠

"肺主秋,手太阴、阳明主治,其曰庚辛。肺若气上逆,急食苦以泄之。病在肺,愈在冬,冬不愈,甚于夏;夏不死,持于长夏,起于秋,禁寒饮食寒衣。肺病者,愈在壬癸,壬癸不愈,加于丙丁,丙丁不死,持于戊己,起于庚辛。肺病者,下晡慧,日中甚,夜半静。肺欲收,急食酸以收之,用酸补之,辛泻之"。

肺主秋金之气,金有阴阳之分,肺在手太阴经为阴金,肺与大肠相表里,大肠在手阳明经为阳金。纪旬日的十干庚辛均属金,但辛为阴金,庚为阳金,故辛金属肺,庚金属大肠。肺主气而下降,病则肺气上逆,便当用苦降药物来泄其上逆之气。肺与大肠为庚辛金,冬为壬癸水,金生水,水克火,火克金。水既为金生之子,因之肺病到冬季水气旺时,便借着水气之能克火,火受克而不能制金,肺金之气便可以逐渐转好。相反,肺金病遇着丙丁夏火旺时,便会加重。幸而未至于死,遇着长夏戊己土气旺时,土能生金,为金之母,便能得到母气的维持而逐渐好转。如果肺病适逢秋金本气时,那就会更有起色。肺为娇脏,无论外之形寒或内之饮冷,都容易伤害肺气。所以,对肺病的调护,凡寒衣、冷食等都要特别留意。推而,至于一日之中的五行生克关系亦复如此。例如,日下晡时,正当申酉,金气最旺,肺病而得着本气的帮助,在此时便感觉清爽些。日中属巳午,为火气旺时,火能克金,肺病这时便会加剧。

冬病夏治法案例:

陈xx、男、43岁,1999年初诊,咳嗽气喘10多年,每年冬季发作1~2次,发病时昼夜不能平卧,胸闷,呼吸困难。经服平喘药物多年,平喘药物治疗一周后症状才能改善,初病疗效显著,三年后用西药则罔效。今年几乎每日咳嗽气喘,四肢无力,疲倦,动则呼吸困难加重。舌苔白,脉细弱。胸部X光透视心肺基本正常,嗜酸性细胞直接计数为365个。综合形证,当属病久肺气不足型哮喘。遂于1999年7月15日至7月25日接受三伏灸贴麝香哮喘膏,选取肺俞、心俞、脾俞三对穴位贴敷,同时内服补肾纳气、健脾的中药。方予:桂枝加厚朴杏子汤,加白芥子、茯苓、香薷、陈皮、山药等。治疗旬日,哮喘发作减轻、并能参加轻微体力劳动。2000年至2001年两次随访,哮喘基本痊愈。

按:此案属冬病夏治法,即利用夏天、人体阳气旺盛,机体肌腠疏松,毛孔开启,以调和营卫健脾之法,达到防止冬天气喘发作之目的。

五、肾与膀胱

"肾主冬,足少阴、太阳主治,其曰壬癸。肾苦燥,急食辛以润之,开腠理,致津液,通气也。病在肾,愈在春,春不愈,甚于长夏;长夏不死,持于秋,起于冬,禁犯焠燥热食温炙衣。肾病者,愈在甲乙,甲乙不愈,甚于戊己,戊己不死,持于庚辛,起于壬癸。肾病者,夜半慧,四季甚,下晡静。肾欲坚,急食苦以坚之,用苦补之,咸泻之。"

肾主冬水之气,水有阴阳之分,肾在足少阴经为阴水,肾与膀胱相表里,膀胱在足太阳经为阳水,所以癸水属肾,壬水属膀胱。肾为水脏,主藏阴精,阴精宜润不宜燥,适宜用辛润的药物以滋养它。只要阴精充足,既可以使其外达而通其腠理,亦可以使其上升而有济于津液。肾与膀胱为壬癸水,春为甲乙木,水生木,木克土,土克水。木既为水生之子,故肾病到了春季木气旺时,便借着木气之能克土,土受克而不能制水,肾水之气便可以逐渐转好。相反,肾水病遇着戊己长夏土气旺时便会加甚。幸而未至于死者,遇着

114

庚辛秋之气旺时，金能生水，为水之母，便能得到母气的维持而逐渐好转。如果肾病适逢冬水本气，那就会更有起色。肾病既是最怕干燥，在调护时，凡关于焠煤、热食、温炙衣等易引起干燥的饮食和措施，都应当禁忌。推而，至于一日之中五行生克的关系亦复如此。例如，夜半当亥子时，水汽正旺，肾病者在此时得本气的帮助，便要清爽些。若辰、戌、丑、未四个时辰，皆属于土气旺时，土能克水，肾病遇之便可能加剧。下晡正当申酉，为金气旺时，金能生水，故肾病在此时便可能安静些。肾病而遇着燥热固然不好，但是火衰而水寒邪盛亦不行。如果寒水盛，便当用苦温药物来坚强肾气，另一面又须用咸味之品来排泻水邪，肾气坚而水邪去，这便是对肾脏最大的补益。

滋阴降火固肾法案例：

李××、男、52岁，1999年9月7日初诊，患者因家事烦恼，近1月口渴多饮，尤以夜间为甚，夜尿5次以上，量多色清，每日尿量1000~2000mL，症状时轻时重。伴有失眠心烦，头晕耳鸣，健忘，腰膝酸软，胃纳减少等症。舌苔薄干、舌质红绛，脉细数。查尿糖、空腹血糖、肌酐等均在正常范围。脉证相参，当为肾阴亏虚，封藏失职，心火亢盛，治以滋阴降火固肾之法。处方：熟地6g、草蔻6g、山药8g、山萸肉8g、金樱子8g、巴戟肉8g、益智仁8g、煅牡蛎10g、桂枝10g、白扁豆10g、芦巴子10g，阿胶4g（烊化）。水煎服，服四剂后夜尿次数明显减少，全日尿量在1000~1500L以下，其他症状亦缓解。继上方略行加减出入，服20剂告愈。

按：该例患者正当中年，从肾阴虚、心火亢盛论治，加健脾药物，取交通上下取于中而效。肾阴不足导致之尿频、尿多，正如阴虚发热一样在夜间作病。

结语：

学习运气学说的基本内容，略如上述。我们对待这门古老的科学？自古迄今，议论纷纷，莫衷一是。首先我们要承认气候变化对人们生活的影响，特别是对疾病的影响，是十分密切的。古代的人们在很早时期的生活实践和生产实践中就认识到这一点，并尽他们当时的科学水平，不断认识反复提高，终于总结出认识气候变化的一套规律来，这是难能可贵的。从运气学说的具体内容来看，他们立足于所生存的地带，逐渐扩大到所能了解到的地带（基本是以黄河流域大平原为中心地带），经过长期的"则天之明，因地之性"。进行观察,把中国一年的气候变化,基本上为五个季节并总结出一般的运行规——五运。又从气候的区别区划和特征,总结出三阴三阳六种不同的气旋活动——六气。虽然与今天的气候学、气象学比较起来,相当朴素,甚至还有不尽符合的地方,但是,毕竟是在长期的生活和生产实践中总结出来的,亦反复经过长期的生活和生产验证。说明它是具有一定的科学基础的。从生产方面来说,二十四节气之指导农业生产,直到科学发达的今天,它还是对农业起着指导作用。从生活方面来说,许多流行病的发生是与气候有密切关系的作用。1959年丙申,少阳相火司天,乙型脑炎猖獗,多数都用白虎汤加减治愈。这些客观存在的现实,是谁也否定不了的。当然,我们也承认运气学说本身,由于受到历史条件科学水平的种种局限,仅凭直觉的规律来。尽管说什么"五远相袭","六气分治"五六之说虽辨,究嫌其过于简单化,不足以尽气流运动之穷,实有待于运用先进科学方法整理提高。因此对运气学说持完全否定。或完全肯定的态度都是不正确的。所以尽管《素问》七篇大论,阐发运气学说慕祥,但亦一定再三地告诉我们要辩证的对待,不能胶柱鼓瑟。如《六元正纪大论》说:"四时之气,至有早晏,高下左右,其候何如? 曰:行有顺逆,至有迟远。三高之地,冬气常在;至下之地,春气常在,必谨察之"。又《五常政大论》说:"胜负之动,时有常乎? 气有必乎? 曰:时有常位,而气无必也"。

这都说明因时因地的不同,而气候迥殊,决不能不辨方隅高下,一概而论。

第五章　健康与养生

第一节　健康浅谈

人们对生命的存在,有一种超越自我或满怀无奈的渴求,人们面对灾害时、面对疾病时才感觉生命的可贵。

健康不仅仅是没有疾病,而且是身体上心理上和社会适应上的完美状态。

一、健康释义

(一)健康的标准

(1)精力充沛,应付生活与工作压力不感到紧张。

(2)处事乐观、态度积极、承担责任、宽以待人。

(3)应变能力强,适应环境的变化。

(4)对一般性感冒和传染病有抵抗能力。

(5)体重标准,身体匀称,站立时身体协调。

(6)眼睛明亮,反应敏捷,无炎症。

(7)牙齿清洁、无龋齿、无疼痛、颜色正常。

(8)肌肉、皮肤有弹性,走路感觉轻松。

(9)头发有光泽、无头屑或较少。

（10）善于休息，睡觉好。

（二）亚健康症状

（1）精神紧张，焦虑不安。

（2）记忆闭塞，熟人忘名。

（3）精力下降，动作迟缓。

（4）头昏脑涨，不易复原。

（5）腰酸背痛，此起彼安。

（6）味觉不灵，食欲不振。

（7）便稀便秘，腹部饱胀。

（8）胸痛胸闷，心区压感。

（9）心悸心慌，心律不齐。

（10）不易入眠，多梦易醒。

（三）健康的四大支柱

（1）均衡的营养。

（2）适量的运动。

（3）充足的睡眠。

（4）良好的心态。

这四大基石缺一不可，互相不能替代。均衡的营养是十分必要的，而且我们完全做得到！

（四）应该知道的七大营养素

（1）蛋白质——16.3%

（2）脂肪——16.0%

（3）碳水化合物——0.7%（若有病反应三高）

（4）维生素——1.0%

（5）矿物质——5.0%

（6）纤维素——1.0%（若有病反应三低）

（7）水——60.0%

二、疾病是死亡和贫困之源

（一）人为因素

人与自然关系恶化，森林的减少，打破原有的生态平衡；草原的破坏造成土地沙漠化；绿色植被的流失，造成江河泛滥；地下水源的降低，造成地上水源的干枯。

（二）社会因素

人类的生存环境恶化，化工、冶炼、造纸、热电、汽车、石油、制药、纺织、电子等大企业生产时所产生的废气、废水、废渣，造成空气、水源、土地的严重污染，使地下70米以上的水达到了人们不可饮用的程度。

（三）人为因素

人们滥用化肥、农药、增产剂、瘦肉精、激素、抗生素、催熟剂、催奶剂、避孕药。在食品加工中添加色素、香精、防腐剂和保鲜化工原料，造成了食品的全面的污染。严重损害人们的身心健康。

（四）观念因素

在众多影响人类身体不健康的因素中，其实人的观念思想是最重要的。如果说一种水可以养一种鱼，那么观念就是水，而那疾病就是鱼。如果鱼死了，通常是水的问题，证明这种鱼不适合在这种水中生长，也就是说这种环境不适合疾病的生存。

在这里可以说：观念＝环境＝健康

（五）医学是治病的

医学不是试验，病人不是小白鼠，不能只见病而不见人，医学是人文的医学，应该有人的温度。对医学来说，病人不过是它所救治的无数生命之一；而对病人来说，却是生命的全部。医生对病人的同情心不是用眼泪而是用心血。好医生不仅是技术意义上的，更是人格意义上的价值。在某种意义来说医学根本目的就是：要让健康的人们不要变成亚健康的；亚健康的，不要变成早期疾病的；早期疾病的，不要变成晚期疾病，做医生最幸福的是看到病人摆脱病痛，欢乐站在你面前就会有一种莫大的愉悦。因此，一个好的医生不是给人治好病，而是要让人不得病。

四多现象——医院增多、诊所增多、药店增多、病人增多……医学医药的研究已不能满足人们对疾病治疗的需求。

举个实际的例子,如支气管炎,西医主张消炎止咳,中医倡导辨证论治,**按**不同体质和病变治疗。西医先治,症状很快消失,但随即又复发,不能从根本上治疗祛根,后有请中医来调治,体质确有增强,症状已消除。但是因各方面的因素,又发气喘咳嗽,再去输抗生素及扩张支气管的药物,病情有增加重,再去中医辨证论治。这种情况下,中医药、植物药、化学药无法对比疗效的,在这种情况下,中医西医望而生畏(病人观念不同)故有"名医不治喘"的老话。

一间房子,堆满垃圾,招来苍蝇无数,西医说我有特效杀虫剂,只要一喷苍蝇马上被灭,果不其然,西医拿着喷枪,一会工夫,苍蝇便尸横遍野,全部被歼,但房子里的垃圾西医却不管清除。没过多久苍蝇们闻着垃圾的味道又来了,而且比第一天更多了,因为房间里更脏了,西医再来喷药,反复喷,苍蝇们有了免疫力,再不害怕这种味道,西医只好向苍蝇们投降。中医说:为什么会招来苍蝇,那是因为屋里垃圾太多,只要把屋内的垃圾清除,苍蝇便不会再来了,所以要先打扫房间清除垃圾。苍蝇嘛,先不管它,经中医清理,房里的垃圾的确大大减少,但苍蝇却未必灭迹,因为苍蝇也在繁殖,尽管垃圾减少,但是剩余的零星垃圾仍然够苍蝇们繁殖享用的了,苍蝇们可能依旧会再次猖狂。这就是慢性疾病无法彻底治愈的根源,同时也是病人增多的一个重要因素。

三、免疫系统重在平时维护

我们出生后就拥有一个世界上最好的医生—免疫系统,它强大的时候能够抵抗和治愈人体的绝大多数疾病。目前人类已知百种无法用药治愈的疑难病症,都可以靠免疫系统治好。那不治而愈的癌症病人,糖尿病人就是最好的例症。只是我们生病后,或者疾病老是治不好时,才会注意到它们的存在。

(一)没有药物能够代替免疫系统的功能

免疫系统:扁桃体、淋巴结、盲肠、胸腺、脾脏、集合淋巴结、骨髓。

绝大多数疾病在发作前，都会在体内于我们免疫系统展开"拉锯战"，如果免疫系统力足够强大，这些疾病就会消灭在萌芽状态。疾病一旦发作，往往表明我们的免疫系统已经无能为力，这时只好救助于药物。

药物扼制住细菌，病毒发展势头，剩下的事全靠免疫系统来做。药物相当于"外力"，而免疫系统是"内力"，当外力和内力的作用互相增强，其总和大于"敌人"时，疾病就迅速好转。

（二）许多药物在治病的同时，也破坏着你的免疫系统

"类固醇"是抑制免疫力的药物，但结局往往是大大降低了患者的抵抗力，使感染加重而更难治。抗菌素能杀细菌，当大量服用来治疗炎症，它会取代免疫细胞来阻止感染。但结局都是，你无法获取"免疫力"以后一旦遇到同样的细菌，免疫细胞依旧无能为力，而细菌反而具备这种抗菌素的耐药性，这时你就需要用副作用更大的药物来对抗它们。多年来，科学家们警告人们，抗生素使免疫系统越来越"无能"甚至导致骨髓中毒，使骨髓无法正常生产白血球，白血球急剧减少，免疫系统迅速崩溃。还有，止痛药在麻木止痛的同时，也妨害身体对疾病的自然防御，放化疗在杀死癌细胞的同时也毁灭着我们的免疫能力。

慢性肝炎、糖尿病、肺结核、老慢支、气管病、风湿类风湿……这些慢性病用尽各种办法无法治愈，这到底是为什么？美国免疫学会主席斯本特所说：一旦疾病或药物破坏免疫系统，恢复的路程可能是长远而艰巨的。这也许是慢性病无法根治真正原因。

四、食品与健康

生命要健康，健康必须要营养。疾病产生的原因：细胞受损，即人体缺乏营养物质。营养物质与人体的关系：营养→细胞→组织→器官→系统→人体。科学研究表明，人体有病是长期缺乏营养物质造成的。

（一）食品的功能

营养、感官、生理调节。能提高免疫力，抑制人的老化、预防疾病发生、促进疾病恢复、提高自愈能力。

应当选择的食品：科技含量高、无毒无害无副作用、有调节生理功能、综

合的全营养物质。

长寿的地方,都是偏远的山区,医疗设施落后,越落后的城市,医院越少,人们的健康是有保障。医院更适合用于急性病的抢救而不是慢性的处理。人们要么不运动,要么又过度运动。现在中国人传统的武术、气功逐渐很少人再涉及,那是最佳的运动方式,是人类适应大自然最佳的运动。人们心灵的扭曲、心里的压力,是这几十年累积的隐患。高楼大厦传递的不是进步文明,而是彼此之间的明争暗斗,为了金钱、权力、欲望,彼此之间越来越少的真诚。那些不惜一切手段"成功"的人,成了人们学习的榜样。屈辱的灵魂在身体内挣扎,由此引发的一系列矛盾潜藏体内,缺乏心灵释放的方式和地方,人们出入在酒吧、夜总会、桑拿、浴室里,寻找发泄的地方。人们心情的负担伴随着股市而变化。

恢复健康的关键,绝不是依赖药物,也不是依赖某种营养素,而是首先依赖于我们对生命的热爱和尊重。我们帮助病人的方式,最重要的是帮助他们学会放下自己,也放下别人,然后,开始恢复对自己健康的信心,有了这一份信心,才能够掌握对营养的运用,食物的利用和运动的配合,以及心理的调节作用。找到生命的喜悦,找到快乐的源泉。

(二)食品的选择尤为重要
①拒绝垃圾食品
1. 油炸食品

此类食品热量高,含有较高的油脂和氧化物质,经常进食易导致肥胖;是导致高脂血症和冠心病的最危险食品。在油炸过程中,往往产生大量的致癌物质。已经有研究表明,常吃油炸食物的人,其部分癌症的发病率远远高于不吃或极少进食油炸食物的人群。

2. 罐头类食品

不论是水果类罐头,还是肉类罐头,其中的营养素都遭到大量的破坏,特别是各类维生素几乎被破坏殆尽。另外,罐头制品中的蛋白质常常出现变性,使其消化吸收率大为降低,营养价值大幅度"缩水"。还有,很多水果类罐头含有较高的糖分,并以液体为载体被摄入人体,使糖分的吸收率因之大为增高,导致进食后短时间内血糖大幅攀升,胰腺负荷加重。同时,由于能量较高,有导致肥胖之嫌。

3. 腌制食品

在腌制过程中,需要大量放盐,这会导致此类食物钠盐含量超标,造成常常进食腌制食品者肾脏的负担加重,发生高血压的风险增高。还有,食品在腌制过程中可产生大量的致癌物质亚硝酸胺,导致鼻咽癌胃癌等恶性肿瘤的发病风险增高。此外,由于高浓度的盐分可严重损害胃肠道黏膜,故常进食腌制食品者,胃肠炎症和溃疡的发病率较高。

4. 加工的肉类食品(火腿肠等)

这类食物含有一定量的亚硝酸盐,故可能有导致癌症的潜在风险。此外,由于添加防腐剂、增色剂和保色剂等,造成人体肝脏负担加重。还有火腿肠等制品大多为高钠食品,大量进食可导致盐分摄入过高,造成血压波动及肾功能损害。

5. 肥肉和动物内脏类食物

虽然含有一定量的优质蛋白、维生素和矿物质,但肥肉和动物内脏类食物所含有的大量饱和脂肪和胆固醇,已经被确定为导致心脏病最重要的两类膳食因素。现已明确,长期大量进食动物内脏类食物可大幅度地增高患心血管疾病和恶性肿瘤(如结肠癌、乳腺癌)的发生风险。

6. 奶油制品

常吃奶油类制品可导致体重增加,甚至出现血糖和血脂升高。饭前食用奶油蛋糕等,还会降低食欲。高脂肪和高糖成分常常影响胃肠排空,甚至导致胃食管反流。很多人在空腹进食奶油制品后出现反酸、烧心等症状。

7. 方便面

属于高盐、高脂、低维生素、低矿物质一类食物。一方面,因盐分含量高增加了肾负荷,会升高血压;另一方面,含有一定的人造脂肪(反式脂肪酸),对心血管有相当大的负面影响。加之含有防腐剂和香精,可能对肝脏等有潜在的不利影响。

8. 烧烤类食品

含有强致癌物质三苯四丙吡

9. 冷冻甜点

包括冰淇淋、雪糕等。这类食品有三大问题:因含有较高的奶油,易导致肥胖;因高糖,可降低食欲;还可能因为温度低而刺激胃肠道影响消化功能。

10. 果脯、话梅和蜜饯类食物

①含有亚硝酸盐,在人体内可结合氨形成潜在的致癌物质亚硝酸胺;含有香精等添加剂可能损害肝脏等脏器;含有较高盐分可能导致血压升高和肾脏负担加重。

②拒绝高压力食物。

a. 高脂肪类:乳制品、煎炸食物、脂肪含量高的肉类、坚果、火腿、香肠、奶油等。临床上可生成不良压力性效应——动脉血管硬化,生成过多黏液,使眼、耳、鼻、气管、胃黏膜、泌尿生殖道等,经常充血、分泌物增加,终致心、肝、胆、肺、肠及生殖系统功能障碍,精神上、思想上、情绪上有阻滞与不安。假设减少或阻断摄取高脂食物,必能避免以下疾病如:高血压、各种过敏病(如皮肤病、鼻炎、气喘病等)、肥胖、心脏病、糖尿病、胆、肾结石、肠胃不适、大肠等癌症病。

b. 高糖分类:包括各种甜食、糖精、蜂蜜、玉米或果糖、糖浆、人工代糖(俗话糖霜)巧克力等。糖进入胃部会造成发酵之腐败现象,糖会抵制胃液的分泌,糖也会干扰蛋白质的消化。临床可造成血糖代谢不平衡,胰腺过度疲乏,久则亦可波及肝、脾、肠对感染抗御力减弱,情绪波动很大,经常自觉疲倦衰弱。

c. 长期使用抗生素,有杀菌或抑菌功效。但同时亦可抑制白血球的吞噬作用及抑制淋巴球、制造免疫球蛋白。(人体自身免疫力功能低下)抗生素多半属于苦寒、凉寒(偏阴极阴之剂),此时病患处于阳虚气弱(自我免疫力降低)加以苦寒泄气,故使体质更趋于阳虚,更为扩张型极偏阴性,故虽长期治疗,鼻黏膜依旧肿胀未消,分泌物反而更多,此为长期以偏阴药物治疗导致体质亦趋向于趋阴盛阳虚,极偏阴性扩张型。

d. 长期用一些止痛药、消炎药、肠胃药无疑是消极的关闭身体警报系统,就像发生火灾警铃已响,不采用救火措施,而只把警铃关掉一样。

e. 常期食大蒜,伤肝损眼。唐.孙思邈曰:"食大蒜伤神,令人喘悸、口沫多疾,多食生蒜行房伤肝气,令人腹中生疮,肠中生痛。"

f. 如果摄取太多酸性食物,导致身体及血液由弱碱性而转成偏酸性,人体由参与血液净化的器官如肝脏、心脏血管、肾脏、脾脏、胰脏就会逐渐加重工作负担,久而久之终会导致衰竭而衍生各种严重的疾病。

人体通常关节是最常见的堆积场,接受过多酸性废物,临床常见到各种非典型性风湿病及痛风,少吃肉、海鲜等含嘌呤多的食物,改变身体的酸血症就可以痊愈。酸性体质是提供各种疾病的温床,可由轻微至严重,由可以痊愈发展成绝症。比如呼吸系统的鼻炎、过敏性咳嗽、肺气肿、哮喘,肝硬化而转为肝癌;轻微蛋白尿、慢性肾炎酿成尿毒症、高血脂、肥胖、糖尿病、高血压、心肌梗塞并脑中风;贫血、白血球功能失调演变成淋巴瘤、血癌。"你的食物就是你的药方,你的药方就是你的食物"?大部分动物性食物属酸性食物,如鱼、肉、贝壳类等含有丰富蛋白质、蛋白磷、硫浓度高之故。碱性食物包括多数蔬菜类、水果类、海藻类,换言之低热量的植物性食物几乎都是碱性食品。

自我咀嚼除了帮助消化外,也可刺激脑部的活动,减少脑部退化。口腔中充分咀嚼才能获得淀粉酶妥当分解,有助于消化吸收。脂肪必须在中性偏碱性的环境中进行分解消化吸收。

干燥的豆类及蛋白质食物至少要5~6小时以上才能完全消化,食物积存在胃中时间太长,造成食物腐化现象,进而干扰营养成分的吸收及利用。冰冷食物会延续胃的蠕动。如喝一杯冰水或吃一大杯冰淇淋,胃的温度由摄氏37℃骤然降低摄氏11℃左右,这种现象大约半小时以上,才能恢复温暖。这段时间内胃的一切消化分解蠕动功能完全停止。饭前喝凉开水,不但把消化液稀释,而且影响胃的消化机能,常会导致消化不良。

小肠约有6~7米,小肠犹如一座复杂的食品加工厂,能使食物变成血液里正常的成分,提供人体无数亿万细胞的食粮。若小肠功能减弱将食物做化学性转换障碍,有障碍就算摄食再多,依旧无法利用。小肠除了纤维质如果皮、芹菜、筋等无法消化外,其他再没有不能消化的,十二指肠分泌激素,注入血液中,胰脏即刻分泌碱性的消化液。

③吃糖多,病缠身。

口内易存乳酸菌使牙齿受到酸性侵蚀,久之形成龋齿。食糖过多导致缺铬,铬对胰岛素的发挥效能具有重大作用,人若缺铬血糖更会增多,从而导致糖尿病。人过中年如多摄取糖,血液里的中性脂肪即可显著增加,随着血液循环流入冠状动脉,极易沉积于动脉壁上,久之易发生冠心病。肾脏病患

黄兰魁中医临证五十年学治集

者忌盐,如以粮代盐,可能加重肾动脉负担。若吃了一定数量的糖,其白血球杀菌作用即受抑制, 若患结核病的患者因之可能加重。还会刺激胃酸分泌,加重胃痛造成便秘或发痔疮。糖过多会大量消耗维生素 B1,而维生素 B1 是视神经的忠实护卫者,同时糖多易使体内缺钙,眼球因缺钙会减弱眼球壁的弹性,引发轴性近视眼。经常大量食糖则尿中排出钙、镁多,体内草酸浓度显著增高,易出现尿道结石。

老人吃甜食应有度

年纪大了饮食就减少了,胃的体积变小,消化功能减弱,饭量减少就容易出现两餐之间"嘴馋"情况。味觉退化口重,吃什么甜食对健康都是不利的。甜食会引起多种病。

视力下降:眼睛容易疲劳,视神经还会因为"营养短缺"而出现"故障"诱发视神经炎。

胆结石:过量糖加快胰岛素的分泌,造成胆汁内胆固醇、胆汁酸和卵磷脂三者比例严重失调。美国科研人员发现 50 岁左右的妇女吃甜食过多,易发胆结石。

乳腺癌:女性的乳房是一个能大量吸收胰岛素的器官,长期摄入高糖食物, 能使血内胰岛素含量经常处于高水平状态。而早期乳腺癌细胞的生长,正需要大量胰岛素。被乳房大量吸收的胰岛素,对乳腺癌细胞的生长繁殖,起着推波助澜的作用。

营养不良:过食甜食导致血糖升高,可产生饱腹感,使食欲减退,影响消化和吸收,引起多种维生素的缺乏。尤其是缺乏维生素 B1,久而久之就会出现厌食、呕吐、消化不良以及烦躁不安等神经系统症状。严重出现面色苍白、肌肉松弛、抵抗力下降等营养不良表现。

骨质疏松:糖在体内代谢,会产生许多中间产物,如丙酮酸和乳酸等,碱性钙、镁、钠等就要参加中和反应,以保持机体的酸碱平衡。由于钙大量消耗,造成体内缺钙,导致骨质疏松,易发生骨折,脊柱侧弯。

肥胖:过量的糖还能自行转化为脂肪,影响正常的食欲,妨碍维生素矿物质和其他营养成分的摄入,导致人体肥胖,从而引发动脉粥样硬化、冠心病、糖尿病、肾病等疾病。

加速衰老:长期食糖过量,还会加速细胞的老化。因为糖属于酸性食物,大量吃糖可使体液度变成中性或弱酸性,促使细胞衰老,使人体环境适应能力差,头发变黄变白。

胃病:甜食过多还刺激胃液分泌,日久损伤胃黏膜,诱发胃炎和胃溃疡。

多食甜食会削弱体力:

美国辛卡格斯大学一位营养学专家莎拉·素德教授指出:和一般人所想象的刚巧相反,进食糖类不仅不能恢复体力,而会使一个人的精力减退,身体反应变得迟钝。当进食太多糖分之后,糖会迅速进入血液中,血糖的骤增会引起胰脏过度敏感的反应。胰脏必须分泌出过量的胰岛素,把血糖水平压抑较未进甜食前更低的水平,整个过程历时 20~30 分钟。因此进甜食后半小时左右,体力便由于血糖降低而减退。

④食品选择很重要。

多吃面食好:大米和面粉所含营养基本相同,但以营养角度考虑,面粉优于大米。面粉中蛋白质和铁的含量高于大米,在同等量中,面粉的蛋白质含量是大米的 1.4 倍,铁的含量是大米的 4 倍。每天吃 200 克面食相当于吃 50 克猪肉含的蛋白质,600 克猪肉所含的铁。

肉松含蛋白质最高, 每斤含 270 克, 羊肝含维生素 A 最高,每市斤含 15.5 克(国际单位)。豆油、花生油、香油含热量最高,每市斤均为 4500 千卡。花生米含维生素 B 最高,每市斤含 5.15 克;鲜枣含维生素 E 最高,每市斤含 17.25 克。虾米含磷、钙最高,每市斤分别含 0.25 克和 10 克,木耳含铁最高,每市斤含 0.92 克;粳米、糯米含碳水化合物最高,每市斤含 359 克。

俗话说:"蒜有百益但有一害",吃多伤目。合理吃有五大好处:

a. 可减少血液中的胆固醇含量和防止血栓形成,并可溶解血液中低密度脂肪和维持高密度脂肪的正常含量。

b. 可促进机体对维生素 B 族的吸收,从而起到保护神经系统和冠状动脉的功能。

c. 大蒜中含有两种天然抗生素,可杀死十多种有害细菌,因此食用大蒜可防治多种急慢性感染性疾病。

d. 有刺激脑垂体作用,从而控制内分泌的功能,并可调节人体脂肪和碳水化合物的消化和吸收。

e. 大蒜中含有硒、锗等多种抗癌物质,常食大蒜能预防胃癌和食道癌的发生。

因豆腐的毒性来源于硫酸钙，长期食用豆腐可引起五种病：

引起消化不良：阻碍铁的吸收，而且容易引起蛋白质消化不良，易出现腹胀、腹泻等不适症状；

促使肾功能衰退：氯化镁或硫酸钙有损肾毒性，造成肾脏排泄废物的功能下降，使体内生成的含氯废物增多，加重肾脏的负担，使肾功能进一步衰退；

促使动脉硬化：易使胆固醇和甘油三酯沉积于动脉壁上，促使动脉硬化形成。

导致碘缺乏：氯化镁与硫酸钙能够促进人体内碘排泄，若长期过多吃豆腐很容易引起碘缺乏，导致碘缺乏病。

促使痛风发作：豆浆没经过长时间的熬煎，含嘌呤较多，使代谢失常，患痛风病人和血尿酸浓度较高的患者，多食易导致痛风发作。

缺铜易患冠心病。铜、铁、锌并称为人体必需的三大微量元素。汗水中的锌铜比为十六比一，排汗可降低体内的锌铜比。所以体力劳动者的冠心病发病率较低，但过度出汗亦可加重，冠心病因汗为心之液。茶叶里含铜每天正常的饮茶量足够的人体，微量铜的需要即可正常；坚果类食物如核桃等含铜相当丰富。

五、睡眠于健康大有裨益

读书给人以洒脱不羁，乐观向上之感。高质量的睡眠使体内的合成代谢长幅增强，能量迅速补充，器官得到修复。这个阶段最利于身体的恢复，被科学家称为"身体睡眠"。晚上不睡觉，胰岛素抵抗性就会增加。久而久之患糖尿病的几率越来越高。此外每天睡足 8.5 小时的减肥者，比只睡 5.5 小时的人会多减掉 56% 的脂肪。所以，工作再忙，都要保证充足的睡眠。

人一晚上有两个时段的睡眠最为重要。其中一段叫"慢性熟睡期"脑电波幅度大，频率慢，人睡眠深，不易唤醒。此时呼吸深慢均匀，血压降低，心跳减慢，各种生命活动降至最低耗能最少，而脑垂体分泌的生长激素却达到高峰，体内的合成代谢大幅增强，能量迅速补充有利于，器官得到修复。

这个阶段最利于身体的恢复,被科学家称为"身体睡眠。"另一段叫"快波睡眠",脑电波频率快,此时脑血管扩张,脑血流量比慢性睡眠多出30%—50%,脑细胞代谢旺盛或脑力充分恢复。这个阶段有利于脑的恢复,又被称为"脑的睡眠。""身体的睡眠"和"脑睡眠"交替进行,每晚重复4~5次,毫无疑问,要想获得"高质量的睡眠",睡得沉,睡得香,就能保证这两段睡眠的时间比较充实。

婴儿一天睡觉二十个小时,这两种睡眠就占90%,而老人每天睡眠不足6小时,这两种睡眠都下降到10%,有的人甚至没有整晚入睡和浅睡中的折磨,难怪起床后身体还是很疲乏,头昏脑涨。

(一)何为"高质量的睡眠"

(1)上床入睡时间短,数分钟即可入睡。

(2)中途不睡醒,睡得香。

(3)早晨起床时感到精力充沛,心情舒畅,疲劳消除。

其中"睡得香"是衡量的最重要客观指标之一。

(二)保持头脑年轻十大原则

(1)注意年轻时期的学习,是加速头脑运转、锻炼理解力是灵巧性的基础。

(2)自己读书比听来的学问更重要,退休后最易引起头脑退化,坐下来看书学习,让头脑得到练习的机会。

(3)动脉硬化是老年痴呆病的主要原因。营养平衡,特别是钙、蛋白质、维生素对头脑活动是必不可少的营养。

(4)心胸豁达,乐观开朗,防止忧郁病发生。

(5)睡眠是头脑老化的晴雨汁,高质量的睡眠是恢复头脑疲劳的最好方法。

(6)有一套自己调节大脑的方法:气功、运动、散步、音乐选择其中一种,要有坚持,持之以恒的精神。

(7)尽量活动手腕,写字、书法、绘画刺激大脑运动。

(8)克服漠不关心,继续保持好奇心,对自己专业外的娱乐、语言、旅行等适当参与,应亲自多动手。

(9)与各种年龄的人交往,多与年轻人接触,自己会变年轻。

（10）免疫系统重在平时维护，别忘体内的"好医生"。俗话说："求人不如求己"，人体健康和生命应掌握在自己的手中，把自己的生命完全交给体外的医生不明智，更不科学。当然体内医生不是万能的，有时也需要体外医生帮助，而体外医生也需要体内医生，相辅相成。但人们应该明确，有最好的医生，最好的药，也不如没有病好，有病早医治。

六、掌握自己寿命的"金钥匙"

（一）有趣的人体数字

（1）每个人全身的骨头共有 206 块，十二对肋骨，26 块脊椎骨。

（2）大脑由 140 亿~160 亿个脑细胞组成，约重 130~145 克左右。

（3）一个人全身血管总长约 15 万千米，人体的神经约共 1000 万条，总长 30 万千米。

（4）健康的成年人，约仅有 5 升血液，每三分钟周流全身。

（5）肺部接触空气的面积约为 12.9 平方米，正常人一小时呼吸 1000 次左右，每小时吸入空气 350 多升。

（二）目前我国人的平均寿命为 72 岁，以此为基础数，回答下列问题，进行加减，最后可以得出您可能的寿命：

您是男性，减 3 岁；女性则加 1 岁。

居住在 100 万人口以上的城市、区减 2 岁，若居住在小镇或农村的加 2 岁。

祖父母或外祖父母中有 1 位活到 85 岁，加 2 岁；4 位祖辈都活到 80 岁，加 6 岁。

父母有 1 人在 50 岁以前死于中风或心脏病，减 4 岁；父母、兄弟、姐妹中任何一位 50 岁前得癌症或心脏不正常或自幼就有糖尿病的，减 3 岁。

如果你是一位富翁减 2 岁。

如果您是大学毕业，加 1 岁；65 岁仍在工作加 3 岁。

如果您有配偶并住在一起，加 5 岁；如果没有，从 25 岁起每独居 10 年减 1 岁。

如果您常伏案工作，减 3 岁，如果您常从事体力劳动，加 3 岁。

您每星期进行球类、游泳、跑步等运动 5 次,加 4 岁;每星期 2 次,加 2 岁。

您每晚睡眠超过 10 小时,减 4 岁。

经常紧张、易怒、性急,减 3 岁,感到生活很轻松,工作应付自如,加 3 岁。

如果您常常感到快乐,加 1 岁,经常感到不快乐,减 2 岁。

如果您去年因一次交通违章受罚,减 1 岁。

如果您抽烟,每天 2 包,减 8 岁;每天 1 包,减 3 岁。

如果您每天喝白酒 50~100 毫升,减 1 岁。

体重超过标准 5 公斤以上减 2 岁;超过 15 千克以上,减 4 岁;超过 25 千克,减 8 岁。

如果您是高寿,希望您保持健康的生活方式;如果您计算出的结果不会令人满意,请您也不要灰心丧气,从现在做起,改变您的不良生活习惯,生命的钥匙就在您自己手上。

七、别忘体内的"好医生"

俗话说"求人不如求自己",人体健康和生命应掌握在自己的手中,把自己的生命完全交给体外的医生不明智,更不科学。

世上的医生有两种,一种在医院里工作,另一种则在身体里。每个人体内都有这样的医生,出生时就带来了,虽然摸不着、看不见,却掌管着人体的防病功能、治病功能、调节功能等等。

换句话说:人身体内部就有医院,每个医生都很可爱,每时每刻都在尽职尽责,坚守岗位。但不知何故,这么好的医生很多人却不认识,不知道,更不知道重用。有些人舍近求远,花高价请名医,不惜奔波三千里外出求医;却任凭体内医生苦恼、无奈,即使他们提出抗议也置之不理。

因为,如果没有身体内的抗病能力,没有免疫力,人类早就被各种致病因素消灭掉了。体内医生和体外医生是有区别的。体外医生治病是用外来力量将病消除掉;体内医生治病是发挥身体自身的抗病能力将病消除掉;而更重要的还有治未病,治未病就是在患病前通过某种方式,少患病,不得病,这其中更需要体内医生发挥作用。体内医生给力需要养生技术与方法,最好的方法是"气功"。每个人的身体强弱不同,决定因素在于能量动力大

131

小。能量动力强于身体才能强壮,不易受病邪侵袭。

应该说,体内医生优于体外医生。人身防病抗病系统的潜力是巨大的。气功就是挖掘潜力的"挖掘机",是唤醒体内医生的金钥匙;是强化内因、提高内因,巩固内因、辅助内因的首选措施。因为"外因是变化的条件,内因是变化的根据,外因通过内因才能起作用。"

笔者今年75岁,中年因身体虚弱练过气功,为体内医生发挥作用建立了牢固的基础,当然也因此获得了丰硕成果。如今两眼明亮,饭量大,走路上楼腿脚轻灵,至今还在诊所为广大患者诊治疾病。人活百岁不是梦,人的健康和生命就掌握在自身体内医生的手中。

当然体内医生不是万能的,有时也需要体外医生的帮助,而体外医生也需体内医生相辅相成。但人们应该明确,有最好的医生,最好的药,也不如没有病好。不患病、少患病才是真正的健康之道。

人生的大路上,会遇到许许多多困难,我们不是都知道。在前进的路上搬开别人脚下的绊脚石,有时恰恰是为自己铺路呢。

孔子说:"自己问心无愧,那还有什么忧愁的恐惧呢"?""生死有命,富贵在天",对待所做的事情严肃认真不出差错,对人恭敬而合乎于礼的规定,自己的兄弟遍天下。

第二节 营养与疾病

一、营养来自食物

人类生于天地之间,承日月之精华、汲天地之灵气,天地间的食物自然是人类的自然选择。我们所吸收的营养几乎全部来自自然界的食物,食物是最好的、最安全的营养来源。

《黄帝内经》里讲:"五谷为养,五果为助,五畜为益,五菜为充。"意思就是谷物(主食)是人们赖以生存的根本,而水果、蔬菜和肉类等等都是作为主食的辅助、补益和补充。

"五谷"含的营养成分主要是碳水化合物,其次是植物蛋白质,脂肪含量不高。古人把豆类作为五谷是符合现代营养学观点的,因为谷类蛋白质缺乏赖氨酸,豆类蛋白质缺少蛋氨酸,谷类、豆类一起食用,能起到蛋白质相互补益的作用。

"五果"是指桃、梨、杏、李、枣、栗子等多种鲜果、干果和硬果。它们含有丰富的维生素、微量元素和食物纤维,还有一部分植物蛋白质。"五果"尽量生吃,才能保证养分中的维生素不受烹调的破坏。鲜果加工成干果,便于运输和贮存,虽然水溶性维生素有损失,但蛋白质与碳水化合物质量分数反而因脱水而增多。硬果类如花生、核桃、瓜子、杏仁、栗子,所含蛋白质类似豆类,可弥补谷类蛋白质的不足。

"五畜"是指畜、禽、鱼、蛋、奶之类的动物性食物。肉类食物含有丰富的氨基酸,可以弥补植物蛋白质的不足。

"五菜"是指各类菜蔬,能营养人体、充实脏气,使体内各种营养素更完善,更充实。菜蔬种类多,根、茎、叶、花、瓜、果均可食用。它们富含胡萝卜素、维生素 C 和 B 族维生素,也是膳食纤维的主要来源。

有了"五谷为养,五果为助,五畜为益,五菜为充",人类的营养和健康就有基本的保障。反之,当前流行的反季节蔬菜、快餐食品、转基因食品等,并不具有好的营养效果,往往具有不确定性,甚至危害人类健康。

没有好的营养、合适的营养,身体的机能会发生应激反应,很可能会带来疾病。

二、健康与疾病

世界上最权威的卫生组织,告诉我们健康人群占 5%,20%的人有病,而剩下的 75%的人是亚健康。亚健康也是病,是疾病的早期阶段。我们的生存环境、空气中的有害气体、水中有很多有害物质、吃的饭中的有害物质,对人体皮肤、身体都有损伤,人们在时时刻刻随时随地受到损害,人们怎么会完全健康呢?

卫生部门判断一个人是否健康,也就是通过各种仪器检查,所使用的仪器有分辨率,即便如此这些仪器也不可能查出所有的疾病。很多肝硬化病

黄兰魁中医临证五十年学治集

人甚至到死他的肝功能的一些化验指标都是正常的。所以健康是相对的，不健康是绝对的，在这个世界上没有一个人是100%健康的，所有人都是病人。也就是说，所有人都是走在通向医院的路上，只是距离医院的大门远近而已。

健康要掌握在自己的手里，人生的终极目标就是追求自由。生活中时间是自己支配的，财富足够你使用，可以做到随心所欲，空间移动是自由的，想去哪里就去哪里，这是何等美好的生活。但您一定要认识到，健康自由才是您第一自由，，一切的一切都是以您的健康为基础。因为失去健康，扔下自己的亲人、朋友、财富、家产、事业等等一切而独自一人离开这个世界的悲剧举不胜举，尤其是那些社会精英，那些科学界、知识界、演艺界、商界的精英因为健康问题而早离开人世，无疑是整个社会的损失，是我们每个人的损失。重视健康无论强调到什么程度都不过分，而只有那些因为不重视自己健康而被生活教训过的人，那些从死亡线上又回来的人，才会真切地体会到健康有多重要。我们看到很多"死过一回"又活过来的人在生活中释然了，不计较了，只在乎自己的健康。健康的底线，千万不要越过。生活中多少人拼命赚钱，但最后却拿钱救了自己的命；生活中有多少人因为没了健康，家产变成了遗产，而自己独自一人惨淡离开人世。问您想不想得病，谁的回答一定是否定的，但您为了防止得病做些什么了吗？为健康有多少投资？太多的人每天喊着健康，但却时常做伤害自己身体的事。

有钱不能获得健康，只有懂得如何维护健康才能拥有健康。尽管健康维护需要一定的费用，但维护健康绝不是有没有消费能力的问题。维护健康更需要的相应的知识和维护健康的观念。很多人把自己的健康维护托付给医生，但不知道是多么危险的事。现在一般人士，不知重视医药，精心研究医学，来保障父母尊长和广大劳动人民的健康，和保养自己的身体，就只知道追求虚荣的权势，争名夺利，讲究外表形式，忽视身体健康，弄得外强中干，疲惫不堪。常言说："皮之不存，毛将安附焉。"等到一旦身患重病，才感到大祸临头，心中惧怕，无可奈何地去求医问卜，哀告苍天。终止束手无策，等待死亡来临，或者把宝贵的生命委托给技术不高明的医生，听其摆布，乱治至死。人死之后，一切精神活动也随着消灭，到那时，后悔和哭泣，已经来不及了。可悲痛的是大家仍执迷不悟，不知爱惜生命，把生命这样看轻，荣华势利又有什么用处？自己却不知道爱惜，当然更谈不上维护别人的健康。一旦灾祸临头，处境危急，头脑仍然迷糊不清，这实在是令人悲哀的现象，这种拿自己宝贵的生命去换取名利，追求虚荣的做法，真好像站在薄冰上和面临悬崖一样，危险到极点。

所以健康一定要自己管理，要掌握在自己的手里，才最放心。此书将拯救我们病弱的躯体和灵魂，为治愈癌症、糖尿病、高血压等西方医学方法难以治愈的病症。

怎样才能维护好自己的健康。如何维护健康知识，首先就要知道是什么导致我们得病的，也就是病因。知道病因可以远离病因，远离疾病。病因的来源：

（1）呼吸道：空气中污染物、香烟等。

（2）消化道：食物中有害物、水、酒等。

（3）皮肤：化妆品、空气污染物。每天从衣物和空气中吸收很多毒物进入人身体。

三、肝功能异常引发疾病多种多样

被严重低估的人体修复能力，身体需要原料，营养素就是用来治病的。人体的六大营养物质为蛋白质、糖类、脂类、维生素、矿物质和水。

（一）糖尿病

糖尿病的早期，尤其是潜伏期，患者的胰岛素水平是偏高的，至少在正常水平，即使在正常水平，也说明胰岛的功能是正常的，也不能把糖尿病归罪于胰岛和胰岛素。糖尿病的后期，胰岛素的水平下降也是可以理解的，因为糖尿病导致全身的血管发生病变，也会影响到胰岛内的血管，胰岛发生进一步的病变。

糖尿病患者是三大代谢紊乱，即蛋白质、脂肪和糖代谢都是紊乱的。肝是蛋白质、脂肪和糖三大代谢中心，所以只有肝的功能异常才导致三大代谢紊乱，因为长期营养不均衡导致患者肝脏的慢性损伤。

（二）心脑血管疾病

胆固醇升高会导致我们的血管硬化，出现严重的心血管疾病。其实胆固醇对您很重要，人根本离不开它。如离开胆固醇，您会变得不男不女，因为胆固醇是生产性激素的原料。没有胆固醇，肾上腺皮质激素不能生产出来。长期慢性蛋白质缺乏会导致肝脏的功能严重受损。一方面食物中胆固醇含量少导致肝自身合成胆固醇的能力长期处于旺盛状态；另一方面，由于营养长期缺乏，尤其是以蛋白质为主多种营养的长期缺乏，导致胆固醇排泄不利，使得大量胆固醇在体内囤积，导致血中胆固醇升高。

体内胆固醇的排泄只有一个途径，就是溶在胆汁中，从胆道排泄，通过胆道进入肠道，进而排出体外。胆固醇在胆汁的溶解度与胆汁中卵磷脂的含量直接有关。胆汁中卵磷脂含量越高，胆固醇在胆汁中的溶解度就越高，胆固醇排泄的越多。卵磷脂由肝脏合成，合成卵磷脂需要蛋白质、维生素B、镁、胆碱、肌醇等很多种营养素。营养素缺乏时，肝功能受损，卵磷脂生成减少，胆磷脂在胆汁中的比例就会减少，这样会造成两个结果：胆固醇积存在体内，排泄不出来，造成胆固醇升高；另一方面胆汁中的胆固醇不稳定，容易从胆汁中析出形成结石。而且卵磷脂在胆汁中的含量降低，也导致胆汁的刺激性增强，使胆道和胆囊很容易受到伤害。所以胆道系统的病变都是肝不好造成的。

心脏血管疾病和胆道系统疾病，都于肝脏生成的卵磷脂有关，"清洁队"少了，导致血管系统出现堵塞，心脏血管疾病、胆结石和胆囊炎等胆道系统疾病发生。胆道系统有问题的人有三种：长期低蛋白饮食的人（不爱吃肉、蛋、奶的人），长期大量饮酒的人和肥胖的人。

（三）痛风

痛风也是一种让人极度痛苦的疾病，而且患有痛风的人越来越多。一般先出现大脚趾根部关节的疼痛，极痛不敢着地，长久下去关节会变形的，少数患者身体的其他部位先出现痛风的症状。痛风也会造成肾的损害，严重的会发展成肾功衰竭，尿毒症。很多人知道，喝啤酒、吃海鲜很容易诱发痛风，治疗不要吃含嘌呤多的食物，如海鲜、肉类，特别是动物的内脏等。痛风是因为体内尿酸增多造成的，尿酸与钠结合成尿酸钠，针状结晶，沉积在骨关节和肾内，造成相应器官的损伤。尿酸是嘌呤代谢的"终极"产物，所以不能吃含嘌呤多的食物。因为肝是人体尿素生产和氨代谢的场所，所以，无论如何尽管还没有搞清楚体内尿酸增多的原因，尿酸的代谢能力下降，与肝脏的功能不良有直接联系。加强营养帮助肝脏恢复正常代谢，使得尿酸及时排出体外。有痛风的人，多数有脂肪肝、高血脂、尿酸高；长期低蛋白、营养不合理、肝功能紊乱，导致其他很多病的发生。"代谢性疾病"所谓"功能性疾病"，用现代各种检查，病理查检没有什么明显病理改变。人体绝大多数疾病都属于代谢性疾病。所谓代谢就是细胞内一系列的反应，无论细胞内每秒钟要发生多少代谢，细胞内的代谢有始有终。代谢的起点就是从利用营养素开始，代谢的终点就是生产能够履行该细胞功能的物质，大多数都是蛋白质。我们得出一个结论：脑血栓、冠心病、高血压、糖尿病、痛风等等在本质上都是一个病，即肝病。肝几乎与全身个系统的健康状态都有关系。肝有灭活激素的功能，身体很多激素如性激素、甲状腺激素等灭活都在肝进行。肝的激素灭活能力不足时，就导致患者出现内分泌系统紊乱，如生殖系统，女性出现月经紊乱，月经增多或减少，造成女性不孕，男性也能造成不育。肝脏的解毒功能对全身器官很重要，肝功能正常时，人很不容易出现过敏。对毒素最敏感的可能要数骨髓的造血系统，当肝的代谢异常时，免疫系统产生免疫细胞的原料不足，毒素也会影响到淋巴造血系统，使身体免疫力下降，所以肝功能好坏与免疫力直接有关。总之人体各系统和各种疾病与肝无关的太少。

（四）治疗措施

提高机体免疫力来达到抗病毒目的。一些人为了防止感冒而使用丙种球蛋白，这不是合理治法。在治疗上应当遵循一个原则，就是能让身体自己生产的，绝不从外面给予。比如丙种球蛋白，我们的免疫系统是可以自己生产的，而且生产的速度极快，生产能力几乎是无限的，那就应该促进身体自己生产。白蛋白也是这样，临床上经常使用白蛋白，其中很多没有必要，而且也不合理。肝脏自己每天会生产足够量的白蛋白，如果白蛋白不足，应该促进肝脏生产白蛋白的能力，而不是外给。另一方面，从体外给白蛋白只能起到暂时的作用（现用白蛋白人工合成的较多）并不能从根本上扭转体内缺白蛋白的状况，因为这样做并没有恢复肝脏本身产生白蛋白的能力。激素的使用也是同样道理，如果某个病是因激素低而引起的，那应该恢复和提高身体相应器官（如肾上腺、性腺等）生产激素的能力，而不是外给，外给不会从根本上治愈这些疾病。治疗肝炎也是同样的道理，通过使用营养素

黄兰魁中医临证五十年学治集

提高机体免疫力才是合理的治疗途径。使用有健脾功能、摄取营养原料,促进肝功能摄取营养原料给免疫系统,让免疫系统生产足够的免疫细胞和免疫因子,气血调畅,食物中的营养有极好的修复肝损伤的功能,救活那些快要死掉的肝细胞,改善肝细胞的生存环境,恢复肝细胞的各种功能,增强患者的体质,提高他们的免疫力。

四、慢性病与癌症病的关系

现在患癌症的人太多,各种各样的癌,癌症的年龄也越来越年轻化。

患癌症的条件就是身体里要先有慢性病或其他慢性损伤(慢性毒性物质的接触,长期使用化学药,长期精神压力等),如慢性胃病可发展成胃癌,肝病发展成肝癌,结肠病可发展成结肠癌,慢性妇科病发展为宫颈癌,乳腺病发展为乳腺癌,这与慢性损伤有关。防癌就是治愈慢性病,解除慢性损伤。慢性病及慢性损伤很多都源于不良生活习惯和嗜好,如吸烟、喝酒、吃垃圾食品、晚睡等等。癌症是营养极度缺乏的产物。

人身体里有三种肌肉,即骨骼肌、平滑肌和心肌。肌肉收缩不正常与多种营养的缺乏有直接关系,其中最常见的就是钙、镁、B族维生素的缺乏。所以把缺的营养给足后,血管性疼痛、痛经、骨骼肌的震颤和痉挛性收缩很容易治愈。

营养清除疤痕最有效,那就是维生素 E。因为细胞内的氧变化太复杂,细胞之间的联系更复杂。维生素 E 是降低细胞耗氧量,改善局部血液循环,抑制生成纤维的细胞,产生胶原纤维等等。从天然维生素 E 对疤痕的近乎完美的作用,对各种硬化性疾病的治疗就有信心了,因为肺心病的肺部病变、肝硬化、尿毒症的肾脏病变本质上都是慢性损伤的基础上疤痕形成,所以维生素 E 和其他营养、调气血会从根本上解决这些致死率极高的疾病。尤其是肺心病、肝硬化和尿毒症的早期,效果极佳,甚至会无限期延缓这些病的复发和继续发展。肺心病的肺部病变,肝硬化的肝脏病变都会影响好的方向发展,而不是走向恶化,肝硬化甚至可以达到完全治愈。而尿毒症要困难一些,因为肾的结构单位不能再生,只能尽可能地保住未受损和可以修复的结构单位。所以尿毒症可能完全治愈。从中医学的角度看,真正威胁生命最难治愈的疾病不是心脑血管疾病、糖尿病和癌，而是晚期肝硬化和晚期尿毒症,但也不是一点生存的机会都没有。总之硬化性疾病,包括全身各器官的纤维化都有治愈或完全缓解的机会, 原则是越早使用中医整体观和营养观,治未病的机会越大。

(一)慢性肾炎

慢性肾炎与其他慢性炎症有一定的区别,肾结构是不可能再生性。肾的结构单位会坏一个少一个,不能再生,说明一旦有肾的结构单位被破坏,肾脏再回到正常时的功能贮备的可能性是零。故肾炎要早治,越早越好。西药多的使用激素, 激素治疗本身就不是从根本上治愈肾炎的方法, 因为肾炎不是因为体内激素水平下降引起的。即暂时将病情稳定住后发生尿毒症,肾炎并没有真正治愈。给营养治疗慢性肾炎、补肾气修复肾脏的损伤,另一方面对体内的各系统功能紊乱进行纠正就可以达到治愈。

治疗肾病时,对蛋白质的使用有所顾忌,使用蛋白质会进一步损伤肾功能。这是没有必要的担心,患者大量蛋白质每天被尿出,身体处于低蛋白状态, 很多器官的蛋白质会被抽调来转变血液中的蛋白质, 所以不补充蛋白质,全身器官都会进一步受损,其中以肝肾受损最为严重,尿的蛋白不一定是您吃进去被身体吸收的蛋白质,因为身体要经过肝脏进行蛋白质代谢,合成人体需要的蛋白质。有足够的蛋白质供给,才能平衡机体的免疫功能,修复损伤的肾脏。所以在肾功能没有明显异常的情况下, 蛋白质一定要大量使用, 不会对肾产生任何负面影响,反而会加速肾功能恢复和肾结构的修复。

(二)纤维化、器官硬化

慢性疾病可以导致器官纤维化,纤维化是组织学上的称呼,就是纤维组织增多,硬化是感觉上的称呼,纤维组织越多,器官越硬,所以称为硬化。能够反应器官全部或部分的细胞被称为这个器官的实质细胞,如肝细胞就是肝的实质细胞,肺泡细胞就是肺的实质细胞,胃黏膜上皮细胞和黏膜内的腺体是胃的实质细胞等等。慢性病存在时,这些实质细胞的生存环境逐渐被破坏,他们生活得很困难,逐渐地这些实质细胞萎缩消失甚至直接死亡,导致这些器官内实质细胞的数量锐减,这就是慢性萎缩性胃炎发展过程(也是慢性浅表性胃炎发展而来)胃黏膜内腺体生活环境差,导致腺体逐渐

黄兰魁中医临证五十年学治集

消失,胃黏膜变薄而得名。健脾胃补气血、给营养,使黏膜腺体的生存环境得到改善甚至完全纠正,使消失的黏膜腺体可以再次生出来,这样胃病就可以治愈。

慢性病器官硬化使临床患者死亡的主要疾病,如呼吸内科的肺心病;消化内科肝硬化;肾内科的尿毒症;血液科的骨髓纤维化,其本质都是慢性损伤前提下发生的器官纤维化。尽管发生器官和部位不同,但从本质上讲都是一个病——器官纤维化,他们也跟常见的一种疾病现象——疤痕是相同的。其实纤维化是人体自身修复的一种方式。很多人包括绝大多数医务工作视之为洪水猛兽,但以纤维化的方式进行自身修复,也是人体的一种自我保持措施,是人体不得已而为之。人体的修复有两个境界,最理想的修复方式当然是把损伤的部位修成原样,达到天衣无缝,比如一些肝细胞坏死,那就按照原有的组织结构和细胞形态再长出一些新的肝细胞,把原来的缺损修好,这是最理想的。但在一些特殊情况下,比如本来可以原样修好,但长期原料供给不足,不但导致原有损伤不能修好,而损伤范围会不断扩大,最终难以原样修复。另外,身体各器官的大小形态早有定数,身体是不允许损伤而不修复的,所以想方设法也要把那些缺损修复,在没有原料(即营养)或营养不足时,身体只好启用另一种境界比较低的修复方式,就是纤维化。这就有点像自己墙坏了,出现一个洞,最理想的解决办法,当然是原材料,将墙原样修好。若没有原材料,只好用低档材料堵上凑合。其实纤维化就是人体不得已而为之修复方式,是没办法的办法。当您把原料给足后,身体会对这种不理想的修复进行重新修复,使之尽可能地恢复原有的结构和功能。

在纤维化能不能再重新修复这个问题上一定会有很多的争论,不要怕争论,争论是一件好事,因为科学就是在吵吵闹闹中得到发展的。今天医学的知识判断纤维化、器官硬化的后果,一定是前景黯淡的,器官硬化被医学认为是不可逆转的。从临床那些肺心病、肝硬化和尿毒症患者的结果似乎也证实着医学的看法是正确的,即纤维化是人体不可逆转的疾病,这些患者的死亡率几乎是100%。但从中医学的角度看,这些疾病的前景一片光明,治愈率会很高,除非那些非常严重的病例,即那些已经不给身体修复时间的病例无望治好外,其他的病例都极有可能治愈。理由至少有二:

第一，一个器官应该长成什么样，在胚胎时期就有"图纸"可遵循，而且这种信息一直伴您终生。从动物实验也可以证实这一点，比如将肝脏切去70%~80%，残余的肝脏可在3周（大鼠）至8周（狗）内就长到原有肝脏大小，而且长到原有大小后，肝脏就停止生长了。切去70%~80%都可以再按原样长完全，您觉得一些区域的纤维化不能修复吗？

第二，所谓的纤维化就是有胶原纤维填充缺损的组织，很多人认为胶原纤维一经产生就很难再被消除，其实看看骨的改造过程就知道了。骨组织就是由胶原纤维和矿物质组成的，胶原纤维就像芦苇编的席子，一层席子上撒一层以钙为主的矿物质，再加一层席子再撒一层矿物质，骨组织就是这样的结构。那么在骨的改造过程中，就要溶掉一些骨组织，在这一过程中当然要分解大量的胶原纤维。在骨的改造过程中这是很自然的事，没有什么难的，这个工作主要由一种叫作破骨细胞的细胞来完成，而破骨细胞是一种巨噬细胞变来的。全身各处都有巨噬细胞，所以分解掉胶原纤维在任何组织都应该不是难事。

五、过敏性疾病

人体本就没有过敏这种疾病，近些年来，过敏性疾病的发病人数越来越多，过敏源的种类也越来越多样，本来不是过敏源的，现在也成了过敏源。

人体死皮就是皮肤的角质层，对皮肤和皮下结构有重要的保护作用。去死皮不能采取机械手段取死皮，而是应该提高皮肤的新陈代谢，当皮肤更新加快，角质层的厚度自然就薄了。小孩的皮肤很嫩、很水，孩子皮肤新陈代谢快有直接关系。去死皮皮肤的角质层已经所剩不多，取死皮多皮肤的角质层还没完全恢复，取皮下的一些皮肤结构也去掉了，皮肤已经受损。皮肤开始过敏，是因为皮肤的原有结构被破坏造成的。消除皮肤损伤，恢复皮肤的原有结构，过敏就自然而然地治愈。

支气管哮喘病因也是气管黏膜上皮受损引起的。气管黏膜屏障出了问题，不是支气管平滑肌有问题，所以临床上用氨茶碱、激素类药物舒缓平滑肌不能治愈支气管哮喘，而只能缓解平滑肌的收缩。要治愈支气管哮喘，就是恢复支气管黏膜原有的结构，这是任何药物也无法做到的，只有加强营养才可以治愈,过敏性鼻炎也是同样的道理。总之保护肝脏解毒功能良好,改善肝功能和消化功能,会解决很多人们的过敏问题。

六、骨关节疾病

骨关节疾病包括风湿性关节炎、骨质增生和股骨头坏死。

(一)风湿性关节炎

风湿性关节炎,病因不太明白。这个病名还是受中医的风湿影响而起这个名字。正因为这个病的意思模糊,所以很多关节疼痛的病,在搞不清真正病因时,都被诊断成风湿性关节炎。其实对于关节疼痛的病,除非那些外伤等极明显的病因,病因并不重要,绝大多数患者来就诊时,早已远离病因,但关节已经受到不同程度的损伤,有损伤,机体就要修复,所以把修复关节所需的材料应通过补气血、健脾胃,给足营养后,关节损伤修好,疼痛也就消失。(材料:钙、维生素、蛋白质)。

(二)骨质增生

它的形成和消退给我们提示对人体重塑的无限可能性。长骨刺的根本原因是缺钙,而不是身体里的钙太多了。身体里各种物质缺乏一直是困扰人们的一个问题。查血里各种物质水平在正常范围,说明身体里不缺。实际上不是这样,人体里有各种各样的仓库,比如钙库、蛋白库、能量库等等,各种库的重要任务之一就是供给生命器官营养物,生命器官包括:脑、肺、心、肝、肾。这些器官是不能出问题,出问题就会危及生命,所以身体会不惜一切代价保护这五大生命器官。当营养缺乏时,身体就会从库里,从非生命器官里调动各种营养素供给生命器官。以钙为例,即使身体里的钙已经严重缺乏,血中的钙也会保持在正常水平,因为血中钙的水平直接影响到心脏的功能,是不能出现偏差的,身体会不惜一切代价维持它们的正常,对于其他的很多营养素也是如此。所以不要认为血中各项成分正常就是正常。人们对自己的健康、孩子的健康是很重视的,去查完之后理直气壮地说,什么也不缺,一切正常,显然是走进了另一个误区。

缺钙就会长骨刺,从骨的应力反应说起,应力反应是骨的一个很重要的特点。骨是一个承重的器官,为一身的骨架。承受器官对力的变化就特别敏感，还会根据力的变化而不断改建自己的结构和形状，以适应这种力的变化，使自己在新的受力情况下有能力去最大限度地承受力量、去支撑，这就是应力反应，也就是骨骼会根据它自己受力的情况而改建自己。而实现应力反应的基础就是骨的改建能力。人的一生中骨一直在改建，有自动改造长得不合理的地方的能力。如右手掌的侧面不断撞击桌子的边缘，手指经常写字，右手动的比左手多，所以指掌的骨的局部都会增厚，指骨变粗。为了应对这股力量，它就会在受力处改建，加厚加固。叩齿运动，目的使牙齿表面那层釉质不能受到损伤，刺激牙周的牙槽骨因不断受力的刺激，不得不加固自己，这些部位的骨密质得到改善，骨质不但不被吸收反而有所增多，将牙根紧紧围住，这就是骨的应力反应。但这种方法也有一定缺陷，顾此失彼，牙槽骨被吸收，与全身钙和其他营养素的缺乏有关，其他地方的营养被调到牙槽骨，使牙槽骨得到加强，但其他部位营养就更缺了，会出现新的问题。

为什么骨刺长在骨头的边缘而且还长成那样？其实骨质增生也是应力反应的结果。以脊椎发生的骨质增生为例。从脊柱的结构特点和功能特点可以知道，椎体的中央比周边受力要大，所以当血钙减少，机体要调动椎体内的钙入血时，会先从椎体的周边调钙入血，而不是从中央调钙。因为中央受力重，作用大，调钙就从相对不太重要的周边开始。当钙质不断从椎体周边流入血液时，椎体周边部位就会越来越软，越来越不能承重，但周边部位也不是一点力都不承受，这些部位也会经常受力，尤其身体前倾、后仰、侧弯时，周边部位受到的力就更大、更经常一些。这些椎体周边部位一受力，自己也感到力不从心，支撑不住，骨头自己也知道：不行，这些部位需要加强。最好的加强方式就是钙质再回流，可身体缺钙、钙不可能回流，这些地方就只好凑合了，多长一些来加厚局部。骨由胶原蛋白、钙和其他矿物质组成的，既然缺钙，就只好用其他这些成分堆积一些凑合着用，这样骨质增生就长在周边部位且呈唇样外观，骨刺就形成了。这种增生为营养不良性增生，是有道理的。人体内几乎所有增生都是营养不良性增生，如在慢性炎症基础上的各种增生，包括癌都属于营养不良性增生。

椎管狭窄，也是骨质增生造成的，是骨质增生不同部位的表现。药物疗效一般较差，采用手术会暂时缓解压迫的症状，从根本上不会解决问题，椎

黄兰魁中医临证五十年学治集

体因钙及其他一些矿物质缺乏导致骨质局部承受力下降，没有从根本上解决，二、三年后，骨质增生会再次发生。最合理的方法就是补钙和其他营养素，让钙回流，骨质承受力的能力恢复，骨质自然不再增生。只要钙和其他营养素补充到位，骨刺就会消失。因为骨的改建的能力，长骨刺是应力反应的结果，有合适的原料，把营养给足后，骨会迅速改建，长得不合理的地方吸收掉，骨刺也就消失了。两条胳膊和双手又麻又痛，是颈椎的骨质增生。一句话，营养给足后，小孩的身体就会以遗传信息为基础，最大限度地良性发展自己。"O"形腿，牙齿排列不齐等都是钙和其他营养缺乏造成的。

（三）股骨头坏死

吸烟、喝酒、不良的生活嗜好、药物等似乎都可诱发或导致该病的发生，治疗首先要去除病因是治疗的重要手段。（大量使用激素后导致的股骨头坏死）股骨头坏死与股骨头的血液循环障碍有直接关系，用手术的方法将血流较好的血管给同股骨头供血的原有血管吻合，以改善股骨头血液循环，可以起到一定的疗效。股骨头坏死与两个因素直接有关，就是钙和股骨头的循环障碍，故只有在改善股骨头循环障碍的同时，补充足够的钙和其他营养，才会达到很好的治疗。千万不要把身体里的"零件"轻易地扔掉，换成金属的股骨头，就注定一辈子使用这种股骨头了，再也没有治愈的可能了，因为您身体的修复能力不可能再帮到您，金属股骨头是不需要营养素的。类似的情况如心脏瓣膜置换，各种器官如肝、肾的移植，都应该非常谨慎，因为人的身体真的是潜力无限，很多时候在我们认为没有可能时，身体自己却将它变成现实。

七、常见睡眠疾病

人类进化到今天，一直是日出而作日落而息，正是在进化过程中，身体形成了一整套的生物钟，不同时段，身体各器官的功能状态不同；不同时段，身体里各种激素及其他一些物质的产生、分泌都有所不同。而失眠打乱这套生物钟的节律，会导致身体各器官系统出现各种问题。人睡觉原因是人体各器官系统需要自我修复和功能状态的调整。从早上人一睁眼醒来，身体各脏器官系统就只有一个任务，就是全力以赴支持您的各种活动，人的走、跑、跳，您的思考、喜、怒、哀、乐、悲、恐、惊等等，这是一项非常复杂，非常繁重的任务，即使各器官系统自己受到一些伤害，他们都没有时间顾及自己。睡眠正是给他们时间让他们将自己的问题解决以便第二天更好地支持您的各种活动。正是因为这个道理，才有这充足睡眠后神清气爽的感觉。睡眠不充足，大脑就得不到很好的休息，头脑不清，头昏；肝得不到休息、脾气就不好，容易燥躁；心脏得不到休息，出现心慌，容易气短、胸闷肌肉得不到休息，就会感到疲劳、长期失眠，包括不按时睡觉熬夜的人，身体里很多器官会造成长期的慢性损伤，这种损伤会造成很难治愈的疾病，比如心脏的慢性耗损，会导致一些心肌细胞萎缩消失，在早期是不会表现出什么症状，但这个从量变到质变的过程，一旦症状显现出来，再治疗就困难，因为那些死去的心肌细胞不可能再长出来。

（一）失眠

失眠从小就可以发生。很多小孩儿甚至新生儿夜里哭都是因为失眠，很多小孩儿脑后一圈头发消失发白（医学上称为枕秃）也是失眠或睡不踏实造成的。小孩睡不着只会躺在那里摇头晃脑或因为睡不踏实，迷迷糊糊，晃脑袋或翻滚，久而久之，枕秃就形成了。也就是说，枕秃是孩子用头和枕头不断摩擦形成的，想想孩子多痛苦。小儿失眠主要是因为缺钙和其他一些营养缺乏，而大人的失眠情况就复杂一些，但仍以钙缺乏为主，绝大多数失眠的人在用上营养药后，三天之后就可以熟睡了。但也有个别人效果不理想，主要原因包括人的性格类型、工作性质、心理问题和营养缺失。性格比较敏感的，脾胃不和，工作中头绪比较多、乱，每天考虑很多事，内心世界不安静等等都会影响到睡眠质量。这些人也最容易发生所谓更年期综合征，或易患其他疾病的高危人群。

药物镇静安神不可能从根本上解决失眠问题，药逐渐增大仍然睡不着。小孩子饿得睡不着觉，而打他、强迫他睡效果一定很差。药物不但不能治愈失眠，还会导致肝脏严重受损，还造成很多人对睡觉产生心理恐惧。除去病因，对症辨治，补充营养给机体合理食物，是治愈失眠最好的方法。如有一位60多岁的老人，因为睡不着觉已经到过很多医院就医，但一直效果不佳，她那种恳求但又无能为力的眼神，那张苍白且浮肿的脸，那一头蓬乱的白发，先给调解脾胃中药，尔后给营养药病情好转。治疗病因，可以饮食增加，

黄兰魁中医临证五十年学治集

保持神经精神系统的稳定性,还有极好的解压能力。

（二）睡不醒

睡不醒,每天觉很多,总也睡不够,工作时容易头脑不清,记忆力减退,容易忘事等,这些都说明身体处于透支状态,其实就是营养不足的后果。

各种各样的精神问题都是以营养缺乏为基础的。因为精神压力是需要缓解的,而缓解这些压力的手段只有两个:营养解压和有效的沟通,两者缺一不可,两者中以补充营养为基础。

第三节　养生刍议

一、养生概述

人之生老病死乃自然规律,生时作贡献,死则是永远休息。以此观点养生则心胸豁达,乐观开朗,少烦恼忧愁,自然能长寿。

药补不如食补,食补不如神补,精神舒畅则心宽体胖。人生一般要知足,知足者常乐,名利与人并非福,心胸开阔少烦恼,修身养性是法宝。生活只有在希望和个人兴趣之中,才会感到充满愉快,无孤独、寂寞、抑郁、恐惧之感。大脑就会保持敏捷的思维能力,也就很少生病。

《道德经》曰:"心常静则安宁","天地尚不能久,而况乎人乎"!

庄子说:大自然用形体来运载我,用生来劳苦我,用老来使我安逸,用死来使我休息。

曹操之所言:"盈缩之期,不但在天,养怡之福,可得永年"。

明代医学家张景岳在《类经》中说:"精盈则气盛,气盛则神全,神全则身健,身健则少病,神气坚强,老而益壮,皆本乎精也。……无摇汝精,乃可以长生"。

纯阳道人吕洞宾所说:"精养灵根气养神,此真之外更无真"的养生说一致的。爱精自保,斯须不老。

唐代伟大医学家孙思邈说:"六十者闭精勿泄",不可"持满"而强泄,这

黄兰魁中医临证五十年学治集

才是养精保神的真谛。养生"十不过"：衣不过暖、食不过饱、住不过奢、行不过富、劳不过累、逸不过安、喜不过欢、怒不过暴、名不过求、利不过贪。

好记性，不如烂笔头。写写字，可以振奋精神、陶冶情操，生活也就有味道了。人要有豁达的性格，良好的身体，敏捷的思维，广博的学识即令人仰慕。

人老阳气不足，保暖对固护人的肾气很重要，老年人尤要注意。养心、养身、不想老，不想为子女谋福利。乐者寿，动者健。

常灸足三里、气海、神阙以强壮身体。求心所安"善生莫善于寡欲"。

社会上有人认为，神仙之术可以通过修炼学到，长生不老可以经过坚持不懈的努力达到目的。神仙我们虽然不曾亲眼看到过，但是典籍中有记载，历史上有过他们的传闻，说得清清楚楚，神仙一定是有的。似乎他们得天独厚，禀受大自然的灵秀之气，而不是通过长期磨炼达到的。至于养生得法，从而使寿命尽量延长，上等的可以获得几百岁，下等的也活一百多岁，这是完全可能的。但是社会上一般人都不能精通养生之道，所以达不到那样的结果。

有什么根据这样说呢？服药发汗，有时候还发不出来，如果惭愧内疚，就会浑身流汗；若早上不进食就会感到饥肠辘辘想吃食物，如果沉浸在丧亲的悲哀中，一连七天都会没有一点饥饿的感觉；坐到半夜三更，一定会迷迷糊糊想去睡觉，但如果内心有了深沉地忧郁，就通宵达旦地不能合眼。结实的梳子能理顺头发，饮了浓烈的酒浆能使颜面红热，（它们的作用）只不过如此罢了。但刚强之士如果大发雷霆，脸面上勃然改变颜色，头发直立起来连帽子也会被冲掉。从这些例子说来，精神对于形体的关系密切。

在大旱的时代种庄稼，得到过一次灌溉的庄稼，即使禾苗最后还是免不了死掉，只不过经过一次灌溉禾苗会枯得晚一点。这样看来的一次灌溉好处，实在不容轻视啊。而世界上常有人说，一次发怒伤害不了性命，一次悲哀危害不了身体，因而任意糟蹋自己的身体，这就像认识不到一次灌溉的好处，却盼望干旱的禾苗能结出上好的谷子一样。

所以有见识的人懂得：形体依赖精神的支持，精神借助形体存在。领悟到生命的正常活动最容易遭受破坏，便会懂得一次过失也能损害身体健康。所以陶冶性情以保养元神，安定心志以健全体魄，不让感情上产生爱怜

黄兰魁中医临证五十年学治集

和憎恶,也不让忧愁和喜悦存留在意念中,清静淡泊不产生任何妄想,从而使身体康泰,气血调和。

采用同种方法,散播漫种,一亩地要是十斛收成,就叫良田,这在普天之下看法都是一致的。殊不知采用区种的方法,精耕细作,一亩地就能收到上百斛的粮食。土地种子都是一样的,由于种植和管理的方法不同,会在收成上出现较大的差别。如果说经商的赚不到十倍的利钱,务农的没有收获百斛的盼头,这是墨守成规不知事物变化的迂腐看法。

常吃肥甘厚味会令人身体重滞,行动艰难,过食水果蔬菜就会令人乏力嗜睡。合欢可以消除愤怒,萱草清解烦热安定五脏能够让人忘掉忧愁。这是聪明人和笨汉都知道的常识。辛辣的大蒜会损害眼睛,雄麝常食柏叶就会产生麝香,生活在少盐的僻远山区居民脖颈上容易生瘿瘤。从这些例子广而言之,凡是吃的食物都会起到熏陶情志,变异形体的作用,没有不相对应的。难道食物的蒸染只能使人身体重滞、行动不便,就没有使身体轻捷矫健的?辛辣食物的熏化只会损害视力,就没有使眼睛变得明亮的?

所以神农氏说:"上品药物延年益寿,中品药物调理情志",确实是透彻地理解了生命活动的道理,因而能用药物辅助人体使之顺应自然规律。但人们都不清楚这个道理,只认为饮食才能营养身体,并成天沉溺在声色之中。花花世界使他眼花缭乱,颓废淫荡的音乐不绝于耳,膏粱厚味煎熬其脏腑,酒浆败坏其肠胃,香燥之品使其骨髓腐朽,狂喜暴怒使其正气离乱,过度思虑损耗其精神,哀乐不节殃害到他的平和纯真的思想情绪。以这样藐小单薄的躯体,却要受到来自各个方面的伤残,身体十分容易衰竭,却要遭到内外夹攻。人体又不是树木石头,忍受得了多久?

那种坚持自以为是的人,饮食不知节制,从而容易患上多种疾病;一味贪恋女色,以致造成了子嗣乏绝;风寒等邪气把他作为侵袭对象;各种毒物把他作为伤害的对象。这种摧残身体的因素,导致他们半途夭折而亡。人们都知道嘲笑他,又替他惋惜,说他们太不会爱惜身体了。至于对那些平时不注意保养身体,在细微的地方不留神,从而渐渐损害到身体,一次次损害正气衰惫,正气衰惫引起的头发变白,从头发白发展到老态龙钟,又从老态龙钟走向死亡,糊里糊涂觉察不出一点问题。知识水平在中等以下的人,更认为这是自自然然的事。即使多少看出一点问题,也都是在出了问题才悲叹和悔恨,却不知道在各种危险未显露苗头时,应加以防备才对。这好比齐桓侯身染致命隐患,却责怪扁鹊高明医术的预见一样,当他感觉到自己的病痛时,才当是患病的开端。疾病的损害在隐匿的时候已经酿成,却在发展到严重阶段才进行抢救,因而得不到什么治疗的效果。在普通人之间奔波,所以寿命也很短暂。仰观天地之间,俯视万事万物没有不是这个样子的。用大多数人的情况证实自己看法,又因为自己和大多数人的情况相同而聊以自慰,说什么天地之间的事理,只不过尽是如此罢了。即使听到些养生的做法,却凭自己的主观臆测去判断,认为算不得什么;其次是态度上虽然很少怀疑,可是在做法上几乎什么也不知道,再其次是自己力图服药,服用一年半载,嫌其麻烦又没有看到什么效验,于是心灰意懒,半途而废。有的人给予身体的补益像小溪流水,对身体造成的伤害却像江河奔泻,(如一年轻男子,在北京打工,每日在工地正常就餐,怕有细菌感染疾病,每日服各种不同疗效的抗菌素。不到一年,身患疾病住北京的某医院,任何药用在他身上无效,做过各种药物试验在他身上不起任何效果,时间不长便死去)还想坐待获得长生。有的人压抑感情隐忍欲望,割舍荣耀美好的年头,却仍然沉迷在眼前的嗜好之物中,寄托的希望又在几十年以后,既担心失掉眼前的利益又怕得不到长远的好处,内心忧郁不决,矛盾激烈交争,外界物质时时诱惑,贪近图远互相矛盾,这样有导致失败。

有些事物十分微妙,可以理解它,却很难看清它。比如樟树生长七年以后,才发现它原来是樟树。现在单凭急躁狂乱的思想基础,却想进入清心寡欲的境界是办不到的,急于求成而见效缓慢,盼望很快成功反而遥远,所以不能坚持到底。

那些动摇不定的人因为看不到养生的益处,所以无这方面的要求。而那些寻找养生之道的人又因为不能专心致志而失去了成功的机会,偏执一端的人因为不善于吸取他人的长处,所以收不到什么效果。单纯追求方术小道的人,反而放弃导养得理以尽性命的大道。凡这几种人,要想获得长生,简直连万分之一的把握也没有。

善于养生的人,情况就完全不同了,心境清净恬愉,行动安详从容,绝少私念,不贪情欲,深深地领会到名利地位会妨碍品德的修养,因而看得很轻,根本不会追求,并非是思想上贪求而在行动上强行禁止;认识到肥甘厚味会

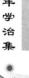

影响正常的生理特性，所以抛弃它毫不顾惜，并不是内心贪恋而行动上勉强克制；外界的事物因为会给人心理上造成负担所以扬弃。思想安定纯洁所以精神饱满，胸怀坦荡没有忧愁，心境平静没有焦虑。又始终坚持如一，合天时地利，以保养身心健康，完全顺应天理。然后用对身体有益的药物陶冶情怀，饮用甘美的泉水滋润脏腑，沐浴朝阳增进健康，清静无为，悠然自乐，心情旷达。忘掉欢欣反而常常感到愉快摆脱生命的牵挂反而可以是身体长存。如果像这样坚持下去，大概就可以和羡门比长寿，可以益寿延年。"修性以保神，安心以全身""清虚静泰，少私寡欲""守之以一，养之以和""无为自得，体妙心玄"，从而大大延长寿命。

二、无我境界养生

令人动容的是，在别人眼里遭逢屈辱，是一件非常痛苦、难堪、甚至难以忍受的事情；而享受成功荣耀，却是一件令人得意，欣喜若狂的事情。这本来就是人之常情，无可厚非。但在做人的境界上显然更胜一筹那就是做到无我。无论置身于怎样的处境中，应忘却自己的荣辱得失，把自己置身事外，这样就免除了各种烦恼和困惑。

心中有我的人很容易患得患失，惴惴不安。处于顺境沐浴阳光就喜形于色，欢天喜地；遭逢挫折失败就垂头丧气，怨天尤人。而心中无我的人却淡定自若，泰山崩于前而不变色，心无旁骛，得之泰然，失之淡然，不忧不惧，不喜不悲。

心中无我，自然心平气和，磊落坦荡。心中无我，才会使我们心无挂碍地坚守做人的底线，富贵不淫威武不屈；心中无我，才会让我们忘却世事纷扰，心无杂念专注地做自己该做的事；心中无我，才能使我们挣脱各种权钱诱惑和名利束缚，跳出小我的圈子，心灵像骏马自由驰骋于草原，像风筝悠然飘荡在蓝天。

心中无我，即使是立于惊涛骇浪中，也能从容不迫，安之若素。心中无我，才会俯仰无愧于天，行止无愧于地，立于天地之间的是一个堂堂正正大写的人。

心中无我就如松横陡岩，风霜雨雪不改其姿；就如日月经天，云飞雾扰不减其辉。无我,实乃人生的大智慧,做人的大境界。

三、五脏养生

古代医籍有句格言:"宠辱不惊,肝木自宁;动静以敬,心火自定;饮食有节,脾土安和;调息寡言,肺金自全;恬淡少欲,肾水自足"。这几句话强调了心理养生与饮食调节是中医养生学的经典语句。

宠辱不惊,肝木自宁:人的一生中,会遇到高兴的事与不高兴的事,被人赞扬的事或被人批评的事,用百姓的话说就是好听的话与不好听的话。受人赞扬时不要太兴奋,否则会忘乎所以;被人贬低时,不要太丧气,否则会没了志气。特别是不可怒发冲冠,人的七情之中,只有怒最为厉害。"怒气伤肝"会耗散肝血,助发肝阳上亢。肝阳上亢就会出现头晕、目眩、失眠等不适症状,甚至发生中风恶疾。如果能宠辱不惊,肝气就会舒达调畅,神志就可安宁无恙。

动静以敬,心火自定:动以养形,静心养心。但养形与养心是互惠的,只有形体康健,心情才能舒畅,而心情舒畅亦有利于形体的健康美。喜静则静,喜动则动,动中思静,静中思动,动静结合,身心才能自如。若动静失于常态或形体劳累,都会伤及心血,而劳心过度,血脉不能通畅,形体也会感到疲乏。所以说血脉的流通要有"动"以养形;精神的安定要以"静"以平心。动静有序,才能使心神、心血、心脉者正常有序地工作。

饮食有节,脾土安和:《黄帝内经》说道:"饮食有节"是非常重要的长寿因素。胃主纳谷,脾主运化,饮食有节,饥饱适宜,五谷才能化为气血,充养五脏六腑;反之,饮食无有节制,太饱则伤脾,太饥则伤气,太酸则伤筋,太咸则伤骨,太甜则伤血。特别是暴饮暴食,烟酒无度者必然伤及脾胃,脾胃伤,气血精液自然会减少许多,何谈健康!所以要使脾胃(包括肝胆大小肠)安康,节制饮食是第一要素。

调息寡言,肺金自全:"肺如钟,撞则鸣,风寒入,外撞鸣,虚劳损,内撞鸣"。这是清代中医名家陈修园对肺系疾病因素的总结。调息不当,外卫不固,风寒湿热经常侵犯皮毛,肺的呼吸功能受到阻碍,就会发生气管炎、哮喘等疾病。要使肺金得清,先要调好气息,气息调和好了,肺金自然安宁。中医认为,肺为发声之腑,说话过多,会伤肺气与肺阴,出现喑哑、咽痛、语怯等疾病。所以说,保护肺腑,寡言少语与调息适度一样重要,两者均不可偏废。

恬淡少欲,肾水自足:"五脏六腑之精气皆藏于肾"。肾主精气,主生殖与人的发育,人的性欲,不可过纵,亦不可闭欲,而应有情少欲。特别是中年以后,房事随年龄的增长而减少。人的精气神,精是物质基础,肾精充足才有元气,元气充沛才有神。如果整天沉醉于色情之中,肾精的过度外泄,必然会使脏腑功能衰竭,免疫能力低下,物质基础的"精"枯竭了,生命将终止。所以说"恬淡少欲"是养生保健的重要内容。

四、闭目补神养生

闭目养生健身法,可谓一种顺其自然的独特"神补"养生之道;如能潜心学习,灵活运用定会对心身健康大有裨益。

(一)闭目静心

身处红尘扰攘大千世界中的芸芸众生,无不为升迁、晋职、就业、下岗、婚姻、儿女上学等一系列工作、家庭及人际关系等诸事而纷扰得心神不宁、头昏脑涨,极易产生过度紧张、焦虑、抑郁、愤懑等不良情绪而影响心身健康,此时可到空寂清净的野外或端生于斗室之内,双目闭合,两眼下沉,调匀呼吸,意守丹田,将一切世俗全部放下,使自己进入一种"虚无"空灵的境界,烦恼渐渐消失,进入静谧祥和状态,机体阴阳气血条达顺畅,心理平衡,情绪愉悦,头脑清晰,浑身舒畅。

(二)闭目降气

人生旅途,既有花好月圆,也会遇到风雨阴霾,不可能百事顺心,样样如意。如果被人误解遭受屈辱、晋升无望、生意亏赔、炒股失算等,此时千万不可怒火上升、暴跳如雷。应静坐室内闭目沉思,以理智来调控自己的情感,同时用双手食指轻轻按压,微微揉摩眼球,待眼球渐渐发胀、发热之时,躁动的肝火慢慢平息,怒气消散,胸中烦闷堵塞感不翼而飞,会产生一种心平气和的感觉。

(三)闭目行悦

在日常生活中,若一旦被失恋、离异、丧偶、失业、离退休后的失落感等所困扰时,难免产生悲观绝望、忧郁伤感、烦躁心乱、空虚无着等不良情绪。此时应独坐静舍,微微昂首仰面,闭目后眼珠上视,将神思聚于头顶"百会穴",净心而使全身放松,冥目遐想以往所经历过的欢悦美事,幻想今后美好的未来。清晰的思路诱导走出"山重水复疑无路"的困境,进入"柳暗花明又一村"的新天地,心境豁然开朗。

(四)闭目意驰

作为一个社会中的人,特别是在人际关系社交场合中,一旦和同事、朋友、邻里、家人或他人发生一些矛盾或事与愿违、被人误解、受人奚落,若有所失而烦恼意乱之时,万不可陷入其中。最好走向野外,独坐于灵山秀水的林间,闭目抬头,谛听天风云鹤、飞瀑松声、虫吟鸟鸣……此时心旷意驰,心灵与天籁之声窃窃私语,人天合一,愉悦之情将一切烦恼荡涤得一干二净。

(五)闭目卧思

在生活或工作上被诸事纷扰,事不如意,棘手问题又难以解决而心情烦闷混乱之时,可躺在床上闭目静思,浮想联翩,将所经过事情的来龙去脉理出个头绪,排除外界物象通过视、听等感官所带事的综合干扰,进而寻找出解决问题的上策。这种闭目卧思是一种临界思维现象,动脑筋时将会增加对大脑的血氧供应,使脑细胞活跃,信息传递加快,思维敏捷,提高了大脑思维的深度和广度,有利于大脑发挥出最大限度的潜能,使所遇难题迎刃而解。

五、气功养生

(一)气功的定义

气功是建立在古典的整体生命观的理论基础上,通过主动地内向性运用意识活动的锻炼、改造、完美、提高人体的生命功能——把自然的本能变为自觉的智能的突破。这个定义指明了气功的理论基础,讲清了气功特殊的锻炼方法和锻炼内容,描绘出了气功的锻炼目的。

这个定义包含了气功的全部特征:

①指出了气功的理论基础——古典的整体性生命观(智能气功是混元整体观)。其内容包括:

(1)宇宙大自然是一个整体,其中又包含无数的物质层次,它们互相包容互相转化,组成宇宙的万事万物。

（2）人体本是一个整体,这个整体是以五脏六腑为核心,以经络气血来维系的。

（3）天人合一。即人和自然是统一的整体。天人合一的整体观,不仅是各家气功共同的理论基础,而且是我国古文明精髓。

指明了气功特殊的锻炼方法——特定的内向性运用意识的锻炼。内向性运用意识的含义有二:

a. 一般人的意念活动通常是考虑自身生命活动以外的事物,属于外向性的,练气功的人意识活动是内向性的,是它和自身生命活动结合在一起。

b. 一般人的意念活动是向外延展"膨胀"的,由此及彼,从一到多;练气功的人意念活动是内集中"收缩"的,收成单一的内容,只想一个东西。这点是气功定义的灵魂。它是衡量某一健身、方法是否属于气功的尺度。比如药物健身、医疗器械健身以及体育健身,由于不是通过内向性运用意识而达到健康身心,所以都不能称作气功。

明确了气功锻炼的目的是达到改造、完美、提高自己的生命。功能具体来说,即达到防治疾病、延年益寿、健美身形、增益智慧、高尚情操及开发智能,使人脱离本能的束缚,进入自觉智能的自由王国。

指明气功是运用功法完美自己的身心健康的实践过程。如果有了气功的理论和方法而没有实践,那只能说此人有气功学问,而不能称此人有了（或掌握了）气功。这与"语言"和"言语"的关系很相似:语言指词汇和语法的综合而言,它是人类交流思想的工具;而言语（即人们说话）是运用词汇和语法——这一语言工具表达自己思想的过程。这里所说气功是运用气功学的气功理论和练功方法来重新塑造,升华自身的实践过程。

我国气功的发展历史,可以知道已有五千多年,我国气功由简到繁,又由繁到简,但不是简单的重复,而是螺旋式上升。这个发展是给人们以如下的启迪:

归一之势是气功发展的客观要求。归一必须摒弃门户之见,使万法归于气功科学,各派按照气功科学来改造自己,否则归一不可能实现。

理法简明是人民群众对气功的要求,只有简明才易为群众接受,才能普及。智能气功正是在总结历史经验的基础上,博采众道,结合时代信息而编创,它力图体现科学化、简明化。而系统的混元之气理论的创立,则是抓住了实现上述二者的根本。理论与混元气理论、功理与功法、练功与治病都很简单。而且阴阳未判之混元气,包容它以下各层次的物质,有利于在理论的高层次上与各家融合。

气功与宗教并非始终为伍。气功只是在其发展中的一个时期与宗教结合，被蒙上宗教的色彩。发展气功科学必须剔除混杂于气功中的宗教迷信的糟粕。了解气功发展的规律,就能够不为纷纭的现象所迷惑,顺应发展规律健康的发展智能气功学。

(二)智能气功

智能气功是气功百花园中的一株。

智能气功这套系统功法,包括动功、静功 、静动功三种练法。三种练法都要经过外混元、内混元、中混元,这一切从初级到高级的练功过程。智能气功分为外混元、内混元、中混元,三个阶段六步功法。

第一步功为捧起贯顶法,属外混元法阶段;

第二步功为形神庄,练形神混元,属内混元阶段;

第三步功为五元庄,练脏真混元,属内混元阶段;

第四步功练中脉混元,属中混元阶段;

第五步功练中线混元,属中混元阶段;

第六步功返本归元,或称浑化归元,四、五、六步功属中混元阶段。

上述六步动功均根据人体不同层次的生命活动而安排。人之生命活动在不同层次进行。人的皮肤、肌肉、血管、五脏、骨骼、细胞等都有膜,不练功的人,体内混元气主要运行于膜络,与大自然进行气的交换亦主要在膜及皮肤浅表层。第一步功捧起贯顶法练外混元,就是把人的上述固有功能强化起来,使与大自然进行气的交换的通道更为畅通,从而使人体浅表层之混元气与大自然混元气混而为一，它着重于在人体外面去混合。通过练这步功引动内气外放,外气内收,把外界混元气更多摄入体内。这不仅可增加体内混元气，还可提高人体混元气的纯度，同时可以既具有发放外气治病的功能。由于加强了膜的功能感觉器官敏感起来,还可以出现看气、透视、意识感知等特异功能。但外混元阶段气主要运行人体浅表层,运行于膜络等组织疏松的部位,气的流量和力量并不强,出现的功能也有限。需明确的是，练外混元功成，以保证人的正常生命的进行，仅此已完全可以祛病强身。

（三）气功外气治病刍议

经络是人体生命能量信息通道，又是人体生命的能量信息系统。经过运行的"气血"是声、光、电、磁波粒子流动物质。经络是人体生命场的信息网络系统。因此经络不仅有体内传感，而且还有体外传感，人体的经络系统具有发放和吸收物质，能量和信息的双重作用。吕炳奎说："经络是联系天、地、人的纽带"。祝总镶说："锻炼经络百岁健康"。经络是人体科学之谜，无论是疗法还是非药物疗法都是给人体输送能量和信息。

在人体生命活动中，经络系统处在不断变化的功能态中。人体患病时，经络发生失衡，不同疾病对应不同的失衡状态。健康时经络功能态和疾病时的经络功能态是不一样。经络功能态平衡是人体的健康状态。

活着的人有一个人体生命场。气功外气治病是调节人的心理状态和失衡的经络系统。外气治病是外因，病人的自我调节是内因。要达到最佳的治疗效果，病人应有良好的接受气功外气的心理状态和接受外气治疗的身体素质。如果对气功外气治病效果不敏感，气功师不能辨证施治，治疗不能取得好的效果。

血液循环系统和神经系统是人体的有线传感系统，而经络是人体的无线传感系统。地球有南北磁场，有磁力线，人体也有人体磁场也有磁力线。气功外气这种信息物质由病人的体外经络传感到体内的经络，才能产生治疗作用。

上海市的气功修炼者张剑鸣先生发现体内外的新的经络传感，他命名为八脉十二经络。张剑鸣说："铜人图上的脉与经络，是生而才有的，是自有的，练功上的脉与经络，是练后才有的，是自为的"。"练功中的脉与经络是练功而得的阳气冲开的。这个阳气是阳饶之气，是阴中生阳的阳气，也就是练精化气的气。""普通人的气，静则散发于手足，练功人的气，静则聚于丹田。"练气功有一定功夫的人，内气积聚，丹田能量充足，又懂得医学知识，就可以用气功治病。

练气功能开发脑潜能，练气功后在经络线上运行的能量信息物质称为经络气。大脑思维波（意念）也是一种经络气。"经络气"不是血液，也不是神经传导，而是以经络路线为运行轨道，以能量信息为载体，以声、光、电、磁、波粒子流等物质为基础。气功外气治病是有物质基础的,不是心理暗示。

人的思维和意念的能量和信息影响经络气的运行。人的思维和意念的物质基础是大脑,是大脑亿万个脑细胞。气功外气的本质是人的内气,即人的思维波,意念波和人的"经络气"达到一定量级时向体外放出的某种能量信息物质。

气功家周潜川在《气功疗法:峨眉十二庄释密》中说:"气有两种。一是先天气,一是后天气。鼻孔外而呼吸的后天气,丹田里储藏的是先天气。把气练好以后,体内会产生热流,热流即脉的象征。热流所通过的路线叫经络"。经络气是人体经络上运行的热流,当人体热流达一定量级时,就可以内气外放,显示气功外气的各种效应。

内气外发,即气功外气,是受人的意念思维控制的,人的大脑,是气功外发放的司令部。内气外发,光有一定量级的经络气而无正确意念思维和操作方法是不行的;只有正确的意念和思维操作方法,而无足够量级的经络气能量为物质基础也是不行的。

周潜川说:"会阴穴在前后两阴的中央。阳气通过会阴的地方,叫做阳会阴。张紫阳八脉经所说的阴跷库,就是说的会阴穴。会阴穴又名鬼门关,又名地户。不练功夫的人,阳气常从会阴穴冲开,分成任督冲三股主脉,流注于经络,灌溉全身而消逝,不能返还归元,因此不能延年。炼功夫的人要天窍(百会穴后)常开,地户常闭。八脉经上说,阴跷库开,百脉皆动,散而不复。如能逆而修之,到清静归一的境界,功夫就有基础。又阴跷库冲开有两种现象;一种是气机从胸前上升,朝背后转下,是普通人气脉流转的道路,所谓顺道。一种是前后阴漏气,如果地户紧闭,阴跷库冲不开,阳气则自然地逆着朝背后走,反从前胸下降,达于丹田。能够返元,消耗不多所以能保健强身。"

经络理论是气功理论的基础,也是中医理论的基础。周潜川说:"任脉本身主升,督脉本身主降,任脉及冲脉傍着阳明胃经和肾脉上升,只上升而不下降。任冲之脉的气若闭而不升,人就会死。"

人的内气怎样才能积累呢? 什么叫采自身大药和还丹呢?

周潜川说:"任脉主后天宗气,督脉主先天真气。督脉与任脉,冲脉及其他经脉,在未交会之前,各自分经而行,到任脉气机与督脉气机都升起来交于唇口,会于膻中并与其他经脉的气会合以后,炼宗气以生化后天,是为先天的真气, 其作用名曰采练自身大药。先天真气下降到丹田气海,名曰还丹。皆流归于练津化精,练精化气的功法。是后天赖先天气的锻炼以生化,先天气借后天气的导引而升降。二者的用神怎如上义。"气功修炼者达到一定水平,能采自身大药,达到还丹,积聚一定的能量,就可以发放外气了。人活一口气,天天在呼吸,,所以人人都在练气功,都在和宇宙进行物质能量和信息的交换,只是普通人的经络气只能调节和维持人体生命活动的正常运行。如果经络不通,人就会生病。因此要创造人体经络生理,人体经络病理和人体经络治疗学。只有练气功有一定功夫的人,或者先天体质好,经络气较强的人,才能内气外发,用气功外气治病。

神经和血管是人体的有线传感系统,有解剖的实体物质。经络是气功外感治病的无线传感路线,无解剖的实体物质。经络是气功外气治病的能量信息通道。

六、五行相克治心病

(一)喜伤心,必恐胜之

以恐胜之,是指恐吓之法,使喜报之人反喜为忧。因喜为心志,心属火,恐为肾志,而肾属水,因水能克火,所以可用肾志——"恐"来治疗由心之志——"喜"引起的各种疾患。

(二)思伤脾者,以怒胜之

是利用发怒时肝气升发作用,来解除体内气血之瘀的一种疗法,适应用于长期思虑不解,气结成疾病或情绪异常低沉的病症。人的行为和活动调节发生障碍,致正气不行而气结或阴阳不调,阳亢不与阴交而不寐,当恐而激之时,逆上之气冲开了结聚之气,兴奋之阳因汗而泄,致阴阳平调而愈。

(三)悲伤心者,以喜胜之

又称笑疗。笑属心志,喜可胜忧,对于由于神伤而表现的抑郁,低沉的种种病证,皆可使用。

(四)恐伤肾,以思胜之

主要是通过"思则气结",以收敛涣散的神气,使病人主动的排除解某些不良情绪。"杯弓蛇影"这一成语所讲的历史事实,说明恐惧引起的疾病,可以用"没思"的方法来解除其恐惧紧张的心理状态,从而使疾病消除,恢复健康。

(五)怒伤肝,以悲胜之

根据《黄帝内经》"悲则气消"和"悲胜喜"的作用,促使病人发生悲哀,达到康复身心目的一种疗法,对于消散内郁的结气和抑制兴奋的情绪有较好的作用,最适合病人自觉以痛哭为快的病症。木火伤及肺金,肝肺气郁,故以哭出为快。

七、实用养生几则

(一)食后养生三法

1. 食后宜欣赏音乐

《寿世保元》中脾好声音,闻声即动而磨食。道家书中亦有"脾脏闻乐则磨"之说。从这里人们得到的启发是:柔和轻快的音乐,乃至赏心悦目的环境,都可以作为一种良性刺激调节人体的消化吸收功能。

2. 食后宜摩腹

饭后以手轻轻摩腹,手法从上至下,从左到右,或以顺时针方向,手掌环转推摩,均能促进腹腔内血液循环,加强胃肠消化功能。

3. 食后宜缓行

孙思邈在《千金翼方》中强调:"食毕行步踟蹰(要走不走的样子)则长生",可见,食后宜行步,行步宜缓慢,这对食物的消化和人的养生有利的。而食后急行会损害健康,引起疾病。

(二)四季养生之道

1. 春季养生食疗原则与常用药善

春属木,与肝相应,味属酸,在整个春季里,食疗原则是减酸益而养脾气。 因为酸味是肝之本味,助长肝气易克伐脾土而引起脾胃疾病,而甘是脾的本味,增加甘味以增强脾气,可以此加强机体的防御能力。此节气人体内的"肝气"随之升发,因肝气喜条达,故不宜郁而选用平熄肝风的天麻,杭菊,柔肝和脾的谷芽,疏理肝气的药同时可选用健脾法祛湿的云苓、薏米、砂仁等,都是合时宜的食品。因为此时脾胃容易受损,因此应注意少进难以消化的食物,尤其是老年人更应注意,如酒不宜过量,冷馔、粽子、粘冷肥腻之物均应严格控制,以免影响脏腑的正常功能。同时诸如虾、竹笋、海鲜等物,应尽量少吃。用药膳、云苓、党参、山参炖龟汤,芡实薏米鸡脚汤、砂仁陈皮鲫鱼汤等。

2. 夏季养生食疗原则与常用药膳

夏属火,其气热,通于心,味属苦,主静养,暑邪当令,夏季的饭食原则宜减苦而增辛,进食甘凉或辛凉的食物,以防心火上炎,亦可增强肺气的抗御能力。同时也勿忘春夏养阳的养生原则,注意不可过食生冷寒凉之品,以防损伤脾肾之阳,因此仍要遵循辨体施膳的原则。

夏季气候炎热,饮食宜清淡,少食肥甘厚味,多食豆类食品,如扁豆、绿豆、赤小豆、黑豆等,以解暑利湿,健脾益胃,还可多吃一些清热祛暑功效的食物,如莲子、茄子、鲜藕、绿豆芽、百合、丝瓜、黄瓜、冬瓜、西瓜等。长夏防湿,可多吃淮山药、薏苡仁、芡实、茯苓等健脾利水渗湿的食物。常用药膳,消暑五豆汤、西洋参雪耳生鱼汤、淮山药党参鹌鹑汤等。

3. 秋季养生食疗原则与常用药膳

秋季气温开始下降,空气中的湿度也逐渐下降,秋燥当令,人们往往会有口干舌燥,皮肤干燥,大便干结等一派燥象,早秋多温燥,晚秋多凉燥,应注意的是秋季润燥的水果,并非人人皆宜,应遵循辨体质选饮食的养生原则,凡脾虚湿重而泄泻者,肺寒咳嗽而痰粘者,仍以少吃养阴生湿之水果为好,否则泄者更泄,咳者痰更多。此时,苡仁、苦杏仁、白扁豆之类仍可常吃。常用药膳:参麦雪梨瘦肉汤,北杏参地老鸭汤、党参淮山瘦肉汤等。

4. 冬季养生食疗原则与常用药膳

冬属水、味属咸,主宜敛藏,冬季肾气旺,其饮食宜减少咸味的摄入,因为过食咸味可使胃气亢盛而伐心火,增加心病的发生率。

根据"秋冬养阴"的原则,这是人们进补的最佳时期,但在这个大原则下,还是应分清体质,阳虚者补其阳,阴虚者补其阴,气血虚者补其气血。湿热体质之人,则进补宜慎,此外,如何处理好补阴与补阳,有两个主要原则:一是必须按此人的体质而定,二是阴阳双补,阴中求阳,阳中求阴,但有所侧重,具有壮阳功能之食物有羊肉、鹿肉、海马、韭菜、核桃仁、麻雀、虾、泥鳅等;滋阴食物有:芝麻、木耳、松子、牛奶、兔肉、鸭、蜂蜜、燕窝、蛤蜊肉、山药等。常用药膳:玉竹百合瘦肉汤、肉苁蓉莲子羊骨汤、人参天冬鲜鸡汤、花生杜仲牛尾汤等。

八、养生诗词赏析

1. 养生孰为本,元气不可亏。秋毫失固守,金丹亦奚为

中医学中的元气是指维持人体生理功能的活动能力。养生应以固守元气作为根本的原则。最重要的不可损伤元气。后两句特别强调一个人如果失了元气,就是垮了身体,到那时即使服用再多的金丹良药,也是无济于事的。

2. 所以古达人,一意坚自持。魔鬼虽百万,敢犯堂堂师

明白了解养生道理的人才会坚持于养生的修炼。元气固守,身体强壮,就像强大的队伍,病魔岂敢侵犯?

3. 盈缩之期,不但在天;养怡之福,可得永年

该诗中以长寿的动物神龟为例,说明生老病死的规律。

4. 病退停汤药,身衰赖按摩

病好了就要停药,俗话说,是药三分毒。对自己病后虚弱的身体,要靠保和养恢复,除了饮食的营养全面以外,还要把按摩当作祛病康复的辅助疗法坚持下来。

5. 驿壁读诗摩病眼,僧窗看竹散幽怀

人的很多病都可以通过按摩得到恢复,人的很多器官也可以通过按摩得到保养。比如,看书是最伤眼睛的,这是古今的文化人都知道的道理。通过按摩可以缓解视力疲劳,通过远望翠竹可以舒怡情怀,放松身心,对健康大有裨益。

6. 老人不复事农桑,点数鸡啄亦未忘。洗脚上床真快,稚孙渐长烧鲜汤

南宋诗人陆游认为:人的五脏六腑都与脚有关,所以他对脚的养护也非常重视。每天不论睡觉再晚,他从不会不洗脚就睡觉。一年四季,春夏秋冬从不间断,春天洗脚,升阳固脱;夏天洗脚,暑热可却;秋天洗脚,肺润肠濡;冬天洗脚,丹田温灼。

7. 不觅仙方觅睡方

北宋王安石在《无 题》诗中写到"花村幽窗午梦长,此中与世暂相忘。华山处士如容见,不觅仙方觅睡方。"中医在很早的时候,就认识到睡眠对人体的重要性,很多养生理论一直强调"药补不如食补,食补不如觉补"。"饮食有节,起居有常,不妄劳作"是中国古代养生理论的标准。目前临床上发现,至少有几十种疾病都和长期睡眠不好有关,最常见的就是人体免疫功能下降、代谢功能紊乱、引发抑郁和焦虑等精神症状等。

8. 天亦命放翁,用此以养生

抑过补不足,辅相其适平。

千岁汝身有,不必师于成。

注意调节生活中的太过与不及,保持人体阴阳的平衡(陆游《养生》)。

9. 春夏宜早起,秋冬宜晏眠。晏忌日出后,早忌鸡鸣前

人每天何时起床,看起来是微不足道的个人习惯问题,实际上也影响着健康和寿命。祖国医学认为,人与自然是统一的整体,根据四时阴阳元气的消长变化,来调整起床时间,是适时养生之一法。《素问·四气调神大论》对此有较详细的阐述。春天阳气上升,万物发育;夏天阳气已盛,物蕃且秀。此时应适当早起,以顺阳气升发之性。秋天万物平定,阴气已上,阳气微下;冬天阳气内伏,万物闭藏,宜适当晚起以顺阴盛阳藏之德。生活起居如能适应四时气候的变化,就能防止疾病的发生,有利于身体健康。(《养生要诀》明胡文焕)

10. 惜气存精更养神,少思寡欲勿劳心。

食惟半饱无兼味,酒止三分莫过频。

每把戏言多取笑,常含乐意莫生嗔。

炎凉变诈都休问,任我逍遥过百春。

明代名医龚廷贤活到 92 岁,他写的《摄养诗》,是根据多年从医治病,保健养生的实践,归纳出的一套有关"吃喝玩乐"的科学规律。这首诗告诉人们,别轻视"吃喝玩乐",这四个字是每个人终其一生都在做的"大文章",只不过岁月给每个人判的分数不同罢。"吃喝玩乐"不是人生目的,而是保证身心健康的生活工作手段。

11. 白居易认为,静亦可养生。他在《消暑》诗中曰:

何以尚烦暑,端居一院中。眼前无长物,窗下有清风。

热散由心静,凉生为室空。此时身自得,做回人间翁。

酷暑苦夏,诗人自有对付它的妙法,即所谓"心静自然凉"。

12. 结庐在人境,而无车马喧。

问君何能尔? 心远地自偏。

采菊东篱下,悠然见南山。

山气日夕佳,飞鸟相与还。

此中有真意,欲辩已忘言。

东晋名士陶渊明《饮酒》是一首典型的养生诗,境与意会,物与心融,人与天地合。善于养神,是重要的修身养性之道,也是延年益寿的良方。

13. 老妻画纸为棋局,稚子敲针作钓钩;

但有故人供禄米,微躯此外复何求?

家和万事兴,家和万事顺,家中人和,是人生幸福之泉。"诗圣"杜甫在安史之乱的年月里,颠沛流离,备受艰辛,体衰神伤。所幸的是,他家中有老伴体贴,小儿亲昵,这在他的《江村》诗中得到印证。温馨的家庭生活给人至纯至厚的情,至深至广的爱,能使人生的晚年过得安闲而自在一些。

14. 负暄闭目坐,和气生肌肤。初似饮醇醪,又如蜇苦旁。

外融为骸畅,中适一念除。旷至忘所存,心与虚俱无。

诗的意思是:关着门在幽静的室 内坐着练功,练出温和之气,可使肌肉结实,皮肤健美,练功之初就像喝了甘美的酒如醉如痴,又好像昆虫入洞冬眠,旁若无人,全身乐融融地感到十分舒畅,这个时候一点罣也没有,好像进入一个极其空旷、虚无的地方,把 一切都忘记了。白居易晚年常以练气功养生。这首《练功》诗中的诗句生动描绘了练功时的场景。练功养生,让人身心舒畅,如痴似醉,仿佛进入了另一个世界。练功可以忘却世间尘念,祛除烦恼,益寿延年。

15. 闲扫萧斋静扫蝇,修行何必定如僧。

这是清代著名诗人袁枚在《偶成》诗中的诗句。他主张动静结合,在读书间隙不妨做点清扫书斋等事,既可活动筋骨,又可创造清洁的环境。袁枚享年 82 岁,被誉为"一代文星兼寿星"。到了古稀之后,从事扫书斋等活动

黄兰魁中医临证五十年学治集

已力不从心,又该作何消遣呢?他在《遣怀杂诗》中写道:"一笑老如此,作何消遣之?思量无别法,惟有多吟诗。"并写到:"譬如将眠蚕,尚有未尽丝,何不快倾吐,一使千秋知。"字里行间充满着乐观进取遗嘱后人的精神,颇能给人以启迪。

16. 云淡风轻近午天,傍花随柳过前川;

　　时人不识余心乐,将谓偷闲学少年。

健身需健心,"心乐才有身乐",乐观豁达,心无旁骛,内心欢乐,才能健身强体。怎样才能"心乐"呢?北宋名家程颢的这首诗,给人一个深刻的启示。他认为人的一生,即便老了,生活也应当和少年人一样丰富多彩,以愉悦身心,欢度晚年.

17. 养生如植树,培养要得宜。常使无天伤,自有干云时。

　　御疾如治河,但当使之东。下流既有归,自然行地中。

陆游在《暑中北窗昼卧有感作》一诗中,还把养生与防病比同植树和治河,前者重在培养好根基,后者重在因势利导,其根本都是顺应养生的自然规律。

18. 陆游养生诗《铭座》

　　天下本无事,庸人自扰之;

　　吾身本无患,卫养在得宜;

　　一毫不加谨,百疾所由兹;

　　一生快意事,噬脐莫能追;

　　汝顾不少忍,杀身常在斯;

　　深居勿妄动,一动当百思;

　　每食视《本草》,此意未可嗤;

　　赋诗置座右,终身作元龟。

南宋大诗人陆游所作这首座右铭诗,从五个方面谈了养生之道:一是要注意不利于身体的小事,二是要保持精神愉快,三是要宽宏大量,四是不要轻举妄动,五是要按照科学的方法进食。

19.《十叟长寿歌》

昔有行路人,海滨逢十叟,年皆百余岁,精神加倍有。诚心前拜求,何以得高寿?

一叟捻须曰：我不洇旨酒；二叟笑莞尔：饭后百步走；三叟整衣袖：服劳自动手；

四叟柱木杖：安步当车久；五叟摩巨鼻：清气通窗牖；六叟抚赤颊：沐日令颜黝；

七叟稳回旋：太极朝朝走；八叟理短鬓：早起亦早休；九叟颔首频：未作私利求；

十叟轩双眉：坦坦无忧愁。善哉十叟词，妙诀一一剖；若能遵以行，定卜登上寿。

20. 中国古代著名《养生三字经》赏析

软蒸饭，烂煮肉；

温羹汤，厚毡褥；

少饮酒，惺惺宿；

缓缓行，双拳曲；

虚其心，实其腹；

丧其耳，立其目；

久久行，金丹熟。

第六章　感悟中医

概　述

　　学习颇具特色的中医,对经典著作不同寻常的热爱与追求。对经典的执着与热爱所达到的境界, 可充分地展现于临床上。经典是中医这门学问的基础学科,而这个基础迄今还没有任何一个东西能够代替。欲学好中医,欲在中医学问里能够达到较深的造诣和较高的境界,就必须重视经典之研习,就必须重视这个基础学科。欲诣扶桑,非舟莫适。这是古今大师们所公认的必由之路,舍此别无他途。

　　《伤寒论》是一部经典,是一部圣人的著述,是一种中医史上承前启后的巨著,是几乎所有成名医家共同推崇的一部最重要的典籍,是伐山之斧,是入道之脊梁,更是一部论述疑难病症的专著,《伤寒论》的著述对于中医的重要性是毋庸置疑的,迄今为止也仍是中医界叹为观止的。正因为它在中医这门学问里的独特意义,引来了这一领域里古今中外医学家们的共同瞩目。

　　西方医学是当今世界医学的主流,它植根于西方文化。中医学是世界上唯一有 5000 年连续历史的、并独立于西方医学的传统医学,它植根于中华文化。西方医学传入中国不过 200 年,13 亿人的中国,5000 年来的卫生保健一直依赖于中医,中国的传染病史足以为证。中国自东汉以来传染病流行次数不少,好似欧洲 14 世纪、16 世纪鼠疫流行及 1918 年西班牙流行一次死亡人数超过 2000 万人。2003 年国内 SARS 流行,据世界统计,中国大陆死亡率最低,溯其原因,此与中医介入治疗有关。

"仁心仁术"是医学的至高境界。"仁"是儒家的核心思想,"仁者爱人",医生对病人有爱心,这是天职。中医另有一格言即"恫瘝在抱",把病人的病痛看作是医生自己的病痛,全心全意为病人着想,绝不能为了搞科研、写论文甚至为了金钱,对病人多做不必要的检查,随便给病人做手术以牟利等,若做人体器官买卖则更是犯罪行为。要求医生施行"仁术",这是对医生十分严肃的要求。现代医学是一门生物医学,许多治疗措施与技巧都是从动物身上练出来的。不少治疗手段,看来对某一疾病可能已解除了,但会落下另一个终身遗憾。例如,小孩发热用抗生素治疗,热是退了,但耳朵却聋了!又如,胃溃疡潜血(++++),血止不了便把胃大部切除;再如,糖尿病足,病在脚趾上,治疗方法却把脚切掉,未能治愈又将腿截除!癌症病人、放化疗,导致造血功能被破坏,结果最后人财两空。治疗高血压病人,改变其微循环、扩张血管、镇静、利尿,最后则造成偏瘫、失去生活能力。诸如此类的治疗技术就不能称之为"仁术"。

无论现代技术手法发展到何等高的程度,但大的方向却似乎偏离了正规,因为没有遵循以人为本的"仁术"理念。中医对不少急症,可以用"非手术治疗"治愈。公元三世纪《金匮要略》就已经用"大黄牡丹皮汤"口服治疗阑尾炎,这一方法至今仍在应用。非手术治疗宫外孕,保住了生殖器官,治愈后还可以生孩子,这是多好的"仁术"啊!

第一节　正确认识中医

兴趣将你引入某门学科,而信念则是决定你在这门学科中取得突破性进展的关键。作为学中医的人必须建立起自己的信念,尤其是传统文化的信念。东西方文化、东西方历史,我认为不说说"心境"二字是不行的。心与境自然有它的联系,否则不会放在一起来组词。可是他们又有根本的区别。如"东西"二字,合而言之,可以指某些个物,分而言之,则有天壤之别了。

"心"是主体的,或者说是主观的意识,而"境"则指个体的或是客观的环境。因而,"心境"合璧就含有对客观世界、客观环境的意念,是我们主体意识所作出的反应。

对中医的信念和感情,自然造就了医者对中医有一种责无旁贷的使命,以为中医兴亡,匹夫有责。

然而,总觉得中医的问题千头万绪,哪个更重要、哪个更关键呢?在平常人眼里,中医治疗慢性病,或说西医治标,中医治本。什么是治本呢?其实是指大病重病,西医帮助度过了急、危、重等诸道难关,然后让中医来收尾,让中医来调养。如癌症病,经过手术放、化疗后,用许多营养高级药等各类药物疗效不明显,反而使患者免疫系统下降,造血机能受到伤害,血不能恢复,深受化学药物毒副作用的影响,使患者生命垂危的情况下西医大夫才委托中医诊疗,此种状况中医用药只能起到九死一生或暂时缓解患者病痛之效果。而在另一些人眼里,中医只是啼鸣的公鸡,即啼也天亮,不啼亦天亮。中医究竟是不是这么回事呢?解决这个认识,应是正确认识中医药学的一个关键。

铁杆中医立足中华文化深厚的基础之上,既善于继承又勇于创新的人才,有深厚的中医理论,熟练掌握辨证论治,能运用中医各种治疗方法为病人解除疾苦医生;他们是有科学的头脑,有广博的知识,要与21世纪的科学技术相结合,以创新发展中医药学的优秀人才。

多年来中医所经历的风风雨雨历程告诉我们,中医在所谓的"科学化"面前遭遇受到质疑,从而受到了歧视,打击和排挤。不解决好"中医是否科学"的认识,"铁杆中医的铁"的信念就树立不起来。

"科学在认识层面是求真"。在学术界认为现在信息时代,科学大爆炸的年代,还学两千多年前的内经,这不是历史的倒退吗?事实上,现代所谓科学的研究方法与手段,有时还未能揭开前人的研究成果的奥秘,从这一角度来看,前人的科技成果是过时、落后、还是超前了?即便把病治好了,还是没有所谓的科学数据支持,也是"不科学"。对比,邓铁涛常打趣说:"用研究有线电话的方法去研究无线移动电话能行吗?"还说:"中医在很多方面并不是落后了,而是超前了"。

怎样才能求得真知?怎样才能检验出真理?只有实践。马列主义的认识观认为"实践是检验真理的唯一标准",而不是靠实验室和统计学。这些只是"求真"的方法和手段之一,并非鉴别真假的标准。所以中医的科学性只有用"疗效"来说话,中医经历近百余年的风风雨雨而不倒,也正是有疗效,能救人于疾苦之中。中医"临床实践是生命线,"只有敢于实践,勇于实践和善于实践,才能从实践中求发展。学习古籍文献,以四大经典为根,各家学说为本,求发展的目标是落实到临床医疗上。

中医药学是中华文化的瑰宝,她的振兴需要千万铁杆中医的传承与创新,她应该在世界文明之林中占一席之地,为人类的健康继续做出贡献。

一、中医目前的状况

中医无论在中医院、还是西医院的中医科,都几乎成了一种装饰。搞中医的对中医没信心,稍碰到一点小难题,就急着用西药,或在西医的常规治疗基础之上加一点中医做样子。而真正想搞中医的人,却在制度上又没有保障。

本人从事中医 50 余年,其所诊治的病人,约 80% 都是经过西医治疗无明显效果者。例如,1998 年,有一日晡发烧妇女,39 岁,素有胃病,住某市医院 40 多天,经过各种检查诊断未定,每日对症临时处理,病情无好转,患者日趋消瘦,后来赴本人处求治,纳服了四剂汤药,患者烧退并且日趋健康。

另有一位即将临产的孕妇,在其怀孕 3 个月的时候因为劳累的关系,出现腹痛,腹下坠,阴道流血等先兆流产症状,经过住院西医治疗没有得到改善。由于患者过去有流产史,所以心里特别惧怕,经友人介绍于本人诊治之,诊查舌脉之后给其开了黄芪建中汤,加阿胶、砂仁、桑寄生、枸杞、菟丝子等,服一剂后出血减少,三剂药过后腹痛、流血皆止,而且胃口大开。事后她给男方母亲电话,其母听说这件事后第一句话就问:用中医药行吗?患者家属的疑虑,反映了平日百姓对中医的心态。

当前,这样一个问题不得不提出来,就是我们现在看到的中医,我们现在认识的这个中医,究竟代不代表真正的中医?我们如今在各类中医医疗机构看到的这些医生水平,究竟能不能代表中医的真正水平?中医的真正水平在哪里?中医的制高点在哪里?是在现代、还是在古代?对这个问题的回答不同,会形成对中医截然不同的认识。如果真正的中医就是我们现在看到的这个样子,那我们值不值得花很多时间来学习它?值不值得花毕生的精力去钻研它和实践它？我想首先我不会的！何必陷在这个死胡同里呢？花去许多精力还只能做个配角。所以，我提出"如何正确认识中医"这样一个问题，就是希望大家不要被当今的这个局面所迷惑，从而丧失对中医的信心。

二、中医理论是否滞后于临床

近几十年里，中医界提到很多的一个问题，即中医理论滞后于临床的问题。对于任何一门科学而言，都是理论走在前面，实际运用慢慢跟上来。几十年来，中医的局面为什么没有办法突破？中医的理论已经形成两千余年，在这期间没有大的突破、大的变化，会不会是因为理论的落后已不能为临床提供更多、更有效的指导呢？中医理论滞后于临床的问题便顺理成章地提了出来。

然而，回答是中医理论不但没有落后，在很多领域却大大地超前。这与其他传统学问有类似的地方。近代著名学者梁漱溟先生提出：中国传统文化，如儒家文化，道家文化，佛家文化等皆系人类文化之早熟品，中医的情况大抵亦如此。正因为早熟，而且早熟的跨度太大，乃至现代它仍不落后，甚至超前。所以，中医这个体系里完全不存在理论落后于临床的问题。如若你认为理论在你哪里不能指导临床，你真正弄通中医理论没有？对于《内经》的理论把握了多少？如果把握不到十成，二三成，或一二成都不到，有的甚至搞了一辈子中医最后竟然还分不清阴阳，能说理论落后于临床吗？现代的人往往把中医理论看得太简单了，太朴素了。

记得我在医院搞临床时接治了一个患儿，气喘、咳嗽、发烧多日，素日纳差，身体比较瘦弱。在接诊前，患儿因外感而气喘咳嗽，一般肌注青霉素效果较好，不到一周则痊愈。如今，因外感发烧气喘，西医用以往治疗手段时无明显效果，特求本人治疗。患儿体温38.5℃，气喘咳嗽，有痰，恶心欲吐，大便平日先干后稀，纳差，睡眠易惊醒，鼻翼扇动，腹胀，指纹红，舌苔白腻，口臭。遂拟麻杏石甘汤，加砂仁5克、姜蚕3克、竹茹3克、厚朴4克，服一剂大便通，咳喘减轻，体温37.5℃。继服第二剂时去石膏，加山药、扁豆等，患儿食欲有所增加。仍守前方按症状加减出入，服三剂痊愈。然未服任何西药，这样的病例不胜枚举。在本人从事临床的 50 多年中,从来没有怀疑过中医至道。对于理论是否滞后于临床这个问题,医者应该好好去思考。这个问题解决了,我们则可以放心大胆地去信守奉行,在遇到障碍的时候,我们应在自身的领悟上找问题,而不会去归咎于理论。根据本人的经历和观察,大多数情况下,问题并不出在理论上,而是出在我们的认识上。

经典理论仍是中医的核心与基础,经典仍然是中医的基础必修课。在中医的历史长河中,出现过许多成功用经典理论的人,例如张仲景,扁鹊等运用经典理论成为起死回生的一代神医,而张仲景则因谙熟经典最终成为医圣。所以,我们可以从扁鹊、张仲景及历代名医哪里看到经典理论的价值。

三、理性思考与内证实验

传统文化里没有实验,这个问题只说对一半。确实,在中国文化里我们看不到像现代的这样一类实验研究。就传统医学而言,运用人体以外的东西,如用大白兔、小白鼠或其他动物进行一系列实验确没有。但是,在传统文化里,存在很细微、很精深的内证实验,却是不可否认的事实。正是因为这个内证实验和理性思考的结合才产生传统文化,才构建了中医理论。当然,内证实验这样一个问题确实不容易说清楚,为什么呢?因为,这个内证实验不是摆在我们面前的小白鼠,你能看得见、摸得着。其完全是通过自身修炼来实现的一种能力,一旦具备了这个能力,就可以自如地进行各种有别于,在机体之外进行的各种实验研究。

所以,这个问题不好谈,然而不谈不行。如果讲传统文化回避了这个问题,那么,我们就要按照上面的路子理解传统文化。这就会出现两种情况,要么中医是不具备理论结构的经验医学,要么中医是仅凭思考得出来的结果。大家也可以想象,中医的许多理论,中医的许多事实,光凭一个思考行吗?比如,经络、穴位这样的东西,你能思考出来吗?比如,风池、风府这个问题,你凭什么思考可以得出这样一个特定的穴要叫作风池、风府呢?你凭什么思考得出少阳经是这样一个循行路线、太阳经又是那样一个循行路线?本人认为,无论你如何聪明,这些东西也是思考不出来的。不信,你就思考出来一个看看。显然,如果没有内证实验的参与,没有非常精微实验的参与,是不可能的。所以,我们完全有理由相信,在传统文化、特别像中医这样的学问,在理论构建过程中是既有思考、又有实验的,传统文化中没有实验的说法是站不住脚的。我们只有理由来区分内证实验与现代的外证实验,而根本没有理由来否定内证实验,这个问题不应该含糊。

因此,理性思考和精微实验是传统的基础,在这个基础建立起来的理论是完全可以信受的。问题在于为什么现在很多人都不认为传统文化里有试验,这是因为我们很难想象内证实验是个什么东西,比如经络,李时珍曾经说过经络隧道,若非内视反观者,是难以说出道道的。内视反观是什么呢?内视反观就是典型的内证实验。具备这个内证能力,经络穴位都是看得见的东西,可是在现在科学实验那里看不见,甚至动用最先进的科学手段也难以看见,那你可以完全不相信,困难就在这里。因为这是活的解剖学,只有修炼气功高层次的人,对这些了如指掌。可是在现有的科学实验那里却看不见,甚至动用最先进的科技手段也难以看见,那你因此完全可以不相信。其实,困难就在这里。

要进行上述的内证实验,需要主体具备一定的素养、一定的能力,不具备这种内证实验的条件与能力的情况下,你有没有这样一个直觉?科学往往也需要直觉,爱因斯坦在很大程度上就是一个直觉的信奉者。离开直觉,科学研究就少一条腿。在许多人中也许会有人具备这样一种内证的能力,也许一个也没有。但是,你相不相信这是中医一个很重要的方面。学习中医需要什么条件呢?就是需要这个条件,在你做不出来的情况下,你相不相信有这么一个事实存在?

内证实验究竟是什么呢?梁启超的一句话说得很好:"心明便是天理"。心明不是普通的心里明白,要获得这样一个心明是很不容易的。心明就实在的是指已经具备内证实验的这么一种状态。心明就可以内视,就可以反观,经络隧道就可以一目了然,你就可以进行内证实验的操作。为什么说这是内证实验呢?因为它不是在人体外部进行的。张仲景在《伤寒论》序言中提到过一本书,这本书的名字叫作《胎胪药录》。过去认为,既然有一本《胎胪药录》自然应该是讲小儿疾病的医药书籍,现在又用一个胎字,《胎胪药录》用现代的语言来翻译,或者可以叫《儿科用药全书》吧。我们翻开历史就会清楚,东汉以前会不会有一本专讲小儿用药的书呢?《神农本草经》之分上下中三品,而未分内科、外科、妇科、儿科,就是到明代的《本草纲目》也仅分木部、草部、石部、兽部等等。所以,有这些常识就不应该这样来思维《胎胪药录》。那么,《胎胪药录》究竟是什么书呢? 胎,不是指胎儿,而是讲的胎息,是一种回复到胎儿时期的特殊呼吸状态。人一旦进入到胎息的状态,心明的状态也就自然产生了,内证的条件也就具备了,这个时候内证实验室就可以建立起来。你对药物的感受是实实在在的,药物服下去后,它的气味如何,它先走哪一经、后入哪一经,在这些部位发生什么作用,这些都是清清楚楚、明明白白的。所以,古人讲药物的气味,讲药物的归经,并不是思考出来的,而是真正试验出来的。因此,《胎胪药录》就是在能够进行内证实验的条件下,对药物在体内运行作用过程的一个记录。

综上所述,传统文化特别是中医理论的构建,完全是在理性思考与内证实验的结合下产生的,而光有思考、没有实验这样一种认识是不能接受的。可以接受的是中医确实没有像现代医学一样的外证试验。

四、理论的运用

现代科学领域里,可以划分为三大块,就是基础学科、技术学科、应用学科。技术学科就是基础理论与应用之间的一个桥梁、一个中介。现代科学往往是科学与技术并称,因为这两者的相互影响太大,有时候科学决定技术,有些时候技术决定科学。所以,科学与技术是相辅相成的。但是,传统文化中有一个非常奇怪的现象,就是在理论与应用之间缺少一个现代意义上的技术,理论与应用之间没有中介、没有桥梁。现代医学理论与应用之间有一个庞大的技术中介,整个现代科学的物理学、化学、生物学都在为这个中介服务,这使得医学理论的应用变得非常方便。现在,医生很少再用望触叩听去诊断疾病,而代之的就是上面庞大的技术中介,即一系列的理化检测手段。然而,中医却没有一个中介。中医理论的应用和理论价值的实现,这一切都得靠我们自己去心领神会,靠我们自己去把握,这就带来了很大的困难。

"科学"一词的内涵与外延非常丰富,既指一种知识体系、研究方法,有时也用作形容词,表示"正确的",它基于理性与逻辑的方式,需要接受实践的检验,可被证实,也可被证伪。而医学作为一个庞杂的知识与技术体系则涉及面更为广泛。中医药既是医术,也是医道,是人文和科学的结合与统一。

科学不能解决全部问题,科学之外还有人文需要解释。科学是一个试验研究的体系,但将泛化、西化乃至神化的科学作为衡量一切、鉴定一切的武器就不适当了。中医是以综合性文化作为基础的,而西医则源于分析文化。随着中医药对外交流与合作的不断深入,越来越多的各国民众选择中医药作为保健的手段,这说明世界科学文化多样性的存在价值和必要性。作为中华文明的组成部分,中医药必然会发展弘扬。

50年的临床实践证明,中医药不但是建设有中国特色的医药卫生体系和国民健康保障体系不可或缺的宝贵资源,更是中国在国际医学领域中不可替代的核心竞争力资源。中医药文化要复兴,中医药学、哲学、社会科学、文化艺术等领域的专家就要共同参与到中医药文化的研究中去。

一位同事按照西医的建议把子宫"挖"去,阑尾"切"去,胆囊"摘"除,被除去的还有扁桃体,蛀牙……,身上的痣也应该全部挖光,以防病变。西医说患者还有许多病还有待进一步检测,患者的数量和患病程度往往与检测能力成正比。西医的意思是非得把患者治疗成各项检测指标都变为正常值才行。

第二节　中医学说之管窥

一、中医学理论之特质

中医学的发展不能失落人文精神,不能失落文化根基,不能失落中医传统医学的思想精髓,不能失落传统医学的自身主体。

中医学是生命科学,从历史来看它综合了人文学和自然科学,这门科学从诞生开始至今,始终贯穿着一个重要思想即"以人为本"。以人为本的思想体现于中医学众多的概念中,诸如中医脏象学说将脏腑理解为"心为君主之官,肝为将军之官,脾胃为仓廪之官……"中医赋予五脏人性化和文学的色彩,这种色彩并不是一种比喻或象征,而是体现出中医脏象理论体系中人文观念与之结合的整合关系，并从另一个角度提示了脏腑的生命活动。

阴阳学说、五行学说是中国医学理论的支架，是解释说理的工具，如果将儒家文化、道家文化、佛教文化等从中医的理论体系中剔除，中医的理论大厦将不复存在。古印度文化、古玛雅文化、古爱琴文化在世界文化史上源远流长，曾经有过辉煌的历史。但是，它们终于消亡在历史长河中，其原因就是它们的文化根基失落。

中医理论所具有的关系于调控思维、象数思维、一元论、哲学思维和复杂思维，均是中医理论的基本特质。这些特质形成的学术思维和体系，则构成了中医药在东方的优势。普遍意义上的实体思维认为现象、一切表象都是某个实体存在。关于调控思维则注重事物彼此之间的关系，目的是解释世界是如何存在的，事物之间存在什么样的关系等。中医认为，生命现象是整体现象，生命是在与"地"相联系的整体中存在的，如藏象学说（包括表里的认识、五体、五官、五液、五志的认识、五神藏论认识等）、五行学说等。五行理论（生、克、制、化）是中医学观察现象用以说明事物之间关系的，如果这种关系失衡就会产生疾病的状态。中医用各种治疗手段在整体上调节、纠正这些失衡，就形成了中医的治疗思想。所以，在中医理论中我们看到的有关生理、病理的描述，都是一种关系论的存在。

中医离不开象，简而言之谈脏腑并不是中医，脏象才是中医，中医是通过"象"由外揣内，由表知里的，它是观察分析人体活动状态下生理、病理变化的认知思维方法。中医里谈到的舌象、脉象、证候等，所有的"象"实际上都是信息，是一种流动的信息、变化的信息，是一种在活体生命状态下表达的信息。只有以象、信息的概念来理解中医，获取大量知识，以自己的认知体系去认识疾病，驾驭疾病的特征，我们才能知道中医学为什么是一种象的概念，象的概念是从《易经》的概念中羽化而来的。虽然，中医也有"器"的概念，《内经》中对"器"也有所论述，但总体而言，中医学还是以象为其主要认知体系的。在象的范畴里还有一个数的问题，如时空之数（五运六气）、度量之数（脉之长短）以及一些不可度量之数等，都应归于中医学象数理论中，中医理论中如果少了象数的内容，就失去了很重要的一部分关于本质的内容。

二、中医学是一元论的哲学思维

中医学是以"气"为代表的一元论思维。中医学是一种气的一元论的思维、而非所谓的非此即彼的两极化思维。"气"是中医哲学与医学最本质的结合，气是中医学从理论上解释人和自然的关系以及人体生理、病理变化的核心概念。在气的基础上，中医提出"升降出入无器不有"，认为升降出入是一个重要的生命现象，而此现象是以气为基础的。在气一元论的基础上中医将人与自然的关系，人与自身生理、病理变化规律的关系、与整个世界的统一性均有机的整合起来。

三、中医学是复杂思维

线性思维的特点是把一切因果关系简单地归纳为一个由此点到彼点的线性关系，常常撇开了事物总体的广泛联系。而复杂思维认为人体是一个复杂系统，复杂事物有一个重要特征，就是跨越了本系统的空间，产生了广泛地与多个系统的连接。

中医认识事物时含有混沌、非线性的复杂科学思维，中医学将世界看成是人与自然、社会的存在，认为人体并不是一个系统的功能存在。中医学存在于一个复杂的生态环境，系统理论对中医学的指导具有广泛意义，因此中医学也吸取了复杂思维方式。如果以单纯的、线性的、某一点的认识来理解中医的问题，或者用某一个数据来说明中医的问题，就不可能讲清楚中医学是复杂科学思想的本质。

四、中医学路向的问题

中医理论研究的起点与归宿是秉承血脉，回到自身理论的源头，直接为临床服务。对中医学术的整体发展产生指导作用，对中医临床实践产生指导作用，体现应用价值，以提高临床疗效的目的。无论是张元素的脏腑用药说、药物的归经，还是李东垣的脾胃论、赵献可的肾间动气理论等，所有这些理论都仍然在临床上鲜活地指导着临床实践。我们应该回到中医学理论体系产生的源头上去，对这些理论进行再认识和再发展。

此外，不要忘记把握中医学的主体性。任何一门学科都有自身的发展模式、目标和任务，学科如果离开了自身的理论基础和现实基础，它的目标就会发生偏移。中医学主体性的确立，即牢固学术核心以及对学术精华的准确把握，是中医学赖以发展的根本性问题。保持中医理论思维特质，弘扬中医学术个性，要根据已有的理论和现实基础，始终体现自身特色，这样才有普遍意义。不要忘了老祖宗，要下大力气传承。在传承的问题上应从读原著做起，做临床是一个很紧迫的问题。

【按】人类应摆脱化学药品的副作用，摆脱创伤性检查以及治疗技术的痛苦与后遗症。医学要讲人道主义，要达到职业道德之最高境界即"仁心仁术"。

应实行"上工治未病"，医学将以养生保健为中心，使人人生活过得更愉快、舒适和潇洒。

医学除了属于科学范畴之外，将深入到文化、美容、艺术等领域，使医学从人体的健康要求上升到精神世界的美好境界。

五、中医药是独具魅力的"人学"

长期以来，西方人实际上是把诸如针灸等东方医术，视为非科学的、落后的巫术之类。事实上，何止西方人，即便是近代中国相当一部分倾心于西方的知识分子，何尝不是自卑于传统中医中药的"落后"和"不科学"？如果要认真分析起来，说中医药不"科学"却未必是事实。在中国近代，提倡中西医结合的口号恐怕喊了有半个世纪了，但中国是怎么结合的呢？恕笔者直言，所谓"结合"，在理论上不过是把"不科学"的中医、中药尽量"科学"化而已，而在实践上则把"落后"的中医、中药尽量往不"落后"的方面高抬罢了，以此为西医西药做出力所能及的辅助性医疗补充。但是，事实上却是几乎完全否定中医、中药的传统理论，而力图用"科学"的西医药理论，去重新解释中医、中药治疗中的使用性和有效性。

难道只有科学才是"正确的"么？是否一切有效的技术应该归结于西方

人的思维方法，即所谓"科学"中去才是正当的呢？如果真是如此，中西医"结合"岂不是空谈？索性直说把中医、中药完全"西方化"和"科学化"不就得了！这样一来，我们对中医、中药只承认它的临床疗效，却完全否定中医、中药在几千年历史中所产生的中国人传统思想方法。西医、西药和中医、中药相结合，不如说是用西医、西药彻底埋葬中医、中药。现在的人们只想摘取中医、中药果实（处方、疗效等等），却又要毫不留情地狂妄砍掉中医、中药这棵数千年大树的树干和树根。

令人非常遗憾的是，"科学"一词久已被人们错误的偷换成"完全正确"的代名词。其实，"科学"的不一定就是正确的，更不要说是"完全正确"的，尤其当科学涉及人类社会和人类自身，特别包括人体和人类的精神自身的问题时，它的正确性便显然要打上许多折扣。当人们把"西方的"又偷换成"科学的"概念时，即"西方的与科学的完全正确"，这种一连串的概念转换就已经不知不觉地改变人们的生存和生活的状态。

中医、中药的确不属于西方涵义的那种"科学"范畴，在这种情况下不妨就承认中医、中药不"科学"，但不"科学"不一定就是不正确，因为正确与否是要以中医、中药对人类疾病的疗效来判断的。西方医学如果是西方人长期以来的哲学——科学逻辑思维和实践的技术产物的话，而中医、中药则是中国人长期以来的传统人学对位仿生思维和实践的技术产物。事实上，中国人利用中医、中药给人类治病已经历数千年，中国人直到 19 世纪之前，其在历史中的人均寿命也并不比西方人低。

中国古人的思维以人为核心对象。"人"在内涵上几乎等于无穷大，而在外延上则为"一"。内涵趋于无穷大即相当于不可能定义。中国古人的思维是从概念内涵无穷大的地方出发的，因此中国一开始就索性丧失了产生概念的逻辑基础，所以便不再有任何产生"定义"的可能。而仅凭借特别的智慧去捉摸变易不定的命运。中国自古以来即拥有自己的人学技术，其中特别是保持至今的中医、中药技术。中医、中药技术，恐怕是拥有五千年文明史的中华民族保留到今天的唯一的、一种具有自己理论思维意义的人学技术。中国人如果对于这一点技术尚不知珍惜，去认真从理论思维的角度加以有效的总结，而一味地只知搬用西方人的逻辑分析工具去歧视它、否定它和摧毁它。最终中国人恐怕就只能在人类文化的殿堂中彻底亮出自己的脉与舌苔而两袖空空荡荡,还有什么比这更可悲的呢?

第三节　中医之路

一、中医济世之道

　　家学渊源,薪传有之,既挟诸家之所长,并以之融合于中医学辨证论治这一理论体系之中,五十年来,愚在临床上左右逢源,桴鼓取效竟能汇成这一洋洋著作,故乐为疏发其义,以并诸首。

　　现在做医生的人,凡遇到一例病证,就像观海望洋一样,临证时茫无定见,抓不住主要矛盾,则情势形成不得不杂乱,如同到广阔无边的原野上去网罗动物的方法来治病,原来他的思路说明虚证就补,却怕补药逆洲的害处,而又制以消药;他的意思没确实证明用消药,又怕消药有害处,而又复制以补药,这样的医生是最可笑的。而用药以不寒不热,兼补兼泻并用方剂,显得很有把握的样子,称为最安全稳当的办法,这样的用药方法怎么能谈上补偏救其弊呢? 又有用治风、治火、治痰、治食的方剂,几乎同时用之,称为有把握的方子而完备的方法,这样的治疗方法怎能适应病证呢? 像这样的治疗叫作用药治病还来不及闲暇、空暇,又怎样希望尔达到治病的目的呢? 即使偶然治疗好也不知它是补药的威力,还是攻的之效也;假使其病治不愈,也不知道是补药造成的害处,还是消药带来的害处。正因为如此,所以行医到老仍然是庸庸碌碌一辈子没有成就的人。其过失在于辨证施治没有主见,并且用药的治法不精当也。假如这个病轻浅,还不至于有大的害处。如果安危在举动瞬里之间,就是用药虽善,假使不大胆量,勇为勇敢而用药则达不到治病目的,也就虽用一杯水去救一车柴着了火似的,无济于事,何况又坚持两种观点? 而且又有将药物确乱用的,它的危害又将会怎样? 耽误群众生命,全是这等人,当医生的人,不可不仔细明察啊!

　　所以,一般进行治疗的医生必须诊断精确,用药专一,不能概念模糊杂乱,这样才能取好的方法。用消导牵补剂,不如用量少用纯补剂,以逐渐而增它的剂量,为更主要;与其用补剂妄制攻补,不如单纯轻微攻剂纯攻从一到二的方法达到治疗为愈。所以用补剂的方法,贵乎在剂量先轻后重,一定是成功;用攻的方法,必须先缓攻而后急下,达到治疗目的就行。如果采用治法不精当,那么补药不可能用来治疗虚证,攻剂不可能去除实证,很少有不耽误人们病情的,聪明的人应该明辨它。

保全人生命的方法是用谷物作为养料,果品作为辅助,牲畜作为滋补,蔬菜作为给养,而药物则用来治病。因此,即使是甘草、人参,用得不当也要招致祸害,都会成为有害的药物。就像爱好作战逞强的人,一定会有大祸。建立军队的目的是用来驱除强暴的,不得已然后才用兵,设置药物的目的是为了治疗疾病,也是不得已然后才使用,它们的道理是一样的。

疾病造成祸患,小病将耗损人之精气,重症即可伤害人之生命,这种严重情况好比一个敌对的国家一样。用药物的不同特性,来治疗脏腑偏亢的疾病,就必须充分了解药物和疾病的关系,想方设法控制病邪,然后才不至于有丧失生命的忧虑。因此,对传经之病邪,就要事先占领病邪尚未到达之处,这是切断敌方去路的做法;对来势迅猛的病邪,就要迅速保护好未致病的部位,这是严守自己险要阵地的方法。兼因积食而造成的疾患,首先须清除病人的积食,那么敌方借以生存的条件就不存在;新邪和旧疾一起发作的病患,一定要防止新、旧病邪的合并,那么敌方的内应就断绝。辨明药物的归经,就没有泛泛而用的药物,这称为向导之师;依据疾病的寒热,就有反治的方法,这叫作离间之术。同一种病如果分散攻治它,那么采用少量的兵力就可以战胜众多敌人,使敌方前后不能相互救援,病邪则势必自行退却;几种病症如果同时治疗它们,那么集中药力进攻其主要方面,使其他病邪各自离散,失却统帅,所有的病邪就会全部溃败。疾病正在发展,就不宜治疗它太过分,要牢牢保守元气,就像两军对峙,固守自己的营垒,这是使敌方的军队疲惫的方法;病邪正在衰退,就一定要穷追到它败退之处,再增加些精锐药物,这是捣毁病邪巢穴的方法。

至于邪气在身,体质虚弱的人,攻治不可过分,要以性味平和之药为主,用峻厉的药物作为辅助。好比一个国家,在衰败凋敝的时候不可以竭尽民力。邪气在身,体质未衰之人,攻治不宜缓慢,可用性味峻厉的药物为主方,以平和的药物为辅助。有如一个富强的国家,可以振兴军威一样。虽然如此,但选择材料定要恰当,器具必须精良,严定期限,不得延误,摆开阵势,要有法度,用药治病犹如运兵作战,这里面的学问是无穷尽的。《孙子兵法》一书,治病的办法全在里面。

学医济世的道路、治学原则,是既看重理论知识,又重视实践经验。研究医学,必须从源流"上追《灵》、《素》根源,下治汉唐支派"。唯有勤求博采,扬长补短,才不至于陷于窠臼,步入偏见。本人治病,不愿苟同流俗,邀射名利,而是针对病情,辨证施治,并注重理法方药的协和一致。徐大椿曰:"若夫按病用药,药虽切中,而主方无法,谓之有药无方;或守一方以治病,方虽良善,而其药有一、二味与病不相关者,谓之有方无药。"此说明医者疗疾,要具有严谨的治学态度和丰富的临床经验。

首先,应认识到药物是攻剂,它是不同于谷物、蔬菜、肉类、果品,无疾滥用药物,必酿成大患。医术似战术一样,依从"知彼知己,多方制之"的指导思想,以及用药治病一系列的原则。兵法云:"衰敝之日,不可穷民力","富强之国,可以振威武",用药的攻补原则亦如此,应正确掌握"辨证施治"、依人裁方的重要性。

一个医生应该心怀救人济世之愿! 优秀的医生治病,一定要神志专一,应该思想纯正,随时自省,庄重大方,气度宽宏大量,态度不卑不亢。询问病情时,思想要高度集中;详细地诊察病人的症候,丝毫不能失误;处药用针,不能有一点差错。遇事一定不要慌张,应该周密仔细地思考,在人命关天的大事上,绝不可草率行事。应该慎于言语,不能妄说他人短处;不要诽谤其他医生,偶然治愈一病,不能昂头仰面,赞许,自以为天下无双;还不能认为患者富贵,便在药方中用珍贵的药物,使其无法找到,以此来炫耀自己技能高超。读了三年医方,就说天下没有什么病值得治;等到治了三年病以后,才知道天下无一成不变的方子可用。所以,学医的人必须广泛深入探讨医学原理,努力不倦,不可以听信传闻,就说对医道已经完全懂得了。

二、争做"四真中医"

能够做到"真学、真懂、真信、真用"之中医,谓之"真中医"。真学是基础,真懂是前提,真信是关键,真用是目的。在医疗保健实践中须做到"六懂":即懂四诊参合、懂脉诊形气、懂生死逆顺、懂组方用药、懂四气五味、懂升降沉浮,且诊疗思维中医化。真正的用中医理论指导实践,将真学、真懂、真信中医的研究成果转化为防病治病的医疗实践,运用中医药思维指导医疗,提高中药的使用率。

中医药学是中华民族几千年以来,从对人(而不是对动物)的亿万次临床实践经验中总结升华出的医学,是中华文化和历代中医各家智慧与经验的结晶,能开启"万物之终始"、"死生之本"的生命科学探索之门,能开辟"从阴阳则生,逆之则死,从之则治,逆之则乱"的方法学的探索之路。在健康之路不断提升、疾病谱系不断善变和医疗模式不断演变的今天,中华原创的中医药所蕴藏的对生命与健康的认识,以及防治疾病的原理、法则、经验和方法等,对未来医疗保健的科学研究具有强大的引导力。中医药是确有包容性的医学科学,从先秦至今历代中医学,均包容、汲取、融通了该时代最先进的哲学、天文学、算学、兵学乃至堪舆学的精华,使中医药学不断传承、不断创新,形成"上知天文,下知地理,中知人事"的博大精深之学术体系。现代科学技术日新月异的条件下,中医药也必须能够以博大的胸怀包容、吸取、融通现代科学技术,即"从我之规,为我所用。"从而具有含强大的创辨力。

中医的基础在临床实践,特色也在临床实践。应以"普救含之苦"的"苍生大医"风范律己,自觉坚持"以人为本,效法自然,和谐平衡,济世活人"的理念,坚持"仁、和、精、诚、谦、慎、严"的修养,追求医心仁慈、医品精诚、医风廉洁、医患和谐,从而自强医德。自强医学,以"勤求古训,博采众方"的治学之道律己,掌握治学方法,自觉精研经典,上溯灵素,旁通各家,融合实用,从而自强医学。以"精究方术"、"思求经旨,演其所知"的明理、明术要义律己,沉潜用功,继承创新,不断获取和更新知识,上以疗君亲之疾,下以救贫贱之厄,中以保身长全以养其生的方法和技术,从而自强医术。真中医就是真学、真懂、真信、真用的中医人。四者辩证统一,相互联系,不可分割。

一是真学,"真学"中医经典著作是中医学术的重要载体。中医学在几千年发展历史进程中累积了宝贵财富,中医药四大经典《黄帝内经》、《伤寒论》、《金匮要略》、《温病学》，以及中医四小经典《中医三字经》、《汤头歌诀》、《药性赋》、《濒湖脉学》等，以及代表性中医名著，但凡习医者皆须系统学习，熟读精读，记诵中医经典不断加深理解，明其要旨。并要着眼于临床应用，做到"三能"：即重点篇章能解读，重点原文能背诵，重点原则能应用。

二是真懂，"真懂"历代中医名家通过大量的临证实践积累宝贵的养生防病经验。历代中医各家宝贵的养生防病知识，形成了自然独特的认识自然、认识生命和认识疾病的思维方法，认识方式和保护生命的方法。研读经典应与临床实践紧密结合起来，并掌握中医的思维方式，在临床诊疗和病历、病案的写作中把握病因、病机、诊法及治则等。要在医疗保健的实践中至少要真正做到"六懂"：即懂四诊合参，懂脉诊形气，懂生死逆顺，懂组方用药，懂四气五味，懂升降沉浮，从而逐步使自己的诊疗思维中医化。

三是真信，"真信"乃中医人的信仰、信心、信念。中医所具有的"个性化的辨证论治，平衡性的防治原则，人性化的治疗方法，多样化的防预手段，天然化的用药取向"等五大特色，其与"临床疗效确切，用药相对安全，服务方式灵活，费用比较低廉，创新潜力巨大，发展空间广阔。"等六大优势密切相关。要笃信中医学的现实价值和生命力，坚定信念，真信中医，真信中医药文化，真信中医药理论，真信中医药诊法，以及真信中医药疗效。

四是真用，"真用"是中医药之自身特点。"真中医"理念的目标指向为"真用"中医，就是要真正地用中医理论指导实践，将真学、真懂、真信中医的研修成果，转化为防病医疗活动和使用中药成为自身的医疗习惯，大力提高中药的使用率。临床真用中医思维方式诊断病证，真用中医方药技术治疗，真用中医语言总结临床经验。独立熟练解决常见病、多发病、疑难病及危重症的诊疗技术，以提高中医药疗效。

中医学是研究人体生理、病理以及疾病的诊断治疗等内容的一门学科，是中医独具特色的医学科学，要学习和掌握好中医，须做到"学"是在"信"的基础上延伸的，"用"是"学"的必然结果。只有学以致用，解除患者的病痛，中医诊治疾病才有它确切的内涵，中医才会真正符合人类认知发展的一般规律，也就是从认知到理论，又从理论到实践的不断发展过程。

真信中医是"诚"。中医是智慧之学，中医是灵验之术，中医是文化之花。没有中医药，就没有中医服务。无论你曾经用过、还是没有用过中医药

黄兰魁中医临证五十年学治集

对你的健康服务,但中医至今生存已有5000多年的历史却是永远不会改变的,这就充分说明中医存在的必然性,存在就是有用的,我们要认识中医、了解中医和相信中医。本人发自内心的热爱和相信中医,这是因为中医自儿童时代中医就给其留下了深刻的印象,本人的父亲曾见西医治疗宣判了死期的人,而几剂中药则使病人转危为安。因此,中医在其幼小的心灵里就这样扎根、发芽、开花和结果。中医太神奇了,我诚信中医。

中医学是整体医学、而非局部医学,是动态医学、而不是静态医学,是功能医学而不是形态解剖医学。因此,中医学有着自身独特的诊治手段及预防疾病的机理。由此可见,要学好这门医学是这么的不容易。因此,我们要博览群书,广学、博学。细读经典,跟名师、多临床。爱好中医的人平时就应该养成良好的学习习惯,学习前沿知识,拓展医学思维,注重医学经验的积累,提高业务水平。要提高业务水平就得真学,要真学就得"博"。任何科学真理如果你不去学,你就很难掌握它,你就很难让它为之所用。要多阅读和学习中医经典类,诸如《黄帝内经》、《伤寒论》《金匮要略》、《本草纲目》、《景岳全书》、《温病条辨》、《后汉书》、《易经》以及《三国志》等史学名著。此外,临床实践也是一个学习的过程,实践多则治愈的病人增多,对中医的信心也会愈坚定。

"真用中医"就必须始终坚持医人、医病、医心的原则,始终强调临床疗效,紧紧围绕理论与实践。始终坚持疗效是中医的生存之根,疗效是中医的发展之本,疗效才是最有说服力的硬道理,要做到这一点最关键在于坚持中医思维,在中医临床工作中我们务必做到实。

医生要以中医思维来为患者的健康服务,解除患者的病痛。用中医的理论来诊断,用中药来治病。诊断如航向,用药如航道。要避免误诊,有效地防止医源性损伤,只有诊断准确无误,用药才能切中病机,药证吻合,开小处方,选择恰当的中药剂型,使之达到最为理想的疗效,从而提高患者的生存质量。患者要信任中医,坚持看中医,用中药。生活中注意饮食调理,加强身心调摄,运用中医按摩、针灸等疗法来强体防病。

第四节　治病之难

一、治病有五难

治病，定要审察病人的声音、颜色、举动，皮肤纹理，性情，特殊爱好，询问和考察病人的所作所为，这样对病人所患的病症就已经了解大半。同时，又诊候人迎，气口，十二动脉的脉象。如果五脏有病，那么五色就有相应的反应，五声就有相应的变化，五味就会有相应的偏好，十二经脉就会相应地跳动。但是，还担心不够周全，唯恐出现差错。这就是辨别疾病的难处，治病五难中的第一难。

现在治疗疾病的医生，开几味药，写上服药的注意事项，交给病人就完事了。古人治病，首先了解阴阳、气候、节令，以及山岳、森林、河流、湖泊等地气的发生变化。同时，还要了解病人年龄的长幼，身体的肥瘦，地位的高低，居住给养，性情思想，爱好厌恶，忧愁欢乐，劳动闲逸。然后，顺应那些适宜治病的条件，避开那些不适宜治病的因素。或者用药物、或用针刺、或用汤药、或用药酒以纠正，改变病人的旧习惯，分析揣摩病人的脾气性格。综合以上多方面的情况，再研究治病的原因和治疗方法。抓紧时机顺应病情的变化，同时又调节好病人的衣服，料理好病人的饮食，改变病人居住的环境，顺应病人情况的变化。或者按照客观条件来治疗，或者根据主观上的因素加以治疗。五运六气，冬寒夏暑，天晴下雨，闪电冰雹，药物性味的制节和具体运用，这些都是客观存在的条件。另外，须注意病人精神有盛衰之分，身体有强弱之别，五脏禀赋也各不相同。医生既要遵循病人相同的地方，更要认真考察病人不同的地方，不把这个病人与那个病人相比，也不能用一个人的情况去类推众人，这些就是所要治疗的人的主要因素。医理玄妙精微，难以用文字记述明白，也难以用语言表达清楚。医生的技艺比捕蝉还要精湛，对它事物的明察比雕玉还要仔细。眼睛不停地望色，耳朵不停地听声，手不停地切脉，还担心诊断有所差错。草率把药给了病人就离开了，却希望病人痊愈，这不是很困难吗？这就是治病的难处，治病中的第二难。

煎药有一定的节度，服药有适当的原则。药有的可以久煎，有的不可以久煎；有适宜用猛火煎的，有适宜用微火煎的，这就是煎药的节度和原则。有的药物适于热服，有的药物适于冷服，有的药物宜缓慢服用，有的药物宜快速服用。有些病人的饮食好恶和情绪变化对服药有利，医生就应因势利导，对服药有害，就不能迁就顺从，这就是服药的原则。煎药的水有好坏，煎药的人有勤劳或懒惰，不考虑到这些情况，都责怪药物没有疗效，其实不是药物之罪过。这就是服药的难处，此乃治病中的第三难。

一种药物单独使用，其性能容易了解，几种药物合起来使用，人们是一点也不知道。两种以上的药物合用，有的可以提高疗效，有的会产生强烈的毒副作用，有的几种药物合在一起，药性就改变了。方书上虽然记载了药物佐使畏恶的特点，但也有古人没有讲到的，也还有人们所不了解的。因此，对于佐使畏恶，哪会都能理解清楚呢？现代中药研究发展很快，目前几种药物合用，确切的效果还不能真实反映出来。比如，酒对于人，有人喝了很多也神志不乱，有人刚沾嘴唇就头晕眼花；漆对于人，有人整日搅拌、过滤而不过敏，有人接触就生疮溃烂。岂知药物对于人，何尝不是这样呢？这是先天条件的不同啊！南方人的生活习惯和北方人是不同的，这是地势、气候、风俗习惯不同造成的。水银与硫磺溶合在一起，就像丹砂那样红，与礜石溶合在一起，就像雪那样白。人们想吃酸的东西，没有超过醋的了，认为醋酸的不够，又增加橙子，两种酸合在一起，应该更酸却反而甜。（现在人们吃的醋大多数是化学兑制的醋）。巴豆最能泻利（热泻剂），认为巴豆泻的不够，又增加大黄，它的泻利反而减弱（大黄含有鞣酸蛋白，泻中有止泻泄作用）。螃蟹和柿子，常常分开吃却没有害处，但是两种同时食用会立即呕吐。这种颜色的变化是容易看见的，味道的变化也是容易知道的，而且呕吐泻痢是大的变化，所以人人都知道。至于两物合在一起，性能发生了变化，并且侵入旁的脏腑，造成旁的疾病，那里能够轻易知道呢？比如钟乳石禁忌参术，触犯这个禁忌的人多半死亡。至于寒石散，却都用参术，这是古人处置方药的高明。如重症肝炎病人在某三级医院，用了保肝营养药住院一周，转氨酶由住院前的 200 单位增高为 400，到省级医院住院一天，用更好的肝脏类药物一天，转氨酶由 400 单位增加十倍而达 4000 单位，一天病人耗资 6000 多元,不到三天即死亡。哀哉!此时医者尚不明白!此乃治病中的第四难。

医技确实精湛,药方确实很好,用方也合乎规格,但是药物不好,怎么办?麦发潮就生飞蛾,月缺时蚌蛤潜藏,白露到来蚊虫咧嘴,这种外形上的变化是容易知道。药性难道独独不是这样的吗?药物生长的地方各地都不一样,并有山地、水地、肥地、瘦地、干燥地、潮湿地之差异。何况施肥不一样,药物不可能都生长在同样合适的地方。《素问》亦曰:"阳明司令,那么花实草木的生长就会受损伤而枯萎了;少阳司令,那么金石等矿物就会受损而影响纹理"。像这样的道理,采药的人确实不曾明白。而且采药的时间有早晚,收药物的方法有的应该晾干,有的应该用微火烘烤。风吹雨打,干燥潮湿,动辄药物枯干,药性受损。现在处置药物,或者有不能用火,一定要太阳晒干然后切碎。然而哪里知道采摘收藏药物的人家不曾用火烘烤呢?现在,药物因为多方面因素易生虫变质,药农一般用硫磺熏蒸以避免生虫变质。这是区别药物的难处,此乃治病的第五难。

这五种难处,只是阐述个大概罢了。医道的精微详细到难以用语言表达,亦难以用文字记述的地步。医者所谓好方要亲眼看见它的临床效验,才写在方书上,不能道听途说得到的方不予收入,然而人的疾病治疗有五难,方药不一定都是好的,在用方的末尾详细写上疾病症状,因为病有相同的,也有偶尔碰到随时拯救病人的原则去治疗。

晋代医学家张湛说过:"前人遗留下的医方是不容易精通的,因为时代已经很久远。"疾病有同病异症,也有异病同症的现象,因此五脏六腑的虚实,血脉营卫的畅通阻塞,自然不是单凭听觉视觉就能察觉出来的,必须先用诊断方法来解它。诊脉辨别不同,腧穴的气血流注,有高低深浅的区别,肌肉筋骨有强壮柔弱的差异。只有用心精细的人,才可以辨清疾病的性质。用极其精微的医学道理辨治。如果实证却去补益它,虚证却去泻损它,通利的又去疏导它,不顺畅的又去阻塞它,冷得使他更冷,热的使他更热。这些治疗方法只有使病情更加严重。

二、现代医学之局限

人类的疾病,本属于人类生命现象的一部分,其发病机制非常复杂,这

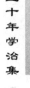

与一个人的精神情感、性格原因及思想观念有非常密切的关系。人类最基本的生命现象、心灵、情感、性格、欲望、精神、脾气、好恶等都有密切关系。

人类的功能用则进，不用则退。人类的祖先经过千年实践的积累，逐渐形成的心身观、天人观，这些不能在现代医学的玻璃管里证实和量化，被告带上了不科学的帽子，予以全盘否定。人们忽略了无法量化的心灵，对健康的巨大作用，更不理解尚无法被证实的意识，对人身健康的调控作用，一味地追求医药及其他理化手段去对付疾病，试图依靠发现更多药物去解决所有疾病。

身体无法使人们全面、系统地理解生命的全部，而体现生命的主要是它的活动。而它的活动都是表现在它的不可见，无法解剖的信息系统上。绝大多数慢性病主要表现于信息系统活动的顺逆，不能从身体上发现病灶。现代西医却错误地把身体作为疾病治疗的对象，而忽视了它的信息系统的作用。

生命的信息系统就是生物电系统。现代生理学已阐明发生和传递这些信息的是身体的生物电系统，包括以生物电为物质基础的大脑意识、思维和以生物电为载体的神经脉电。生物电是人体的主宰因素，因此与慢性病的发生密切相关。大多数慢性病都是信息与意识出了毛病，在身体上是找不到局部疾病。信息与意识是无形的东西，依托于躯体才造成了有形的人体，否则就不叫人体而是叫尸体。

药以祛病，非养人也：胃气、心疗、食疗、体疗是我们治愈疾病的最关键的治疗手段，但使用药物只是画龙点睛。

信息系统是生命存在的根本。有人说："生命体的本质，是物质过程的自我组织性与自我调节"。自我组织性与自我调节不是物质本身，而是看不见摸不着的功能。即信息系统的功能如：精神性疾病在尸体上没有病灶可寻，功能性疾病在尸体上找不到痕迹。

过强的电磁环境对身体产生不利的影响，导致身体产生一些严重的慢性病。20世纪80年代，流行病和生物物理学家们注意到，按低频电磁场产生的电离辐射与人的癌症等慢性病有着密切关系。80年代，英国已有十项研究，再次证明职工、居民暴露于低频电磁场时，白血病、癌症及其他一些慢性病的发病率显著增高。研究表明，动脉粥样硬化的发生也与人体生物电有直接联系，当某些因素引起血液成分高电位，这就会导致血流不畅，有助于动脉壁上沉积物的形成。

意识系统的发达,是人类成为高级生命的原因。意识系统是后天长成的,具有自控性。在临床治疗中利用意识的自控性,诱导信息系统的自我组织性,发挥它潜在的自我康复能力,使疾病得以痊愈,而不能随便地使用药物。我们应该知道人体蕴藏着巨大的潜能。人的七情六欲,人们的任何一种情绪都是人体对外界环境的一种生理反应。正常的精神活动有益于人体健康,异常的精神活动就可反过来,引起生命信息系统紊乱,从而诱发身体系统的异常,从而引起慢性病。静态思维方式是排除七情六欲的有效方法,人的信息系统有静态思维的时候,生物电得到控制,从而纠正身体系统的异常,异常的生物电应当脚走路去释放。

现代医学是身体医学。生命依托的是身体、信息、意识,而不只是身体。因为有些疾病能够在身体上显现,而不能尸体上显现,也就证明现代医学的基础理论不是完满的科学。进一步说用身体的现象去解释正常生命,是对活人的玷污,大多数慢性病是对生命有损伤性害处。

现代医学把健康寄托于药物和医疗器械上,依赖借助外界力量来治疗疾病,而忽视了自身的修复和开发人体自身本能,使得人体各器官的机能下降和退化。随着近代物质文明的发展,生态环境及社会心态的复杂变化,许多现代社会文明病越来越多。世界卫生组织统计,在发达国家里,死于现代社会文明病占死亡总人数的 70%~80%,在不发达国家中该比例达 20%~30%。特别是心脑血管疾病不断增加,越来越加大了西药治疗的无效。在众多的奇难怪病面前,靠西医的医疗技术(打针、输液、吃药、动手术、仪器治疗)作用已相当有限。西医治疗的看家本领是对症处理和手术治疗。对症治疗就是临床治疗以化学合成的西药为主,追求即时效应,如降压药、解热药确实能改善症状,发病原因没有解除,所谓治标不治本,需经常服药而并伴随有不同程度的药物毒副作用。患高血压是终生性、慢性、渐进性血管疾病,高血压病必须每天不间断服药,一旦停药就会反弹造成血压不稳,而发生各种并发症,如:中风、心脏病、胃病、眼底病变等。高血压的治疗目的就是控制血压在正常范围之内,可是许多医生和患者已经体会到,即是每天服降压药,时间一长血压就不易控制,仍然波动性升高。这是因为西药治疗高血压的方法多以扩张血管或抑制血管收缩为主要手段,是针对该病发生发展过程中的最后环节的对症疗法,不是治根本方法。

在手术治疗上,也存在如此问题:手术在一定的范围内有立竿见影之效。但手术后常见功能缺损,病灶转移或者旧病复发,也是不能治疗病因,治标不治本,常有缺损性损害。现有百年的历史说明,从治疗初期缓解手段到今天还是以缓解手段为主要治疗方法。例如:手术治疗结石是将所生结石部位脏器切除,确实这是不可能再生长结石了,因脏器已摘除;割去了胆囊所以也不会再长结石,尔后可出现胆总管结石、肝内胆管结石、肾结石,摘除右肾也可能再长左肾结石了。而生成结石因素从根本上没有消除。所以施行了手术切除胆囊来治疗结石的患者,多在一、二年或三、五年之后,又在肝脏里生成结石,疼痛更加难忍,体质更加衰弱。

现代医学擅长于化验,却有许多疾病查不出病因,玻璃管里的血液也无法满足对于生命的研究,因为玻璃管里的血液不再代谢,内分泌早已停止,血液凝固不再流动,免疫机制停止运作,所有玻璃管里的血液已经失去功能,一切生命现象全部停止,展现在研究者面前的仅仅是没有生命的不完整的组织结构。

现代医学擅长于手术,却往往是在用一种疾病去代替另外一种疾病,用一种痛苦去代替另一种痛苦;造成"一病无愈,一病又生"的局面。因而治病理论、致病原因是人类健康的出路走向何方?

制造西药的原料都是剧毒化学物质,绝大多数西药属于毒药,现列举如下:

贺普丁(化学名叫拉米夫定):其副作用与不良反应是胃痛腹泻、突发气喘、皮疹、面眼口唇肿、有时发生过敏性休克、甲沟炎、脂肪代谢紊乱、引起血友病出血、停药后反跳及肝功能衰竭等。肝炎病人服过此药会把肝细胞杀死,接着得肝硬化后肝细胞也就死了,只剩下纤维组织,不分泌各种酶,因此血液检查肝功正常,其实比肝炎更危险。贺普丁见核糖核酸就杀,也杀死了正常细胞,肝脏不能合成蛋白,肝脏解毒功能减退,造成乙肝患者越来越难治疗的结果。因此肝脏病不能乱吃药。

化学药物抗菌素不良反应:胃肠系统、心血管系统、呼吸系统、神经系统、泌尿系统、造血系统、霉菌病型反应及休克等不同程度的脏器损害及休克等反应。

化学药物皮质类固醇激素制剂：即皮质激素使用后可使一些严重性疾病缓解，争取时间做进一步的治疗。很少能彻底治疗任何疾病，可产生很多反应，严重的还可引起死亡。①胃肠道反应：激素刺激胃的分泌增加，可引起溃疡。这种溃疡的特点是很少有症状，但是一旦出现症状，就提示有出血和穿孔的可能。②皮肤反应：常可引起各种程度不同的皮肤萎缩、胶原纤维消失、皮下脂肪萎缩以致皮肤像纸一样薄，其皮下血管清晰可见，即易于出血产生瘀点或瘀斑。引起脱发、多毛或痤疮，产生"满月脸"及"牛背"型等皮肤症状。③循环系统反应：主要血压增高、循环功能不全、心肌扩大、心律紊乱、肺循环代偿失调、血栓形成等症状和疾病。④神经系统反应：情绪易激动、失眠、头痛、眩晕、神经紧张、欢快或抑郁等。还可发生震颤、肌肉痉挛、外围神经炎、视神经乳头水肿、高血压性脑病。⑤内分泌腺的影响：抑制生长素，影响正常生长。⑥代谢的影响：可引起高血糖和糖尿病，即可发展为永久性糖尿病。⑦免疫系统的影响：可抑制抗体形成，可掩蔽严重的暴发性感染。全身感染：对于牛痘、水痘、带状疱疹、单纯性疱疹、风疹易患、流行性感冒、流行性腮腺炎，如在感染期用激素，可使病情加重加剧、恶化并造成死亡。⑧对五官影响：可引起视力模糊、视网膜剥离、眼压增高以至青光眼最后失明、白内障并发青光眼等眼科疾病。⑨运动系统：可引起肌腱断裂、骨质疏松，可产生自发性骨折、非感染坏死等病。⑩停药反应：一般全身软弱、胃纳差、肌肉痛、发热、筋骨痛、原病复发、伴以休克、严重者甚至死亡。

抗肿瘤化学药物：对肿瘤细胞和健康组织都有伤害，对纤维细胞、骨髓细胞、肠道上皮细胞、膀胱上皮细胞、腺体组织系统都有同样抑制作用，产生一系列的反应。此药物具有蓄积作用，往往在停药2~6个月之后，逐渐显示越来越大的毒性反应。另外抗肿瘤药物均能抑制体液和细胞免疫，而造成免疫监护作用障碍，特别是细胞免疫的抑制有助于肿瘤的生长和播散，对新的癌细胞不能清除，从而促进新的肿瘤发生。

有些癌症病人与滥用药物有密切关系。

各类解热药镇痛药物：使肾乳头坏死，肾脏、肝脏损害的患者中，患肾盂癌、膀胱癌的发病率约为95%，在老年人身上尤其容易发生。

妇科病、前列腺肥大：一般治疗用己烯雌酚可诱发卵巢癌，男性可诱发肾上腺癌。

抗生素如氯霉素：若长期服用，可容易发生白血病。土霉素或氨基比林成分的药，在酸性环境中能产生致癌物质。二甲基亚硝胺毒副反应大，对肝肾损害较严重亦可致癌。

心血管病人长期服消心痛、心痛定、硝酸甘油、盐酸罂粟碱等类药物，易诱发各种肿瘤。慢性气管炎若长期服用氯化铵、盐酸溴己新、乙酸半胱氨酸等，易诱发各种肿瘤，避孕药与妇科肿瘤有一定关系，镇静安眠药物中的鲁米那可诱发肝癌。

糖尿病病人服阿斯匹林是非常危险的，容易发生酸中毒，既而发生弥漫性血管内凝血。

维生素类：①维生素 A 服用过量，使胎儿骨骼发育异常、先天性白内障、血钙过高以及智力迟钝等不良后果。②维生素 E 过多服用，对心脏不利，导致高血压、胆固醇增高，使心血管病人的病情加重。中毒反应如：疲劳、恶心、呕吐、消化道出血、性功能减退、女性月经过多或经闭、男性乳房肿大、不育、血栓等副作用。③维生素 K 服用过量，会引起严重的黄疸或溶血性贫血及肝细胞损害等，还会有过敏反应。④阿司斯匹林及利尿剂也会影响听力，抗肿瘤的药物也可出现自奋。总之，值得注意的是化学药物、化学维生素的中毒是极难抢救的。长期使用含有重金属的中药同样损害听觉神经，有些含有汞、砷中药如砾砂、雄黄等也可引起耳聋，若经常服用龙胆泻肝丸可造成肾脏损害，双肾萎缩。

输血及血液代用品：在外伤失血过多可以输血。慢性病、肝炎、肝硬化、癌症、再障的病人，容易出血的病人，越输血越容易出血，因为输血的血液里有抗凝剂的枸橼酸钠。

西医药治疗疾病，是对疾病采取对抗性治疗，这种各种药物的治疗对人体对整体健康损害危害极大，对人体内部环境的破坏被现代医学忽视。人类自身对各种疾病的免疫功能和自愈能力统统被药物所取代，无节制使用西药会造成人体自身功能的抑制。人类与生活在地球的所有生命，本身就具备生存所需要的保证健康的三大功能：抵抗外来病毒、细菌感染的免疫功能；康复机体病变的自愈功能；修复机体因病、因伤而缺损的生命再造功能。但是无节制地滥用药物，必定会导致各种药物取代人体自身固有的，为

 黄兰魁中医临证五十年学治集

生存需要所具备的三大功能，使人体康复功能被药物取代而长期废弃不用。人类的功能用则进，不用则退，使自身的康复功能丧失殆尽。尤其令人担忧的是：一代人的功能退化，还会遗传贻害于我们的子孙后代，造成人类整体对各种疾病的康复功能全面退化。

滥用药物导致大量细菌、病毒进化成对人类健康危害更大的新病株。抗生素发现解决不少因细菌病毒所感染的多种疾病，为人类健康事业做出了一定贡献，但是任何事物都具有两面性，当临床的医生若过于夸大甚至于迷信药物的治疗作用时，便造成当今医学界普遍存在滥用抗生素的现状。患者偶有小疾便大量使用抗生素，不但给患者带来严重的毒副作用，还给不少细菌病毒加速进化，成为毒性更大、耐药性更强的新病株。药物的研究周期远远落后于病毒细菌的进化，造成了当今医学界十分尴尬的局面。即医药的研究永远滞后于疾病的发展，如此下去，人类健康的出路何在？据统计80%的西药对于人的染色体有诱变作用，这一点对于长期服药的病患者危害更大，有的产生药物依赖性，有的产生药物抵抗性，还可导致各种药源性疾病，而且可诱发或加重与老化有关的各种疾病，促进人体老化；对人体疾病治疗不但有其局限性，而且给人体带来了不可低估的毒副作用。据世界卫生组织近年来的统计报道，在临床发病率中，大约有30%属于药源性疾病，大约21%属于感染性疾病，大约16%属于医源性疾病。死于西药不良反应的人数可达20万。每年由西药不良反应而增加医疗费、抢救费高达45亿元，西药不良反应对人类健康的威胁远比伪劣药品的危害严重得多。现代西医治病认为局部性病变引起全身性病变，所以在治疗时要以局部性调节为中心，必要时辅以全身性支持治疗，这种思路历史很久，至今主宰着西医临床医师的治疗思维，这种思路是把生命理解为一个玻璃管，也正因为如此，西医治疗手段在对于现代疾病中的诸如：慢性肾炎、糖尿病、心血管病、溃疡病、癌症、各种精神病很难找到直接的相关的特异性病原因素，因而治疗效果不甚理想。用西医治疗思路在对疾病进行药物治疗时，往往局限在局部病变上，而不去顾及生命的整体性或生命系统内其他各器官、组织之间的关系，由此会带来顾此失彼的可怕后果。例如：欧美国家发现了许多粒细胞缺乏症病人，他们对多种感染失去防御能力，极易发炎、发热，后经医学家10多年的努力了解，才查明是解热镇痛药氨基比林在作祟，而此

黄兰魁中医临证五十年学治集

药竟已使用了 40 多年之久。又发现大量失明的白内障病人,尤其以肥胖女性居多,经查实是素日服用减肥药二硝基酚所致。美国推出降血脂新药三苯乙醇虽然疗效较好,但是大量病人服用后,不但发生脱发等毒副反应,且有许多人患上了白内障。西欧一些国家发现,治疗孕妇呕吐反应的即发现有 1200 多类似海豹一样的胎儿,他们缺臂少腿。日本则因长期使用抗类似癫惊药、氮碘奎等药物,酿成了万余人患者下肢瘫痪。美国发现了 300 多名妙龄少女患阴道腺癌,后来才证实与她们的母亲在怀孕期间服用保胎药己稀雌酚类药有关。

所有这些惨痛的教训都是因为现代医学把注意力过于放在机体局部的结构上,却忽视了机体内部各脏腑器官、组织间的关系、信息所导致的,这也是西药在治疗上存在着缺陷的体现。身体如玉很珍贵,切莫轻易信医生,须知保养不得病,可免人财皆两空。

中篇·伤寒学记

篇 首 语

　　《伤寒杂病论》成书近两千年的时间里，一直拥有很强的生命力，它被公认为中医学方书的鼻祖，是辨证论治而又自成一家的最有影响的临床经典著作。书中所列药方，大都配伍精当，有不少已经现代科学证实，后世医家按法施用，每能取得很好疗效。历史上曾有四五百位学者对其理论方药进行探索，留下近千种专著、专论，从而形成中医学术史上甚为辉煌独特的伤寒学派。《伤寒杂病论》不仅成为我国历代医家必读之书，而且还广泛流传到海外，如日本、朝鲜、越南、蒙古等国。可见《伤寒杂病论》在整个世界都有着深远的影响。

　　《伤寒杂病论》是我国最早的理论联系实际的临床诊疗专书。它系统地分析伤寒的原因、症状、发展阶段和处理方法，创造性地确立对伤寒病的"六经分类"的辨证施治原则，奠定了理、法、方、药的理论基础。书中还精选三百多方，这些方剂的药物配伍比较精炼，主治明确。如麻黄汤、桂枝汤、柴胡汤、白虎汤、青龙汤、麻杏石甘汤。这些著名方剂，经过千百年临床实践的检验，都证实有较高的疗效，并为中医方剂学提供发展的依据。后来不少药方都是从它发展变化而来。

　　学习伤寒，是中医理论联系临证实际的必由之路，开具药方，需遵从金

黄兰魁中医临证五十年学治集

匮要旨。愚从医五十多年,不辍学习伤寒经典理论,实践行医,治病无数,小有虚名,实常受益于伤寒论矣。本篇内容实为愚对六经辨治的理解和临床实践,对《金匮》杂病的一些粗浅认识,包括对日常生活中的常见病、易发病的辨证论治经验及验方,尤其擅长儿、妇科疾病诊治,并颇有显效。现罗列成册,形成学记,以飨来者。

第一章 《伤寒》精义

第一节 《伤寒论》学术思想管窥

一、《伤寒论》的学术思想和价值

《伤寒论》一百一十二方,号称中医治病的群方之祖。纵观古今中外解说《伤寒论》之各大家,由于对《伤寒论》学术思想的见解不一,因而竖看成峰,横看成岭,形成"一家有一家之仲景,一家有一家之《伤寒论》"的局面。然《伤寒论》之六经辨证,实质上是对气化、脏腑、经络等学说的综合运用。生理上的十二经,手经、足经其气相通,相互为用,维持着人体的动态平衡。但是,六经分证则皆以足经为主,进行论述的,如太阳病只有足太阳膀胱的经证与腑证,而无手太阳小肠经证的论述。少阴病热化证,虽属于手少阴心经病证,但病邪从其足少阴肾经寒化的条文、则远远多于热化证条文,同样可以说明,少阴病主要是讨论足经病的。而其他经亦如此,厥阴病也是以足厥阴肝经为主。

《伤寒论》注解认为:"寒伤营,风伤卫"是因风属阳,卫亦属阳;寒属阴,荣亦属阴。风之所以伤卫,寒之所以伤荣,是以阳从阳,以阴从阴的缘故,真太玄妙。有人认为,这并不存在什么"阳从阳"、"阴从阴"那样的奥秘,太阳中风和伤寒之所以有汗或无汗,只不过是卫气受邪后的开合失司而已。

黄兰魁中医临证五十年学治集

足太阳经主一身之表，是诸阳的统帅，它的经脉上连风府，与督脉相通。督脉总督全身之阳气，故太阳为诸阳主气。足太阳诸阳之属为六经之长，行于体表统摄阳分，所以统诸阳之气。人之感受寒邪首侵太阳经，其统诸一身阳气。寒邪外束，腠理致密，阳气被郁，引起发热，卫阳之气不得泄越而发热，也是邪正相争，正气抗邪的发热表现。

考"伤寒"二字，始于《内经》中《素问·刺志论》"气实者，热也，气虚者，寒也"；《素问·热论》曰："今夫热病者，皆伤寒之类也"，"人之伤于寒也，则为病热"。《内经》认为，寒邪是多种热病的病因。《难经》则首次以"伤寒"作为多类外感热病的总称，即"伤寒有五：有中风、有伤寒、有湿温、有热病、有温病，其所以各不同。"仲景继承《内经》、《难经》的学术思想，以广义伤寒为书名，以狭义伤寒为主要内容，著成我国第一部理、法、方、药紧密配合的外感热病专著。《伤寒杂病论·自序》云："余宗族素多……伤寒十居其七。"仲景与《内经》、《难经》作者一样，都没有将"伤寒"看成是一切疾病的总称。也有人认为，广义伤寒固然是多类外感热病的总称，而不是一切疾病的总称。

张仲景写书局面"感往昔之沦丧，伤横夭之莫救，乃勤求古训，博采众方，撰用《素问九卷》、《八十一难》、《阴阳大论》、《胎胪药录》，并平脉辩证，为伤寒杂病论，合十六卷，虽未能尽愈诸病，庶可以见病知源，若能寻余所集，思过半矣。"当时，他著述《伤寒杂病论》分伤寒与杂病两大部分来写的。现今的《伤寒论》和《金匮要略》二书，分别保持着《伤寒杂病论》的伤寒和杂病内容。已故名医陆渊雷氏云："《伤寒论》……其书本名《伤寒杂病论》。汉末丧乱，俄然散失。晋王叔和搜采而编次之，使杂病之拆出而别行，即今之《金匮要略》，于是《伤寒论》不复兼杂病之名"。从今《伤寒论》和《金匮要略》的内容来看，可得出同样的结论。仲景把感受外邪（主寒邪）而引起的以发热为主证，具有发病急、传变速、变化多且有不同程度传染性、流行性，又没有独立病名可据的疾病，则称之为"伤寒"，其余统归于"杂病"。诸如疟疾、痢疾等病，因皆可由外感所致，然因有独立病名可据，故属于杂病之范畴。正如有关学者所云："仲景当时可能以普遍共同性的作为伤寒，以各个特殊性的作为杂病。伤寒以证分类，故重在辨证论治；杂病以病（中医学概念的病）分类，故重在辨病施治。"

《伤寒论》是一部中医辨证论治的经典著作，阐明六经证治之奥义的：有从经络、气化、脏腑、八纲、六经等等。但都推崇备至,誉其为"方书之祖",强调"医者之学问,全在明伤寒之理",视其为衡量造诣深浅之标尺。《伤寒论》能吸引历代医家冀莫大兴趣,这个事实本身说明这本书既经得起历代医家从不同角度的推敲,又经得起不同时期的实践检验。尤其是近30年来,中西医在空前规模的实践上,应用中医中药取得的许多卓有成效的经验,大多是根据于本书所阐述的理法方药。例如,茵陈蒿汤治疗黄疸症,乌梅丸治疗胆道蛔虫症,麻杏石甘汤治疗支气管肺炎等多种呼吸系统热性疾病,白虎汤用于乙脑、小儿夏季热,白头翁汤治疗痢疾,炙甘草汤用于某些心律不齐,四逆汤用于抢救休克,承气汤治疗某些急腹症。然《伤寒论》何以具有如此强大的生命力? 有人答曰:"汉方医学的经典著作,为《内经》《伤寒论》《金匮要略》等,但其最有价值者,惟伤寒论也,……是项著作,虽系古代文献,但是数千年间医疗实践之真实记录"。"真实记录"意味着对疾病本来面目的认识,而不附加任何主观成分。因此,能正确地反映疾病的自然特性和药物配伍的规律性。

试观《伤寒论》397条、112方,无一不是与客观事实紧密联系在一起。但仲景并不是一个单纯的事实材料的收集者, 他提供的已经不是原始性医疗活动中纯粹是经验所得的成果。仲景总结许多有实践、有经验和事实,通过对机体疾病正反两方面的观察,同中求异、异中求同,把各种疾病在不同的人体、不同时间、环境条件下相类似和有联系的反应特点,概括起来称之为证候,针对证候使用具有严格配伍规律的特定"汤方"进行治疗,谓之辨证论治。辨证论治这一概念,在整体的宏观的水平上正确地反映了机体疾病变化及其治疗的规律,确定了祖国医学自成体系地发展的根本方向。辨证论治观念,现时之所以被中西医师以富有兴趣的心情接受,把它看成为毋庸疑议的正确概念,就在于他渗透着纯朴的唯物辩证的世界观,具有许多先进的思想和方法。《伤寒论》的辨证论治理念综合归纳有以下几点:

(一)密切结合机体疾病的个性与共性

众所周知,仲景观察的方法不是观察特异性致病因素在人体内脏各部所造成的形态损伤,而是针对疾病过程中机体反应性的表现和症状进行观察与研究。由于致病因素、人体因素以及环境条件不同,患病时其反应性的表现也必然不同。而这些"不同"总外乎部位、性质和程度的差异。仲景引用三阳、三阴(后世概称为"六经")、阴阳表里寒热虚实(后世概称为"八纲")以及脏腑经络来表述这些差异性,并贯穿于《伤寒论》的始终。

我们知道,由于不同致病因素引起的不同疾病,在其表现上有很多共同之处,对这些共同点仲景用六经、八纲以及脏腑经络等概括出许多证候。例如:急性传染病初期大多有发热、恶寒、头身痛,苔薄白,脉浮等症状,把这些症状综合起来看,其具有在表向外的趋势,将之称为太阳表证;随着病情的发展,热势不断升高,体液逐渐耗伤,出现高热、烦渴、便秘、神昏、谵语,苔黄燥,脉洪数等症状,把这些症状综合起来看,则具有在里向内的趋势,将之称为阳明里证。如果进一步分析,太阳表证可区分为表虚的桂枝汤证与表实的麻黄汤证;阳明里证可区分为里热的白虎汤证和里实的承气汤证等。而这些证候是许多急性传染病或非传染发热性疾病所共有,并非某一特定疾病所专有。因此可见,由六经、八纲、脏腑及经络等概括出来的证候,其反映出不同疾病的共性。此外,还应看到由同一致病因素引起的同一疾病,在不同患者身上其表现有很多不同之处,对这些不同点,仲景同样用六经、八纲、脏腑和经络等概括出许多证候。例如,根据"病有发热恶寒者,发于阳也;无热恶寒者,发于阴也。"同是一感冒病,有的患者恶寒头身痛而伴发热,此属太阳病的证候;有的患者恶寒头身痛而不发热,甚至体温低落,则属于少阴病的证候。太阳少阴,泾渭分明,而治疗迥异。可见,由六经、八纲和脏腑、经络等概括出来的证候,反映着同一疾病的不同患者的个性。但是,许多疾病的共性证候往往因不同的个体而发生很大变化,其治疗则是针对变化的证候进行的。因此,一部《伤寒论》对病无常法,对证有常方,归根结底则更重视机体的个性。

(二)整体与局部相结合

仔细研究《伤寒论》就会发现,仲景所确定的汤证不外三类:即整体反应性证候,局部反应型证候,整体和局部反应共同构成的证候。例如,主要表现为发热、恶风、自汗出、头痛而脉浮缓的桂枝汤证,是典型的整体反应性证候。主要表现为脉结代,心动悸的炙甘草汤证,则是心脉失调所致的局部反应型证候。具有桂枝汤证的脉候,又兼有肺失调引起的气喘,便是整体和局部反应共同构成的桂枝加厚朴杏子汤证。

由此可知,仲景既重视整体、也重视局部,并提出许多把整体和局部结合起来辨证治疗的范例。但是,进一步分析则会察知,仲景反复强调"外证未解","当先解表",这是普遍的原则。所谓外证者,即表证也,属整体反应性证候。所谓解表者,就是调节整体反应性的治疗方法之一。在仲景看来,单纯性的表证(不兼里证)自然应该解表,表证又兼里证(局部反应性证候)的,也应先解表而后治里,即先进行整体治疗,然后才进行局部治疗,这样的治疗步骤,有时可以收到"表解里自和"的效果。也就是随着整体反应性的趋向正常(表解),其局部病变反应可能趋于自愈(自和)。仲景观察到,如有表证不解表而去攻里,则往往因邪气内陷造成"变证"或"坏证",诸如桂枝人参汤证、甘草泻心汤证等。事实上是这样的,如果重视局部而忽视整体,有时则会造成不良的后果。应当指出,里证不等于全部都是局部反应性证候,诸如具有壮热、大汗出、大烦渴不解、脉洪大的白虎汤证;四肢厥冷、脉微欲绝、下利清谷的四逆汤证等,就属于整体反应性证候。仲景在本论93条和94条中指出,当表证(桂枝汤证)与属于整体反应性的里证(四逆汤证)同时存在,而后者居于矛盾的主要方面时,应"急当救里",待里证解除、而表证尚在时才"急当救表"。由此可见,无论是急当救里或急当救表,都是把针对整体反应性证候的治疗放在首位。

(三)内因和外因相结合

疾病的形成,是致病因子、环境条件以及机体抗病能力等多种因素综合作用的结果,然归纳起来可分为外因——邪气和内因——正气两类。邪气泛指一切致病因素;正气泛指一切维持人体正常生理功能,抵抗疾病的因素。仲景巧妙地把着眼点放在环境致病因素、与机体抗病能力互相作用后引起的机体反应性上,确定出代表疾病发生、发展规律和邪正消长关系的一系列证候,这些证候实际上把内因和外因结合在一起。因为,邪气的盛衰也就是正气强弱的反映,如正邪均盛,则病多表现为热证、实证;如正气虚、邪气盛,则病势逐步由三阳证转为三阴证;当正气渐复,则邪气亦随之由盛而衰,病势逐步由重转轻而愈。疾病的发生固然是外因通过内因起作用,而疾病的转归则内因更是起着主导的作用。所以,仲景处处以维护人的正气为本。服桂枝汤只取微汗,汗出则"停后服";服承气汤"得下,余勿服";桂枝汤中用芍药敛阴,防其过汗伤阴;白虎汤中用粳米防其寒凉伤胃,以及"急下存阴","急温存阳"等法,无不寓有保护正气的意义。清·陈修圆认为,一部

《伤寒论》的精神实质,在于"保胃气"、"存津液"六个字,这说明陈修圆早已认识到仲景更为重视内因(正气)的作用。

(四)将疾病视为一个发展过程

在仲景看来,疾病是一个过程,这一过程是由邪正相争而形成的、相对静止性和不断变化发展连贯起来的。有疾病相对静止性,才能确定出可辨认的证候,如太阳病、阳明病,桂枝汤证、麻黄汤证等。疾病不断变化发展,则表现出证候的转化。伤寒一曰太阳,二曰阳明,三曰少阳……等,即寓有疾病由表入里,由阳转阴的变化发展意义,而这种变化究其形成形式有二:为渐变和突变。当疾病渐变时,由此证候向彼证候转化,常常形成一些中间证候。例如,桂枝麻黄各半汤证、桂枝二麻黄一汤证,就是桂枝汤证的中间证候等。再如,葛根汤证是太阳、阳明的中间证候;柴胡桂枝汤证是太阳、少阳中间证候;桂枝加附子汤证是太阳、少阴的中间证候;桂枝加芍药汤证、桂枝加大黄汤证,则是太阳、太阴的中间证候。突变可因正气虚、邪气盛,疾病的自然转变而引起;更可因误治、失治,造成邪气内陷,亡阴、亡阳所致。例如,白虎汤证、四逆汤证等便是。然而,疾病的静止性是相对的,其变化发展则是绝对的。因此,由疾病的相对静止性而形成的阶段性,其界限实际上并不十分清楚,在整个过程中往往互相交错。故仲景在太阳病阶段罗列属阳明的白虎汤证,属少阳的小柴胡汤证,属少阴的四逆汤证等里证,从而体现出疾病演变的复杂性。由此可见,仲景既看到疾病相对的静止性,更认识到疾病变化发展的绝对性,从而把疾病的阶段性和全过程比较正确地结合起来,提示出常中知变、变中求常的思想方法确实难能可贵。

由于仲景《伤寒论》把立足点放在环境致病因素、与机体抗病能力互相作用后引起的反应性上,并把疾病看成是一个不断变化发展的过程,十分重视疾病发展过程中对立因素的相互作用,因此才在最广泛的程度上、从疾病的个别表现中概括出一般规律;根据疾病的一般规律来调节机体反应性以对付致病因素,最终达到治疗之目的。这不仅大大弥补了因历史条件限制,对特异性致病因素认识不足的缺陷,而且还为后世医学发展不断提示出新的方向。除《伤寒论》本身长期实践的成果,且曾以"注释"的形式被结合进去而使其内容不断丰富外,后世温病学说的创立,亦是在《伤寒论》的基础上发展起来的。可以这样说,《伤寒论》在整个祖国医学发展过程中,发挥了承前启后的作用。

综上所述，仲景的名字和其著作之所以富有生命力而迄今不朽，就在于他的学术思想具有纯朴唯物辩证观的性质，而仲景本人就是这种唯物辩证观在医学上的实践者，致使他所揭示的疾病规律和创制的汤证，至今仍具有令人信服的实践价值。应当指出，在一千七百多年前，祖国医学发展的道路上竟然出现如此创举，不能不认为是世界医学史上的一个奇迹。

二、《伤寒论》证候的确定原则

《伤寒论》有太阳病、阳明病、少阳病，合称"三阳病"；太阴病、少阴病、厥阴病，合称"三阴病"。其篇名也是"辨太阳病脉证并治"、"辨阳明病脉证并治"等，下面并无"经"字说明不是辨太阳经病，辨阳明经病……，而是辨太阳病、阳明病……显然后者的内涵大得多。由于《伤寒论》自序有撰用《素问》九卷之说，后世医家把"九卷"理解为"灵枢"，并根据条文中有"过经不解"、"有其经尽"等字样，认为三阴、三阳病是六经病，由此而习惯称之为"六经辨证"。当然，如果仅仅是名字之差未尝不可，但如果把它们理解成辨经络之病，就未免欠妥了。许多注家未能全部揭示三阴三阳证候规律，其源由盖出于此。

证，是指证候。证与症不同。症，一般多指单个的症状，如头痛、发热、腹泻等。"对症治疗"是把症状孤立起来对待，"症"与治之间的关系是简单的、直接的，所产生的效果是非常局限的，不过以解除某个症状为目的而已。然"证"则不同于病，如果说病是代表致病动因作用于机体引起某种疾病纵的全过程，那么证则是多种疾病过程中一个横的共同表现。证代表着一系列的症状和体征，实质上是一个包含病因、病位、病性、病势等内容的综合性概念。辨证论治之目的不是解除某个症状，而是治好病；其手段不是完全针对特异性病因进行治疗，而主要是通过调节机体反应性而达到治疗目的。那么，《伤寒论》是根据什么原则把一大堆看起来杂乱无章的症状和体征联系起来，形成一个个不同的具体证候呢？古代医家对这一点认识不一，有经络说、脏象说、八纲说、气化说、六因说……均反映了问题的不同侧面，但都不全面。实际是张仲景融会了内经全部阴阳概念，包括表里、寒热、虚实、经络、脏腑、营卫气血、邪正消长等,以此高度概括性的阴阳来审察疾病属性、分析疾病进退、推测病理过程,而其所形成的证候,则是一个多种概念的高度综合体。只有如此认识,不执一端,才不致置身于仲景门墙之外。

《内经》阴阳学说的理论认为,"阴平阳秘"就是健康,"阴阳失调"就是疾病,治疗目的也就在于"谨察阴阳所在而调之,以平为期。"仲景就是遵循这一观点,把疾病看成是人体阴阳失调的过程,并针对阴阳失调的情况进行分析,从而确定出各种证候。其对阴阳失调分析的原则有下列三项:

(一)阴阳定量

考仲景融会《内经》阴阳概念,分析疾病不外两种方法,即定性分析和定量分析。《内经》云:"善诊者,察色按脉,先别阴阳。"凡在外、向上、明显、兴奋、亢进、热的、进行性的、色泽鲜明以及声音洪亮的症状和体征,皆属于阳;反之,在内、向下、隐晦、抑制、减退、寒凉、退行性的、色泽晦暗及其声音低微的症状和体征,则皆属于阴。把病情区分出性质截然不同的阴证和阳证两大类,就明确疾病变化发展及其治疗的方向性,这是定性分析。然而,仅仅对各种病情作出定性分析还不能说明复杂的问题,因为不同的病情其阴阳的每一方面,总有偏多或偏少、偏盛或偏衰之不同。于是,根据其多少盛衰情况,把阴阳各分为三,便成为三阴、三阳:即太阳、阳明、少阳,太阴、少阴、厥阴。《素问·至真大要论》云:"愿闻阴阳之三何谓?岐伯曰:气有多少异用也"。"多少"是一个量的概念,把阴阳各分为三,这是定量分析。可见《内经》对事物的分析,就有了定性、定量的方法,而仲景把它运用于临床实际。然而,其方法虽是定性、定量的,但其手段却限于历史条件,仅能以长期的反复实践经验和观察来确定。

然而事物的性质主要是由取得支配地位矛盾的主要方面所决定的,阴阳作为分析疾病的矛盾性概念,各种证候的性质自然取决于阴阳在量上谁占优势,即谁占支配地位。因此,对各种证候定性分析的结论,实际上是定量分析的结果。应当指出,这里的量不仅指数量,还包括部位、程度等含义。例如,以三阴、三阳的常见症状寒热来说,少阳的"往来寒热",太阳的"恶寒发热",阳明的"不恶寒反恶热""壮热""潮热"等,反映着不同程度(量)的阳盛;厥阴的厥热互见,太阴的"脏有寒",少阴的"无热恶寒",反映着不同程度(量)的阴盛。三阴、三阳,就是根据不同程度的阴阳量划分的。按其阴阳量大小依次为：少阳<太阳<阳明，厥阴<太阴<少阴。不过，在《伤寒论》中三阴、三阳的顺序为：太阳、阳明、少阳，太阴、少阴、厥阴，此是按病理层次排列的，与此不同。由此可见，阴阳量的差别性所引起的阴阳失调，是形成各种证候的根本原则，也是确定各种证候的主要依据。

当在讨论阴阳量的差异性时候，其实际意义仅仅是指阴阳在量上的比例而言。仔细研究，由于人体正气有盛衰，反应力也就有强弱。正气充实的人，反应力强，其总的阴阳量是在增强的基础上出现差异性。所以，也可以叫作增强性失调，各种实证如邪盛正盛的大青龙汤证、白虎汤证等便是；正气虚弱的人，反应力亦弱，其总的阴阳量是在减弱的基础上出现差异性。所以，也可叫作减弱性失调，各种虚证、阴阳失调、气血两虚之主方，如炙甘草汤证、小建中汤证等便是；正气一般，不特别充实，但亦不虚，反应力中等，其总的阴阳量在差不多正常范围内出现差异性，所以，也称之为不虚性失调，如桂枝麻黄各半汤证、桂枝二麻黄一汤证等皆属于此。可见，对各种症状、体征进行阴阳定量分析时，还要注意到这种差异性的增强、减弱或不虚性质，这样才能更确切地说明阴阳失调的情况。

（二）阴阳层次

前面所述，证候是多种疾病过程中一个横的共同表现。但是，这种表现必然从特定的部位反映出来，而其部位有深、有浅，有表、有里，有经（经证）、有腑（腑证），有在胸中、在心下、在气和在血之不同，形成一个个不同的病理层次。一个证候就是一个病理层次阴阳失调的反应。三阴、三阳实际上就是六个大的病理层次的反应。所谓太阳病，属于人体肤表阴阳失调；阳明病是病在里，多涉及胸中及胃肠；少阳病在半表、半里，多涉及胆和三焦；太阴病的病位较深，多涉及胃肠；少阴病的病位更深，多涉及心肾；厥阴病则多涉及肝经。这六个大的病理层次里面，又可分为若干个较小的病理层次，人们将这种较小病理层次的反应、和针对其治疗的方药联系起来，称之为汤证。例如，在太阳病里有桂枝汤证、麻黄汤证、葛根汤证等。由于人体脏腑虚实各有不同，在这些较小的汤证里面，有的又兼有某些局部层次的阴阳失调，而形成若干更细小的汤证。如桂枝汤证里，有桂枝加厚朴杏子汤证、桂枝加附子汤证等，代表着更细小的病理层次，在三阴、三阳这六个大的病理层次中，如果同时出现二个或二个以上病理层次的阴阳失调，则称

黄兰魁中医临证五十年学治集

之为"合病"；如若先后出现的病理层次阴阳失调，则称之为"并病"。

在较小的病理层次中，也可以同时出现二个或二个以上层次的阴阳失调，如桂枝麻黄各半汤、桂枝二麻黄一汤证、桂枝二越婢一汤证等。在二个以上较小病理层次的阴阳失调中，有的层次阳小于阴，阴占支配地位，这种情况同时出现便形成所谓寒热交错，阴阳混杂的证候。例如，大青龙汤证等。不仅如此，即使同一病理层次，在不同的人身上或不同的时间，也可因阴阳量的不同，或者阳占优势、或者阴占优势，从而出现性质不同的证候。例如病皆在表，但有麻黄汤证、桂枝汤证之别；病皆在心下为痞，却有生姜、甘草、半夏以及大黄黄连诸泻心汤证之异。可见，阴阳层次和阴阳定量一样，是形成和确定证候的依据。

另外，许多证候涉及多个部位，而有的还无法指出具体部位，如在气、在血，由于气血贯注于全身，故就难以指出某个具体部位。所以，用"层次"比用"部位"在概念上则更为确切。

（三）阴阳升降

如前所述，阴阳失调是由于阴阳量的差异性引起的，而此种差异性则具体表现为阴阳升降失调。阳具有上升性、发散性、温热性和动的性质；阴具有沉降性、凝聚性、寒凉性和静的性质。在阴阳等量的条件下，一升一降，一散一收，一动一静，人体处于动态平衡，即正常生理状态。当阴阳量出现差异性时，如阳大于阴，则阳的升散性、动性大于阴的沉凝性、静性，临床上表现为发热、汗出、烦躁，脉浮洪滑数等症状，属于阳证；如阳小于阴，则阳的升散性、动性小于阴的沉凝性、静性，临床上表现恶寒、无汗、肢冷，脉沉细迟涩等证状，属于阴证。由此可见，通过对阴阳升降失调所表现出来的各种脉证进行分析，是确定证候的又一依据。

在仲景看来，疾病是作为一个矛盾运动过程而存在的，每日每时不断地变化发展着，并依一定条件向其反面转化。这种变化发展和转化，在仲景书中叫作"传""转属""传入"。例如，"伤寒一日，太阳受之，脉若静者，为不传。"，"太阳病，若发汗、若下、若利小便，此亡津液，胃中干燥，因转属阳明。"前者说明阴阳有"自和"的趋势，是朝恢复的方向转化，后者则属于恶化。又如，"本太阳病，医反下之，因而腹满时痛者，属太阴也"。这是由阳证转化为阴证，即是朝反面的转化，究其转化的根本原因就在于阴阳升降的矛盾性。"重阴必阳,重阳必阴。"本来是阳大于阴,但当阳的升散性、动性发展到极点时,就可因其过分升散而减弱,变成阳小于阴。例如,《伤寒论》第29条为太阳病,"若重发汗,复加烧针者"。大力增强阳的升散性、动性,导致大汗亡阳的四逆汤证,就是阳证转化为阴证的实例。究其转化的条件,仲景书中多归咎于误治,如误汗、误下、误吐、误利等,实际上有的是疾病本身自然发展的结果,不一定因误治引起的,仲景可能存在观察上的不全面。不过从这里可以看出,仲景已模糊地认识到矛盾转化必须的条件性。

证候的转化不仅是阴阳升降关系变化引起的,而且还可以从阴阳升降的情形中预测其证候是否要转化。"伤寒一日,太阳受之,脉若静者,为不传;颇欲吐,若躁烦,脉数急者,为传也"。太阳病本为阳的升温性、动性占主导,脉若静者,说明阴的沉降性、静性在增长,阴阳升降有可能达到平衡,故"不传";若吐、躁烦、脉数急者,表明已居优势的阳还在继续增强,所以要"传"。不过,疾病是以升为主导、还是以降为主导,这完全取决于阴阳量的差异性,即取决于"证候"这个矛盾统一体中,阴阳谁占优势,谁就居支配地位。

综上所述,仲景把疾病视为一个阴阳失调的矛盾运动过程,几乎全部立足于分析阴阳之间的关系,从而寻找调节人体反应状态的确定性,最终总结出来了伤寒辨证论治的体系。

三、阴阳的调节规律

有人饶有兴趣而又满腹狐疑地问:"辨证论治不辨细菌病毒,不问病理损伤,不管化验检查,却能获得无可非议的疗效,是怎么回事"? 这个问题如果让中医来回答原本很简单:"谨察阴阳所在而调之,以平为期"。中医学亦有病因,如六淫、七情等,但仅仅是治疗上分清界限的概念,故与西医学的抑菌病毒等病因绝对迥异。问题是中医真的按照细菌、病毒、损伤和化验来用中药汤方治疗,则不一定获得或提高疗效。然而,从科学分析的角度来看,怎么也不可思议。以致人们仍然力图用"病因治疗"的原理来阐明某些汤方与药物的疗效。通过实验观察结果发现,一些汤方、药物有菌制菌的作用,但其作用强度与西药抗菌药相比,不可同言而语;而有些治疗感染性疾病的汤方,则根本没有抗菌作用。对一些非感染性疾病的治疗,情况也多是如此。随着探索研究的逐步深入,思路也越来越广。人们发现,为什么麻黄杏仁甘草石膏汤方治疗小儿肺炎能取得较好的疗效,但实验证明其对链球菌、溶血性链球菌、肺炎双球菌、金色葡萄球菌以及卡他球菌则均无抗菌作用? 为什么五苓散对水液代谢障碍具有利尿作用,并促进局部性水肿的吸收。而对健康人、正常小鼠和家兔则均无利尿作用? 何以"金匮肾气丸"既可治浮肿、少尿,也可治多尿、夜尿? 不仅复方是如此,一些单味中药亦是这样。再如,人参既可升高血糖,也可降低血糖;既可防 ACT II 引起的肾上腺肥大,亦可防止皮质素引起的萎缩。从许多事实中,人们逐渐形成了目前带倾向性的认识:即辨证论治是调节作用,是通过调节人体的反应状态,而取得疗效的非特异性治疗方法。这样,中西医学的认识就比较接近了。

但是,《伤寒论》中 112 方针对 112 个特定证候,是怎样进行调节的呢? 有什么共同的特点和规律? 笔者过初步学习研究探讨得出如下结论: 调节作用的二相性、整体性和因本性,体现出阴阳调节原理的基本规律。

(一)调节的二相性

当提到肾气丸与独参汤"既可……"怎样、"也可……"怎样时,就体现出其二相性的调节作用。这与西药不同,西药作用多是单相性的,如降血糖药决不会升高血糖,降压药亦决不会升压、升压药也决不会降压。为什么仲景汤方会有这样的作用呢? 这是基于仲景把疾病视为阴阳失调过程,平调阴阳就必然成为治疗疾病的总原则。这个总原则导致汤方的配伍必然要求是:发而不过散,收而不可敛,升而不过亢,降而不过沉,清而不过寒,温而不过燥,补而不过腻,攻而不过破……,补阳当于阴中求阳,补阴当于阳中求阴。"过了"就被认为有可能导致已经失调的阴阳向其反面转化,达不到平调之目的。这样一来,就构成汤方组合上的二相性。《伤寒论》112 方中大多是寒温并用,攻补兼施,升降两行。例如,桂枝汤既用桂枝生姜辛温通阳,增强卫阳的升散性和动性;又用芍药、甘草及大枣酸甘敛阴,助长营阴的凝聚性与静性,以节制其升散太过;小青龙汤既用麻黄、桂枝和甘草以增强在表之阳气的升散动性,用干姜、细辛、半夏降低在里之阴(寒饮)的凝聚静性,又用五味、芍药与甘草酸甘合化助长阴的凝聚静性,达到在表以监制麻桂的过度升散,在里以防姜、辛、夏的过度温燥,免其饮去而热生;诸泻心汤,既用芩、连之寒,又用姜、附、夏之温;炙甘草汤既用姜、桂、酒温阳、又用麦、地、胶益阴。如此等等,无不体现汤方组合的二相性配伍规律。汤方是这么配伍的,自然呈现调节作用的二相性。

中药多半是自然状态的植物药,单味中药成分的复杂性已堪称一个"复方"了。所以,有的单味中药就具有调节的二相性。古人说人参在阴补阴、在阳补阳,能温能清、可升可降,此便是一例。正因为具有调节二相性,故中药汤方才有针对性大、副作用小,相对来说疗效比较缓慢的特点。

(二)调节的固本性

在《伤寒论》的学术价值中已讨论到,仲景强调,一般情况下"外证未解"则"当先解表","表解里自和";在特殊情况下,又"急当救里"和"急当救表",此乃着眼于整体调节方面。对表证、里证是这样,对上病、下病也是这样。例如,《伤寒论》74条云:"中风发热,六七日不解而烦,有表里证,渴欲饮水,水入则吐,名曰水逆,五苓散主之。"中风发热是表证,不解而烦病已入里,水入则吐是中焦停饮,称为"水逆",不用麻桂解表,不用芩连清里,不用姜夏和胃,而用五苓散化气利水,"上病下治"而"水逆"自平,里和表解,这就是整体性调节手段。再如32条"太阳与阳明合病者,必自下利,葛根汤主之"。此不从下利治,而从上取属于"下病上治"的整体性调节手段,后世治痢所用的"逆流挽舟"法,即是从此悟出来的。不仅如此,在汤方配伍上亦处处以整体调节为指导,就以五苓散为例,其制方之目的旨在利水,但不仅用苓泽利浊水,还用桂枝通阳气;不仅要除水湿于下,还用苓术固脾气于中,虽着眼于利水,实则调节于整体。不考虑单一的因素,而针对综合性因素;不从局部着眼,而从整体调节,充分体现平调阴阳的 又一规律。

当前,自然科学新趋向的特征是越来越分析入微,医学科学已发展到微观、亚微观的分子领域,然研究《伤寒论》中这些宏观规律意义何在呢?大家知道,生命现象是极其复杂的,用分子和原子的物理与化学运动规律来研究疾病、解释疾病,可能发现许多新规律,从而推动医学科学向前发展。但是,此毕竟不能代替整体宏观规律的研究而说明疾病的一切,因为先贤的这些经验和事实规律也是客观存在的,它不仅是我们取得新成就、发现新规律的阶梯,也必将作为一个组成部分,包括在今后更加丰富的成就和规律之中。可见,微观、亚微观不仅不排斥宏观的研究,还可能为整体宏观规律的确定性提供更加精细的实验方法和手段。但是至今日，医学界还仅仅停留在对各种证候及其治疗规律的临床使用、验证或资料分析上，因而了解得很少。如能应用现代自然科学一切先进的方法和手段，研究仲景所确定的证候及其治疗的联系、差异和实质，那么可以预言，此后必将会导致新的医学理论萌芽。

第二节 《伤寒论》六经辩治探究

一、《伤寒论》六经证治概说

阴阳是古人观察和分析自然界一切事物变化发展的基本概论。祖国医学运用阴阳来概括一切疾病的变化及其发展规律。

人体脏腑生于内，躯壳四肢生于体外，经络做内外的联系。通过脏腑相互协调的生理功能，营卫的出入循行，气液的上下贯注，构成了吸收、消化、排泄等生理活动的一个整体，同时起居饮食，呼吸等都与自然界有不可分割的联系。《伤寒论》的特点，是从大自然的变化和人体的整体出发，依据脏腑、经络、气化等生理功能来如实反映，把疾病过程中发展变化的规律，以阴阳统之，再以阴阳各分为三，即为六经。

六经是三阳（太阳，阳明，少阳）三阴（太阴，少阴，厥阴）的总称，以阴阳为纲，贯彻表里、寒热、虚实六辨，把脏腑病理变化，表现为临床的各种症候综合病主要部位、性质、病机、病势加以分析归纳，确定为某经病证，作为临床治疗的依据，这是《伤寒论》的主要内容，兹就六经辨证治则概括如下：

（一）太阳病

太阳属膀胱与小肠，其经统一身之营卫，人体盛于表位的阳热，发源于营卫，而营卫的生成，由中焦水谷精微气化而成，由胸中心肺所散布，外发而为太阳的表气，以发挥其营卫外的功能。一旦外邪侵入人体，营卫受阻，气机不宣，就会出现"太阳之病，脉浮，头项强痛而恶寒"的症候，但因受邪的程度不同，人体的素质又有差异，而有"太阳病，发热，汗出，恶风，脉缓者,名为中风"的表虚证和"太阳病或已发热,或未发热,必恶寒,体痛,呕逆,脉阴阳俱紧者,名为伤寒"的表实证,二者虽虚实不同,但却与营卫功能失调有关。中风表虚证由于卫气失却固密,故用桂枝汤培汗源以解表;伤寒表实证,由于卫气受阻,营血瘀滞不通,故用麻黄汤,发汗。论中:"太阳中风,阳浮而阴弱,阳浮者,热自发,阴弱者,汗自出。啬啬恶寒,淅淅恶风,翕翕发热,鼻鸣干呕者,桂枝汤主之"。以及"太阳病,头痛发热,身疼腰痛,骨节疼痛,恶风,无汗而喘着,麻黄汤主之"。运用麻黄桂枝两汤脉证就更具备了。这是太阳经证的两种不同类型证治,如能及时采取发汗的方法,调和营卫,使汗出通畅,生理机能便很快恢复正常。同时也阻止病情的深入和演变。可见汗法在临床应用的重要性。

由于体质的强弱症候的兼夹以及其他因素的影响,所以同一宜汗的证候而在施治方法就需要有寒,热,轻,重,缓,急的不同,不能单靠发汗所能解决,而有兼用其他方法,以适应不同的症候,这在论中都有详细的分析方法。

太阳经证以发汗为主,但汗为阴液,汗出又需阳气蒸腾,所以汗之不当,可使阳气耗散及阴液受伤,故论中发汗禁忌数条如"疮家、汗家、亡血家,尺中脉微,尺中脉迟者"等都不可发汗,皆不出津亏、血少、中寒、里虚的原因,在这种情况下如有表证,也应在培汗源的基础上加以解表,或先治里,后治表。论中"伤寒,医下之续得下利清谷不止,身疼痛者,急当救里,后身疼痛,清便自调者,急当救表。救里宜四逆汤,救表宜桂枝汤"。以及病发热头痛,脉反沉,若不差,当救其里,宜四逆汤,皆为不可发汗之例。反之有表证而兼里气充实者,就应先解表而后治里,所谓"强人病表发其汗,弱人病表建其中"就是从临床实践中总结出来的。

太阳表邪不解可循经入里而传于府,太阳腑证,有蓄水蓄血的不同,蓄水证如"太阳病,发汗后,大汗出,胃中干,烦躁不得眠。欲得饮水者,少少与饮之,令胃气和则愈,若脉浮,小便不利,微热消渴者,五苓散主之"。以及渴欲饮水,水入则吐,名曰水逆,用五苓散主之"。化气行水:蓄血证如"太阳病六七日,表证仍在脉微而沉,反不结胸,其人发狂,以热在下焦,少腹当鞭满,小便自利者,下血乃愈,所以然者,以太阳随经,瘀热在里故也,抵当汤主之"。以及"太阳病身黄脉沉结,少腹鞭。小便不利者,为无血也,小便自利

211

者,其人如狂者,血证谛也,抵当汤主之"(水蛭、虻虫、桃仁、大黄)逐瘀行血。

以上为太阳经府两证的正治法,至于其他兼证以及误治辩证的治法,多为救逆而设,必须分清主次与常变。

脏腑病理与生理的相互关系,也是六经辩证的主要内容。太阳少阴相表里,若太阳病邪不解,或治疗不当,就可进一步伤及少阴而发生病变。论中"太阳病发汗,遂漏不止,其人恶风,小便难,四肢微急,难以屈伸者,桂枝加附子汤主之"。"发汗过多,其人叉手自冒,心下悸,欲得按者,桂枝甘草汤主之。"均属于治疗失当,影响少阴的病理反应,"服桂枝汤,或下之,仍头项强痛,翕翕发热,无汗,心下满微痛,小便不利者,桂枝去桂加茯苓白术汤主之"。这又是水停中焦太阴气机不宣而影响太阳表证不解的例证。

太阳为六经的藩篱,若病邪不解,由表及里,可牵涉六经为病,故太阳篇中条文特多,头编份繁,只要掌握其辩证论治的精神就行。

(二)阳明病

阳明属胃与大肠,在生理上传化而腐熟水谷,水谷精微之气为营卫生化之源, 阳明气和则营卫贯通煦濡于内外, 对三阳来说, 病至阳明若正气不衰,则不变再传。以其为后天之本,所以有决定病势进退的作用。

胃为水谷之海,其经多气多血,阳气极盛 ,大肠主传导,与胃均为阳腑,以通为用。若受邪扰,则不通而致实,论中:"阳明之为病,胃家实是也。""阳明病外证云何? "答曰:"身热汗自出,不恶寒,反恶热也"。总以实热为阳明经证。造成阳明病的原因很多;如精液亏,误治伤津,以及素体阳盛,内有宿食与邪博结,或三阴病,正气渐复而传入阳明,总之,邪入其经即化燥化热,而成实热证候。

阳明病亦有经证,腑证之别,经证是无形之热实。治疗以清法为主,如壮热渴饮汗多,脉洪大者热势已盛者,用白虎汤,清里彻热;若大渴不止,口舌干燥,热灼津伤者,用白虎加人参汤,清热生津,气阴兼顾;汗吐下后热扰胸膈的虚烦用栀鼓汤宣而清之;热炽伤津,水气不化,津液不能上润证,渴欲饮水,小便不利者用猪苓汤《猪苓 茯苓 滑石 阿胶 泽泻》泄而清之。以上都属于清法的范畴。但在临证应用时,必须注意,论中:"伤寒,脉浮发热无汗,其表不解,不可与白虎汤",阳明病汗出多而口渴者,不可与猪苓汤,以汗多胃中燥,猪苓汤复利其小便故也"这是应当明白的。

阳明腑证,是有形的(热邪与宿食搏结)之热实,治以下法为主。若兼蒸蒸发热,不吐不下心烦等热邪将结之时宜缓下,以调胃承气汤治之,若大便鞕,腹满微烦,脉滑疾等热邪虽结,尚未太甚之时,宜轻下以小承气汤治之;若不大便绕脐痛烦躁,潮湿,谵语,手足濈然汗出等燥屎已成,以攻下,以大承气汤治之,此外亦有润下,以及外导诸法,均属下法范畴,但亦有必须禁下之证如呕多,心下鞕满,虽有阳明证等都不可使用下法。

以上为阳明病经府两经正治法,其他兼太少以及湿热郁蒸而形成发黄等证属于清下两法,都是应该掌握的。

阳明与太阴相表里,胃主纳谷,脾主运化,脾胃之间,燥湿相济,以维持水谷吸收消化和输布的功能。大肠主传导,须赖肺气的肃降和津液的敷布,故阳明病攻下过早,或治疗不当,即可伤及脾阳而转为太阴治病。如论中"此但初头鞕,后必溏,不可攻之,攻之必腹满不能食也",腹满不能食,就是太阴病的证候。所谓:"实则阳明,虚则太阴"。就是说两经病的性质不同,并且互相转化的。

（三）少阳病

少阳属胆与三焦,胆内藏精汁而主疏泄,其气游行于人身上中下各部,起到生生不息的作用。三焦外通腠理,内通隔膜,为营卫气机运行的道路。少阳经前连阳明主胸,后连太阳之背,而行人身两侧。少阳受邪,则胆火上扰空窍而出现口苦咽干目眩,以及三焦气机受阻而出现寒热往来,胸胁苦满,嘿嘿不欲饮食,心烦喜呕等证。

少阳病的治法:以和解为主,由于邪不在表故禁汗发,邪不在里故禁攻下。因其经在生理上与全身有关,却在病理上就用小柴胡汤为主方剂与加减法:少阳症状表现与它经兼证者多,本经独具者少,故除正治法外,又有兼治方法:如兼表兼里以及上热下寒等证,应随证施治。

少阳与厥阴相表里,若少阳病邪不解或治不当,正气虚衰,病邪转厥阴。

（四）太阴病

太阴属脾与肺,与阳明相表里,脾为胃行其津液,脾气散津上归于肺,才能敷布全身。脾主湿,湿虽盛而脾阳振,则司行津散精,若脾阳不振,则运化功能失调而发病,论中:"太阴之为病,腹满而吐食不下,自利益甚,时腹自痛,若下之必胸下结鞕",就是太阴病的主要症状和治禁。太阴居中,主灌四

黄兰魁中医临证五十年学治集

旁,阳气不振,阴寒之气凝聚,故腹满痛而吐利,以腹满痛食不下者,好似实证,但有吐利,则非实而为太阴虚证了。若误认为实而用下法,则中气更伤,失其运转,必致胸下结鞭。

太阳病治法:"以温里为主"。"自利不渴者,属太阴,以其脏有寒故也,当温之,宜服四逆辈"。但也有兼清下者,应随证变通。

(五)少阴病

少阴属心与肾,与太阳相表里,主血脉主热,对人体生理功能起着统领的作用。肾主水,主藏精,为先天之真阴真阳所寄托,在正常的生理状态下,心阳通过经脉以及呼吸作用,下达与肾,肾精也因阳气的作用上交于心,阴升阳降,循环不息,通过三焦,赅括肌表,气血营卫正常持续。因之少阴为三阴之枢机,是人身之大里。

少阴病为伤寒六经病变发展过程中的危重阶段。表现为全身正气衰惫状态。论中:"少阴之为病,脉微细,但欲寐也"。为少阴病的提纲,从脉微细以见阳气精血俱现不足之象。同时病者表现精神极度衰颓的状态,这是少阴病的主要脉证。又"少阴病,欲吐不吐,心烦但欲寐,五六日自利而渴者,属少阴也,虚故饮水自救,如小便色白者,少阴病形悉具,小便白者,以下焦虚有寒,不能制水故令色白也"。本条从心烦口渴等,很像热证,但小便色白,是下焦虚寒以确据。这是少阴病上火下水,互不相济的特征。

少阴证病的治疗原则:因其有寒证,热化之不同,故治以温补扶阳,养阴清热为主法。因人体素质不同,病邪程度有异,而在寒化热化证中也有各种不同情况;如寒化有脾胃虚寒,证为背寒体痛,脉沉等证,用附子汤扶阳益气,有阴虚水泛,证见腹痛,小便不利,四肢沉重疼痛等证,用真武汤温阳化水,亦有下利清谷,治宜急温的;有阴盛格阳,于辛热剂中反佐以苦寒的药。热化有阴虚阳亢,证见心烦不得卧,用黄连阿胶汤主之《黄连四两,黄芩二两,芍药二两,阿胶三两,鸡子黄两枚,育阴清热,亦有虚火上炎,咽伤生疮治以清热散结等,都应适合病情,作出适当处理。

汗下是少阴病的治禁。如论中"少阴病,脉微细沉数,病为在里不可发汗","但厥无汗,而强发之,必动其血……"、"阴气虚,尺脉弱涩者,复不可下之"都说明阳气与阴精虚衰,不可妄用汗下,但亦有兼表而温经发汗法,阳气过盛,让见实热而用急下存阴法,必须知常达变。

（六）厥阴病

厥阴属肝与心包，与少阳相表里，在正常的生理状态下，由于肝气的疏泄条达，三焦气机的通畅，则上焦调和，下焦温暖脏腑功能保持着阴阳平衡协调谐作用。

厥阴以六经的形层来说是人体最深之外，为六经之尽，所以病至厥阴，仅存一线之正气与肆无忌惮的病邪相争，病情较危重。

厥阴病的主证是厥与热，但不同他经的寒热。如少阴病的厥冷，并不伴发热，太阴病的手足自温，亦无冷厥，较之三阴病的寒热，更不相同，病邪内陷厥阴，则脏腑功能失调，阴阳气不相顺接，可出现厥热胜复，或上热下寒，以及寒热错杂等各种不同的证候，论中"厥阴之为病，消渴气上撞心，心中疼热，饥而不欲食，食则吐蛔，下之利不止"表现厥阴病下寒上热的特征，所谓上热，饥而不欲食，食则吐蛔，治疗应用益气和血，温清兼施之乌梅丸。如果误认为实热，用苦实攻下，则上热不除下寒反甚，因之利不止。

厥阴病的治法，因本经病较复杂，故在临证时就必须根据具体情况，一般来说热者清之，寒者温之，但对寒热上下不同大小各异，实证夹杂等复杂证候，就应寒热并用攻补兼施等方法去处理。又如厥阴证的表现症状，不外手足厥冷，但有寒热、血虚、停饮以及吐蛔等不同因素，都应辩证求因，审因证治。

厥阴病治疗，也有一定的禁例，如厥逆不可攻下，下利消谷不可攻者；腹痛呕吐不可治呕等，都是临证应注意的。

祖国医学的主要特点，就是整体观念，不但强调人体内脏与外在组织的整体性，而且强调人与自然环境的整体性。所谓整体，包括人体本身的升降出入以及自然环境，社会生活等，学习时首先应掌握。

（1）脏腑不但是一个物质器官，更重要的是一个人功能系统，从生理如心主血，肺主气。

（2）内脏的功能活动，不是孤立的是具有整体的统一性，不能以局限的眼光来对待每一个脏腑的生理功能。如肺主气，但与其他脏腑是互相联系的，"呼出心与肺，吸入肝与肾"，说明这一点。又如心主血脉，但其运行亦离不开其他脏器的活动。如气为血之帅。所以脏器都有他独特的生理功能，但必须在其他脏腑的功能互相配合下，才能发挥本脏的生理功能。

（3）人体内脏，依据其性质和功能加以归纳分类，区别内脏腑以及奇恒之腑，使复杂的内脏有了系统，便于记识和掌握，从而指导临床实践。

脏者藏精气而不泻，故满而不能实。五脏虽各具特性：心主血脉、肝藏血、脾主运化、肺主气、肾藏精。但它们的性质则有其共同性——藏精气而不泻。

腑者传化物而不藏，故实而不满，六腑同样各具特性——泻而不藏。

脏与腑虽各具特性，但在生理上又是相互为用的。如：五脏藏精来源于六腑的转化的水谷精微，六腑传化又赖五脏精的气化功能。但要看到腑气通否，同样腑气实而应通，但通腑须识脏气之情况。《灵枢》曰"胃满则肠虚，肠满则胃虚，更虚更实，故气得上、下、五脏安定，血脉合利，精神乃局"。说明脏腑相互合作之整体性。

脏腑虽互相为用，但在大小程度之不同，因此某脏与某腑的关系，在生理上较为密切者，便互相配合而为表里：如肺与大肠、心与小肠等。

肺主气，大肠主传导，其所以能传到必赖肺气之推动。而大便不通，又可导致肺气壅塞，而喘息，泻其便则喘平。又如泻下而用降气以及肺虚而致便不爽都说明这一点。

心主血脉之运行，必赖小肠受盛水谷，化精微以充血脉，而小肠之化物又赖心主血液之运行。常见血亏者多消化不良，而消化不良者，又可导致贫血等，其他各脏腑之表里关系，其精神都是如此。

脏为阴，其气行于手足三阴，腑为阳其气行于手足三阳，互相配合，故称表里。

二、六经病的传变因素

（一）太阳病机

疾病是作为一个矛盾运动过程而存在的，每日每时在不断变化发展着，并依一定条件向其反面转化。这种变化发展，在《伤寒论》中称为"传"、"转属"或"转入"。有人指出，凡三阳病或三阴病共有的前驱期（如出现发热恶寒等不典型症状时），变为可以明确划分为某一经的症状定型期时，就是"传"，意思是同一证候由不明显到明显之谓，而不是这一经病传给另一经发病的"传经"。由这一经传给另一经病,则叫作"转属"或"转入"。无论"传经"、"转属"或"转入",以及形成的"坏病"和"变证"等,则均是证候的变化,习惯上统称为"传变"。

影响转变的因素很多,病人的体质不同,有无兼证或合并其他病证,是否失治误治,以及自然界气候的变异、各种疾病的特殊病程经过等,都可以影响转变的性质和方向,使得转变的形式十分复杂,而不一定按六经病的顺序传变,古代医家提出所谓"循经传""越经传""表里传""直中""合病""并病"等,正说明转变的复杂性。综合《伤寒论》条文可以看出,六经病之间皆可互相传变,没有固定的传变模式。

无论影响转变的因素多么复杂,其根本原因就在于阴阳升降失调。究其传变的条件性,《伤寒论》则归咎于误治,例如误汗、误下、误吐、误利等。同时,与人体正气的强弱,病因的性质,感邪的轻重等亦有密切关系。一般说,邪胜正衰的传变规律是:由浅入深,自表传里,从阳转阴;正复邪衰的情况则与此相反,常由里出表,从阴转阳。例如:《伤寒论》185条"本太阳,初得病时,发其汗,汗先出不彻,因转属阳明也……"。此是汗不得法,病由太阳之表传阳明之里。290条"少阴中风,脉阳微阴浮者,为欲愈。"则是少阴转太阳。

三、《伤寒论》病机简述

《伤寒论》并无"六经"提法,它是在《素问·热论》六经分证基础上发展起来的六种病证分类之纲领。朱肱《活人书》将《伤寒论》三阴病、三阳病解释为经络之病,首创"六经"之说。其所指"六经"即为足太阳膀胱经、足阳明胃经、足少阳胆经、足太阴脾经、足少阴肾经、足厥阴肝经。并云:"论伤寒先须识经络,不识经络,触途冥行,不知邪气之所在。"张景岳、汪琥等则推广至手足十二经,这便是解释三阴病和三阳病的划分、顺序、传变、病机及实质的经络学说。因此,人们习惯地称三阴病和三阳病为"六经病"、"六经辨证"或"六经病机"等。但是,历代医家却有不同看法,有从脏腑、气化、八纲论三阴病及三阳病的;近代更有人认为是病之阶段性和证候群等。从不同角度去理解,虽各有一定道理,然而都不全面。其实,《伤寒论》六经病的全

黄兰魁中医临证五十年学治集

套理论就是承袭《内经》全部阴阳概念,包括表里寒热虚实、经络脏腑和营卫气血邪正消长等。在此基础上,同时结合当时实践经验而形成的。

太阳病、阳明病、少阳病、太阴病、少阴病、厥阴病这种排列顺序,反映出邪气和正气斗争双方力量对比和病情变化的关系,邪胜正衰则病进,病由表入里,由阳入阴;正胜邪衰则病退而愈,或从阴转阳。

(一)太阳病机

人体面积以肤表最为广阔,而肤表又是营卫循环充斥的场所,故称"太阳为一身藩篱"。外邪侵入肌表,使卫阳被遏,营阴郁滞,邪热盛于表位,故称之为太阳病。《伤寒论》第 4 条曰:"伤寒一日,太阳受之"。故太阳病又含有疾病初期的意思。

风寒外袭,营卫受邪,失其调和,是产生太阳病的基本病机。营为阴,卫为阳,阴性沉降而静,阳性升散而动,二者充斥于一身之表,一升一降、一动一静,保持动态平衡,即正常的固外开阖的生理功能。所谓营卫受邪,失其调和,造成人体肤表阴阳升降失调的状况。产生营强卫弱的病机,加之风寒两感,便形成营卫俱实的病机。这就是成无已所谓"风并于卫"、"寒并于营"的道理(《注解伤寒论》)。当卫强营弱之时,卫阳的升散性、流动性,占优势,浮盛于外感发热;弱势的营阴其性沉静,静性不足,不能内守故自汗出,脉浮缓;自汗出后,卫阳部分散失,肌肤略失温煦故恶寒,这便是所谓太阳表虚证。在营强卫弱之时,卫阳被郁于肤表之内,不得发散于外,以温煦肤表,故恶寒;郁遏于内的阳气因不能外散而升高则发热。优势的营阴之沉凝性、静性引起无汗,脉浮紧,并使躯体血行不畅,从而产生头、身骨节疼痛,这又是所谓太阳表实证。例如,风寒两感,寒并与营,营阴的沉凝性、静性增强,则恶寒甚而无汗;风并于卫,无汗阳热不得外泄而内郁,故发热高而烦躁,形成营卫俱实证。以上所述,皆为太阳经证。

太阳为一身之藩篱,主肤表而统营卫,构成人体抵抗病邪的一道屏障。由于太阳领域辽阔,涉及面广,如因正气虚弱,邪气太盛,或因治不得法,致使屏障溃决,经证不解,邪气内传,则可引起种种复杂的病机传变。病邪随太阳之经而侵入太阳之腑,影响到膀胱的气化功能,致使气结水停,则形成以小便不利为特征的蓄水证。如邪热侵入膀胱血分,瘀热阻于下焦,即产生小腹鞭满,小便自利的蓄血证,这些都属太阳腑证。

柯韵伯指出:"营卫行于表而发源于心肺,故太阳病则营卫病,营卫病则心肺病矣"(《伤寒论翼》)。故太阳病不解,邪气内传,多见心肺病症,心病则烦躁、心悸、逆满、狂谵,肺病则气喘、咳嗽。柯氏在说明太阳病与其他病系存在结构层次和病势传变上的联系时,所使用的术语"正面"和"底板"最富哲理性。他说:"太阳总纲以正面,阳明总纲以底板",原因是"太阳以胸中为里……,阳明以胸中为表。"二者存在结构层次上的联系。柯氏又云:"太阳病而脉反沉细,用四逆汤以急救其里,是太阳虚不能主外,又内伤真阳露出少阴底板;少阴病而反热,用麻辛解其表,是少阴阳虚不能主内,外伤太阳之气,便假太阳之面目也"。这就是所谓"太阳虚则是少阴,少阴实则是太阳"的道理,此说明太阳、少阴存在病势传变上的表里关系。总之,太阳病不解,其人正气旺盛,则传阳明;正气虚衰,则传少阴。

太阳病是人体最大的病理反应层次,其传变几乎涉及各个部位。桂枝汤证类外涉营卫肌腠,内于脏腑经络气血津液,为太阳病中最复杂的证候系统,故列于太阳病之首。麻黄汤证类位在肤表肺卫,栀豉陷胸位在胸中,泻心黄芩位在心下和肠道,十枣位在两肋,抵挡位在少腹,五苓位在膀胱……。这些汤证,或是起因不同,或因气血津液失调及寒热虚实性质不同,虽然都属于太阳病,但都有其相对特性。由此可见,太阳病的病机变化具有多质、多因素和多层次的特点。

(二)阳明病机

阳明经包括手阳明大肠经和足阳明胃经的领域。阳者,热也;明者,显著也。高亢之阳热发于阳明之位形成的病理反应,称之为阳明病。故阳明病多从热化,恒以里热、胃实为其本病机。

阳明病的传变由来有三:①为太阳病失治或误治,耗伤津液,胃中干燥,化热成实,而转入阳明,此称为太阳阳明证。②为少阳病误用汗、吐、下利等法,致使胃燥成实,转属阳明,此谓之少阳阳明证。③不是因误治,乃邪热自实,直达阳明,此为正阳阳明证,阳明病是太阳病、少阳病的进一步发展,也有原发性的,不管来源如何,总之阳明病是疾病过程中阳气亢旺,邪热最盛的一个病理反应层次。邪热初入阳明分野,郁结于胸膈之间,不得发越,则胸中之阳大于阴,优势的阳之升温性、动性引起心神不宁,则出现虚烦不得眠,心中懊憹,甚至反复颠倒等症状。例如,阳明经无形之热邪高亢,其发散性引起大汗出,脉洪大,以致津液消烁而大烦渴不解,此谓之阳明经证。又如,邪热随经入腑,燥结成实,出现潮热、腹满、便秘、谵语等症状,便是阳明腑证。由此可见,阳明病机是以热实为其特点。

阳明与太阳互为表里,二者经脉相连,其气相通,疾病时则可互相传变。阳明病邪热不解,若与太阴脾湿相合,以致湿热蕴蒸,可引起发黄、小便不利等症状。阳明病误攻下过早或过猛,常可伤及脾阳而转为太阴病。《伤寒论》209 条曰:"……若不转矢气者,此但初头鞕,后必溏,不可攻之,攻之必胀满不能食也……"。其中胀满不能食、大便溏等,就是阳明病转太阴的证候。太阴病在正胜邪衰之时,亦多有转成阳明病。阳明病属热证、实证,太阴病属虚证、寒证,二者存在互相转变的机理,故有"阳明虚则为太阴,太阴实则是阳明"之说。不仅如此,三阴病皆可转阳明而提示着预后好转之机。《伤寒论》184 条"……阳明居中主土也,万物所归,无所夏传……"就是这个道理。

(三)少阳病机

手少阳经包括胆、三焦,与厥阴互为表里,其经脉循人身之两侧,是半在外、半在里的病理反应层次。其外邻太阳、阳明,内近三阴,为病邪从外入里、由阳入阴,或自里出外、由阴传阳的枢机。少者,微少之意,意味着阳热不如太阳、阳明之亢旺,故称之为少阳病。邪气与正气分争于内外之间,相持不下,致使枢机不利,此为少阳病的基本病机。

少阳病的传变由来有邪自表入里者,如《伤寒论》第 266 条:"本太阳病不解,转入少阳者……"即是。原有发于少阳者,如《伤寒论》265 条:"伤寒,脉弦细、头痛发热者,属少阳……"即是。少阳病失治或误治,其转变的关键在脾胃的虚实。《伤寒论》第 270 条:"伤寒三日,三阳为尽,三阴当受邪。其人反能食而不呕,此为三阴不受邪也。"因其能食而不呕,表明脾胃不虚,故不传三阴。一般说,脾虚阴盛则易入三阴之脏;胃实阳盛则易传阳明之腑。如正气太虚,邪气太盛,病可自少阳而逆传至厥阴;厥阴阳复热盛,亦能转属少阳,为预后之佳兆。因少阳、厥阴互为表里,故有"少阳虚则是厥阴,厥阴实则是少阳"之说。

少阳病历来没有明确分出经证和腑证,但少阳病亦在三阳之列,胆腑亦为六腑之一,如果说太阳病、阳明病有经腑之分,少阳病则理应分经证和腑证。邪气侵犯少阳领域,胆火上炎,可引起口苦、咽干、目眩;胆气下降,胃气上逆,即《灵枢》所谓"邪在胆,逆在胃",从而引起心烦喜呕;枢机不利,则胸胁苦满;正邪分争于内外之间,出阳则热,入阴则寒,相持不下,则往来寒热,休作有时。以上所述,都可称为少阳经证。少阳腑证必在胆腑,《伤寒论》103条云:"……呕不止,心下急,郁郁微烦者,为未解也,与大柴胡汤下之则愈"。又第165条曰:"……心下痞硬,呕吐而下利者,大柴胡汤主之。"所指就是热结胆腑之证。因少阳胆经之脉"下胸中,贯膈,络肝属胆",故胆腑位于心下。所谓"心下急"、"心下痞硬",显然与胆腑气机郁滞有关,实际上就是少阳腑证。过去有人认为,大柴胡汤证属于少阳阳明并病,但其证有三条(见《伤寒论》第103、140、165条)均无胃肠燥结,大便不通的叙述,可见病未涉及阳明。病不在阳明而用大柴胡汤下之,是借通下利导以泄胆腑结热之义。只有少阳经证禁下、而腑证不禁下,此不可不知。

(四)太阴病机

太阴主脾所生病,其位在里。太者,初也、甚也;阴者,虚也、寒也。虚寒初盛于里,始病三阴,故称之为太阴病。而脾胃虚寒,也就是太阴病的基本病机。

太阴病的传变由来有三:其一为"脏有寒",邪气直中太阴;其二为太阳误下,脾阳受戕,传变而来,即《伤寒论》279条"本太阳病,医反下之,因而腹满时痛者,属太阴也……";其三为阳明攻下太过,损伤脾阳,可转化为太阴病,而太阴过用温燥,则病可转属阳明,此是太阴脾与阳明胃经互为表里之故。《伤寒论》187条云:"伤寒脉浮而缓,手足自温者,是为系在太阴。……至七八日,大便硬者,为阳明病也。"也就是太阴、阳明互相转变的证候。所谓虚则太阴、实则阳明之说,确也客观存在。例如,太阴不治,吐痢不止,亡阴液脱,则传少阴、厥阴,而病势更加危重。

如果脾胃虚寒,寒湿内盛,运化失司,气机郁滞,则可发生吐、利,腹满痛,食不下,自利益甚等,脾胃运化紊乱之症状。

(五)少阴病机

少阴属心肾,统水火二气,为三阴之枢。病入少阴,心肾衰惫,阳气不振,阴血不足,全身正气明显降低,是为疾病的危重过程。阳气不振,则脉微;阴血虚衰,则脉细;阴阳气血不足,则神失所养,可发生疲惫模糊的"但

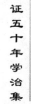

欲寐"状态。故"脉微细,但欲寐"为少阴病共同的临床特征。少阴统水火,本阴而标阳,如本体阳虚,病邪从水化寒,阴寒内盛,阳气衰微,可出现无热恶寒,蜷卧厥逆,下利呕吐,脉细微欲绝等一派寒化证。如寒盛虚极、残存之阳气浮于外,则称之为"格阳"。越于上则谓"戴阳",可出现面红、身热、躁扰等症状,此属真寒假热的病机。如本体阴虚,病邪从火化热,虚阳上亢,则引起心烦、不得眠、咽痛、舌红、脉细数等一派热化证。少阴病虽寒化和热化两种病机、两种证候,但毕竟本体以阳虚为主,寒化居多,故寒化证是少阴正局,而热化证则是少阴变局。故少阴病以心肾虚衰,阴寒内盛为基本病机。

根据少阴基本病机,其预后如何当然要看阴阳回复的情况而定。阳回则生,阳亡则死,阳竭亦死。如手足由厥转温,恶寒蜷卧转为时烦欲去衣,下利清谷渐止,脉由阴象转为阳象,此皆为阳气回复之候,其预后一般较佳。如若手足厥冷不回,下利不止,恶寒益盛,脉微欲绝,大汗出者,此为阳气将脱之候;如果下利虽止,然病情不减,脉不至者,反见眩晕,是真阴内竭之证,其预后严重。

概括起来,少阴病的传变途径有三:其一为素体阳虚,病邪直中少阴;其二为它经失治或误治传经而来;其三为少阴热化转阳明形成急下证,或寒化成厥而传入厥阴。

(六)厥阴病机

厥阴包括心包和肝,为六经最后一个病理反应层次,亦是邪正斗争消长的最后关头。究其传变由来,一为寒邪直中厥阴,但此较少见;二为太阴、少阴病势日甚,传至厥阴;三为少阳病虚转入厥阴。

对于厥阴病的病机本质,各家历来认识不一。有人认为厥阴是两阴交尽,为阴之极,本质为寒厥;有主张厥阴之风气主之,中见少阳火化,本质是热厥,而亡阳寒厥主要是在少阴病讨论;有人认为阴尽阳生,阳气来复,复气有太过不及,则病机有寒热错杂,阴阳胜复。其实,厥阴病中有热极之白虎汤、承气汤、白头翁汤证;有寒极之吴茱萸汤、四逆辈证;有寒热错杂之干姜黄芩黄连人参汤、乌梅丸证等。这是由于厥阴为两阴交尽,本阴而标热,故可寒极化热,热极化寒而发生的。少阴病也有寒化热化病机,但尚未至"极"。"物极必反",极则生变,故两种"极化"实为厥阴特征。因此,把厥阴的病机本质仅仅定为热厥或寒厥是不够完备的。可以认为,病至厥阴,两阴交尽,阴阳及其偏颇,二气不相顺接,导致厥热胜复、寒热错杂,乃为其基本病机。

热厥是阳热盛极,拒阴于外而引起的。"厥"指手足逆冷,"热"系全身发热。热厥常先发热而后厥,其热是真热,而寒是假寒,但可以转化为寒厥而死亡。寒厥为阴寒盛极,其阳衰竭,无阳以温四末而引起的。寒厥常无热而厥,或先厥后热,如阴盛格阳,残阳浮越,可出现面红、身热等症状,但其热是假热,而寒是真寒,脏厥属寒厥的范畴。

寒热错杂成厥者,也是厥阴病的特殊之处。一般说,传经形成者,因其热极生寒,热未已之时,正气不支,内寒则生;由直中发生者,则寒极而阳复生热,寒未已,热已生,均可发生寒热错杂之病机。例如,蛔厥之乌梅丸证,痰厥之瓜蒂散证,上热下寒之麻黄升麻汤证等均是。

厥热胜复是一切厥证邪正消长,阴阳进退的转变机理。观察厥与热的盛衰,则是判断一切厥证预后转归的指标。所谓"厥"是四肢厥逆,表明阴盛;"热"是发热,乃阳亢的机转。《伤寒论》中曰:"热几日,厥几日"。就是比较厥和热的多少而言的。

对热厥来说,初期其发热为热扬,发厥为热郁,且热深(甚)厥深(甚),热微厥亦微,此称之为厥热往来,此时不可以热与厥之多少论病之进退,亦不可因热与厥之时间相等而判断其"必愈"。然至后期逐渐出现寒多热少,厥热胜复,此实际上是热厥向寒厥的转化。

对寒厥来说,其"厥"是阴厥,其发热是阳复。厥多热少为阳复不足,邪盛正虚,其病为进。厥热相等,阳复适当,其病当愈。厥少热多为阳复太过,仍属正胜邪却,预后佳良。但厥无热则是阴长阳消,邪盛正负,其预后严重,属"厥不止者死"之范围。

四、六经病的病机治法

《伤寒论》六经病在治法上有汗法,如麻黄汤等;吐法,如瓜蒂散等;下法,如承气汤等;和法,如小柴胡汤等;温法,如四逆汤等;清法,如白虎汤等;消法,如五苓散、抵当汤;补法,如小建中汤等。这是从方药的组成功效归纳的治法,即传统辨治的八法。但是,如果从六经病的病机病势的角度去认识,则另有一套治法。这套治法方为《伤寒论》治法的精神实质所在。

（一）顺势法

《伤寒论》承袭《内经》要旨："从阴阳则生,逆之则死,从之则治,逆之则乱……"。提出"观其脉证,知犯何逆,随证治之"的原则。大意是要顺从病势治疗,不要逆其病势治疗。仲景有具体解释:即44条"太阳病,外证未解,不可下之,下之为逆……"。又云:90条原文"本发汗,而复下之,此为逆也,若先发汗,治不为逆;本先下之,而反汗之,为逆;若先下之,治不为逆"。病位在表,其病势向上向外,就应顺其病势,因势利导,从表而解。若反其病势趋向,用泻药通里攻下治疗,则为"逆",这就违反治疗原则。同理,如病位在里,病势向下向内,则应顺其病势,因势利导,一下而解,若反其病势趋向,用发汗解表治疗也是"逆",因为此违反了治疗原则。这种顺从病势趋向的治疗方法,即称为顺势法。

太阳表证,病势向上向外,治宜发汗解表,忌攻下;阳明里热证,病势向内向下,治宜清下两法,不可发汗、利小便;少阳半表半里证,病势相持于内外之间,治宜和解,不可用汗吐下法……。这都属于顺势法的治疗原则。治病不顺势,则会引起种种逆证。例如,太阳表证误下引起"脉促胸满"的桂枝去芍药汤证;"利遂不止"的葛根黄芩黄连汤证;"遂协热而利,利下不止……"的桂枝人参汤证等,都是逆其病势引起的变证。另一方面,虽然顺势治疗,但因太过而引起不良后果,这种情况也叫作"逆"。例如,《伤寒论》第38条所述过汗"……服之则厥,筋惕肉瞤,此为逆也",就是一例。所以,张氏用桂枝汤只取"微汗",用承气汤"得下,余勿服",用瓜蒂散"不吐者,少少加"等,都是为防其太过,恐超过病势的治疗措施。

（二）相反法

就是用与病机性质相反的方药进行治疗的法则。例如,"寒者热之",用四逆、理中汤;"热者寒之"用栀豉、白虎汤;"虚者补之",用建中、炙甘草汤;"实者泻之",用陷胸、十枣汤等,反其病因、病性以平调阴阳,就是相反治法。但是,《伤寒论》六经病的相反治法还有另一层巧妙之处,那就是针对病势用与病势趋向相反的方药进行治疗。例如,《伤寒论》74条"中风发热,六七日不解而烦"是病势向外;"水入则吐,名曰水逆,五苓散主之"。是病势向上,不和胃从上治,不发汗从表解,而用五苓散化气行水,使水气下行,自不逆上,这是上病下取的治法。又32条"太阳与阳明合病者,必自下利,葛根汤主之"。此病势下趋,不用芩连清下治利,而用葛根汤发汗解表,使其表解里自和,这是下病上取的治法。后世治痢的所谓"逆流挽舟法"便是从此悟出来的。综上所述,都属于反其病势趋向进行治疗的相反法。

应当指出,这里所述的顺势法和相反法,不同于国外曾流行一时、现在还流行于印度等国的"顺势疗法"和"对抗疗法"。有人指出,20世纪由德国人纳尼曼创立的"顺势疗法"认为,某药物大剂量可以引起某种症状的话,那么用该药物的小剂量就可以治疗该种症状。"对抗疗法"认为,用能引起与疾病症状相反的药物,可达到治疗目的,如治疗便秘可用能引起腹泻的药物。显然这种疗法是针对症状的,而《伤寒论》六经病的"顺势法"和"相反法"则是针对病机的,其二者本质不同。

(三)阻断法

系指阻断病机转变的治疗。《伤寒论》第8条曰"……若欲作再经者,针足阳明,使经不传则愈"。此是典型的阻断治法。又101条云:"伤寒中风,有柴胡证,但见一证便是,不必悉具"。就是讲当太阳病出现传少阳的征兆(即一证便是)时,即可用少阳证小柴胡汤治疗,不必等到所有的症状都完全具备。此为力图将传变制止在萌芽状态的阻断治法。《伤寒论》在太阳病阶段几乎采用了其他各经的主方,诸如阳明的白虎、承气汤,少阳的柴胡汤,少阴的四逆汤等,其就寓有阻断之义。柯韵伯对此有独到见解,其指出"仲景于太阳经中用石膏以清胃火,是预保阳明之先着;加姜枣以培中,又虑乎转太阴矣。"因为太阳主一身之表,为人体之藩篱,乃人体第一道防御屏障,亦是疾病转变的起点,把好太阳病这一关,必然成为治疗之关键。所以,《伤寒论》特别重视太阳病治疗,所列汤证76个,约占全书汤证总数二分之一强。其中,有关其他各经主方的运用,目的就在于阻断其传变。

阻断法具有很大的实践意义,特别是一些暴急病证传变迅速,未及治表已传入里,如按常法尾随其后,则始终被动。仲景主张出现转变征兆时,即予以阻断治疗,这是一着高超手段。

(四)先后法

就是当表里同病或两经以上同病之时,按其病机缓急分先后程序的治法。这种治疗的原则早在《内经》已有之,大体云:从内之外而盛于外者,先调其内,后治其外;从外之内而盛于内者,先治其外,后调其内。关键在一个

黄兰魁中医临证五十年学治集

225

"盛"字,哪里"盛"就先治那里。《伤寒论》就是遵循这条原则处理临床问题的。例如,张氏在103条云:"……先与小柴胡。……后与大柴胡汤下之,则愈"。又164条"……当先解表,表解乃可攻痞",等,均属于从外之内而盛于内,先治其外、后调其内的治法。《伤寒论》91条曰:"……续得下利清谷不止,身疼痛者,急当救里,后身疼痛,清便自调者,急当救表"。又372条云:"下利腹胀满,身体疼痛者,先温其里,乃攻其表……"等,皆属于从内之外而盛于外者,先治其内,后调其外的治法。亦有为解决主要矛盾扫清道路,而先解决次要矛盾的。例如,《伤寒论》106条桃核承气汤证,其外有表证,内有少腹急结;152条十枣汤证,外有表证,内有心下痞硬满,引胁下痛。显然二者的内证是主要的,在这里采取先表后里的治法,旨在为转化主要矛盾创造条件,这是对《内经》原则的发挥。

正因为《伤寒论》六经病治法分先后步骤,所以其组方严谨,药用精专,药味少而精。实际临床证候则常以多质、多因素、多层次表现出来,如果遣方用药不分先后程序、力求面面珍俱到,必然开出大队药物,结果疗效将并不满意。其原因是药味多了,其作用则互相抵销。所以,成无己深有体会地说:"医人不依次第而治之,则不中病"。当今大夫,输抗菌素及消炎药,再给内服中药,故其疗效实难分辨。

(五)试探法

试探法有二层意思,一是无适当方药,试用某一方进行治疗;二是探测病势,以辨明证情。《伤寒论》第209条载"……若不大便六七日,恐有燥屎,欲知之法,少与小承气汤,汤入腹中,转矢气者,此有燥屎也,乃可攻之。若不转矢气者……不可攻之。"这就是用试探法探测病势的典型。《伤寒论》全书共遣227方,其用语提某汤"主之"者有131次,提"宜"某汤者55次,提"与"某汤者41次。这些不同的遣方用语包含着不同意义,某汤"主之"表明是最适当的主方,即首选方。"宜"某汤是说较为适宜可用,但非最理想的方剂。"与"某汤是说无适当方剂,可试与治疗。例如,《伤寒论》第12条属典型的太阳病营卫不和证,用桂枝汤称"主之"。第24条服桂枝汤出现"反烦不解",25条服桂枝汤出现"大汗,脉洪大",虽说未具口渴一症,证明不属阳明里热作祟,而是表热太甚,阳盛于外的反应,但毕竟属于阳明病的征兆,继续使用桂枝汤不是很理想,故提"与"桂枝汤,即试与治疗之意。已经出现阳明病的征兆,试服桂枝汤后,究竟不转属阳明是一个未知数。所以,紧接着在第 26 条补充曰:"服桂枝汤,大汗出后,大烦渴不解,脉洪大者,白虎加人参汤主之"。此旨在防其试与桂枝之变局。由此可见,"与"某汤实际上是一种试探治法。

试探法具有较高的临床实用价值。在辨证施治过程中,有诸多不确定因素影响着对证候的判断,这就往往需要运用试探法。但是,试探法绝不是盲目的,而是有根据地试探。如上述桂枝汤引起的反应,继续用桂枝汤治疗,就是以未见口渴一症为根据,从而判断其属表热而不属里热的。

(六)自愈法

自愈法是根据病机趋势,不药而待期自愈的法则。在《伤寒论》中有如下几种情况:

(1)病邪已除,正气未复,不药而待期自愈。如第 10 条"风家表解,而不了了者,十二日愈"。 又 59 条"大下之后,复发汗,小便不利者,亡津液故也,勿治之,得小便利,必自愈"。前者是指表邪已解,正气暂时未复;后者是指汗下之后,邪气已去,津液损伤。以上都可以等待正复津回而自然痊愈。

(2)病虽未除,但出现自愈征象,可不药自愈。如 47 条"太阳病……自衄者愈",此是热盛致衄,邪随衄解之征;192 条"阳明病……脉紧则愈"。此是抗病力强,自可克邪制胜;287 条"少阴病……手足反温,脉紧反去者,为欲解也,虽烦下利,必自愈"。此为出现阳气复,邪气退的征象。336 条"伤寒病,厥五日热亦五日……故知自愈",此是厥热相等,阴阳呈平衡趋势。如此等等已出现自愈征象者,故可不药而愈。

(3)病邪已去,尚须饮食调理自愈。如 329 条"厥阴病,温欲饮水者,少少与之,愈",此是为津液不上承,须缓缓补充水液则自愈。398 条"病人脉已解……损谷则愈",此是病已解,脾胃弱,只须调理饮食而自愈。不使用药物,待期自愈的措施其奥妙何在呢?就在于分析了邪正消长的趋势,抓住了自愈征象。如 287 条"……脉紧反去者,当欲解也……,"表明寒气退却。"手足反温"是由厥冷转温暖,表明阳气回复,故可作出不药而"必自愈"的判断。

227

第三节　太阳篇辨释

　　读太阳篇首先要看这个篇题,读经典必须弄清三义,即字义、句义、总义。三义清楚了,没有读不懂的经典。读经典的书,一个字也不能放过。从总义的角度看这个篇题:"辨太阳病脉证并治",它主要讨论辨别与判断与太阳相关的病名、病机、脉证及相关的治疗问题。透过题目分析,就能把握中医的一些性质。现在有一种思潮,认为中医只讲辨证不讲辨病,或者详于辨证略于辨病,所以,要与西医相结合,要辨病加上辨证。有这样看法的人,是没有读过《伤寒论》,不能算是中医说的话。因中医首先是辨病然后才是辨证,辨病是首位,辨证是次位。你不首先确定是太阳病,你怎么去进一步肯定它是中风还是伤寒。所以,说中医没有辨病,那是个天大的误解。

　　首先释辨字,辨字《说文》曰:判也。《广韵》说:别也合起来就是一个判断、区别之义。《康熙字典》载《礼学记》注云:"辨谓考问得其定也",又载《周礼天官书》注云:"辨谓辨然于事分明无有疑惑也"。综合以上诸义,辨就是将通过各种途径所获取的这些材料进行综合分析判断思维,然后得出一个很确定,很清楚的东西,这个过程就叫作辨。结合中医就是根据四诊的材料进行综合分析思维,然后得出明确的诊断,辨就是讲的这个过程。

一、太阳本义

　　原来的本意通称为日,将日通称为太阳,或者将太阳通称为日。其次就是《灵枢、九针十二原》说的"阳中之太阳,心也,"这儿把心比喻太阳。张介宾说:"心为阳中之阳,故曰太阳"。太阳从它的内涵去看,也就是阳气很盛大之义,所以,王冰说:"阳气盛大,故曰太阳"。

二、太阳经义

　　太阳的经络有手足太阳经,特别是足太阳经非常重要,它起于晴明,上额交巅,然后下项夹脊,行于背后,沿着人的身后、腿后,最后到达至阴。十二正经,足太阳是最长的一条。它的分布区域在十二经中是最长最广的,特别是布局于整个身后,这一点非常有意义。特别是对风比较敏感的人,如果风从前面吹来,会觉得无所谓,要是风从后面吹来,即会马上不舒服。明枪易躲,暗箭难防。《内经》一再强调"圣人避风,如避矢石"。圣人把风比作矢石,可见风对于人体的危害之大。前面风容易察觉,后面来风察觉就比较困难。后这个风,偷偷摸摸叫贼风,人体靠太阳对付从后而来的贼风。前人把太阳比作六经藩篱就与太阳经居后有很大关系,并不是说太阳经的位置最浅表。

临床病人的腿痛,前后痛是不一样,如果后面痛,在腘窝的地方痛,肯定与太阳有关,从太阳去考虑它的治疗,这就是六经辨证。学习好伤寒,并弄清经络的意义是很重要的。

三、太阳府义

太阳府有足太阳膀胱府,手太阳小肠府。"膀胱者,州都之官;津液藏焉,气化则能出矣"。所以膀胱是津液之府,是水府。水府与太阳相连接正好昭示了水与气化的密切关系。一个水,一个气化,太阳篇的许多内容都与这个相关。

《素问·灵兰秘典论》云:"小肠者,受盛之官,化物出焉。"而张介宾则云:"小肠居胃之下,受盛胃中水谷而分清浊,水液由此而渗于前,糟粕由此而归于后,脾气化而上升,小肠化而下降,故曰化物出焉"。这个解释值得怀疑,因为盛为祭祀的精细谷物,这与小肠接纳经胃熟化,细化的水谷甚为相合。小肠承纳的"盛"用于供奉五脏,用水谷之精微来营养藏神的五脏,这样的解释才基本符合"受盛之官"的涵义,从这个涵义看到古人已知道小肠是吸收营养的场所,才会用"受盛"这个词。

四、太阳运气义

在运气里,太阳在天为寒,在地为水,合起来就是寒水。水在日常生活

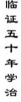

黄兰魁中医临证五十年学治集

中是一天也不能缺少的东西，是生命过程不可缺少的一个重要因素，也是生命最重要的组成部分。世界上占绝大多数依然是水，陆地只占很少的一部分。老子说："人法地"，所以人身也是水占绝大部分。以我们的生活经验，水的重要性是很容易感受到。二十多年前，唐山发生大地震，死的人有几十万，可有的人被埋地下十几日竟又奇迹般的活过来，就是因为有水。所以，一个人一星期不吃食物没有问题的，但是不能没有水。西医看法也是这样，病重了，最关心还是这个水。总之，水对生命的重要再怎样形容也不过分。水有另外一个重要层面，通过易卦体悟，易卦里代表水的叫坎（☵）卦，应该阴中挟阳，这个水就是真正的活水，就能为生命所用。没有这样的一个阳，即这个水是死水一潭，死水对生命没有用处。李白有一首名诗，叫《将进酒》，其中有两句这样写道："君不见黄河之水天上来，奔流到海不复还"。另一首诗"日照香炉生紫烟"时，给现代科学方面作了许多启示的联系。我们中医看到这首诗亦会有所感受，天上来的水是有一个"搬运"的过程，肯定有一个东西将水搬运到了天上，这个东西就是太阳。《内经》讲："地气上为云"，地气怎么上升为云呢？就必须借助阳气，就必须借助火。因此，水要成为活水，才能循环起来，运动起来，要能真正为生命所用，它就必须借助阳气的作用。坎卦中爻为什么不用阴爻而用阳爻呢？就是这个道理。从坎卦我们可以了解到，易卦揭示事物是从很深的层面去揭示，这就告诉我们要想弄通中医理论，易的学问不能不稍加留意。

水被阳气蒸动起来，就应该蒸蒸日上，但它为什么又会降下来？水被蒸动因阳气而上，当到达一定的高度以后，就会遇到一个重要的因素"寒"。高处不胜寒，高的地方很寒冷，超过海拔几千米的高山，即便是盛夏时节，山脚下郁郁葱葱，而山顶却白雪皑皑，就会真正感受到高处不胜寒。水被阳蒸成为气，当气遇到高处的寒，就又复凝结为水。高处的水越凝越多，当到达一定的重力，再加上其他的一些因素作用，它就会重新降下来，这就是《内经》所说的"天气下为雨"的过程，可见这个黄河之水确实是从天上来的。但是学中医的却应该清楚这一点。

太阳寒水实一个都不能少，一环扣一环，少了任何一个，水都循环不起来。所以，太阳寒水这样的搭配，有它很深刻的含义。太阳篇，如果从很深的层面去讨论，它实际上就是讲这个水的循环过程。这个循环过程在任何一个地方卡住，就成为太阳病。有些时候是在上升的过程中卡住了，有时在下降的过程中卡住，所以，太阳篇里讲经证、府证。如果麻桂二方治疗太阳经证，就是因为在蒸腾上升的这个过程出了障碍，地气不能上为云，所以用发汗的方法，通过发汗，使汗从皮毛而出，这个上升的障碍就消除。水到天上以后，又要云变为雨，这是下降的过程，这个过程阻碍往往就是府证，我们要用五苓散来解决。五苓散是太阳篇很重要的方，张仲景主要用它治疗蓄水、治疗消渴。五苓散为什么能治消渴？它里面没有一样养阴药，没有一样生津药，它用的是白术、茯苓、泽泻、猪苓、桂枝这样的辛温药，这个似乎不容易想通。但是，如果你把它放到太阳里，放到自然里，放到水的循环里，这个疑惑就很容易解决。地气上为云，天气下降为雨，如果天气不下雨，大地就会出现干旱，这个事实大家都是经历过的。这个大地干旱在人身上是什么反应呢？地为土，脾主土，开窍于口，所以这个"干旱"首先就会表现出在口上有消渴。五苓散能使天气下为雨，解决这个下降过程的障碍，那当然能治消渴了。老子讲："人法地，地法天，天法道，道法自然"。道法自然是老了讲的最高境界，人到这个境界，看什么问题都一目了然。学中医的应该很好地领悟老子的诀窍。这个诀窍领悟好了，中医在你眼里是满目青山，清清楚楚，明明白白。如果这个诀窍一点没有把握，你不"道法自然"，只是"道法现代，"那中医在你那里，也许就会是"泥牛入海"。

整个太阳篇实际上都是讲这一个问题。大家慢慢去体味，这个过程很有意思。不管是麻黄汤、桂枝汤、五苓散，还是大青龙、小青龙、越婢汤，这些方都是在讲水。所以，我们给太阳篇总结了一句话：治太阳就是治水，治水就是做大禹，不能做鲧！

五行就是阴阳的不同状态。阳气处在生的状态就叫木，处在长的状态就叫火，处在收的状态就叫金，处在藏的状态就叫水，而生长收藏这个转换过程就是土。所以，五行是中医一个很重要的因素，我们千方不可轻视。

五、太阳病提纲

主要讲太阳篇第一条，即："太阳之为病，脉浮，头项强痛，而恶寒"。这一条历代都把它作为太阳篇的提纲条文，而清代的伤寒论大家柯韵伯则将它作为病机条文看待。在他的《伤寒来苏集》中这样说道："仲景作论大法，六经各立病机一条，提揭一经纲领，必择本经至当之脉证而表章之"。病机就是疾病发生的关键因素，所以，柯氏谈病机就是就用这个至当的脉证来表章。既然提纲条文即是病机条文：病机条文一共讲了一个脉证，脉浮，头项强痛，而恶寒，这三个脉证便成为鉴别太阳病的关键所在。诊断太阳病，并一定三者皆备，有其一、二就可以定为太阳病。看《伤寒论》的条文，凡冠有太阳病者，都应该与这个病机条文的内涵相关，即便不完全具备这三个脉证，三者之一也是应该具备的。

浮脉就其脉势而言，亦为脉之最高位，这样以高应高，脉浮便成了太阳的第一证据。

头项强痛：在人体又是一个最高位，所以，中医的东西除了讲机理以外，还要看相应处，相应也是一个重要方面。项《说文》释为："头后也"，医家则多谓颈后为项。项的部位在后，枕下的这块地方有一个凹陷处，这个凹陷就是像江河的端口，高山雪水就是从这里流入江河的，我以为这个地方应该就是项的确切处。项便是以这个为中心而作适当的上下延伸。太阳主水，足太阳起于睛明，上额交巅，然后下项，所以吴人驹云："项为太阳之专位"，太阳的头痛往往连项而痛，这是太阳头痛的一个显著特点。其他的头痛一般都不会连及于项。此处讲头颈痛之外，还加一个强来形容。舒缓柔和之反面即为强，所以，太阳的头颈痛它还具有项部不柔和、不舒缓的一面。这个主要与寒气相关，以物遇寒则强紧，遇温则舒缓也。另外，项强一证还在病机十九条中出现，即"诸痉项强，皆属于湿"。项为江河之端口，水之端口必须土来治之。因此，项强的毛病除太阳相关外，还与太阴土湿相关。

恶寒：表受邪太阳开机必受阻，阳气外出障碍，不能敷表，所以有恶寒一证。这个恶寒又称表寒，它与天冷的寒不完全相同。亦证明机体有表证，太阳系统受邪，具有非常重要的意义。所以古人云："有一分恶寒，便有一分表证"。见恶寒即应考虑从表治之，从太阳治之。

曾经治疗一个病案：20世纪80年代，王某、老干部，发烧四十多天不退，权威的西医会诊，用过各种抗菌素，但是体温始终不降，也服过不少中药，病情仍不见改善。在这种情况下，请愚去会诊，当大家聚精会神的四诊、辨证分析的时候，病人的一个特殊举动提醒了我。当时正是大热天，喝水应该是很正常,但是病人从开水瓶把水倒入杯子后,片刻未停就喝下去了,触摸一下刚喝过水的杯子,杯子还烫手。大热天喝这样烫的水,如果不是体内大寒,这绝不可能,仅此一点一切都清楚了。以少阴病寒内盛格阳于外论治,处大剂四逆汤加味,用大辛大热的附子、干姜、肉桂等药,服一剂体温大降,几剂药后体温正常。从以上这个病例中,是能够体会到中西的一些差别。西医诊断治疗,都是按照这个理化的检查结果治疗。中医也注重客观的存在,比如脉弦、滑,脉象很实在地摆在那里,更关心那些主观上的喜恶。一个口渴,西医关心一天喝多少磅水,喜冷喜热西医完全不在乎。一个发热,西医只关心它的温度有多高,什么热型:弛张热、还是稽留热等,恶寒不恶寒不在乎。中医若不在乎这些主观上的因素,那很多关键性的东西就会丢掉。为什么中医药注重这个主观的感受呢?因为这个感受是由心来掌管,而心为君主之官,神明出焉。所以注重这个层面,实际上就是注重心的层面,注重形而上的层面。这是中医一个特别的地方,我们应该认识清楚,否则人家一叫现代化、客观化,你就把这些主观的东西统统丢掉,说中医青黄不接就是在这里。现代的手段还没有办法替代中医原有的望、闻、问、切,而原有的这些方法又在很快的流失,中医眼下就处在这么一个境况里。中医不能丢掉辨证,至少今后的相当长一个时期内还不能丢。对于中医甚至对其他任何事情,都要设法把它弄清楚,要有见地才行,不能人云亦云。主观有些时候确实不好,光感情用事,情人眼里出西施,这样会障碍你去认识真实。但是有些时候也需要跟着感觉走,艺术如此,科学亦如此。

前面谈过,脉浮、头项强痛,恶寒,三者具备属于太阳,那当然没有疑问。如果三者只有一、二呢?也应考虑太阳病。只不过这个太阳不可能不全,可能会有兼杂。如病人恶寒,脉不浮反沉,说明这个病不全在太阳,还有三阴的成分。后世将麻黄附子细辛汤所治的这个证称作太少两感证,因此,对提纲条文所提出的三证,我们既要全面看,又要灵活来看。

六、太阳病时相

《伤寒论》原文第9条:"太阳病,欲解时,从巳至未上"。认识《素问.至真要大论》在言病机概念时,曾再次强调:"谨候气宜,勿失病机"。"审察病机,勿失气宜"。这就告诉我们在讨论病机要抓住气宜,而讨论气宜亦要抓住病机,二者缺一不可。对于《伤寒论》的研究亦是如此,病机气宜要两手抓,两手都要硬。正如《素问.六节藏象论》云:"时立气节……谨侯其时,气可与期"虽然这个欲解时条文仅仅谈到"时",但是一言时,气便自在其中了。所以,欲解时条文或者说时相条文其实就是气宜的条文。这个病机才是完全完整的合式。张仲景撰写用经典却是真正达到了高手过招不露痕迹的境界。我们应该欢喜,值得赞叹!中国文字所具有的这个魅力,是世界上任何一种文字都难以比拟的。文以载道,文字是文化的载体,文明的载体,精神的载体,道的载体。对于中国人的时,传统文化的时,是有实际意义的,传统文化的时更多地注重物理的内涵。谈太阳的运动日地关系就在这里,所以,时立则阴阳立,阴阳立则气立。从以上角度,从时的选择一个内涵来切入,给传统中医作一个现代的定义,传统中医实际上是一门真正的时间医学,或者称时相医学。阴阳五行是中医的核心,脏象经络是中医的核心,那么,中医就是完全的,彻头彻尾的时间(时相)医学,而绝不是部分的时间医学。

七、太阳病欲解时

疾病的欲解时,疾病有可能解除、或者有可能痊愈、或者有可能减轻的这个时间区域。疾病的相关性、疾病与时间相关、与方位相关、与六气相关、与众多的因素相关,而总起来说就是与阴阳相关。谈欲解时"巳至未上",也就是巳午未三时。巳午未有三个层面的内容:第一个层面是一天之中的巳午未三时,也就是上午 9 时至下午 3 时这一时间区域;第二层面是一个月之中的巳午未三时,即月望及其前后的这段区域;第三个层面是一年中的巳午未三时,亦即老历四月、五月、六月这三个区域。太阳病是个大病,它包括许多外感内伤的疾病。它不仅仅是一个急性的病,也可能是一个慢性病。急性病应该从一天的这个层面去考虑它的欲解,慢性疾病过程,超过一月二月甚至一年二年,而且疾病在日周期内的变化很不显著,或者没有规律可循,看它在月周期甚至年周期,这些层面有没有规律可循。(四、五、六月)的这个阶段欲解,我们仍需考虑太阳病的可能性。

八、太阳病要义

最一般的东西有哪些,依我所见,太阳病的要义有如下三点:

(一)病位在表

定位主要是在表系统里,所以它的涵义很广,并不只限在一个感冒,除感冒外很多疾病都可以定位在表系统里。《素问·至真要大论》曰:"夫百病之生也,皆生于风寒暑湿燥火,以之化之变也"。百病发生都受这个因素影响,在这个基础上才产生内外的变化。人体在这个因素影响下是从表系统开始的。所以太阳病的定位非常重要。而这个定位在病机条文中可以从"脉浮"来得到反映。

(二)病性多寒

表系统里的病可以牵涉到风寒暑湿燥火,但是重点突出的却是一个寒。仲景在"伤寒例"这篇中作了重要阐述:"其伤于四时之气,皆为病。所伤寒为毒者,以其最成杀厉之气也。"寒为什么最成杀厉之气呢?以其秋冬伤之,则阳气无以收藏,春夏伤之则阳气无以释放。无以收藏则体损,无以释放则用害。是以寒者体用皆能损害,故其最具杀厉也。所以,太阳病的定性中这个寒最为突出。

(三)开机受病

整个太阳系统,或者说整个表系统的作用就是维系这样一个"开机"上面。一旦开机障碍就会影响整个太阳系统,进而产生太阳病变。

九、巳午未时相要义

也可以从三个方面来谈。

(1)巳午未这三个时的相关变化,可以从乾(☰)姤(☰)遁(☰)这三个相应的卦去看。易卦系统分经别两层,经卦也就是八卦系统,别卦则由两个经卦组合而成,也就是我们最熟悉说的六十四卦系统。别卦由两个经卦组成,所以,两个经卦便构成了上下、表里、内外的关系。阳气由子时来复以后,便沿着复(☷)临(☷)泰(☷)大壮(☷)夬(☰)乾(☰)这样一个次第

黄兰魁中医临证五十年学治集

逐渐由下而上、由内而外、由里而表的升发释放。当到达辰的时候，阳气虽然在很大程度上向外向表伸展，看这一卦即可知道，阳气最终还是未突破于表，未外达于表。所以，巳午未三时所对应的乾、姤、遯，正显现了阳气出表的这样一个变化过程。

（2）巳午未三时以日而言，正处日中，以年而言，则正处夏季，是阳气最隆盛的时候，亦为天气最热的时候。

（3）巳午未所对应的日中，夏季及月望前后，从离合或者从功用上讲，则为太阳开机最旺盛的时候。

巳午未的这三个时相要义，一个正值阳出于表，一个正是火热朝天，一个是开机旺盛。这三个要义中，第一要义正好对治表病，第二要义正好对治寒病，第三要义正好对治开机障碍。这样对治太阳病欲解于巳午未三个时的原因就在这里。

十、太阳治方要义

中医治病开方就是开时间。时方怎么能开出来？我们对这个要诀是不甚理解的，更不要实际的操作运用了。我们今天对这个要诀基本理解了，就觉得古人的这句话真正的非同小可，真正的一语道破天机，真正的可以像黄帝说的那样将之"择吉日良兆，而藏灵兰之室，以传保焉。"如水能载舟，亦能覆舟，成也萧何，败也萧何，这些道理在中医里面显得特别的重要。因为你诊断一个疾病，要从阴阳里面去寻求，而治疗疾病依然要落实到阴阳上面。如果判断真正精通了中医的方家，要看你对上面问题的落实程度。问题的落实实际上也是时间的落实。比如诊断一个火热病，只要把它往时间上一靠，想到夏日的重庆、南京就能感觉出火热病是一个什么情况，就会很自然地想到冬天来了，自然不会再有炎热的夏天。对付夏天这样炎热的气候，可以采用空调冷气，空调冷气不就把冬天搬到夏天里来了，这是科学给我们生活带来的一个极大的方便。但是体内的这个炎热却难以用空调来解决，这就要借助药物特性，使这个秋冬之气作用到你的身上。比如按照中医的治病原则，热者宜寒之。用寒性的药物来治疗这个火热性质的疾病，不就是用的冬气吗？同理，寒者热之，用热性的药物来祛除寒性的病变，则是摸拟的这个夏气。时间或者时间相可以通过开药来模拟,它必须有一个前提,就是药物要具有时间或者时相的特性。药物它有各式各样的属性,而其中一个最重要的或者说纲领性的属性就是气味,将药物的气味一放到"方"上来,时间的属性就很快出来了。所以,气寒的药物就属冬,气凉的药就属秋,气热的药就属夏,气温的药就属春。再加上味的配合以及其他属性配合,药物的这个时间特性就是更加精细。古人云:中医治病开方就是开时间,这是耐人寻味的。看《伤寒论》有三张奇怪的方:一是青龙汤、一是白虎汤、一是真武汤。青龙汤不就是开的东方;白虎汤不就是开的西方;真武汤不就是开的北方。开东方实际就是开的春三月,开寅卯辰;开西方实际就是开秋三月,开申酉戌;开北方当然就是冬三月,亥子丑了。所以,开方开药当然是开时间。仲景在《伤寒论》中确实没有点出来朱雀这个方名,那么《伤寒论》112方中究竟哪一方是"朱雀汤",我们可以好好地琢磨。

方药一要联系上时间,这个在思维表达上大大地进了一步。如太阳篇欲解于巳至未上,就把时间摆出来了。麻黄汤气温热,性开发,服后身暖汗出,仿佛置于夏天的火热之中。麻黄汤辛温解表,宣肺平喘,具有夏日时相的作用,用药物模拟打造了一个巳午未时相,我们应刮目相看麻黄汤。

第四节　阳明本义

阳明,即岐伯所曰:"两阳合明"。两个阳加起来就是阳明,阳明不是多气多血吗? 好像与这个相符。是把阳气从一种勃发的状态、释放的状态收拢聚合起来,使它转入蓄积收脏的状态,此谓之"两阳合明",这才与阳明本义相符。两阳合明,实际上于两阴交尽是对等的。厥阴提两阴交尽,不是两阴相加,而是阴尽阳生。所以,合与尽是对等的,是闭合的意思,而非相加的意思。太阳主开升,阳明主合降。

阳明之腑主要包括胃肠,胃当然与脾有关联,大肠当然就与肺有关联。《伤寒论》中胃肠往往相连,胃肠往往相赅,言胃则肠在其中矣。《素问》云:"六经为川,胃肠为海。"六经与胃肠、百川与大海的这个关系,不但在《伤寒论》中很重要,在整个中医里亦很重要,对于中医治法是一个关键处,这就是一个秘诀处。中医的下法为什么能治百病？六经的病变、其他脏腑的病变，为什么都能聚于胃肠，然后通过攻下来解决？其理论上就要依靠上述这个关系。而这个有川到海的一个最大的特征，就是降的特征。

一、阳明与脑的关系

脑为髓海，属奇恒之府。现代医学里脑为中枢神经系统的所在地，它的功能定位是很清楚的。《伤寒论》中凡是常涉及精神异常的证，几乎全部集中在阳明篇里，几乎都是用阳明的方法来治疗。阳明与脑的特殊关系是建立在什么基础之上呢？人有四海，脑为髓海，阳明胃肠亦为海。

《参考消息》2000年9月27日登载了一篇题为"人有两个脑"的研究文章，文章作者系伦敦大学的戴维·温格特教授，戴维教授通过长期研究发现，成千上亿的神经元细胞除了主要聚集在大脑，构成我们所熟知的中枢神经系统外，还大量地聚集在胃肠。于是他提出一门"神经元胃肠学科"，认为胃肠有可能成为人体的第二个大脑。

二、阳明运气涵义

阳明运气有二层，一层指肺与大肠，另一层就是燥金。阳明在天为燥，在地为金。乾卦在后天，里处在西北方，西北方自然地把它与干燥联系起来。干燥相对的是潮湿，就像寒热相对一样。湿与水有关系，湿的声符为显，明显或者显明。白天是太阳，夜晚是灯火，都是阳的象征，阳能使之显，阳能使之明。

水加阳为湿，阳蒸水动以成氤氲者为湿，湿从水中来，所以很多地方是水湿并称。湿虽从水中来，但它毕竟不是水，必经是阳气散发以成蒸腾之势，以成氤氲之势，这个时候才能成为湿。所以，阳气的散发蒸腾是构成湿的一个条件。东南阳也，其地湿多；西北阴也，其地湿少，就是阳气的蒸动少。燥湿的问题也就回到阴阳上来了，事物的本质就是阴阳，《内经》所说的求本就是这个意思。阳气散发则为湿热，阳气聚合则为燥生矣。因此，燥也好、湿也好，不过都是阴阳的不同状态而已。水在天上即为湿，水在空气中弥漫,氤氲即为湿。水何以在天？水何以弥漫空中？离不开阳气的蒸腾是不成的。阳气不能蒸腾,阳气聚合了,水就无以在天,水就无以弥漫,这个时候水就只能润下,而不能"润"上为湿,没有湿,燥就自然产生了。

金在五行中是质地最重要的一个,因为它的聚敛沉降之性而使这个聚敛阳气沉,降之性可以使阳气沉敛,沉敛则不蒸发,水下而不止,燥便产生,燥金相配便是因为这个因缘。老子云:"有无相生,难易相成,长短相形,高下相盈,音声相合,前后相随。"其实燥湿也是这个关系。燥的本性为凉,或者说燥气为凉,这是从根本的角度讲。苦何以燥湿、辛何以润燥就能很好理解。《内经》已作很明确定论,苦寒乃是治湿的正法,就是辛开苦降,开者开发阳气,降者敛阳气。

《素问》的"阴阳者,天地之道也,万物之纲纪,变化之父母,生杀之本始,神明之府也。"是真正的"真实语"。这才感受到辛翁的"众里寻他千百度,蓦然回首,那人去在灯火阑珊处"是一个什么样的境界。

辛温是为了鼓动阳气,蒸发阳气;辛温是为了形成春夏之格局;辛温是为了还湿的这个"显"旁。阳气鼓动,蒸发;春夏的格局产生,显旁还原了,湿润自然产生,还有什么燥气可言？吴鞠通有一个燥湿名方叫杏苏散,由苏叶、半夏、茯苓、前胡、桔梗、枳壳、甘草、生姜、大枣、橘皮、杏仁等十一味药物组成。除杏仁质润以外,其他的药物看不出什么润燥的成分,而且偏于辛温。然而,吴鞠通却说它是润燥的。杏苏散与小青龙汤,一为时方、一为经方,一者性缓、一者性猛,然二者有异曲同工之妙。青龙是兴云布雨的,云雨兴布后天还会燥吗？郑钦安于《医法圆通》一书中云:"阴阳务求实据,不可一味见头治头,见咳止咳,总要探求阴阳盈缩机关,于夫用药之从阴从阳变化法窍,而能明白了然,经方、时方,但无拘执。久之,法活圆通,理精艺熟,头头是道,随拈二、三味,皆是妙法奇方。"医学贵乎明理,理精方能艺熟。理不精,艺怎么熟？理不精熟,就不可能有活法圆通,就不可能头头是道。

三、燥热与寒湿

《素问》里面把燥邪又叫作清邪,治清以湿;《难经》的广义伤寒在谈湿的时候它讲湿热而不讲寒湿,这就是从本性上言。本性是大局、是整体。燥与湿还有另外的一个方面,这就是燥热与寒湿的问题。

火本身并不能把水消灭掉,只是把水蒸走而已,火热到哪里,燥就到哪里。例方:桑杏汤:桑叶、杏仁、沙参、浙贝母、豆豉、栀子、梨皮等组成,该方的气味正好与杏苏散相反,治的就是这个"火降燥"的燥热。这个燥就是拿掉火,让物远离火,不接近火就自然没有燥。这就需要清热另外一个方面,已经被火点干了的水分,我们需要补充,所以还是要养阴。一边清火,一边养阴,这就达到了润燥的目的。

辛温润燥和甘寒润燥虽都是润燥,但方法却截然相反。湿去热孤,热去湿亦孤。湿潮天气一旦无气转北,北风一吹,气转凉爽,地面便立刻变干。为何北风一刮便干,而南风就越吹越湿呢?因为北风常来的是寒是降,南风常来的是热是升。湿治湿不但不能用苦寒,相反还要用苦温苦热。吃透燥湿,道亦在其中矣。

燥的标性是热,湿的标性是寒。潮湿就是寒湿,火就燥,火味苦,其性热。"火就燥"其实谈的是两个问题,一个是燥热形成的过程,一个是寒湿的治疗过程。阳明病就是阳明主合、主收、主降的特性,阳明这样一个主合、主收、主降的本性被破坏了,就成了阳明病,最容易破坏阳明这个本性的就是火热。

在六气的治法里,太阳少阴从本,少阳少阴从本从标,阳明太阴不从标本从乎中气,也可以从燥湿的关系里去思考。阳明病火气太过,阳明就失去了它的本性,这个时候要用白虎汤、承气汤来治疗。承阳明之气,就是承的这个降气,使它重新恢复降。承气汤该作顺气汤,就是这个意思。反过来说,阳明降得太厉害了也会引起燥,这是阳明本性燥,有时太过而已。《素问》把这个燥称为燥淫,"淫"是太过的意思。燥淫于内,治以苦温,佐以甘辛。这时,再用承气汤就燥上加燥,雪上加霜。这个时候改用辛温,苦温的方法来润燥,吴茱萸汤就是针对这种情况而设。吴茱萸汤很辛燥,反过来吴茱萸汤还可以治燥、润燥。吴茱萸汤可治凉燥,亦可治燥咳。这就叫信手拈来,头头是道。

四、阳明以通为用

阳明这一经很重要,为什么重要呢?它既是载宝的地方,水谷在这里;

也是藏污纳垢的地方,大便也在这里。阳明是精华与污秽同处的地方。有正有邪,正邪同居。

从现代的角度看,这个宝秽同处,正邪同居,也可以有许多的方面。比如人体有很多的细菌,这个细菌用重量来衡量,大约有 1000 多克,用体积来衡量,相当于肝脏那么大。这些细菌主要居住在阳明这个系统里,有部分是致病菌,一旦条件成熟,就会为非作歹。而有些却是身体的有益菌群,机体的部分必需物质,如维生素族就是由这些菌群来合成生产。此外,有益菌群对致病菌群还有拮抗作用。很多人对细菌的常识不了解,认为凡是细菌对身体都有害无益,都应该通通地消灭。因此把细菌当作所有导致机体不健康因素的罪魁祸首。从而也就把抗生素当作维系机体健康的头等法宝,老百姓无论遇到什么病,不用上一些抗生素也总觉得不放心。这是目前中国医疗界的一个大状况,也是现代医学的一大误区。

美国人对过去的这个二十世纪进行了方方面面的深刻反省,总结出了几个重大失误,其中最大的失误就是"滥用抗生素",美国已经采取一系列的重要措施来防止。现在美国对于抗生素的管制要远远地严格于枪支,美国人已经意识到抗生素对人体生命的危害作用要远远大过枪支,美国人在这一点上是十分清醒的。

如何让阳明这个宝对机体发挥最大的作用?如何使这个秽、这个邪的有害影响降低到最低的程度?关键就要看阳明这个系统的功能,而阳明的功能主要体现在一个通降上。从直观的角度看这个通降,通降就体现在对肠道内容物、对粪便的排泄上。因此,保持大便通畅对于维系机体健康是一个非常重要方面。

在阳明这个系统里,以通过清扫的方法则很容易地把污秽祛除掉。所谓清扫就是指下法,就是三承气汤所包含的治法。下法的前提是它必须在阳明这个系统里,必须形成阳明的局面,必须有阳明的格局,否则就是"妄下","妄下"就会出问题。谈中医现代化,中医理论就是一个根本的前提。广西中医学院院长王乃平教授曾多次强调"离开中医这个前提去搞现代化,其结果将会是现代的程度越高中医死得越快"王院长的这个论断不但具有很深的战略眼光,同时也有很深的哲学含义。例如,用大量的陈皮、白芷、玉竹、大枣治疗血气胸,服药后出现大量泻下,泻后胸腔的血

黄兰魁中医临证五十年学治集

气很快吸收。肺的问题、胸腔的问题可以通过肺与大肠的这个表里关系直接转送到大肠,然后排泄出去。对于现代化的理解不应该太机械,太死板,应该眼光放远一点。有些问题是很确凿的,二千年的历史都点头,一定要小白鼠点头才行呢。

此外,中医所谓"脾约"即指脾胃而言,脾属湿,胃属燥,约就是约束的意思。脾约就等于把湿约束起来,脾湿一约,胃燥自然就呈现,自然就有肠燥便秘的现象。小便数、大便硬,是小便数导致这个肠中燥,大便硬是小便数所导致这个阳明,所以叫太阳阳明。小便数一定要牵扯到脾约上,这就是一个水土之间的关系问题。临床上还可以见到出汗过多,大便亦硬的情况,因为汗为膝理所司,亦为太阳所主。

五、阳明论治

尤在泾认为"邪热入胃,糟粕内结,阳明自病"为正阳阳明。以阳明本燥,故阳明病燥者,为其本气之病,火使阳明是导致阳明病最常见的一个原因。夏三月火热用事,正阳用事,这段里最容易导致火施阳明的正阳阳明病。白虎加入人参汤要规定在"立夏后,立秋前乃可服",这是对正阳阳明的解释最恰当的。

《素问·阴阳应象大论》对胃有一个很重要概括:"六经为川,肠胃为海"。六经与肠胃是相通的。下法为什么能够治祛百病呢?道理就在这儿。六经网络全身,无处不到,所以通过上面关系把全身的疾病,甚至是很严重的疾病引聚到肠胃中来,引聚到海里来,然后清除掉,就是建立在六经与肠胃这个特殊关系上的。《治癌秘方》孙秉严著,这个秘方,归纳的是一个下法,各种不同下法,而一旦放进阳明篇里,理论上的问题很容易得到解决。没有一个阳明局面,轻易地用下法,决定是利少弊多,甚至有害无益。

胃不仅仅是藏象学上的一个概念,也是天文学的一个概念。胃是二十八宿中的一宿,更具体得说,胃是西方七宿即白虎宿中的一宿。西方主降、白虎主降、胃主降、阳明主降。阳明病的主要代表方为白虎汤。中医是成体系的,上至天文,下至地理,中及人事。《史记·天官书》云:"胃为天仓",其注云:"胃主仓廪,五谷之府也,明则天下和平,五谷丰稔"。《素问·灵兰秘典论》云：“脾胃者，仓廪之官，五味出焉”。西方七宿之一的“胃”并非假借的虚词，而是有实际意义的，与脾胃所主仓廪相符。天人相应，亦是星宿与脏腑相应。

心位于东方七宿，定位与先天八卦“离”位东方有关，心为五脏之主，胃为六腑之主。阳明病的胃家实除胃以外，起码还包括肠，否则对“胃中必有燥屎五六枚”，这样的条文就没法理解会被别人看笑话。胃家实：实在这里有两义，《素问·通评虚实论》云：“邪气盛则实，精气夺则虚”。

阳明病历来治法以清下二法概之，清法主要指白虎汤，还有栀子豉汤以及猪苓汤等。下发都以三承气汤为代表，仲景本人的说法大承气汤可称之为下法的代表方。而小承气汤不言下只言和，微和胃气，小承气汤应为和法之代表。此外，调胃承气汤则以“温顿服，以调胃气”。三承气汤是承胃家之气，胃承之气以通降为顺，三方都具有通降的功能。

太阳的汗法、利法、吐法，以及阳明的下法、和法、调法、清法，在这些治法中汗法是疏通腠理玄府，利法是开通气化，疏利膀胱，吐法是宣通上焦，下法、和法及调法都着眼于胃家的通降。上述这些治法虽异，都没有离开一个“通”字，诸法是围绕一个“通”字而展开的。“通”字法就是六腑的正治法。只有恢复六腑的通用，其传化物而不脏的功能方可得以实现。太阳阳明的治法实际上就是通法，就是针对六腑的治法。

六、阳明病时相

“阳明病欲解时，从申至戌上。”申酉戌包括三个层次，第一层次是日层次，即下午3点至晚9点这个时段；第二层次是月层次，即下弦前后的这三个时段；第三层次是年层次，即七、八、九三个月。总之是日中有月，日中有四时，年中亦有四时。不管这个周期再长或再短，个中的阴阳变化都是相同的，都是一个生长收藏。《素问》云：“月空勿泻，月满勿补”。反过来就应该是“月空宜补，月满宜泻”。月空以年周期对之，则为冬季。

申酉戌从年周期层次上属于秋三月，秋三月若用一个字来概括其功用，就是“收”。秋三月阳气收，万物亦在收。阳气收它会是一种凉，以一种燥的形式出现，万物收是一个种子的形式出现。种子就是对生命的一种浓缩，对

黄兰魁中医临证五十年学治集

生命的一种记忆，动物种子和植物种子都不例外。而种子的重新播种是这个浓缩生命的重新开始和放大，就是这个记忆的释放过程，这个记忆它与"藏"这种过程相关,所以往往"收""藏"连体。人的记忆与阳明有很大关系,阳明发生病变记忆的过程就会受影响,就会障碍,发生"善忘"的病变。

七、阳明病要义

阳明为六腑之主,阳明为病,胃家实是也。胃家实主要体现在三方面:其一,失却六腑之通。六腑以通为用,现六腑不通了,当然就会出现障碍。其二,失却阳明之降。阳明的降与六腑的通是相辅相成的,没有通就没有降,没有降就没有通。分开以两个角度讲,合起来都是一回事。其三,失却阳明本性之凉。阳气降方生凉,凉与降实际上是一个相伴的过程,如同形影不离一样。凉与降系一种关系,而降与通也是一种关系,三者环环相扣,互为因、互为果,互为果、互为因,是阳明关键、是胃家实关键。"天人合一"是很实在的东西。中庸是孔门中的一个很高的境界。程子释云:"不偏之谓中,不易之谓庸。中者天下之正道,庸者天下之定理"。朱子释云:"中者,不偏不倚,无过不及之名,庸,平常也"。由膻中至神阙,也就是申酉戌,正好是阳明的地界。这个地界包括胸腹,肺与胃家都在其中。这个地段的"治安"有阳明病功用来决定,阳明的功能有问题必会影响元气到达其他地段的时间。人身这个小天地里的周天运行,就很难再与大天地里的运行相应,从而导致不健康的产生、导致疾病的产生。

元气在周天运行过程中分别受到六经的不同作用和影响,在申酉戌这样一个特殊的地段中,主要受阳明的作用,受阳明通降功能的作用。这样一个作用及影响的提出,就将整体与六经局部以时空的方式巧妙地联系起来。用理中汤加味外敷巧治重症肺炎,外敷神阙为什么使病情发生全面而迅速的转机。

中医的外治法是很值得浓墨重书的一法,清代的吴师机著有《理瀹骈文》一书,专谈外治法,外敷通治百病。民间流传一个治疗恶性肿瘤的方法,就是以动物外敷膻中这块区域,敷上去一个对时或者反复多次,部分病人真就有了转机,最后肿瘤凋亡,病获痊愈。膻中这块区域正好是胸腺所在

244

地,胸腺是人体一个重要的免疫器官,它主要产生 T 淋巴细胞,起到免疫监视作用。胸腺的免疫功能与肿瘤的发生有着非常直接的关系,多数的恶性肿瘤多发生于 40 岁以上,因为 40 岁以后(女性略有提前)胸腺便自然萎缩,T 淋巴细胞的产生逐渐减少,失去免疫监视作用,变异细胞便得以肆虐。

膻中居处申位,乃系阳明领地。《素问·上古天真论》云:"五七,阳明脉衰,面始焦,发始堕"。外敷膻中,外敷阳明领地,是否可起到强化阳明,激活胸腺的作用呢?此值得探讨。

八、阳明治方要义

阳明病的本性有三点:即通、降、凉,阳明病的要义就是失却通、失却降与失却凉。阳明病的治疗,由失却凉恢复到通、降、凉上来,白虎汤和承气汤就充分体现了上述这个作用。白虎其实就是西方,就是申酉戌,就是秋三月。阳明的主要因素是火热,导致这个不通,火热导致这个不降。秋三月来了,气候转凉爽,不复湿热,阳明的性用便会自然恢复。白虎不仅代表西方,也代表秋三月,与欲解时申酉戌打成一片。中医治病,确实是开时间。

白虎汤共四味药:君药石膏一斤,臣药知母六两,天一生水,地六成之是知"一""六"乃为坎水之数,乃为北方之数,火以寒水清之,以北方清之。西方而用北方之数,这是以子救母,以为金生水。佐使药粳米六合,粳米之用为生津,故宜用水数。甘草二两,二是南方火数,在泻火之剂中要用一个火数,以石膏、知母皆大寒之品,虽有清泻之火功,却不乏伤中阳之弊,以甘草二两用之,则平和之中又具顾护中阳之妙,是方走西北而不碍中土者也。白虎汤,三承气汤,总起来无非就是实现这个申酉戌的效用,阳明欲解时于申酉戌,就是这个道理。但它落实到实处,要对中医治病开方就是开时间真实的受用,却要下一番功夫。

阳明往前便是温病的卫分,往后便是营血,从纵向看来,往上便是上焦、往下便是下焦,卫气营血和三焦的这个枢纽,便在阳明篇中。阳明病欲剧时,当然就在寅卯辰,寅卯辰为东方,为春三月,其性主温、主升,正好与阳明的性用相反,对诊断阳明病有较大的帮助。

日晡所发潮热,对诊断阳明病的腑实证具有重要的意义。潮热有两个重

黄兰魁中医临证五十年学治集

要特性:其一,言有时也。这个"时"即日晡所,即申酉戌。其二,言其高也。这一点须特别的注意,凡是在日晡所发的热可以叫潮热。潮产生的两个重要因素之一,一个因素当然是推动因素,这个完全要靠阳;另外一个就是阻挡的因素,这个当然是阴的作用。仅有推动不能形成潮,形成潮必须是一个推力一个阻力,你推我阻潮便很自然地形成。而当这个推阻之力恰到好处的时候、这个阴阳的作用恰到好处的时候,就会形成最盛大的潮,潮盛八月也正是这个道理。阳明经热它不讲潮,阳明腑热不离潮,潮与不潮便是经热、腑热的根本区别。

燥屎阻滞阳明,这时阳明阳热又很盛,推动力很强,就这样一推一阻,阳明腑证的潮热便应势不生。热的潮与不潮,说明热势的亢盛程度以外,更根本的是反映这个阻滞的程度。"其热不潮,未可与承气汤"。中医的东西看起来好像松散,其实它很严密。

对高血压的考虑:"复行数涉,豁然开朗"。

曾看到过日本人的一个报道,他们将高血压的动脉硬化与阳明的"脉大"联系起来,因而运用了以石膏为主的白虎汤剂进行治疗。一般的物理意义考虑,血压的作用无非是维持一定的血流量,人体组织器官需要一定的血液来供养。单位体积内,每分或每秒需要有一定血的供应量,才能达到这个量的新陈代谢就可以得到保障。单位体积内的血供量,在一般情况下是相对恒定的。但也会随着各种因素的变化有一定幅度的差异,血压的变化也有一个正常的允许值。例如低压 60 ~80/90 ~120mmHg,都算正常血压。而血压升高,大大超过正常值,是什么原因呢? 根本的原因就在于体积内的这个血供量发生改变,血供量不足,达不到原来的正常量这个时候怎么办呢? 这时候的机体只有启动血压这个调节机制,通过升高血压来维持原有的血液灌注。而在正常的血压下,单位体积内的血供量为什么会下降? 为什么达不到原来需要的那个值呢? 很显然必定是运血的道路出现障碍,血管壁变厚,血管变窄,或其他的原因阻滞循环这个过程,循环道路的阻力增加,而压力维持不变,那单位面积的血流量必然减少,血供必然不足。在无法去掉血循环过程中的这个阻滞,而又必须保证组织器官的血供量的这样一个前提下,机体万般无奈地选择了提高血压的方法,而正是这个无奈的选择使机体掉进了高血压病的恶性循环之中。

高血压产生的关键因素：就是阻滞、循环过程中的障碍。治疗高血压的根本办法不是降压，压降下去，它重新升起来而且升得更高。因为要解决血供不足矛盾就必须升压，所以西医的降压药要你终身服用，这真不是个好办法。根本的办法是清除这个阻滞，血循环过程的障碍减少了，甚至疏通掉了，血压自然地就会降下来。为什么高血压的发病率越来越高，为什么高血压的发病率越来越年轻化？全国患高血压的病人约有2亿。因为形成上述阻滞，这个障碍因素增多方便了，还有人为因素、社会因素、营养因素、生活习惯、劳逸结合等。

第五节　少阳解义

少阳有三层含义，第一层：少者小也，未大也。初生之阳，乃未大之阳。《素问阴阳类论》"一阳"第二层：少阳与东方相关，与春三月相关，与寅卯辰相关。第三层：在运气中少阳明确定位相火，在经典里少阳兼具木火两重性用。《素问·阴阳离合论》云："太阳为开，阳明为合，少阳为枢。"少阳主太阳、阳明之开合。左为阳，右为阴，阳主升，阴主合，故左少阳主要负责枢转太阳之开，右少阳主要负责枢转阳明之合。左少阳发生病变它主要影响太阳，应合太阳而治疗，柴胡桂枝汤即为此而设。右少阳发生病变则主要影响阳明，应合阳明而治之，大柴胡汤、小柴胡汤加芒硝乃为此而备。

一、少阳腑义

少阳主要包括胆与三焦，胆是六腑之一，也是六腑中一个非常奇特的腑，六腑中的胃、大肠、小肠、三焦及膀胱，均仅限于一个"六腑"的性用。而唯独胆还兼有奇恒之腑的性用，主藏精气，五脏主藏精气，六腑主传化物而不藏，脏藏而不泻。而唯独这个胆与众不同，它既具六腑之性，即泻而不藏，同时又具有五脏之性，即藏而不泻。一腑而兼两性，不偏不倚，居于正中。这是五脏六腑中独一无二的。正因为这样一个特性，《素问·六节脏象论》云："凡十一脏，取决于胆也"。正因为这样一个特性，《素问·灵兰秘典论》将胆封为"中正之官,决断出焉"。对胆所作的这样一个功能定位,它具有重要的生理意义,亦有十分重要的社会意义。胆为中正之官,胆主明,胆又为清净之府,胆的功用可以四个字来概括,就是"清正廉明",只有做到清正廉明,这个"决断"才会有真正的意义。

《素问·灵兰秘典论》封"三焦"为:"决读之官,水道出焉"。而唯有水道畅通,才能保障水利万物、而不害万物。决读这一官,对于人体健康亦是很重要的一官。三焦说明火的性质有三,即火的来路有:天火、地火、人火、上焦之火、中焦之火和下焦之火。上焦火主要讲心肺之阳,中焦之火主要讲脾阳、下焦之火主要讲肾阳,而水液代谢主要与肺、脾、肾三脏相关。水作用的来路亦应该有三方面,即上焦天水、中焦地水、下焦水水。天水即自然降雨之水,而肺为五脏之天,肺为水之上源,肺主水与天水相关;地水,即地下水,脾所主的这个水与地相应;水水即江河湖泊之水,肾主水与水水相应。"三水"合起来是一水,因为水与水之间始终在互相作用,相互影响。《素问·六微旨大论》云:"是以升降出入,无气不有。故器者生化之宇,器散则分之,生化息矣"。

少阳病之主证为"口苦,咽干,目眩也。"三窍的特殊性,人身的诸窍中最灵敏的窍即口、咽、目之窍。这三窍的开合是最直观、最易于感觉到的。说话就是口不停地开合,进食呼吸的吞咽动作咽亦不停地开合,开合稍深了一层。讲开合,它靠一个枢机,开合越频繁、开合越灵敏,那就枢机的特征越显著。通过这三窍,可以表现出少阳病最关键的机要。

苦是火的本味,火药苦,凡物近火则干,干者火之性也。眩正如《释名》所言:"悬也,目视动乱如悬物,摇摇然不定也"。风木具备这个性,火亦具备这个性。透过苦、干、眩表现出少阳枢机木火之性,相火之性。走物质探索的这条路,知足就行了。"知足不辱,知上不殆",古人云:上医治国,中医治人,下医治病。肝开窍于目,肾开窍于耳,肺开窍于鼻。肾开窍于耳,皆分左右二窍,脾开窍于口虽不分左右两窍,然由上下两唇相构,且诸窍皆直通于外。然唯独心窍不具这个特性,它既不直通于外,亦非空穴之窍,且不分左右、上下,而为一独"窍"。五脏之中脾、肝、肺、肾诸脏皆实,而其窍则却虚。心脏本虚,然其窍却实,五脏之中心为君主,君主为孤、为寡,故无有左右、无有上下之分。

看"人中"实际上就是看"气交",看气交实际上就是看生命根本。天地气交通通过人中这个道路进行,故人中之道宜深、宜长、宜广。人中深、长、广,它所代表的这个内在的道也必然深、长、广,这就为气交创造一个良好的条件。气交好了生命当然就会长久,这是必然的道理。人昏过去以后生命危急,掐按人中,许多人就因为这一掐苏醒过来转危为安了。气交的道疏通、打开了、气交恢复了,生命也就自然回复到原来的状态,人中是一个重要的机关。

心下不是讲五脏的心下,而是指剑突以下、腹以上的脘域,这个脘域称之为"心下",这个脘域正好是脾胃所居,它是一个最重要的意义就是升降之枢纽。脾胃出问题了升降必然会有问题,升降出现障碍了天地之气如何相接、相交?所以,这就有心下痞的形成,所以,一个心下痞,其实际已将形成痞的这个痞结道理。

《伤寒论》中有五个泻心汤证,其泻非言补泻,泻者言其通也。故泻心者,决其壅阻,通其闭塞,恢复开降也。泻心汤实际上是一个转否成为泰方。大剂黄连泻心汤者,降阳之方也。凡阳明胃不降则乾阳不降,乾阳不降而生痞,服大黄黄连泻心汤令乾阳降,自成泰之格局。半夏、生姜和甘草诸泻心汤者,降阳、升阴之方也。但凡阳明胃不降则乾阳不降,太阴脾不升则坤阴不升,乾阳不降、坤阴不升而致痞者,宜此诸泻心汤。但凡方用黄连即降阳也;所用参、姜、草、枣,即升阴也;半夏则开通闭塞,交通上下也。附子泻心汤亦为降阳、升阴,反痞为泰之类。泻心汤能通其闭塞,交其天地,故用之而能"天地交而万物通也,上下交而其志同也。"用之而能"君子道长,小人道消也"。

肝病下利之后,胸中热如火燎,腰以下冷如冰雪,经西医治疗下利得止,渐至昼而烦躁,夜不安卧。观此胸热如燎者,乃阳不得降也;脚冷如冰者,乃阴不得升也。阳不降、阴不升,投半夏泻心汤加肉桂,肉桂配黄连又成交泰之剂,服半月胸热渐平,脚冷渐温,诸症皆除,而痞去泰来矣。

二、少阳证时相

应该说,否、泰是中医的一个非常重要的切入点,无论什么问题、什么疾病,均应从否泰去切入,将它归结到否泰上来,即所谓"否极泰来"。在医学

黄兰魁中医临证五十年学治集

上更具体地运用它，无体无以成用，而无用亦无以显体。少阳病欲解亦在寅卯辰，《素问·上古天真论》所曰"月事以时下"是女性的特殊生理现象，要叫月经或者月事下，实际就是二层涵义而来。月事每月一潮，月亮每月圆满一次，感受这个"天人合一"。月经来潮的时间与不孕症的关系，凡是在月满或接近月满这段时间来月经的，不孕症之发生率就很低；而未在月满时候来潮，离月满时间越远，甚至在月晦来潮的妇女，不孕症发病率就会很高。而且其他妇科病的发生率，亦远远高于月满而潮者，这就是相应与不相应的问题。所谓"得道多助，失道寡助"，其实就是相应与不相应，相应就是得道多助。老天的力量有多大，自然的力量有多大，相应老天帮助你，你的疾病自然就会减少。《素问·四气通神大论》云："故阴阳四时者，万物之终始也，死生之本也，逆之则灾害生，从之则苛疾不起，是谓得道"。月经来潮是由于子宫内膜的脱落，而子宫内膜脱落又由女性激素的分泌水平决定。由于女性激素的分泌有一个周期性，而此周期正好与月周期相当。

中医不仅讲辨证，而且还要讲辨病。辨病是纲，辨证是目，纲举才能目张。辨证施治为中医的一大特点。寅卯辰三个月，即农历的正月、二月、三月，在年的层次上再往上走就是寅年、卯年、辰年，凡遇这些年都应该考虑它与少阳时相的特殊关联。

少阳主枢，枢机要发挥正常的作用，它有一个重要的条件，枢机必须流通畅达。因为枢机是在转动中来调节开合的，如果枢机不转动了、结在哪里，其开合的调节就不能实现。因此，枢机一个很重要特点就是贵畅达而忌郁结。少阳相火其火性炎上，是喜舒展奔放、而忌遏制压抑，遏制压抑则生亢害。总体来讲，如果少阳的功用无法正常发挥，进而产生疾病的一个最关键因素，就是这个郁结、就是这个遏抑，这是少阳病的根本要素。少阳时相要义，寅卯辰从年上讲，春三月属木，本性条达舒畅，少阳枢机就可以活泼的转动，木火性便不会被遏制。

五行中如果没有土，则皆不能成就其所用。阴阳要从水的态度、收藏的状态进入到木的状态，升发的状态就靠这个土。阴阳的变化，阴阳要流转，阴阳的周而复始都必须落实到土上。因此，中医的调作用"土"就显得非常重要、非常特殊。脾胃为后天之本，《素问》言脉为什么要讲"有胃气则生，无胃气则死。"这些都与"土"有着非常密切的关系。

五行的每一行,在不同的时间区域内又有旺、相、休、囚、绝的不同变化过程,此便构成了五行时相的重要内容。旺,即旺盛,或者说明阴阳的某一个特殊状态,在某一个特殊的时区内最妥当时则最旺盛;相,就是促成旺的因素,达到旺的状态所必须经历的阶段;休,就是盛旺的状态已经衰退;囚,即旺的状态衰退,但较之休的程度略好;绝,即完全衰退的状态。如火为例,火旺于夏,相于春,休于立春、立夏、立秋、立冬前十八天;囚于秋,绝于冬。少阳发生病变,少阳的性用失掉遇到寅卯辰就很有可能重新恢复过来。因此少阳欲解于寅卯辰。

三、少阳方要义

小柴胡汤用药七味,七是火数。柴胡八两,黄芩三两,一个三、一个八,正好是东方之数, 正好寅卯辰之数。君臣药的用量就把整个少阳的性烘托出来,亦将少阳欲解时相烘托出来了。太阳病主方桂枝汤,如果把原方用量桂枝三两变成五两, 这个就不再叫桂枝汤,而变成了治疗奔豚证的桂枝加桂汤。将十个基数中的阴数、也就是偶数二、四、六、八、十相加正好是三十,其基数中的阴数总和就是三十。所以,把它称之为"群阴会"。由此可知,中医用药剂量确实很重要, 这个重要性是在数的方面。中医用药含有象数这门学问,而张仲景才是真正的中医象数的鼻祖,《伤寒论》中大枣的用量就很有意思,其桂枝汤大枣为十二枚,柴胡汤大枣也用十二枚,十枣汤大枣为十枚,炙甘草汤用大枣三十枚,当归四逆汤大枣用二十五枚。

炙甘草汤是一张治疗心律失常的良方,特别是一些顽固性的心率失常,如房颤这一类心律失常,用之得当,往往都可以使失常心律转复正常。《伤寒论》中的养阴药几乎都集中在这个方中,它适应于阴虚证,为养阴之大成的良方。它加进桂枝、生姜清酒这些阳的成分。感受出阴中有阳、阳中有阴之剂。炙甘草汤大枣三十是"群阴会"。学《伤寒论》一个是重量,一个是数量。量是火候也,火候才是成败的关键。藏红花治疗内出血,诚天下第一药也,水煎服处方:白芍 180g、淫羊藿 30g、枳实 15g,水煎服每日一剂,可治突发宫外孕破裂出血。中医保守治疗,用上两方,不但出血停止,腹腔原有出血大部分吸收,且意外发现宫内还有一个胎儿。又如,当归四逆汤的方证,可以肯定它是一张温养阳气的方剂。方中大枣用二十五枚，将十基数中的阳数一、三、五、七、九相加正好是二十五，是一个"群阳会"。可见，数是不容含糊的，数变象就变，象变了阴阳当然要变，阴阳一变则全盘皆变。数在传统中医里它不是一个纯粹抽象的数，它是数中有象、象中有数，数象合一。数变则象变，象变则阴阳变，阴阳是以象起用的。《素问》专门设立一篇"阴阳应象大论"以"应象"为名，就是要从"象"上明阴阳之理，从"象"上现阴阳之用。中医不在于现代了没有，而在于你学好了没有。学好了你不但可以走四方，可以做现代导师，孔子在"里仁"这篇里说："不患无位，患所以立。"不用担心将来中医没有位置，有没有地位，而真正应该操心的什么经"患所以立"也。中医靠什么来立？传统靠什么立？显然不是靠现代来立，只要你真正学好中医，真正搞清了传统医学，那你就不患无位。

　　小柴胡汤君药是柴胡，清代名医周岩所撰《本草思辨录》讲小柴胡的性，作用就是"从阴处阳"。阴阳从南北分，从冬夏分，从水火分。冬为阴，夏为阳，位于冬夏之间的这"寅卯辰"正好是从阴处阳，柴胡"从阴处阳"的性用正好与寅卯辰是相应的。郁结生热，故郁结了就很容易生火热。这个时候，一方面要升达，疏解这个郁结，就要靠柴胡；另外一方面，产生的这个火热也要清除掉，这就需要黄芩。用人参可以濡养五脏，补益气阴，充当加油和帮助作用，使人保持旺盛的精力。最佳服药时间，能够收到事半功倍的疗效。现代医学在这方面已有所关注，比如洋地黄类强心药，在凌晨4时左右服疗效显著。

　　桂枝汤、麻黄汤就应该在巳午未服用，这是应时的服用，"以从其根"的服用，自然也是事半功倍的服用。糖尿病、心脏病很自然地与厥阴病、少阴病、少阳病建立一个内在的联系。因为，寅时上述三病共有得欲解时，寅时不仅三病共有，而且在两阴一阳，这在六经时相中是绝无仅有的。

　　柴胡、大黄的"推陈致新"作用，被引入"临界相变"概念。大黄、柴胡功用另一个特点，即为对结气、积聚、瘀血、血闭的破决通达作用。结气、积聚、瘀血、血闭，就是人体五脏六腑、四肢百骸、经络隧道中的阻滞和障碍。古人云：但使五脏元真通畅，则百病不生。能祛除阻滞、疏通障碍，也就解决导致疾病的一个关键问题，人中是个称谓透看中医的三味。东西已然包赅"生长杀藏"。东就是阳生，西就是阳杀。孔子是强调"君子食无求饱，居后求安"，

"知足不辱,知足常乐"。因为事事生灭,事事无常。

《素问》曰:"升降出入,无器不有"。升者、出者,亦东也;降者、入者,亦西也。升降出入对维系生命,维系健康均很重要。《素问·六微旨大论》又云:"出入废则神机化灭,升降息则气立孤危。非出入,则无以生长壮老已;非升降,则无以生长化收藏"。

柴胡善于清扫东道上,开出这条道路的障碍物。而大黄则善于清扫西道上,也就是如降这条道上的障碍物。东、西二道有问题,那就用柴胡、大黄一起上。大柴胡汤就是一起上,小柴胡汤能决东道的问题,而大柴胡汤则是解决东、西两道的问题。曾言:用柴胡、大黄,横行天下无双。对此中奥妙,既可以从"推陈出新"言、"临界相变"言,亦可以从东西法门言。

高血压病根本的一个起因就是阻滞,阻滞无非就是东西道的阻滞。阳明西道,少阳东道,东道、西道只要阻滞,都可以导致血压升高。许多中医被西医这个"高血压"框死了,跳不出来,一想到治疗高血压就离不开平肝熄风。这不叫"辨病施治",这叫认奴为主。临床上有的高血压服西药不理想,中药也看了一大堆,都是平肝熄风,平肝潜阳,血压还是降不下来。一看脉证,一派阳虚水饮之证,一温阳化饮,血压逐渐降下来。阳气一温,水饮一化,东道上的问题就解决了。所以,搞中医的一定要分清本末、主次,不要被西医的一个病名牵着你到处跑,这一牵着跑那中医的本性就迷失。

少阳之脉:"一个是弦细,一个是沉紧",都是少阳脉。少阳病是在升达的过程中受到了压抑,产生郁结。一压抑、一郁结,脉气就无法升浮起来或条畅起来了,或弦或细、或沉或紧则由兹产生。此如清代医家周岩所云:"然当阴尽升阳之后,来离乎阴,易为寒气所郁,则阳不生而与阴争",故脉现弦细、沉紧也。服用,其效果要远远高于其他时间服用。《素问,四气调神大论》的"所以圣人春夏养阳,秋冬养阴,以从其根"。养阳的药不能等到春夏,一日之中的寅卯辰可服巳年未也可服养阴药,申酉戌是秋,亥子丑是冬可以服。

第六节　太阴病纲要

一、概述

《伤寒论》条文最少的一篇仅8条原文。坤为土,坤数为八,其暗含了太阴篇的条文数。从太阴的本义讲应该看到水土这两个问题,它是水土合法。水土合法很重要,这个宇宙、这个世界乃至我们这个人,如果水土不合法那是很难想象的,生命则根本无法延续下去,太阴的本义就是要弄清这个水土的合德。

太阴者,言脾土也。《素问·金匮真言论》谈到脾土的问题,但它不从太少讲,它从阴中之至阴讲,给脾土起了一个"至阴"的名字。脾土为什么为至阴,至阴而为脾土,有两种说法。其一,"至"就是最的意思,极限的意思。至,最高级"至高无上"这个词,言下之意就是最阴最阴,阴到这里就打住了。《周易》的经卦或者别卦,那个卦是至阴?就是一个阳爻都没有的卦,纯阴无阳当然是坤卦,坤卦者土也。所以,至阴为土,在卦中是很清楚的。其二,至,就是到的意思。所以,至阴就是到阴,到达阴。阴是什么,一年四季中秋冬为阴,就是阴的开始,至阴也就是至秋,到达秋。到达秋的这个时候是长夏,长夏属土,这是至阴为土的第二个说法。此外,古人亦云:太阴者,月也。《公羊传》载:"月者,土地之精",太阴也还是属土的。太阴者,言肾水也。太阴与水,亦应从上述三方面去看。

《灵枢·九针十二原》曰:"阴中之太阴,肾也"。《素问·水热穴论》又云:"肾者,至阴也,至阴者,盛水也"。《素问·解精微纶》亦云:"积水者,至阴也,至阴者,肾之精也"。至阴是膀胱经的井穴,故《灵枢·本输》云:"膀胱出生于至阴,至阴者,足小指之端,为井穴"。膀胱的井穴,也就是第一个穴直称"至阴",这又佐证了至阴为水的定位。太阴为月,《说文》云:"月者,太阴至精也"。《淮南子·天文训》则云:"水气之精者为月"。太阴为月,水气之精为月,太阴又回到了水上来。太阴属脾土、至阴亦属脾土,太阴属肾水、至阴亦属肾水，水土合。

清代四川名医郑寿的两本小书《医理真传》、《医法圆通》中有这样一句话："水土合德，世界大成矣"，在中医这个行当而言，这是一句见道之言。太阴这样一个概念、这个名词，它兼具水土的双重涵义，它是讲人们生命中、生活中，以及人们的其他诸多方面都要以这个水土关系为前提。水土不调合、水土不合德，那什么事情都免谈！水离开土，则没法发挥作用，没有水的土怎么生长化收藏。所以，水土合德则世界方大成。胃为阳土，胃体表面的黏膜，腺体也应该是具有一个坤柔之性。

脾不主时，功成身退是谓"玄德"。天日同明是谓"同人"。《素问·太阴阳明论》谈到脾土时曰："不得主时也。"春夏秋冬之四时，正位不我居，总得给一个偏位。所以：《素问·太阴阳明论》又言："脾者土也，治中央，常以四时长四脏，各十八日寄治，不得独主于时也"。就是春夏秋冬四时之末的各十八日，四时末的十八日即为季月十八日。因为每时的三月皆分如春三月，即分孟春、仲春、季春、余者依此类推。

季月末的各十八日所处之位又称四隅，与上述心、肝、肺、肾所处之四正位刚好形成鲜明对比。四正为尊为贵，四隅为贱为卑。正隅一比较，脾不主四时而旺于四季的这样一个时空特性其为"五行之主"。因为金、木、水、火、土不能成，春、夏、秋、冬不因土不能就。脾所寄治各季月中十八日，这十八日正是过渡到下一个时的关键时刻。比如由春能否正常过渡夏，依次地能否正常过渡到秋、冬、春，看十八日的寄治情况。这十八日寄治不好，那就没法施行四时之间的正常交替交换。所以，脾虽不独主于时，可是四时却离不了它，可正离不了它的参与，四正离不了，不能正常转换，就形成亢害。所以它要承制，承就是承接，就是转换之意。夏季一转换、一承接，炎热烦闷转为秋高气爽。这个夏之亢不存在，便得到制约。所以《素问·六微旨大论》云："亢则害，承乃制，制则生化"，关键在于"承"这就落实到脾土上。脾在人身上为什么重要？土在自然界中为什么重要？就是承制相关。现在气候为什么容易出现偏激，容易出现亢害？很重要的问题是这个"承制的机制破坏了，土破坏了。

肺主治节，肺主气。节气这个层次上天地转换，承接了人怎么跟上这个转换？就靠肺。在四时这个层次上，天地转换了，承接了，人要与之相应，要跟上这个转换,承接就要落实到脾上。所以"脾不主时"是保持人与天地在四时这个层次上相应的重要保证。

现代医学将人体分为四大组织:即上皮组织、肌肉组织、结缔组织、神经组织。结缔组织又包括骨组织、脂肪组织等。所有这些组织中,肌肉组织和脂肪组织都属于中医讲的"肉"类,都是脾所主的范围。这样划分,人体内而五脏六腑,外而四肢百骸,哪一个没有肉?哪一个不主要是由肌肉组织构成?就是血管这样一个好像与肌肉不搭界的东西,也主要是由血管平滑肌组成。人身哪一点离不开肉,那当然离不开土,离不开脾。心脏有肌肉,就连骨中也充满"肌肉"组织。脾主肌肉,而人身中有形的部分绝大多数都是应冠以"月"肉旁,这样一种联系便奠定了脾与整个人身、与人身各部分的密切关系。脾为什么能作为"后天之本"呢?文字的结构不是随意的,它依据一个严格的"理",而这个理又是从事中来。"理以事显,事以理成",理、事不二,这在中国的文字里体现得尤其充分。文以载道,非虚语也。人为倮生之长,《黄帝内经素问》也就是作人为土生虫,这类中最常见代表动物。作为人这个种属而言,整个的如中倮虫,整个的部属于土。整个地球归属于土的。人为万物之灵,很重要的一个方面就是因为它是土虫之长。人总得归属与地球的归属相应,这便自然成就他作为地球上的一个主宰,一切从土中出发。

金元时代有一位著名医家叫李东垣,其影响深远的著作就叫《脾胃论》,中医整个历史除了这部《脾胃论》以外,没有一部以其他脏腑名义立论,而这样流传深广的著作。《脾胃论》它就是立足于土,从土中去求金木水火,从土中去求其他的一切。

《伤寒论》有 112 方,药不过百余味,而常用的药就几十味,甘草频率最高。其中,有 70 多个方剂都用甘草,占去了整个伤寒方的大半。把甘草作为君药的有炙甘草汤、甘草汤、甘草干姜汤、甘草附子汤、甘草泻心汤等。《伤寒论》用那么多甘草,因为它属土,是土气最全的药味。五行的植物也选出一个"长"来,土本之长,就非甘草莫属。所以,治疗人的疾病当从土中去求。既然是从土中去求,当然要用甘草,甘草不仅仅是一个和事佬,不仅仅是调和诸药,它亦代表着一种很深的理念,即土气最全的药。

脾胃主中焦,中焦的作用太大,中焦也就是不上、不下的这个焦。上下要交通,不交通就是否,交通就是泰,交通才有生机。中焦是交通上下,连接上下的。《内经》里讲到"言天者求之本,言地者求之位"。"言人"呢,就要求之"气交"。天气下降,地气上升,这叫气交;上焦之气下降、下焦之气上升,这也叫气交。上下气的交也好,天地的交也好,都要求之于中,这就落实到中焦,就落实到脾胃上,亦落实到了土上。所以,脾胃与气交而言关系至大,气交的关系至大就是与人的关系至大。孔子云:"吾道一以贯之",回顾中医之道,何尝不可"一以贯之"。

二、太阴运气义

太阴运气就是在天为湿,在地为土,合言湿土。湿与水是很有关系,湿实际上就是天地之间,或者说就是空气中所弥漫的微小水粒。"雨湿"从根本上讲它是一个东西,只不过有粗微之分,有幽显之别。所以,《素问》将雨湿二者划为同一类东西,即皆属于土,要不然不会说水土合德。中医有时更注重事物的状态和它的变化过程。态度改变定性位亦随之而变,阴阳改变了。《素问》特别是在《运气·七篇大论》中反复地强调过,如"大雨时行,湿气乃用"。"岁土太过,雨湿流行"等。所以,土一旦失去了"湿"性,变成焦土,这个生养的作用也就荡然无存矣。

湿气内蕴,土体乃全。土不能离开湿,所以要湿土相配,但土亦不能过湿,土一过湿,生养的作用同样要打折扣。兹引王冰令人拍案叫绝的注释权作解答,"湿气内蕴,土体乃全,湿则土生,干则土死,死则庶类凋丧,生则万物滋荣,此湿气之化尔。湿气施化则土宅而云腾雨降,其为变极则骤注土崩也"。《素问·五行运大论》曰:"中央生湿,湿生土,土生甘,甘生脾,脾生肉,肉生肺。其在天为湿,在地为土,在体为肉,在气为充,在脏为脾。"湿与土合和之为一体,分开来又有天地之别。湿以气讲,土以行言。形气之间是一个什么关系?《内经》讲得很清楚,就是"气聚则形成"。土是怎么构成的?就是这个湿气聚合而成的。所以,《素问》讲"中央生湿,湿生土",又讲"中央生土,土生湿",这就是本末问题和先后问题。肺主治节,肺主气……它亦代表着一种很深的问题。《大学》讲:"物有本末,事有终始。知所先后,则近道矣"。

《素问》云:"物生为之化,物极为之变"。"口水"中医把它称为"涎",西

257

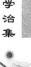

医将之称为"唾液",它是人身之气交的标志,生息的标志。经云:"言人者,求之气交"。"涎"即"唾液",这东西就是"活",这个"舌水"是生命生息状态的标志。太阴属脾,脾开窍于口,其华在唇。五脏化液,脾液为涎。王冰注液为:"溢于唇口也"。身体状态最佳的时候,口中不是有一丝丝、一股股清香甘甜的津液,这就是你要的那个"东西"。有这"东西"就像自然有云雨,那你的气交当然最佳,你的生息当然最佳,你的整个人身都处于"天地交而万物通"的状态,精神状态及健康状态均处于最佳状态。而反过来,当你疲劳的时候,健康出现问题,口中这一丝丝、一股股清香甘甜的津液不在了。代之的是口苦、口干、口臭、口粘,反正口中不清爽。气交不行了,人身后天的这个根本出问题。口中的津液抓住它,看透它,真把它当作生命的源头"活水"。经云:"善言天者必应于人,""言天应人"的过程。中医最重要的问题是"两本三枢",即先天之本和后天之本。先天为肾,后天之本即足太阴脾经。三枢即少阳枢少阴枢还有太阴脾所主的升降之枢。两本三枢中,太阴就占去一本一枢。所以,太阴的重要性是显而易见的。

"腹满而吐,食不下,自利益甚,时腹自痛,若下之,必胸下结硬。"太阴特征,易曰坤土。"人身其他地方有坚硬的骨头,唯独腹部没有。所以人身的坤位,太阴位就是这个腹部。《易·说卦》曰"坤为腹,"即是证明腹满、腹痛是太阴问题。《易经》曰"坤厚载物,德合无疆"。

三、太阴病提纲

《素问·灵兰秘典论》曰:"脾胃者,仓廪之官,五味出焉"。仓廪,言其载物也,载物则必以厚,故曰:坤厚载物。所以,我们观察坤土、观察太阴、观察脾胃的一个很重要的方法,就是看它的厚薄。厚是它的本性,它能载物,能仓廪之官。若是薄,那就难以载物,难为仓廪。看厚薄要从太阴的位上看,也就是从腹部看。要是腹部太薄,甚至成舟状腹,太阴的本性肯定有问题,脾胃肯定虚弱。坤薄就没有坤性,怎能载物,怎么为仓廪?特别是看小孩,厚薄是指肉的厚薄,有小孩肚子很大,肉都很薄,只是一层皮包裹着,这不能作厚看。另外,看厚薄的重要地方就是肚脐,肚脐的浅深、厚薄甚能反映太阴的强弱、脾胃的强弱,这是观察太阴脾胃的一个很方便且最直观的法门。

《易经》云："至哉坤元,万物滋生,乃顺承天"。又《素问》曰："天食人以五气,地食人以五味"。这个呼吸之气就是天给人的五气,剩下的就靠地的五味,我们除呼吸之外能不能吃东西,就是地给我们的五味。

五味有外五味及内五味,外五味就是坤卦里说的"至哉坤元,万物滋生,乃顺承天。"也就是宇宙的坤地所生的五味。内五味即指"仓廪之官,五味生焉"的这个五味。内五味的太阴,即你的脾胃、你的仓廪之官,如果不能"五味出焉",那么这个内五味自然就缺乏。内五味应着眼于足太阴脾经,它的内坤元让这部分厚壮起来、正常起来。"万物滋生"则能够"五味出焉",缺乏就从根本上得到了解决,中医这个主干思维任何时候都不能丢。

四、太阴病候特征

太阴坤土不能载物,那当然就会患食不下,利、吐之证,这是太阴不能载物的一个特征。资生障碍会影响"五味出焉"这个功能。太阴没有导致下利的因素,其也拉肚子、也下利,这个才能叫"自利",这是太阴病的一大特点。 太阳病不渴就具有特异性,有鉴别诊断意义。"自利不渴者,属太阴,以其脏有寒故也,当温之,宜服四逆辈"。《内经》云:"脏寒生满病",脏寒腹满与太阴病关系密切,脏寒的因素应该围绕着阳气来谈。

素体关系:也是先天的因素。父母媾精时候给你的阳气就少,所以出生后阳气自然就弱。阳气弱,脏就会寒,这种寒比较难办,先天的因素你没法改变,只有通过后天来调理。嗜食寒凉不易养成一团阳气,让这个寒冷,冰凉的东西去糟蹋。善护这一团真阳。久旱的土地本身很干,很需要水,可是把水淋下去以后它却不吸收,水又从旁边流走。看来好像是土里的水太多,满出来,可实际上干得很,一点水都没有渗下去。为什么?土地太板结,土一点也不松动,所以它不吸水。人的情况也这样,你吃点油炸的东西,甚至闻到一些油炸的东西也上火,是不是体内的火太多?阳气太旺?是你的经络堵了,还是气血不通畅?经络不通,这就像是在板结了的土上淋水一样,稍微淋一点,它就会漫出来。殊不知寒则凝滞,寒凉下去,经络只会越来越堵,越来越不通。经常用凉药及抗菌素,"火"照"上"不误。真是苦海无边,迷不知迫附,温热要下去,经络的凝滞温通、松动,再多的"火"它也能吸纳,加上真

黄兰魁中医临证五十年学治集

水不寒,汞火不飞,再去吃油炸、辛辣就没事。。

清末名医郑钦安云:"医学一途,不难于用药,而难于识证。亦不难于识证,而难于识阴阳"。《素问·生气通天论》曰:"阳气者,若天与日,失其所则折寿而彰。"如果为了一个咽喉病把阳气损伤,这个代价就太惨重。如果把阳气耗损了,这个副作用就不仅仅是肝肾损害的问题,而是要折寿的问题。《内径》说:"久而气增,夭之由也。"中医药的副作用太可怕,古人怎么会说:庸医杀人不用刀"呢。

《内经》云:"阳气者,烦劳则张。"张就是弛张,就是向外,就是发泄释放。阳气入内以后,不但温养脏腑,而且得到休养生息。倘若烦劳,则阳气外张而不得入,不得入内则阳不蓄养,久之亦亏虚而脏寒。故烦劳太过者,阳气多易亏损,此亦与太阳枢机障碍相关。阳气的耗损可有多方面的原因造成,没吃生冷、没吃寒凉也会造成阳气损伤。例如,作息非时,可以成为耗损阳气的一个原因。"冬三月,此谓闭藏。"在这样闭藏的时候,作息也要与它相应。就是要"早卧晚起,必得日光。"你不闭藏,阳气就得不到应有的蓄养,得不到蓄养当然就会亏损。饮食靠阳气来消化,温养阳气,必须用理中汤类。积善之家,必有余庆,积不善之家,必有余殃。谏议之官的脾,就应该是一个治癌症的突破口。

五、太阴病时相

太阴病,欲解时,从亥至丑上,也就是晚上9点至凌晨3点的这段时间。在一年的周期里,即农历的十月、十一月、十二月以上三个月,分别与十二消息卦里的坤、复、临相配。五月也就是夏至月、也就是午月,可是其能够涵括整个夏月,涵括巳午末。五月的特征张仲景讲道:"阳气在表,胃中虚冷",整个春夏阳气都在蒸蒸日上,向上、向外。阳气是这样一个向表向外的趋势,在里的阳反而虚少,阳气虚少了,当然就会冷,故曰"阳气在表,胃中虚冷。"冬天到十一月,到亥子丑的时候,情况正好相反,阳气向里向内,处于收藏的趋势。所以在外阳渐虚少,在里的阳渐多,阳多则热。故曰"阳气在里,胃中烦热。"亦即冬吃萝卜夏吃姜的道理。张仲景对六经病的描述是通过两方面:一方面是通过提纲条文,这方面往往有形可证,有案可查。另一方面就是从欲解时条文来解释六经病,好似无形可证,无案可查,是以从古到今关注它的医家很少。经云:"夫知道者,上知天文,下知地理,中知人事,乃可以长久。"

太阴病欲解时是亥、子、丑,因为这时阳气在里,对太阴病虚寒而言,无疑是得道,太阴病欲剧时应该是巳午未。阳气在表,阳在表则里易虚冷,这时对于太阴病而言无疑是失道,失道寡助,故曰欲剧。夏天的天气很热,阳气外蒸腾向外,本来胃中虚冷,偏还要大进生冷,这就是雪上加霜了。所以,最容易得太阴病的时候,即夏有暑热却不知夏亦有寒凉,夏日是天热而地寒。天地的区别搞清楚,手太阴肺就是言天,是太阴脾则是言地。所以夏天这个天热而地寒的格局,其实也就是肺热脾寒的格局。

太阴门一开,三阴的门也就随之打开。《辨脉法》中还有一段十分精彩的对话,问曰:"凡病欲可何时得?何时愈?"答曰:"假令夜半得病,明日日中愈,日中的病,夜半愈。何以言之?日中得病,夜半愈者,以阳得阴则解也。夜半得病,明日日中愈者,以阴得阳则解也。"日中得病而夜半愈,这正好符合太阴病欲解时于亥、子、丑,欲剧(作)于巳、午、未的格局。

巳午未是太阴病的欲剧时或得时,这个巳午未可能是一天的巳午未时,一月的望月前后,也是一年农历四、五、六月。凡是机体处在阳气蒸腾在外、胃中虚冷的这样一个状态,都应该为巳午未,都应该视为太阴的欲剧时或得时。例如,剧烈运动、烦劳等,这个时候的阳气就在外,胃中就容易虚冷,就是容易患太阴病的时候,要特别小心,不要马上打开冰箱喝冰饮,应喝些温水热饮,这样反而解渴。如果非要喝冰饮,那只有等静下来,阳气慢慢转头向内的时候,才可以喝一点,这是太阴病的欲剧时。

六、太阴治方要义

太阴的治方,用一句话来概括就是易"当温四逆辈",温就是温脏,就是温里。显然就与太阴病的欲解时亥、子、丑的意义相符。张仲景给出的四逆辈,这说明四逆汤这一类的方子与太阴有着密切的关系。四逆与太阴有什么关系?首先看四的涵义是什么?四主要指四肢,而四肢禀气于胃,脾主四肢。所以,四与脾胃的关系是最密切的。

261

甘草在四逆汤方中的排列位置，坚持以甘草为君，如陈无己又云："却相扶阳，必以甘为主，是以甘草为君"。《医宗金鉴》亦云："君以炙草之甘温，温养阳气，臣以姜附之辛温，助阳胜寒"。四逆汤是温阳、壮火、逐寒、救逆之剂，这一点是有定论的。四逆汤为什么用甘草，起的就是这个土的作用。土虽非火，可是却能使火的作用真正落到实处，使火熟物而不焦物，使火温物而不炎物。阴寒内盛，阳气虚衰的时候，龙火药汞遇火即飞，可有甘草、有了这个土，就能解决这个问题，使龙火回头，使姜附发挥温养作用。由斯可见，四逆汤要想真正的发挥温养、回阳救逆的作用，炙甘草便是关键之关键。《长沙方歌括》所言："建功姜附如良将，将将从容借草筐"。四逆汤中的甘草，它实在是用温热剂一个关窍所在。阳气虚衰，阴寒内盛的人本该温里、壮火、逐寒，宜用温热药、用火药。可是，这个时候由于水寒，真龙不得安身，龙火已然跃跃欲越。谨熟阴阳，无与众谋。阴阳不熟，脚跟不稳，那自然会东倒西倒。阴阳了然，就能高屋建瓴，就八九不离十。只知道苦寒降火，滋阴亦能降火，降火有多途。知道太阴的开就是为了使这个火入里，就是这个火收藏，就是为这个火下降。甘温为什么能除大热，其实就是着眼在太阴这个开机上。从太阴开机着眼，也就能很好地理解四逆汤中甘草的重要作用了。如：咽喉肿痛，一般用一派寒凉药；此为一派虚寒，应用附片、砂仁、龟板、炙甘草，桔梗，熟地（附片60克，甘草24克）服后肿痛消失，脓点不见，扁桃体亦大大回缩。（口苦、肿痛、化脓不一定是热。）阴阳辩清楚，就是高层建瓴疗效显卓。

第七节　少阴纲要

一、坎水之形式

少阴为三阴枢机，病至少阴已然到一个关键时刻，少阴的本义其实就是水火的本义。按照常识水火是不相容的，可是少阴则水火都要相依相容。水在易卦中属坎，故可称坎水。郑钦安《医理真传》中有一首坎卦诗，颇得坎水之旨趣。

歌曰：天施地润水才通，一气含三造化工，

万物根基从此立，生生化化沐时中。

易经讲乾坤生六子，即三男三女，就是长男震雷，中男坎水，少男艮山。所以，坎水实为乾坤所生六子中的一子。乾天坤地，乾父坤母，故乾坤媾而有六子。坎水是中男这一子，是由乾坤二卦之中中爻相交，若乾交坤，坤之中爻变阳，即生坎中满。若坤交乾，乾之中爻变阴，则生离中虚。

乾之中爻交坤而坎。坤虽变坎而余体尚在，故坤坎同居，水土合德。坤德为藏，坎德亦为藏。藏是什么？其实就是藏的坎中之阳，坎中之阳源自先天，故称真阳、元阳，亦称命门火、龙火。此阳此火宜潜藏而不宜飞越，那靠什么来潜藏呢？除了坎德本身之藏以外，尚需依赖坤德之藏。所以，水土合德的关系在少阴篇里很重要，且不能轻视水土合德这个关联。

坎水中之阳亦称真阳，命火要潜藏才能温养生气，才能让生气旭旭而生，煦煦而养，如此生命乃得久长。如果真阳不得潜藏，或者将真阳派作其他用场，那这个生气便得不到温养，如果连生气都不得温养，则可想而知生命怎么能不危机四伏呢？所以，真阳、命火的涵藏性对于生命是极其重要的。如果失于涵藏，那真阳外越的诸多危证便会随之发生。少阴病为什么有戴阳证、格阳证？许多危重病人临终前为什么会出现回光返照？这其实就是真阳外越所表现的一个征兆。

在人躯体有这样一个真阳、命火来温养生气，使生命得以延续。而人与天地相应，在自然中我们生存的这个地球上，就是寄藏于坎水之中，埋藏于坤土里的能源。

二、离火之义与火之身用

离火的自然性用与特征，概括起来有六个方面：其一，热性。温热身体。从身上的冷暖、手足的冷暖就可以知道人身的火。其二，明性。即火之热明，视物光明。其三，动力。即火之动力性。人身的机能活动及精力靠此养活。其四，熟物。生的东西经过火的作用就会变熟，人类丰富的饮食文化就是由火来造就的。人胃腐熟水谷的功能与火的熟物是很相应的。其五，变化。火的

黄兰魁中医临证五十年学治集

变化是显而易见的，人的一生处于不断的变化之中，现代语言谓之"新陈代谢"。这与火在自然界的变化性用是一致的。其六，但见其用，无形可证。人们只能强烈地感受到它的作用，却看不到他"可行"、"可塑"的特征，其在人身与神明相应。神明的作用是人身中最重要的，它无处不在而无处不用。如果神明的作用丧失，就如《伤寒杂病论》序中所言："厥身已毙，神明消灭，变为异物，幽潜重泉，徒为啼泣。"神明的作用如此重要，可以说有它才有生命，无它则无生命可言。神明难以言清，难以道明。《中庸》曰："视立而弗见，听之而弗闻，体物而不可遗，侁天下之人齐明"，故《诗》曰："神之格思，不可度思，夫引可射思"？

水火者，血气之男女也，水火同名少阴，一方面强调水火在人身的重要性，另一方面强调这两个东西一定要配合好。水火要相依，不能相离，相离会出问题。水火就是阴阳，阴阳就是男女。阴阳、男女、水火宜和合，宜相依。《易·系辞》云："天地绸缪，万物化醇。男女媾精，万物化生。"《素问·上古天真论》曰："阴阳和，故能有子"，地球上所有的植物生命以及动物生命都是这一调缪的结果。《素问·生气通天论》曰："凡阴阳之要，阳密乃固。两者不和，若春无秋，若冬无夏，因而和之，是谓圣度"。

阴阳和除了使万物化醇、繁衍生息外，还有另外重要之作用，就是以外和引内和。通过外和引动内和，使人身内在的阴阳、水火能够相依、相合而不相离。"阴平阳秘，精神乃治。"方能生化不息。《易》云："本乎天者亲上，本乎地者亲下"。坎中满，本乎天也，离中虚者，本乎地也。

乾坤为体，水火为用；先天为体，后天为用。少阴之经已将水火赅尽，故少阴一经关系至重。若病至少阴，往往扰乱乾坤、气血、水火和阴阳，致使阴阳离。故知病之少阴，多死证也。故坎离水火，立命之根。坎离水火独能居于四正，郑钦安《医理真传》中云："乾坤六子，长少皆得乾坤性情，之偏。惟中男、中女独得乾坤性情之正。人禀天地之正气而生，此坎离所以为人生立命之根也"。

经曰：善言天者，必应于人。反过来，善言人者，亦必应于社会。从《周易》的结构就可以看出，它是以乾坤为首，以坎离为尾，以乾坤为体，以坎离为用的。因此，虽为少阴，其实已尽赅了乾坤、天地、阴阳和水火。

六经病最重要的结局还是看少阴。看这一关能否透得过，这关透过了，那就不会有大问题,如果这关透不过,那就麻烦。三阴篇应该花大力气在少阴这一篇。

杜甫的诗句:"朱门酒肉臭,路有冻死骨"。有的富可以敌国,有的穷困潦倒。天地与人的相应、人与自然的相应,随处可见。

五行讲到最后还是要在阴阳里寻求,如果方能在理上立住,治疗效果一定良好。

孔子云:"易之为书也,广大悉备。有天道焉,有人道焉,有地道焉"。乾坤的退位,便知道就是老子讲的:"功成身退"。《老子·九章》"功遂身退,天之道也"。《庄子·十章》所云:"生之畜也,生而不有,为而不恃,老而不宰,是谓玄德"。

天地的功劳大,六子是它生,万物是它生。可是六子一旦生出来,水火当家,它马上就退居二线,这样的德老子称为"玄德"。这一点非常重要,天地什么会长久呢?就因为有这个"玄德"。《老子·七章》云:"天长地久,天地所以能长久者,以其不自生,故能长久"。汉高祖刘邦的两个功臣:一个叫张良,一个叫韩信。张良是黄石公的得意弟子,是真正懂易经的。所以汉朝的江山一打下来,他就隐退。而韩信他功成而身不退,最后落得一个杀头的下场。《老子》说的"生而不有,为而不恃,长而不宰。"以其自生而不能长生。易经的东西是广大悉备,里有自然科学,社会科学,人文科学。

三、少阴经义与少阴脏义

少阴经包括手足少阴。足少阴于酉时起于涌泉穴,涌泉穴是少阴井穴,是很奇特的一个地方。因为,所有的井穴都位于指(趾)端,唯有少阴的井穴位于足底。"涌泉"听起来就知道少阴是主水的,泉水就从这里涌出。足少阴从酉初由涌泉开始,至酉末行至胸前俞府穴上。手少阴午初起于腋下的极泉穴,午末终于手小指端之少冲穴。天下万物生于有,有生于无。我们生活一切都离不开这个"有"。可是"有"却是从"无"中来。故云:道常无为而无不为。孔子所云"为政以德,比如北辰,居其所而众星共之。医源易,道都有可能。从某种意义来说,医、易、道是三位一体的,医道之水乳交融。《素问·灵兰秘典论》曰:"主不明则十二官危,使道闭塞而不通,形乃大伤,以此养生则殃，以为天下者，其宗大危，戒之戒之"。又云"主明则之安，以此养生则寿，殁世不殆，以为天下则大昌"又："痛者寒气多也，有寒故痛也"。疼痛是众多疾病的共同表现，也是疾病给人带来的一个问题。

肾者，"作强之官，伎巧出焉"。肾为作强之官，与生殖相关。这样一个大伎巧中又谓之造化。王冰释云："造化形容，故云伎巧。"人身中最刚强，最坚硬的东西，最能胜任强力、重力的东西，非骨莫属。强的含义，一是生殖器，二是骨。肾主骨，肾主外阴。《老子·七十八章》云："天下之至柔而攻坚强者莫之能胜，以其无以易之。弱之胜强，柔之胜刚，而天下莫不知，莫能行。"所以，人身中至柔和至坚的，实际都聚集在肾里。在肾这一官里正直体现了《老子》"天下至柔，驰骋天下之至坚"的理论，此乃医、道同源也。"肾者，主蛰，封藏之本，精之处也"。蛰就是封藏，封藏阳气。坎为二阴之中包涵一个阳，阳封藏的地方就是精所处的地方。20世纪50年代的医学诺贝尔奖激素疗法，在我们国内医生都很喜欢用激素。他们对很多病都有效果：肾炎、哮喘、发高烧等发现临床诸多疾病都获效果。

激素的作用重点在肾里，它主要是肾所藏的阳气释放出来。肾中所封藏的阳气就是精啊！这可是了不得的东西。它就像原子弹，它可以干很多的事，可以对很多疾病有"奇效"。肾所封藏的这个阳气，这个精是用来温养生气的，是用以养命的。你现在把它动用出来，派作到别的用途上，一时的疗效虽然神奇，可是用多之后，封藏的阳气，精少了，随之而来的是生命的来源少了。所以激素用多了，养命的东西缺少，带来的结果是可想而知的。现在西方对滥用激素的危害十分清楚，因此对激素的使用是慎之又慎，非到万不得已时才可以用激素，可是国内的医生，尤其是基层的大夫，对激素的运用还在劲头上。一般感冒发烧都要用激素，更不用说其他病。医生杀人不用刀，中西医都如此。激素用点在肾上，滥用必伤肾。肾的主蛰，封藏多伤情。补救的方法，就是肾上下功夫。

诸寒收引，皆属于肾。疼痛的主要因素是寒，诸寒皆属于肾，而疼痛更直接的因素是"不通"。因为经脉收引、变小了，就容易造成不通，而这个收引也是属肾。疼痛与肾有很密切的关系，也可以说它的因在肾，而果在心，要想彻底治愈它，必须因果两治。治疗一时难以祛除，难以一时确定，那么就只好在果上下功夫。强力镇痛，恐怕要把重点放在心，其实这是肾的问题。

人有了病,首先要把他感受出来,产生一些表现、一些症状,这是一个识别的过程。识别出来以后,再进行自我调整,能调整过来就不治而愈。只是个"自治"不是他治,这个自治的机制仍然是通过调节阴阳来完成。无论"寒者热之,热者寒之",还是"审其阴阳,以别柔刚,阳病治阴,阴病治阳,定其血气,各守其乡,血实宜决之,气虚宜掣引之"。不只医家治疗疾病用这套方法,然机体本身才真正是这方面的高手。如机体的火太过了,它会启动水这个系统来"热者寒之。"因此,机体内部实际有一个非常完善的系统来应对和解决这些问题。只有当系统的应对能力下降或出现障碍以至不能自治,这个时候疾病才能轮到医生治外、他治。而医家所采取的外治和他治,不过就是模仿机体的这套方法。经曰"上工治未病","治未病"其中的一个涵义就是不时地调节机体,帮助其恢复自治的能力。

　　人体的自治系统非常复杂,包括如何识别、如何应付、如何处理等。识别系统的主导就是心,在正常情况下识别系统应该很灵敏,轻微的异常就能够发觉。只有系统出问题了、瘫痪了,机体出现异常的时候,它没法识别出来,这就会酿成大患。

　　有人经常感觉不适,今天这不舒服、明天那儿不舒服,这样的人却不易患大病,还比较长寿。而某些平常一点毛病也没有的人,然一患病就不是小病,甚至是要命的病,此与识别系统的灵敏度有关,此类人不是没病,而是疾病没有被识别出来和反映出来。平素应该懂得区别人们的真假健康,假健康就很危险。因为,识别系统出了问题,识别系统麻痹,碰上昏君,潜在的隐患就没有办法暴露。心与肾用两个字形容就是水和火,就是阴阳,亦是男女,也是精神。《素问·六节脏象论》云:"心者,生之本,神之变也……肾者,主蛰,封藏之本,精之处也"。精之处,神之变,一个主藏精,一个主藏神,这就是精神。所以,从一个人的精神状态完全可以窥出其心肾的状态,亦可以看出水火和阴阳之状态。心属火,属离,肾属水,属坎。正常情况下,水火要既济,心肾要相交。心火下降的目的是温暖肾水,也就是温暖坎中之阳。肾水上升的目的是济养心阴,亦即离中之阴。坎离相交,为各得其所。人体有一个很自然的过程,有病及时调整与清除很多疾病,如感冒、腹泻等,具有自愈性,就是上述这个缘故。

四、少阴运气义

少阴属君火。君火以明，相火以位。《素问·灵兰秘典论》论云："少阴有很多的危证出现，要探讨"主不明"的问题。主明则下安，主不明则十二宫皆危"。少阴病有很多的危证出现，想探讨"主不明"的问题。火的一个很重要的性用就是明。能明物者，无非阳火。因此，君主要明，关键就是要阳火充足。所以，只有阳火用事，君主才能明。为什么主不明？很明显就是阳火虚衰。少阴篇中的危证和死证，也就知道它无一不是由阳火虚衰而引起的。

少阴病总体上可分为寒化证和热化证。热化证里，危证死证都没有。危证和死证都集中于寒化证里，寒化证也就是阳火虚衰证。因热化、也就是因阳火过盛而危而死者，其所占甚少，仅阳明篇中有数条。而绝大多数之危证死证均在少阴和厥阴篇中，皆由阳火虚衰所致。

由此便知，不管是什么疾病，或为心脑血管、肿瘤、肺心病等，最后导致险情出现甚至死亡的，其主要原因大都属阳火不及。从宏观上看，不但是东汉末的建安年间，其死亡者伤寒十居七。就现在死亡者中伤寒亦占大多数，阳火虚衰亦占大多数。阳火虚衰，则君主不明，主不明，则十二官皆危矣。

病机十九条中火热病机占9条，而风寒、湿病机仅各占一条。这就证明病机十九条强调火热与诸疾病的关系，危证死证亦多属阳火亢盛。有火热会产生这些疾病，无火热亦会产生这些疾病。火热盛会产生这些疾病，火热虚也会产生这些疾病。只知阳火亢盛，热盛能致神昏，却全然不知阳火虚衰则君主不明，主不明则十二官皆危，更何况神昏之证。所以，后世对于危证险证但知以三宝来救逆，而却不知四逆才是救逆正法。

人身的疾病阳证比较容易解决，因为阳证易于发觉，阳火太过就像纸包火一样是包不住的。所以，阳证它潜伏不了，能够得到及时治疗。而阴证则不然，阴证易伏藏，不易发觉它。所以，到最后酿成大患，造成危证险证的往往就是这个阴证。阴证为什么易伏藏而不易发觉呢？其根本原因就是阳火虚衰，识别系统麻木，对任何异常都反应不出来，一句话就是主不明了。阳证易躲，阴证难防。

总结来说，君火在上，肾水在下。《老子》云："高以下为基，贵以贱为本"。君火高高在上，贵为君主，可是它的基、它的本却在下在肾水，君火与肾水就是这样的一种关系。然病至少阴往往高高在上和低低在下的都不行，没有在下的基和本，而在上的君主亦难以发挥作用。因此，疾病发展到少阴就是很棘手的阶段。

五、少阴病提纲

《伤寒论》281 条之"少阴之为病，脉微细，但欲寐也。"将之可改为："诸脉微细，但欲寐，皆属少阴。"六经虽皆重脉，然直接将脉落实于提刚条文中的则仅有太阳、少阴两经，故知太阳、少阴具有特殊之意义。《素问·脉要精微论》云："微妙在脉，不可不察，察之有纪，从阴阳始"。

阳加于阴谓之脉。从物理学的角度看，心脏不停地搏动使血液在脉管里流动，并且形成脉压差，从而出现像潮水一样起伏涨落的脉搏出现。血属阴本静，这就是阳的作用，诊脉就是察阴阳、察水火，从而也就是察心肾。心肾水火阴阳者，皆属少阴。少阴、太阳又互为标本、表里关系，六经提纲条文则只有太阳少阴谈到脉。太阳少阴为表里，太阳是在外一层谈阴阳水火。太阳与寒水相连，就是强调这个水火阴阳。火升则水升，火降则水降，这才有水的循环。少阴是在内一层阴阳讲水火。在外的太阳言阴阳水火之用，在内的少阴言阴阳水火为体。太阳与少阴实际上就是体与用的关系，病到少阴显然体用都衰微了，用不行了脉势就显得很微弱了，体不足脉当然就细起来，"脉微细"实际上讲的是体用不行。《伤寒论》中有两处，脉微细，少阴篇不只一条，太阳篇 60 条云："下之后，复发汗，必振寒，脉微细。所依然者，以内外俱虚故也"。用虚则脉微，体虚则脉微细。"脉微细"已然将水火、心肾、内外和体用的病变揭露无遗。

人之寤寐《内经》云："天有昼夜，人有起卧"。中医理论的一大特色就是天人相应、天人合一。天有昼夜，人有起卧，天地白昼了，你醒了、你寤了，天地黑夜了你睡了、你寐了，这才叫相应，这个才叫合一。合一称之为得道，得天之道，得道多助。不合一又叫失道，失道寡助。半夏泻心肠化裁治疗效果良好，但欲寐的实际情况是一天到晚都想睡，可是不能入寐。不能寐就应该是寤的状态，觉醒的状态，然其却昏昏欲寐，又不能很好地寐。但欲寐实际上是寐也不能,窹也不能,寐窹皆不能。窹是一阳气开放,日出地平线的状态,应该是心所主。寐是阳气收藏,日入于地平线的状态,这个状态应由肾所主。窹寐是心肾的问题,心肾都有虚衰的趋势。如果在疾病过程中突然出现"但欲寐"、"脉细微",此是疾病转入危重的一个信号。调节太厥二阴的少阴枢出了问题,正好反映了少阴主枢的特性。

282条补充云:"少阴病,欲吐不吐,心烦但欲寐,五六日,自利而竭者,属少阴也。虚故引水自救,若小便色白者,少阴病形悉具。小便白者,以下焦虑有寒,不能制水,故令色白也"。对提刚条文作两点补充。《伤寒论》中心烦一证总是与不眠连在一起,如61条"昼日烦躁不得眠",71条"胃中干,烦躁不得眠";76条"虚烦不得眠";303条"心中烦,不得卧";319条"心烦不得眠者"等等。心烦为什么总是同失眠连在一起呢?然两者之间是有一个因果关系的。烦:是心不能安静,是一种内心的感觉,所以往往称之为心烦。心烦是内在的不静,而且一旦内在的不静及于外在,则外在亦不静,这种情况就称之为烦躁。但凡心神不安定,则与烦火浮于上相关。火浮越在上则容易引起烦,所以火要归根。心肾相交就是指要肾水来济心也,其火不浮越在上火便归根了。要使心不浮越、使火归根,太阴脾土的作用同样是十分重要的。火浮越则烦,火不浮越火归根了则不烦,不烦曰静。由烦至静,又一次见到水土合德之意义。

《老子·十六章》云:"夫物芸芸,各复归其根,归根曰静,静曰复命,复命曰常,知常曰明。不知常,妄作凶"。所以,归根和静是很重要的。静是很重要的,以一天24小时而言,睡眠的时候就是一种归根、一种静,而静了则能复命。由此可见,人们每天都有一次复命的机会,否则生命怎样去延续呢?2000年11月8日的《参考消息》有一篇题:"睡眠不是寿命短的文章,其文曰"最新研究显示睡眠不足对健康的威胁与不良饮食习惯和缺乏锻炼对健康的威胁一样严重。睡眠不足或者在正常的睡眠时间没有得到充分睡眠,都可能严重危害你的健康"。该文以猴子为例,在很多正常的睡眠时间里不让它们睡觉,结果猴子的健康状况急剧恶化,并很快死去。睡眠实际上是人体阳气得到收藏,得到蓄养的过程。睡眠虽不像吃饭那样直接地给机体补充给营养,但相比之下,也许要比吃饭更重要。吃饭快一点的,几分钟就解决了,可是睡眠不能几分钟里解决它必须有充足的时间。人的睡眠实际上就是一种复命,恢复生命的活力,没有这个复命,生命就难以延续,由于睡眠实际就是阳归根的过程。睡眠的时候阳气收藏,到阴分去,到根上去,提高睡眠的质量也就是提高归根的质量。归根好生命自然就好,生命的质量亦会提高,寿命也可延长。《内经》云:"阳气者,静则神藏,躁则消亡"。归根曰静,静曰复命,复命的过程也就是神藏的过程。道云:复命曰常,知常曰明。而医云:神藏则主明,主明则安,以此养生则寿。故知道者医者,其揆一也。睡眠为大归根,吸纳为小归根。

　　呼吸是一个非常玄妙的过程,而这个过程说到底就是一个阴阳。其中呼出这个过程为阳,而吸纳这个过程为阴。阴属本,阳属用。要有很长的呼出,那就必须要很深的吸入。此是很好地体现了阴阳体用相生的关系,也体现"阳生阴长,阳杀阴藏"这样一个主导过程。呼出为阳,阳者言释放也,言功用也;吸纳为阴,阴者言收藏也,蓄积也。《庄子》中提出一个"踵息"的概念,踵息实际上就是指的很深的呼吸,道家又叫一个术语叫"息息归根,"这个功夫做好了,基础也就打牢,脚跟也就站稳了,锻炼呼吸其实就是锻炼归根"归根曰静,"深长的呼吸能够帮助人们入静。深呼吸是归根、是静,是保这个体复命,是讲的用的过程。通常人的平均寿命约为 72 岁,正常呼吸按每分钟15 次计算,每天呼吸次数为 21600 次,一年 360 天呼吸约 7776000 次,这个呼吸再乘以 72 年就是559872000 次, 这是人一辈子的平均呼吸次数,也就是一个人的气数。按《庄子》中所言息息都归根,将呼吸的次数降到每分钟7、8 次甚至更少,那上述气数的使用期限不就大大延长了吗?其尽管不会成倍地延长, 可是在一定程度上延长寿命却是毫无疑问的。道家何以敢言:"我命在我不在天"呢?

　　踵息为小归根,归根曰静,静则不烦也,不烦则得寐得眠。能寐能眠又为大归根,大归根则得大静,静曰复命。故此过程实为小静引大静也。谚曰:"君若识得呼吸事,生死海中任游行。"烦为因,不眠为果。心烦者,真阳亡失而上越也;但欲寐者,心火虚衰,神明昏暗也。故而它是心肾将要衰惫的一个信号,此是少阴病很重要的一个特点。此外,纵观六经只有太阴病一篇无口渴,唯其不温,是为太阴病的一大特点。在民间对人的寿命还有另外一个很形象地称乎,就是"气数"。如果是气数已尽,那就意味着寿命那将终结。气数就是人呼吸的次数。生命是呼吸间的事。

271

六、少阴病时相

少阴病欲解时从子至寅上，就是子丑寅。一日之中为晚上 11 点至次日 5 点，一月之中为初一到上弦的这七天半，一年之中则为农历十一月至次年一月。

三阴欲解时与三阳欲解时有很大的差别，在三阴中每经欲解时的三个时辰有两个互为相重合。例如，太阴的亥子丑中，子丑与少阴相重；少阴的子丑寅中，丑寅与厥阴相重。此外，如太阴之于亥，少阴之于子，厥阴之于丑，其皆包涵特别的意义。

子者复也，反复其道，七日来复。复者，指阳气来复、阳气恢复之意。阳气恢复需要 7 天的时间，故云"反复其道，七日来复"。十二消息卦共分阴阳二局，因为这六卦所处的过程是一个阳在增长的过程；而姤遯否观剥坤这六卦为阴局，因为这六卦所处的过程为阴不断增长的过程。阴局走完之后就到阳局。阴局有姤开始，阴局走完之后就到阳局，若按每卦一天，走完整个阴局正好是六天。阴局完结之后继续往前走，就又重新回复到下一个阳局。阳局有复卦始，由阴局到下一个新的阳局正好需要七天，这便是复卦卦辞所言之"反复其道，七日来复"之意。不仅阳复，亦即由姤至复需七日；阴复，亦即由复至姤，亦为七日。故七者，周而复始七之数也。《素问·热论》云，伤寒一日，巨阳受之，故头颈痛腰脊强。二日阳明受之，三日少阳受之，四日太阴受之，五日少阴受之，六日厥阴受之。六日竟后，至七日又复太阳。故伤寒六经的转变过程，亦是七日来复。

冬至一阳生，复卦所在的月份一个重要节气就是冬至。复卦虽配十一月，然必须要等到冬至节来临的时候复气才正式启动。所谓冬至一阳，实际就是指的复卦的一阳。冬至这个时候正是一阳初生的时候，正是阳气来复的时候，正是阳气归根的时候，正是阴阳转换的时候。这个来复和这个转换如果成功了，下一个周期的循环就能顺利地进行。如何保证上述过程能够成功呢？闭关则是一个很好的办法。闭关也就是处静，闭关即杜绝一切烦劳之事，让机体在一个很安静的环境里进行阴阳的转换、来复。其实，不但是冬至需要闭关，夏至也需要一阳的闭关，冬至阴交阳时需要闭关，夏至阳交阴时亦需闭关。手足阴阳交替之际，阴阳初生之时，皆需细心呵护。

子午于一年为十一月和五月，于一日则为子午时也。故子时亦有一阳生，午时亦有一阴生，故子午之时亦需小闭关。午时怎么闭关呢？这就需要小事休息，或静坐、或小睡，此皆为闭关之举，中国人的午休习惯，可以上溯至周代。阳归于体，方得休养生息，故子交复以后阳即得来复，阳气即进入增长的阶段。

少阴病欲解时于子、丑、寅，因为少阴病系阳气虚衰，阳不归根，此病遇子丑寅则正值阳气归根来复，阳渐增息的过程，何得不愈？此为天道地道以助人道也。亦证"人禀天地之气而生"非虚语也。少阴病重要的一个方剂是四逆汤，如太阴篇所述方以炙甘草为君，炙甘草气味甘辛，得土气培补中土，故其象坤地也。干姜、附子辛热，颇得雷气，为臣使，其象震也。上君下臣，上坤而下震，正如地雷复，故四逆汤一类颇具复卦之象，这与少阴病欲解时很好地对应起来，此亦方时相应也。

少阴病欲解时间中的子时对少阴有非常特殊的意义，欲解时是由三时构成的，为什么一定要由三个时构成呢？这是一个很重要的术数问题。《素问·生气通天论》云："其生五，其气三"。《素问·六节脏象论》云："五日为候，三候谓之气"。故知三而成气也。一年由四时组成，一时有三个月，故知三而成时。易之经卦由三爻组成，故知三而成卦。道有天道、地道和人道，三道俱为全，故知三而成道。《老子》云："道生一，一生二，二生三，三生万物"。故知三而成物。故亥子丑乃得北方，寅卯辰乃得东方，巳午未乃得南方，申酉戌乃得西方，是知三而成方。如前所云"欲解时"不是一个时，而一定要三个时，同样是这个道理。一时不成方，三时乃成方，方成则气全，气全才有欲解时。中医的走向最终是由单方发展到复方，因为单位药很难构成一个完整的方，需要多单味药组合乃得构成全方。叫阿尔兹海默病，AD 即现在习惯称的老年性痴呆或早发性痴呆，据北京市调查显示 65 岁以上老年患病率为 7.3%。每隔 5 年的年龄段，AD 病增长约 1 倍。如 70 岁为 5.3%，75 岁为 11.9%，80 岁为 22%。据 2000 年 11 月 6 日《健康报》报道截至 2000 年中国 65 岁以上人口按 8000 万计算，则 AD 病患者已达 500 余万。西医认为 AD 病是一种不可逆性的脑功能逐渐衰退性疾病。迄今为止，尚无任何有效的能够治疗和阻断这一疾病的方法。患上这个疾病，只有等待逐渐衰竭，直至死亡。中医从六经思考，是少阴病，实际是心肾问题。记忆贮藏过程，与肾的主蛰封藏相应，肾所主记忆则为提取过程，这个过程与夏日之释放相应。忆的过程实由心所主忆的障碍，实际就是心肾的障碍，少阴障碍，就是少阴障碍，心肾相关，心藏神，肾藏志也。《康熙》云："寐之宫迷也，不明之意"，实际就是一个谜而不明的状况。

第八节　厥阴释义

一、概述

　　从排列的次第看厥阴的意义，厥阴是六经的最后一经，《素问·至真要大论》曰："帝曰：厥阴何也？岐伯曰：两阴交尽也"，两阴指太阴和少阴。《伤寒论》六经排列中厥阴放在最后一经，居太阴、少阴之末，可知就是一个"两阴交尽"，此为其一。其二，《素问·至真要大论》云："两阴交尽故曰幽"，是厥阴之为义者幽也。《正韵》曰："幽囚也"，囚的意思就是囚禁。厥阴为合，合就是合阴气，把阴气合起来，关闭起来，以便让阳气能够很好地开发。故幽者，实为囚禁阴气之意，此与阴阳之离合机制甚为相符。其三，太、少二阴以太少言，乃言其长幼，多寡也，厥阴言何？《玉篇》云："厥短也"，《康熙》引《前汉书·诸侯王表》注云："厥者顿也"顿者止也。故知厥阴即短阴也，即止阴也。考厥阴乃阴尽阳生之经，乃阴止而阳息之时，故曰短阴，曰止阴者，皆相符合。《灵枢·阴阳系日月》云："亥十月，左足之厥阴。戌九月，右足为厥阴也。此两阴较尽，故曰厥阴"。戌亥为地支之尽，尽后遇子则阳气来复，故曰厥阴，为厥阴之大义。

　　《素问·灵兰秘典论》谓"将军之官，谋虑出焉"。肝称号刚脏，却又体阴而用阳。由是亦知，将军者，必以谋虑为体，以勇猛为用。《素问·六节脏象论》中，则肝为"罢极之本，魂之居也"。罢者，体也，至也，"欲罢不能"。极者，极致也，极端也，但凡武力、战争之事皆由争端起，故极者，又为诸乱之源。"六极穷极恶事也"。《尚书·洪范》曰："威用六极。六极，一曰凶短折，二曰疾,三曰忧,四曰贫,五曰恶,六曰弱",则威用六极,评定诸乱也。

心包者,亦包心也,故古称为"心主宫城",心不能受邪,心包代心受邪,主要就是护卫心的作用。肝为将军之官,其威用六极,平定诸乱,亦为护卫君主。由此可见,手厥阴心包经与足厥阴肝经在作用方面的联系是非常密切的。

二、厥阴运气义

厥阴在天为风,在地为木,故合称厥阴风木。兹将风义与木义分述如下:

（一）风义

风义乃是六气中很特殊的一气,风不仅生于东方,然四方(四面八方)皆可生风,故谚称八面来风。《灵枢》有一篇为"九言八风",专门谈到有八方来的八种风。风从南方来,名曰大弱风;风从西南方来,名曰谋风;风从西方来,名曰刚风;风从西北方来,名曰折风;风从北方来,名曰大刚风;风从东北方来,名曰凶风;风从东方而来,名曰婴儿风;风从东南方来,名曰弱风。风有四风、有八风、有十二风。风还有一个很特殊的地方,这就是《河图》所云:"风者,天地之使也",风是天地的一个代表,天地之气要发生什么变化,都可以从风上反映出来。天地变化虽然复杂,可我们一旦把握住了这个风,便能够知道天地变化的底细。故《周礼·春官保章氏》云:"以十有二风察天地之和命,乖别之妖祥",抓住了风实际上就是抓住了六气。

《素问·至真要大论》曰:"帝曰:善,夫百病之生也,皆生于风寒暑湿燥火,以之化之变也"。因此,百病与六气相关,都与天地的变化相关。《素问·至真大要论》在谈到疾病病机的时候,认为"审察病机,勿失气宜。"气宜就指的上面的六气,抓住风实际上就抓住了六气。因为,风为天地之使,当然是六气之使。为何曰"风为百病之长"、"风为百病之始"呢?其中很重要的一个原因就是植物亦具有繁殖的能力, 也能够生息繁衍, 植物的生息繁衍就靠风。由于风的作用才带动植物的花粉,使植物的雌雄亦能"相聚",亦能交配,从而繁衍生息。因此,风便成为植物界生息繁衍的一个最重要的因素。可以说, 没有风植物就没有办法生息繁衍, 木类的东西也就不可能流衍到现在。风与木的关系非常密切,具有决定性。《素问》曰:"东方生风,风生木",这句话则将风木的关系进行了精彩的浓缩，精彩表达到极处。此外，动物与人都称虫，《说文》云："风动蟲生，故蟲八日而化"，风与动物的繁衍有很大关系。以东方生风，通于春气也。春三月天地以生，万物发陈，一派生机勃勃，此又与风之上述涵义甚相符合。

（二）木义

《尚书·洪范》云："木曰曲直"。曲直是木的一个特性，凡是植物的东西都有这个曲直之性。其他诸如金类、水类的东西，皆不具备曲直之性。《素问·阴阳应象大论》云："东方生风，风生木，木生酸，酸生肝，肝生筋"。又曰："神在天为风，在地为木，在体为筋，在脏为肝"。所在体的筋和在脏的肝皆有曲直之性。人体的筋主要是聚集于关节的周围，而膝关节则是聚集筋最多的地方，故膝在《内经》又称之为"筋之府"。木曰曲直，木在体为筋，筋的这一作用确实能够很好地体现木的曲直之性。

《素问》许多篇所提到的宗筋涵义虽然不是一个，但最主要是指前阴，特别是指男性的阴茎。《灵枢·五音五味》曰："宦者去其宗筋，伤其冲脉"。由此可见，宗筋便是最主要的生殖器官。春则为，天之生育，德在木位，生育德就在本位，木主宗筋，而宗筋要发挥作用，很关键的就是要能够曲直。阳痿病人越来越多，这就是宗筋曲而不直，其中很重要的一方面是道法伦理方面的原因。作为中医，则应该在厥阴上、在风木上去思考。

五行一水、二火、三木、四金、五土这样一个次第说明，地球首先出现第一个东西就是水，水是一切生命的基础，也是地球区别于太阳系其他行星的重要特征。在水之后出现便是火，《素问·阴阳应象大论》云："水火者，阴阳之征兆也"，故水火出现就意味着阴阳出现了。而"阴阳者，天地之道也，万物之纲纪，变化之父母，生杀之本始"。所以，水火出现后便很自然的化生五行，化生万物。因此，地球上的生命在有水火之后就得以逐渐的诞生，这个生命的诞生是先有植物生命，尔后有动物生命。植物生命的代表是木，动物生命的代表是土。故五行在水火之后为木，最后才是土。

所以，从五行里我们知道，这个地球上最早出现的动物是水生动物，然后渐渐地发展为水陆两栖动物，最后才是陆生动物。因此，五行是始于水而终于土。故五行与动物的关系是水为鳞虫，火为羽虫，木为毛虫，金为介虫，土为倮虫。其中，人就是最典型的倮虫。由此可见，人类是地球所有动物生命中最后进化的一个动物生命，这与现代科学所研究的结论是完全一致的。我们应该怎样对待古代的这个理论，该应刮目相看才是，应该肃然起敬才是。

三、厥阴病提纲

木生火，因为木是可以再生的，这一点非常重要。《伤寒论》厥阴脉证篇曰："厥阴之为病，消渴，气上撞心，心中疼热，饥而不欲食，食则吐蛔，下之利不止"。消渴系指既渴而又能饮水，而且饮后即消，口又很快地渴起来，此为消渴的一个大概意思。消渴是厥阴病最容易出现的一个证，亦是厥阴病最重要的一个证。消渴对于厥阴病的诊断而言，乃为一个很重要的依据。

口渴，这个过程的感受器官就是口与舌，口为脾之窍，舌为心之苗。所以，口舌实际上就是讲了心、脾，讲火土。渴必有口舌，必有心脾，必有火土，这说明厥阴是最容易影响口舌、心脾和火土的因素，此亦为厥阴病渴证的一个重要前提。渴与旱实际上是相类似的，在天地则曰旱，在人则曰渴，都是缺少水来滋润的缘故。水在江河湖海，其性本静，故水不能自润万物，必须借助其他中介的作用方能滋润万物。这个中介就是厥阴，就是木。因为木为水生，是水之子，所以在五行中离水最近的应非木莫属。前人将这样一个关系形容为"乙癸同源"，亦谓"水木同源"。心为火，为木之子，由木所生。因此，心的苗窍——舌要想得到滋润就必须靠木吸水以上养，必须靠木的中介作用，这是一个方面。太阴虽称湿土，如果没有木，这个土是湿不了的。木在滋润万物过程中的关键作用，在正常情况下，厥阴能使心脾的苗窍——口舌保持充分的滋润，从而无有渴生。而厥阴发生病变，心脾的苗窍无法得到滋润，故消渴便自然发生。

四、六经辨渴

三阳的口渴：太阳口渴见于太阳府证中，由太阳气化不利，太阳之渴必兼脉浮、发热、小便不利之证；阳明之渴由热甚伤津所致，四大证相伴，即大热、大汗、大烦渴和脉洪大；少阳之渴由枢机不和，影响开合，影响三焦所

黄兰魁中医临证五十年学治集

致,枢机不利所致。诸如往来寒热,胸肋苦满、口苦、咽干、目眩等,脉弦细;太阳渴证用五苓散,阳明渴证用白虎汤,少阳渴证用小柴胡汤、或柴胡桂枝干姜汤。

三阴证中只有少阴和厥阴渴证的范围非常广泛,凡是四经之外的一切不典型口渴皆属于厥阴的范畴,厥阴之渴像太阳之脉一样,如果口渴不具备上述四经的特殊表现,那就可以大致判断这是个与厥阴经的相关的疾病。因此,口渴、特别是渴而能饮、渴而能消者,对于厥阴病的诊断无疑具有非常重要的意义。此外,厥阴病治渴专方非厥阴病的主方"乌梅丸"莫属。

五、对糖尿病的管窥

从文献记载来看,实际早在隋末的时候就已经把消渴病当作糖尿病。糖尿病很直观的情况就是血糖升高,血糖升高超过肾的糖阈值,这是就会出现尿糖。蚂蚁嗅觉很灵敏,尤其对于糖更是灵敏,糖尿病人的尿溺于地上,很快就会招来许多蚂蚁。现代的说法主要是指胰岛素的不足,所以糖尿病的治疗唯一方法便是设法补充胰岛素或是设法刺激胰岛细胞的分泌。但最新研究结果表明,胰岛素不足仅仅是一个方面,而更主要的原因是机体组织细胞对糖的利用发生障碍。所以,看起来好像是血糖很高,好像是糖多了,而真实的情况却是机体组织细胞内处于缺糖的状况。正是因为机体组织内处于这样糖缺乏的状态,你不足我就得补足你。当然,就需要机体启动各式各样的方法,其中一个我们能够直接感受到的方法就是易饥、多食,糖尿病人的易饥、多食其实就是由此而来,而在生化上的一个集中表现便是血糖升高。糖尿病我们应有一个宏观的认识,它不是糖太多而是糖不足。糖尿病的关键问题是要设法解决糖的利用问题,扫除糖利用过程中的障碍,糖尿病的诸多问题就会迎刃而解。血糖升高是土跑到水里面去,根子在木。

六、糖代谢与木、土的关系

　　植被减少,故土就很难安住在本位上。由此可见,水中的土太多,使河流变得浑浊,其根本原因还是木和植被少了。看上去好像是土的问题,土不安分,跑到水里来谋事,使我们看不到从前的绿水,可是追溯它的根子,却是在木上面。糖尿病虽然是土系统的毛病,可是它的病根却在木系统上,即在厥阴上。糖尿病放到厥阴病里来思考,这便从根本上突破了原有的三消学说,使我们得以从真正的源头上来设立施治的方法。现代医学糖尿病是不可治愈性疾病,必须终身服药。

　　中医出奇制胜地为现代医学提供服务。"气上撞心,心中疼热"。《伤寒论》此句所指心并不是指五脏的心,而讲的是某个与体表相应对的部位。有关心的所指,概括起来分三种情况:一为直接言心,心之外没有附带其他部位,例如心悸、心烦、心乱等,我们往往很难给它一个确切的定位;二为心下,讲的很多比如心下痞、心下惊、心下支结、心下痛等,心的部位比较明确,就是指腹以上、剑突以下的这片区域;三为心中,如心中悸而烦,心中结痛、心中疼热等。"心中"所指有两种可能:①心中指心或泛指胸部;②古人言心者,而指躯干的中央,正好位于心窝(即剑突下)这块地方;③心中的第三层意义,实际是指胃脘的这个部位。心中疼热,一方面确实是包括了心脏疼痛,而另一方面则包括胃脘及其周边邻近脏器的疼痛。心中痛热,即疼热而伴火烧、火辣的感觉。利痛、压榨痛及绞痛多为心脏绞痛的一类,为血液循环系统疾病。痛又兼热辣、烧灼之感,则多为胃脘痛一类,系消化道疾病。厥阴篇计有52处言厥,厥者于足逆冷是也。而心绞痛及胆系绞痛易致厥,饥而不欲食,又饥又饿不想吃,病主要在肝胆。

　　厥阴为风木,于时为春,禀生气也,故宜生而不宜杀,宜予而不宜夺,宜赏而不宜罚。今用下法者,是杀之也,夺之也,罚之也。厥阴之气伤,养生之道违,故病厥者,当不用下法,强下则"下之利不止也"。

　　厥阴病欲解时从丑开始,丑为一岁而言,恰为冬之末,丑是以冬临春的交界点,阴尽阳生这个词。《素问·六节脏象论》云:"肝者,罢极之本,魂之居也"。含极限的意思,极点的意思。罢极就是保证人体能及时地跨过这道门,

黄兰魁中医临证五十年学治集

从而与天地的步调保持一致。阴阳的顺接主要是辰戌丑未,阴阳顺接都是在这四个时辰阶段进行。手足四肢,其实就是人体阴阳气顺接的重要场所。丑是年与年之间的顺接点,负责年与年之间的交替。厥证将阴阳气不相顺接,其核心问题就是阳气没有办法增长,没有办法恢复,就是阳气不能由阴出阳,那当然会出现手足逆冷。如果这样一个状态得不到纠正,厥证持续地发生,那么最终就会危及生命。如果上述的状态得以纠正,阴阳气顺接了,阳气得以增,得以由阴出阳。那么,手足自然会由逆冷转为温暖,这种情况与逆冷相比较就称之为热,厥热胜复实际上就是讲的手足的逆冷的情况。手足逆冷说明阴阳气不顺接的问题十分严重,阴尽不能阳生,阳气无法恢复,那当然会导致死亡。如果反过来,是温暖的情况多、热的情况多,这就说明阴阳气不相顺接的问题逐渐得到纠正,阳气渐生、渐复,疾病当然就易于转向健康。观察厥热的情况,实际上也就是观察了阴阳交替和阴阳顺接的情况,也就是观察疾病转危或转安的情况。

七、厥阴证立方原则

厥阴证立方原则,实际上就是要立它原有的那个方,就是与丑寅卯相对应的那个方。这应该是厥阴立方的一个根本原则,也是中医立方的一个根本原则,老子、孔子都非常强调"道不可须臾离,可离非道"。中医这个道就是时方,应该时刻记住。丑寅卯的这样一个时方是冬尽春来,是阴尽阳生。它跨越冬春二气,丑寅卯时方实际上是一个寒温夹杂,寒热相兼的时方。不过从寒温二气的比例而言,丑冬占一,寅卯占二,故温热的比例要远大于寒凉。这便应该是在寒热之气上厥阴立方的一个原则和特征。另外,厥阴为风木,风木之数为三、为八,风木之味酸。因此,除上述寒热比例以外,厥阴的数厥阴,也是厥阴立方的重要因素。

张仲景立方"乌梅丸"在《伤寒论》中居第 338 条,这个三八的信息,就是风木的信息。38 条是大青龙汤,青龙为东方之属,为风木之属,表达象数与时方的关系,乃是厥阴绝非寻常之方。乌梅丸具体由寒热两组药构成,其中温热药为:乌梅、细辛、干姜、当归、附子、蜀椒、桂枝七味;寒凉药为:黄连、黄柏、人参(神农本草经为甘、微寒)共三味。合之,温热为七、寒凉为三,温热比例远大于寒凉，恰与前述厥阴之立方原则相符。乌梅为君，乃东方生风，风生木，木生酸也。厥阴之味酸，故厥阴主方应该用酸，而乌梅应该成为厥阴主方的君药。乌梅300枚，体现厥阴方时的特性。再以苦酒渍乌梅一宿（苦酒即醋），使之酸上加酸。乌梅丸的上述三个方面，一个气、一个时、一个数都与厥阴的时方与本性甚相符合。

《老子·三十六章》中曰："将欲废之，必固兴之；将欲弱之，必固强之；将欲废之，必固兴之。是谓微明"。引申到乌梅丸中便是"将欲升发之，必固酸敛之"。乌梅丸具有一个特点，即里面温热药特别多，一共7味，这是《伤寒论》中用温热药最多的一个方子，再没有任何一个方的温热药能够超过它。乌梅丸的温热药既多且杂，川椒、当归乃温厥阴药，细辛则温太阳、少阴，干姜、附子虽三阴皆温，然干姜偏于太阴，附子偏于少阴，桂枝则是太阳厥阴之药。乌梅丸中这些温热药实际上是很杂乱的，可以说它是四面八方的温热药，当然就要温四面八方。乌梅就像一面旗帜，这面旗帜一树起来，原来杂乱无章的散兵游勇就往统地归拢到这面旗帜，在这面旗帜下的指引下，力往一处使，劲往一处发。都来温厥阴，故乌梅丸用乌梅之意义极其深刻。

从乌梅丸可看到经方的鬼斧神工，看到张仲景立方用药之诀窍确实令人拍案叫绝。乌梅丸这面旗帜，能将分散的力量集中起来，聚于厥阴，就能够帮助厥阴之气突破阴的束缚，从而承阴启阳。这样，才能真正地实现升发，实现阴阳的顺接。此非"将欲升发之，必固酸敛之"乎。

厥阴之气所以不能升发、不能顺接阴阳，很重要的一个因素就是受到阴寒的束缚，而在束缚的过程中就必然会产生郁遏，郁遏即会生热。为什么乌梅丸在大量温热药里配上二味苦寒药？其目的就是要消除这个郁遏所生之热。最后一种人参，则有扶正之作用和止渴之效果。《三国演义》望梅止渴的故事，乌梅丸治消渴于事，于理皆相符。

综上所述，乌梅丸是临床极重要和极常用的一个方剂，不但可以治疗伤寒338条所述的蛔厥、久利、消渴、巅顶痛、睾丸痛肿等，对于生殖系统之其他病变亦可加减参合治之。只要对乌梅丸的正真理解了，临床运用何愁不想左右逢源，信手拈事来。不但乌梅如此，《伤寒论》的112方皆如此。只要理上贯通，事上圆融只不过是迟早的事情，理事不二。孔子云：以文会友，是为证传统文化这颗瑰宝，中医这颗瑰宝，能更多地让世人了解，而为奉献各自的绵薄之力。

杨振宁教授于 1971 年夏初访问中国。8 月 4 日上午参观长城。他在后来的一次讲演中提到那次访问："在此行看到的景色中，令我感触最深的就是长城，长城是令人叹为观止的。它虽简单而坚强，它优美地蜿蜒上下，缓慢而稳定地随着山峦起伏。有时消失于远处山谷中，那不过是暂时的，终于又坚毅地攀登了下一个高峰。查看它的每一块砖石，我们就会体会到它的复杂的历史中，真不知凝聚了多少人的血和汗。可是只有看到它的整体结构，看到它的力量和气魄以后，我们才会体会到它的真正意义。它是悠长的，它是坚韧的。它有战术上的灵活，有战略上的坚定，它的长远的一统的目的，使它成为自太空接近地球的访客所最先辨认的人类的创作"。

长城的最优美、最实在、最耐人寻味的描述。

用什么词句才能向世人确切地表达出中医的意义，它就是长城！中医是人类文明史中的长城，而只有当我们看到它的整体结构，看到它那富有力量和气魄的完美理论，看到它那不可思议的实际运用，我们才体会到它的真正意义。1972 年 7 月 1 日周总理于人民大会堂宴请杨振宁教授。席间杨教授向总理提出希望他考虑采取一个多注意基础科学的政策，这个建议亦非常适合中医，中医其实更需要一个多注意基础科学的政策。这个基础科学主要就是中医的经典著作。《内经》在这儿更显得尤其重要。戴原礼是中医史上著名的医学家，当有人问到他学医的方法和途径时，它的答复熟读《内经》，可见在人师们的眼里基础的代谢都是头等重要的。回顾中医的境况，高等医学院校里，读《素问》一遍的人已屈之少见，读者更是少矣。这样怎么来开展对这门学问的研究呢？真是令人担忧的事情。

佛陀在临终时，对弟子说："当自求解脱，且勿求助于他人"。自求解脱是着眼于自身，是在"心"上用功，求助于他人是在"境"上费力。佛陀的教导对今天的中医亦是有实义的。中医走的是一条求助于他人的路，过多地求助他人，过多地依赖现代科学，从而忽弃了自身这个根本。几十年下来，对中医有信心的、把握的业内人士越来越少，而中医改西医的人却越来越多。向圈外的人问，还都说中医是个宝，而向圈内的人问，却说中医不是个东西。这难道还不能使我们警觉、使我们醒悟吗？中医亦当自求解脱。如果中医的脚跟没有立稳，对中医没有一个透彻的理解，立足尚难，何谈发展？因此，中医当自强，自强了才有可能找到与现代科学的结合点。

既占大家的功夫，又费大家的时间为着个什么来。一首古诗：

赵州庭前柏，香岩岭后松。

我来无别用，只要引清风。

愚对中医经典中医理论，有一份不同寻常的热爱与执着，代表着中医未来的希望。祖国医学急需要千千万万全身心投入到探索中医宝库奥秘中去的人，要真正读透一部经典，恐怕要穷毕生的精力才行。

第二章 《伤寒》辨析

第一节 《伤寒论》口渴证辨思

口渴,在生理状态下是机体对水液需要的一种反应;在病理状态下则是机体体液代谢、和调节功能失常的一个自觉症状。口渴产生的机制主要有两个方面:

一是由于津液不足,或因阴虚热燥,或因里热伤津,或因汗下失当、体液丧失过多所致;其二是由于津不上承,或因水停,或因湿阻,或因寒凝,使少阴之气不能化液,太阴之气不能转输,从而造成津不上承之口渴证。《伤寒论》397 条中,涉及口渴一证的共有 46 条,可见口渴一证在伤寒六经病中是较常见的症状。具体来说,伤寒六经病除太阴病外,皆有口渴证。主要有以下四种情况。

一、太阳病口渴证

(1)《伤寒论》(71 条)"大汗出,胃中干烦躁不得眠……"太阳病发汗后,大汗出,津液消耗过多,致使胃中干燥而引起之口渴,此反映了机体引水自救的调节机能。所以,可"少少与饮之,令胃气和则愈"。

(2)表不解,心下有水气之口渴,小青龙汤证之口渴。如《伤寒论》40 条的"或渴"证,此渴主要是由于外寒内饮,饮邪化热伤津所致。所以,在小青龙汤后的加减中有:"若渴者,去半夏,加栝蒌根三两"的记载。

(3)水蓄膀胱,津液不化,五苓散主之。五苓散证之口渴为消渴、频饮,渴不止而又不能多饮为其特点。五苓散证消渴的产生是由于太阳经邪入腑,水热互结,蓄于下焦,膀胱气化失司,气不化津,津不上承,致使上焦燥,肺津不足而形成的,故频频饮水以滋润。

五苓散证之渴,有时会出现水入则吐的水逆证,其产生的机制亦是由于水气内停而水道不利,然虽渴而饮入之水既不能外输玄府以为汗,又不能下通水道以为尿,更不能上输口舌以润燥,造成愈渴愈饮,愈饮愈蓄,水无出路而逆于上,故形成水入则吐之水逆证。

(4)太阳病肝乘肺之口渴证(原文113条)。由于肝气素旺之人,病伤寒者肝旺则乘金克土,土受木克,脾气虚弱,不能输津于肺;木火刑金,从而更使上焦肺津不足,造成大渴欲饮水之证。

(5)结胸病大陷胸汤证之口渴(原文141条),亦有"意欲饮水"一证。此是由于太阳病反以冷水潠之,若灌之则邪热内陷,痰水互结于胸中,痰热内阻,津液不能上布而致疾。

二、阳明病口渴

阳明病候证中口渴是主证之一,此反映了阳明热盛伤津的病理改变。治疗阳明经证的主方为白虎汤,然《伤寒论》中叙白虎汤证共三条(即181、224、350条),则均无涉及口渴证。而白虎加人参汤证的四条中,其中口渴占有突出的地位。例如,26条"大烦渴不解",170条"渴欲饮水,无表证者",168条"大渴,舌上干燥而烦,欲饮水数升者",169条"口燥渴,心烦,背微恶寒者"等,都着重描述了口渴及其程度。阳明经证在津伤不甚时为白虎汤证,在津伤严重时则为白虎加人参汤,而口渴的严重程度则是辨别二者的重要指征。此外,在阳明病湿热发黄的茵陈蒿汤证中(236条)也有"渴饮水浆者"一证,其产生机理是阳明湿热淤积于里所致。口渴而想多喝,头部出汗而身无汗,且汗出到颈部为止,小便不通利,身必发黄,茵陈蒿汤主之。

三、少阳病口渴

少阳病口渴不是必见症状。伤寒少阳病提纲 263 条只提口苦、咽干的症状，98 条论述少阳病主证、主方时，口渴是作为或见证。出现口苦、咽干是邪入少阳，枢机不利，郁火上炎之缘故。如果少阳邪热进一步耗伤津液，或属素体阴虚的津亏之人，亦可出现口渴症状。治疗上用小柴胡汤，须去半夏之苦燥而加瓜蒌根以生津止渴。少阳证第 99 条曰："伤寒四、五日，身热、恶风、颈项强，胁下满、手足温而渴者，小柴胡汤主之"。此条是对上述机转做了很好的注释，然"小柴胡汤主之"，应随症加减为宜。如少阳表里未解之柴胡桂枝干姜汤证，147 条则有口渴的症状，且兼见小便不利。此是由于汗下失当，邪热微饮结于少阳胸胁部位，阳气不能宣发，三焦气化失利所致。但其渴而不呕，且有往来寒热，胸胁满微结等少阳证。该证与五苓散证和猪苓汤证很好区别。

四、少阴病口渴

少阴病本质是心肾虚衰之病变，病机是阴阳两虚。因此，少阴病的病变过程中有阳虚寒化、和阴虚热化两种不同的病理趋势，这两种情况都会出现口渴症状。

少阴寒化口渴（见 282 条）是由于阳虚阴寒凝滞，肾中真阳受困不能蒸化津液以上承所致。因其为下焦虚寒，故必兼见自利厥逆、小便色白等一派肾阳衰惫的征象，证见口渴而不多饮。

少阴热化证之口渴见于猪苓汤证（见 319 条），此缘于阴虚热化，水热互结于下焦，津亏而兼气化受阻，津液不能上潮，故见口渴。因其夹有水气，故渴而兼有咳、呕之证。除小便不利外，必有心烦、失寐等虚热内扰神明之见证。

第二节 《伤寒论》厥逆证浅识

一、概述

厥阴病属于寒热错杂证,由于厥阴是三阴之尽,又是阴尽阳生之脏,病情演变多趋极端,不是寒极就是热极,而阴极则生阳,阳极则生阴。因此,其症状特点是寒热混杂出现。究其机转不外两点:一是上热下寒,因阴阳各趋其极,阳并于上则上热,阴并于下则下寒;二是阴阳胜复,由于阴阳之消长与邪气之弛张,故表现出厥热往复的征象。

阴阳胜复是厥阴病的主要机转之一,因而也是厥阴病的主要证型之一,其具体表现在四肢厥冷与发热的相互演变。厥与热时间的长短为决诊阴阳胜复的依据,一般阴胜则四肢厥逆,阳复则厥回发热,根据厥与热时间的长短可以有四种不同的病情。

(1)发热与四肢厥冷的时间相等,象征着阴阳已渐趋平衡,是将要趋愈的佳兆。例如,伤寒病四肢厥逆五天、发热亦五天,按理第六天又当出现四肢厥逆,然如果不发生厥逆,即是将愈的征兆。

(2)发热的时间多于四肢厥冷的时间,这是阳能胜阴,病邪即将退却的现象。例如,341 条"伤寒发热四日,厥反三日,复热四日,厥少热多者,其病当愈……"此就是根据热多厥少,测知正气恢复,阳复阴衰,从而决诊为病退的转归。

(3)厥冷的时间多于发热的时间,象征着正气衰退,阳衰阴胜,为疾病趋向于恶化的现象。

(4)厥回之后,发热不止,为阳复太过,亦为病进。阴证厥回发热,固然是阳复的确据,然而阳气来复太过同样是病情的发展,不能断为痊愈。关于阳复太过在症状上有两种现象:一是热伤上焦气分,为汗出咽痛喉痹;另一种是热伤下焦血分,为大便脓血。(参阅《伤寒论》331、334、336、337、341、342条)

黄兰魁中医临证五十年学治集

张仲景曰："凡厥者,阴阳气不相顺接便为厥。厥者,手足厥冷者是也。"此"阴阳气不相顺接",系指手足三阴三阳流注的气不相顺接而逆行,因为正常人的手之三阴从胸到手,手之三阳从手到头,足三阳从头到足,足三阴从足到胸,彼此顺接循环流注不息。所谓阴阳气者,阴气是指运行体内之气,阳气是指敷布体表之气。在正常的生理情况下,运行于体内之气不断补充敷布于体表阳气,这种生理活动称为"阴阳气相顺接"。如果阳气内虚,则因寒凝血脉经络,或因津伤热伏,或因汗、吐、下误治耗津亡阳而致;亦有因热郁于内,阳气不能外达而致者;有因胃寒、肝热、蛔虫扰动而致者;也有因痰饮等原因所致者。上述因素都可以影响体内的阳气外透,而现四肢厥冷,阴阳偏盛不相维系、不相顺接是接而出现厥逆证的关键。

二、厥逆证的临床辨治

(一)寒厥

寒厥证见于少阴病。手少阴心经,足少阴肾经,在正常的生理情况下心火下蛰于肾,肾水上奉于心,心肾相交,水火既济,则心火不亢,肾水不寒。若由于阴寒盛而致阳衰,或是阳气衰而致阴寒内生,产生阳气不能温养四肢的寒厥,其病位在肾。肾阳具有温煦五脏六腑、四肢、百骸之作用,是肾阳若外邪直中或误治,损伤心肾之阳,阳衰不达外则为寒厥证。

《伤寒论》388条曰:"吐利汗出,发热恶寒,四肢拘急,手足厥冷,四逆汤主之"。又354条云:"大汗,若大下利,而厥冷者⋯⋯"。另353条曰:"下利、厥逆而恶寒者"以及295条"少阴病,恶寒身踡而利,手足逆冷者,不治"等等,乃指出寒厥的临床之表现。其临床主证为四肢厥逆,恶寒欲寐,吐利汗出,下利清谷,脉微欲绝,口不渴,唇白,小便清长,舌润滑少苔。此皆因寒邪侵袭,或汗、吐、下后阳气虚衰,阴寒内盛,阴阳气不相顺接所致也。病到此阶段,有阴阳离绝之虞。阴寒内盛,如剧烈吐泻(急性胃肠炎重症,中毒性痢疾,大叶性肺炎,心肾功能衰竭等疾病)等危重病,治当回阳急救,宜四逆汤。若见阴寒内盛,格阳于外之证,如《伤寒论》317条所云"少阴病下利清谷,里寒外热,手足厥逆,脉微欲绝,身反不恶寒,其人面色赤⋯⋯通脉四逆汤主之"。若有"阳亡阴竭"之势,则宜通脉四逆加猪胆汁或白通加猪胆汁汤。此外,在回阳救逆汤中佐以咸寒苦降,以益阴和阳。

寒厥严禁攻下,《伤寒论》曰:"诸四逆厥者,不可发汗,虚家亦然。"又云:"少阴病,但厥无汗,而强发之,必动其血"。少阴病但厥无汗,是阳亡阴亏,若强发其汗,必导致"下厥上竭而难治"。另外,寒厥常出现在各种疾病的危重阶段,伴有循环衰竭或机体处于休克状态。

单纯型寒厥:

(1)脾肾阳虚证:表现为恶寒蜷卧,下利清谷,手足厥冷,或呕吐腹痛,口不渴,脉沉细无力,可用四逆汤回阳救逆以温运脾肾。

(2)阴盛于内,格阳于外:证见手足逆冷,下利清谷,身反不恶寒,面色赤,脉微细欲绝,用通脉四逆汤以通达内外之阳气。

(3)阴竭于内,阳亡于外:证见吐已不断,汗出而厥,四肢拘急不解,脉细欲绝者,用通脉四逆加猪胆汁汤以益阴回阳。

(4)虚阳被阴寒格拒,浮越于上:证见下利不止,面赤,厥逆无脉,干呕而烦,可用白通加人尿猪胆汁汤,佐以苦寒,从阴引阳。

(5)阴盛于下,格阳于上:证见下利厥逆,面色赤,脉微细者,用白通汤宣通上下之阳气。

(6)脉促手足厥冷,可用灸法通阳,可灸关元、气海、足三里等。

(二)热厥

多见于热病高峰期,阳热盛,邪热深入,阳气郁结不伸,不能达于四肢末,而致手足厥冷。《伤寒论》350条曰:"伤寒脉滑而厥者,里有热,白虎汤主之"。脉滑属本质,厥为现象。热厥手足虽然厥冷,但胸腹灼热,可见潮热,不恶寒反恶热,口舌干燥,烦渴引饮,此是无形热邪伏郁在胃所致。若热邪深入、与肠中糟粕结,则见腹满硬痛,大便不通等实热燥结之症,此是有形之热邪伏郁于里而成。热厥甚者,则现神昏谵语。热厥之手足厥逆常见先发热、后现厥逆。如《伤寒论》335条所云:"……厥者必发热;前热者后必厥,厥深者热亦深,厥微者热亦微,厥应下之而反汗者,必口伤烂赤。"这是热厥的特征。热厥轻重亦有不同,热邪伏郁较重者,厥逆亦深,热邪伏郁较轻者,则厥逆也浅。热厥是"里真热,外假寒"的一派假象,是阳亢于内,气机被阻,阳不能外达所致。

1. 热微厥微

289

黄兰魁中医临证五十年学治集

有四肢厥冷的表现,但厥冷的程度比较轻微,或见咳、悸、小便不利、腹中痛、泻痢下重等证或有热症出现。此系由肝胃不和,阳郁半里所致,宜用四逆散透达郁阳。

2. 热深厥深有两种见证

(1)四肢冷厥,伴有脉滑苔干,烦渴引饮等证,而无腹满便秘之证。此乃邪热闭郁于里,阳气不能透达所致,方宜白虎汤。

(2)除四肢厥冷外,同时出现脉实有力,舌苔焦黄,小便赤涩,腹部硬满痛等一系列肠胃燥实证。此乃邪热闭郁,燥结于里所致,用承气汤推陈致新为宜。

(三)蛔厥

蛔厥是蛔虫病引起的四肢厥冷证,与现代医学之胆道蛔虫证相似。因蛔虫的机械刺激而产生剧烈性疼痛,痛甚则引起肢厥,有恶心、呕吐等证。《伤寒论》第 338 条曰:"……蛔厥者,其人当吐蛔。……蛔上入其膈,故烦,须臾复上,得食而呕,又烦者,蛔闻食臭出,其人常自吐蛔,蛔厥者,乌梅丸主之,又主久利"。此条文指出蛔厥的临床表现"常自吐蛔",系由中阳素虚,胃中不和,又被蛔虫扰动所致。宜苦、酸、辛、热并用,方用乌梅丸温脏、安蛔兼补虚为妥。

(四)脏厥

"伤寒脉微而厥,至七、八日肤冷,其人躁无暂安时者,此为脏厥……",此是纯阴无阳之脏厥证,不可误认为蛔厥证,宜用四逆通脉、灸法等急救阳气。

(五)水饮致厥

厥而心下悸,系水结心下,阳气郁而不得宣化所致,宜用茯苓甘草汤温阳利水为佳。

(六)痰实致厥

表现为手足厥冷,心下满而烦,饥不能食者,脉乍紧。此由痰涎实邪填滞胸膈,胸中阳气郁遏而不得宣化所致,可用瓜蒂散涌吐实邪。

(七)寒热错杂致厥

证见大下后,寸脉沉而迟,手足厥逆,下部脉不至,喉咽不利,唾脓血,泻痢不止。此由于表邪内陷,阳郁于里,阴阳上下不能协调所致。宜用麻黄升麻汤清上温下,益阴达阳。

（八）血虚寒凝之厥

由于血少脉道不利,血虚寒凝所致。《伤寒论》351 条曰:"手足厥逆,脉细欲绝者,当归四逆汤主之"。又 352 条云:"若其人内有久寒者,宜当归四逆汤加吴茱萸生姜汤"。其临床特点为:除有手足厥寒、脉细欲绝外,尚有头痛且下午加重,怕冷,肢体痠痛,腹挛痛。特别是妇女经血不调,经前腹痛、腰痛、腹中冷、腰背冷等,舌淡白,脉细而迟或弦而涩,无热象。治疗当用活血散寒,温通血脉之当归四逆汤。

除上述症状外,寒疝、痛经,冻疮、痔疮以及寒痹等病,皆可出现四肢厥逆证,用当归四逆汤加味亦有较好的效果。

三、厥证的死候

（1）汗出不止者死。
（2）吐利烦躁者死。
（3）下利、无脉、反微喘者死。
（4）下利,厥不止者死。
（5）脉微、脉不至,躁不得卧者死。
（6）脉绝,不还者死。
此六条虽谓死候,不过言其预后严重而已,并非绝对不治。

四、假证辨析

关于真假寒热一证,池氏认为其辨别原则为:显露在体表外的寒热,多属假,属标;隐存于内脏的寒热,则多属真,属本;当内外征象不一致时,应着重于里证的推寻。又王氏指出:要想认识假象,必先认识真相是什么,同时,要掌握假象本身所具有的特征性。真热假寒:多因热证失于汗下,以致里热亢极,阳气郁而不伸,故反见恶寒蜷卧,四肢厥冷,神智昏沉等。其状若阴证,实际乃是热极反兼寒化,热深厥深,火极似水之证。

真寒假热证乃阴盛于内,格阳于外,实质为阴证、寒证。但因患者素禀虚寒,虚阳不敛,阴寒盛于内,格热于外,因而表现出类似热证的症状,如面赤烦躁,大便不通,小便赤涩,咽喉肿痛,脉数等证。其内真寒而外假热者,又称"格阳证";下真寒而上假热者,则称"戴阳证"。

假虚证乃因邪实壅盛,阻遏气机,外呈不足之象。实属气机不得宣通,即所谓"大实有羸状"之证。证见腹有积聚,按之硬痛,面红气粗,脉来有力。但当病情严重时,反见精神萎靡,默默不欲言,四肢倦怠,眩晕眼花,泄泻等证。

假实证乃因正气虚甚,气机不运所致。如心下痞,按之则止,面色憔悴,声短气怯,脉来无力,其体质为虚。但因气虚而运行不畅,则出现腹胀,饱闷不欲食,气不舒,二便不利等证,即所谓"至虚而有盛候"也。

总述:

厥阴"十二时辰为寅,阳气将出而未出,为尚未透地之本"。它是处于阴尽阳动之时,故临床表现比较复杂,证型也多。

肝之特点主疏泄,性喜条达,肝与胆相互表里,肝禀风木,胆属相火,共行转枢之机,同为木。木达则能助脾以升,助胃以降,气机方可转枢上、下通行内外,温达四肢与肌肤。反而言之,木郁不达则会造成气机不得转枢条达,阴阳格拒而造成厥冷。另外,少阳病在气分,厥阴病在血分,二者同为肝郁之患,所以出现各种不同证型,乃完全决定于各种不同致病原因。气血互根,阴阳互用,肝木条达则阴阳扣合;脾气能升,胃气能降则手足自温。邪入厥阴,无论何种致病因素和素质,邪客则木郁,木郁不能助脾以升,助胃以降。脾主四肢,木郁不达者,阴阳之气不能顺接上下、通达内外,则四末不温而厥冷。

陈平伯曰:"盖阳气受气于四肢,阴气受气于五脏,阴阳之气相贯,如环无端。若寒厥 阳不与阴相顺接,若热厥阴不与阳相顺接。"这就是说"厥"为阴阳之气能上不能下,能下不能上,外则不能内,内则不能外,阴不和阳,阳不合阴,相互格拒,互不通达的病理反应。接经脉:足之三阴、之三阳经相接于足十指,手之三阴、三阳经相接于手十指,阳内入阴,不能与之相接,首先反映出手足厥冷。不论因寒、因热、因寒热错杂或因血虚寒凝肝脉失养,但凡造成肝木不达,阴阳气不相顺接,则皆可呈现厥冷的病理表现。厥逆之证当须审病求因,宜随证而导治,寒者温之,热着寒之,虚者补之,寒热错杂则须寒热并用,气郁者,宜舒肝达郁即可。

第三节 《伤寒论》附子之应用

附子为毛茛科多年生草本植物,主根为乌头,肥大的侧根为附子。因其辛热有毒,被《神农本草经》列为下品,但它历来被称为是一种斩关夺将、起死回生的要药,此已被历代医家在临床实践中所证实。特别是东汉时期名医张仲景,对附子的认识更有深厚的造诣和独到的见解,成为后世遵循效法的典范。

附子含多种生物碱(乌头碱主、新乌头碱、次乌头碱等),还含有非生物碱成分。乌头碱毒性很大,未经加工炮制的生附子、生乌头碱不宜内服,主作外用。按照不同规格要求,进行加工:熟附子、制附子、淡附子、炮附子、黑附块等。但不管是那一种制法,一般口尝无麻舌感者,其毒性基本减,再入汤剂经过煎煮,毒性又大大减少,而有效成分仍然保存,和制半夏、制南星一样,可以广泛应用于临床。

一、伤寒经方附子之运用

《伤寒论》全书的重点,是阐述人体感受风寒邪气后所引起的一系列病理变化,辛、甘、大热的附子在《伤寒论》中被广泛地应用,因其能治疗由伤寒所引起的各种疾患,并能温经散热,回阳救逆,拨乱反正,起死回生。古曰:"附子以其雄壮之资而有斩关夺将之势,能引人参辈并行于十二经,以追复其失散之元阳,又能引麻黄、防风……发表开腠理,以驱散其在表之风寒,引当归、芍药……入血分行血养血,以滋养其亏损之真阴。"吴缓也认为:"附子乃阴证要药……,有退阴回阳之力,起死回生之功。近世阴证伤寒,往往疑似,不敢用附子,直待阴极阳竭而用之已迟矣"。汪韧庵曰:"阳微欲绝者,起死回生,非此不为功"。黄宫绣指出:"其性走而不守,通十二经,无所不至,为补先天命门真火第一要剂。"从仲景使用附子和前贤对附子的论述,堪称匠心独具,恰到好处。

黄兰魁中医临证五十年学治集

293

（一）太阳病篇

原文 20 条：太阳病，发汗，遂漏不止，其人恶风，小便难，四肢微急，难以屈伸者，桂枝加附子汤主之。

按：太阳病发汗多，以致出汗不止，（服解热病痛剂：阿司匹林、去痛片、安乃近等）好像往外漏水一样，病人怕风，小便困难，四肢有些拘挛，关节屈伸不灵者，桂枝加附子汤有复阳敛液，固表止汗的功用，用以治疗发汗太多以致伤津亡阳的症候。方中桂枝汤调和营卫，滋阴和阳，加附子以固表回阳。

原文 22 条：若微寒者，桂枝去芍药加附子汤主之。

按：太阳病，误用泻下法治疗后表未解，脉促胸满、表阳不足，并微有恶寒的现象，故用桂枝去芍药加附子汤，以固护阳气。

原文 29 条：伤寒，脉浮，自汗出，小便数，心烦，微恶寒，脚挛急，反与桂枝汤欲攻其表，此误也。攻之便厥，咽中干，烦躁吐逆者，作甘草干姜汤主之，以复其阳，若厥愈足温者，更作芍药甘草汤与之，其脚即伸。若胃气不和，谵语者，少与调胃承气汤。重发其汗，复加烧针者，四逆汤主之。

按：本条是阴阳具虚的证候，脉浮，自汗出，微恶寒，为表虚的症状；心烦为阳虚的心神虚祛，小便数亦属于阳气不足，不能摄下的缘故；脚挛急是由于筋脉缺乏阳气温熙以及阴液蓄养。

伤寒误治的虚证，不外亡阳和亡阴两种，所以回阳救阴是正确的治法。其中，回阳尤为重要，因为疾病的预后决定于阳气的存亡，阳存者生，阳亡者死。四逆汤有温运脾胃，逐寒回阳之功用。

原文 61 条：下之后，复发汗，昼日烦躁不得眠，夜而安静，不呕、不渴、无表证，脉沉微，身无大热者，干姜附子汤主之。

按：因误用攻下，再发汗，因而表里俱虚。白天烦躁，不呕、不渴，没有表证，脉沉微等，都是阳虚的表现，故用干姜附子汤以急复其阳。

原文 68 条：发汗，病不解，反恶寒者，虚故也。芍药甘草附子汤主之。

按：发汗后，病没有好转，反而怕冷，是因为虚的缘故，营虚就出汗，卫虚就怕冷，故用附子回阳，芍药敛汗补阴，佐以甘草和中，是治卫营两虚的方剂。

原文 69 条：发汗，若下之，病仍不解，烦躁者，茯苓四逆汤主之。

按：用发汗或攻下法治疗后病仍不好，而又发生烦躁，正气欲复而不能复，邪气虽微又不去，正邪交争。所以烦躁为阳虚，同时汗下以后必伤津液，故用四逆汤。

原文82条：太阳病，发汗，汗出不解，其人仍发热，心下悸，头眩，身瞤动，振振欲擗地者，真武汤主之。

按：太阳病发汗以后，出了汗而病不好，病人仍有发热，心下悸，心跳，头晕，肌肉跳动，站起来摇摇欲倒地，人跌倒时则常手先着地，故叫擗地汗出过多，阳气大虚，以致水饮停蓄，所以用真武汤温肾阳，逐水饮。方中附子温中散寒，苓术培土制水，芍药敛阴和阳，生姜辛散宣阳。

原文155条：心下痞，而复恶寒，汗出者，附子泻心汤主之。

按：感到心腹部痞满，同时兼有怕冷出汗的阳虚证，用附子温经固表，治阳虚，芩连大黄泄痞热，此为扶阳泻痞之剂。

原文174条：伤寒八九日，风湿相搏，身体疼烦，不能自转侧，不呕不渴，脉浮虚而涩者，桂枝附子汤主之。若其人大便硬，小便自利者，去桂枝加白术汤主之。

按：患伤寒八九日，由于风湿互相搏击，全身疼痛的厉害，不能自己转动身体，不呕吐，不口渴，脉浮虚而涩的，用桂枝附子汤主治。如果病人大便硬，小便通利，则用去桂枝加白术汤主治。

风湿相搏，风与湿均为致病因素，风湿侵入人体肌表筋骨之间，互相搏击，就会引起一系列的反应，烦痛形容疼痛剧烈。以上两方面都主治风湿病，一方是桂枝汤去芍药加附子，目的在于驱风逐湿，以桂枝、甘草辛甘驱在表之风；附子辛热逐在经之湿邪，温而止痛；姜枣辛甘配合以和营卫。另一方是桂枝附子汤去桂加白术，目的在培土化湿，以熟附之热温经，白术甘温健脾，术、附同用，治风湿痹疗效尤佳。其他诸如甘草及姜、枣，辛甘相合，也有着辛散甘缓的佐治效果。

原文175条：风湿相搏，骨节烦疼，四肢不得屈伸，近之则痛剧，汗出短气，小便不利，恶风不欲去衣，或身微肿者，甘草附子汤主之。

按：风湿互相搏击，以致全身关节疼痛得很厉害，四肢有牵引性的疼痛而不能活动自如，用手挨着就痛得更厉害，出汗，气短，小便不利，怕风而不愿脱衣服，或全身微有水肿的，用甘草附子汤主治。该方以术、附温经胜湿；桂枝辛温，与附子、白术同用能温表阳而固卫气，散寒邪而胜风。由于邪深入关节，不能驱之太急，否则风去而湿独留，反遗后患。所以，方用甘草取其缓而行。

原文277条：自利不渴者，属太阴，以其脏有寒故也，当温之，宜服四逆辈。

按：自利而口不渴，属于太阴病，这是因为病人内脏有寒的缘故，应当用温补的方法来治疗，宜服四逆汤一类的方剂。

（二）阳明病篇

原文225条：脉浮而迟，表热里寒，下利清谷者，四逆汤主之。

按：脉象浮而迟，这是表热里寒证，如果腹泻而大便有不消化的食物者，用四逆汤主治。

（三）太阴篇

原文277条：自利不渴者，属太阴，以其藏有寒故也，当温之，宜服四逆辈。

按：太阴病，这是因为病人内脏有寒的缘故，应当用温补的方法来治疗，应当服四逆汤一类的方剂。

（四）少阴病篇

原文301条：少阴病，始得之，反发热，脉沉者，麻黄附子细辛汤主之。

按：少阴证本来不发热，现在反发热，说明兼有太阳表证。所以，治疗起来也要太阳少阴兼顾，麻黄发太阳表寒，附子温少阴经，细辛温散，是温经发表的方剂，治疗少阴兼太阳表证。

原文302条：少阴病，得之二三日，麻黄附子甘草汤，微发汗，以二三日无证，故微发汗也。

按：少阴病得了两三天，可以用麻黄附子甘草汤微微的发一些汗，因为病了两三天未见里证，所以用微汗法来治疗。太阳表病亦未解除，病势比较和缓，所以用微汗法来治疗。本方在于以甘缓之甘草换辛散之细辛，亦为温经发表的方剂，用以微微发汗而治疗病势较轻的少阴兼太阳表证。

原文304条：少阴病，得之一二日，口中和，其背恶寒者，当灸之，附子汤主之。

按：少阴病得了一两天，口中没有异常的感觉，而背部却怕冷，应当以灸法治疗，用附子汤主治。

原文314条：少阴病，下利，白通汤主之。

按:本方是治疗脾肾阳虚下脱,阴寒内感的方剂。葱白通阳上升,姜、附胜阴而缓降,使未脱之阳回复,则阴寒自散。

原文315条:少阴病,下利,脉微者,与白通汤。利不止,厥逆无脉,干呕,烦者,白通加猪胆汁汤主之。服汤脉暴者死,微续者生。

按:少阴病,腹泻,脉微者给服白通汤;如腹泻不止,四肢发凉,摸不到脉搏,干呕,心烦者,用白通加猪胆汁汤主治。服药后脉搏突然出现的是死证,如果脉象慢慢恢复的就有生机。("脉暴出"是一种反常现象,孤阳发泄无遗,所以预后很坏;"脉微微"说明正气渐渐恢复,所以预后良好。)用白通汤通阳,猪胆汁引阴中之阳气上升,人尿咸寒可使阳气达下焦,使阴阳和而病自愈。

原文317条:少阴病,下利清谷,里寒外热,手足厥逆,脉微欲绝,身反不恶寒,其人面色赤,或腹痛,或干呕,或咽痛,或利止脉不出者,通脉四逆汤主之。

按:少阴病,泻出未消化的食物,里有寒而外有热,手足发凉,脉微而几乎摸不到,身体却反而不感怕冷,病人面色发红,或者腹痛,或者干呕,或者咽部疼痛,或者腹泻停止而脉摸不到的里寒外热,腹泻水便,手足厥冷,脉微欲绝等证,予通脉四逆汤。外热指不怕冷、面潮红,咽痛等症,这是外热被里寒格拒于外,也就是后世所说的格阳证。

本方药味与四逆汤完全相同,,仅干姜用量增加一倍,附子亦应选用大者一枚,乃为治疗虚寒重症的方剂。方中附子回阳,干姜温中,甘草甘缓以防姜、附过于猛烈燥热之性。若面色发红应加葱白通阳,腹中疼痛应去葱之辛散而加芍药止痛,呕吐加生姜降逆止吐,咽部疼痛去芍药之酸敛、而加桔梗清利咽喉。若腹泻停止而脉仍摸不到者,应去桔梗加人参补气复脉。交通上下取矜申。

(五)厥阴病篇

原文338条:伤寒脉微而厥,至七八日肤冷,其人躁无暂安时者,此为脏厥,非蚘厥也;蚘厥者,其人当吐蚘,今病者静而复时烦者,此为脏寒,蚘上入其膈,故烦,须臾复止,得食而呕,又烦者,蚘闻食臭出,其人常自吐蚘。蛔厥者,乌梅丸主之,又主久利。

按:伤寒脉微而四肢发冷,到第七、八天,皮肤冷,病人躁乱无一刻安静时候,这是脏厥,是内脏寒冷、蛔虫入膈上,所以心中发烦,很快就又安静下来,但一吃东西就要呕吐,又要发烦的,这是因为蛔虫闻到食物的气味而到膈上来,此时病人当会吐蛔虫,蛔厥证,用乌梅丸主治,此方又可以用于治疗慢性腹泻病。"脏厥"乃由于内部脏器有病而引起的四肢厥冷,为纯阴证,是一种危险的证候,故曰"脏厥者死"。"蛔厥"就是由于蛔虫病而引起的四肢厥冷。"脏寒"系指胃肠机能衰弱而言。

乌梅丸方用连、柏清上火,姜、附、辛、椒温下寒,乌梅味酸入肝安胃(即所以安蛔),当归益肝血,桂枝调肝气。因为寒温杂用气味不和,故佐以人参调和中气,这是治疗阴阳相格,上热下寒的方剂。是则上、中二焦阴阳平衡,无寒热偏颇,虚实夹杂,蛔安其位而不妄动上窜。而呕吐蛔虫,气上撞心,心中疼热牵引肩胛,以及绕脐腹痛等症就自然解除。本方为寒温并用,攻补兼施,扶正安蛔之首选方,而治寒热错杂、阴阳混淆之下利,亦具奇功。

笔者临床50年应用乌梅丸,改为汤剂,疗效卓著,一般孕妇并不禁忌,妊娠在四个月内用之无妨,剂量要掌握好。在用本方治蛔厥最好忌香甜冷滑臭之物,尤其不能进甜食,注射葡萄糖亦禁忌。因为甜味冲淡了酸苦辛之性味,而便乌梅失去效用,一些病人因吃甘蔗后疼痛复发。

本方具有驱蛔和止痛两种作用,使蛔虫麻痹,并增加胆汁分泌,使胆汁趋向酸性,使胆道口括约肌松弛而达到解痉利胆,安蛔的作用。该方可能有溶解结石和促进胆汁分泌之效能,能够增强胆囊的收缩和胆汁的排泄。

乌梅丸对于肠道疾病,如"下痢"等也具卓效。例如,慢性菌痢痢疾毒血症中医认为是邪客太、厥二阴,其症神志不清,高热寒战(T39~41C°),肢冷无汗,口渴喜饮,小便清冷,血压、呼吸正常,多种抗菌素用之均无效,并出现粒细胞减少症,痢疾坏症、险症,用该方疗效较满意。对于慢性肠炎、蛔虫性肠梗阻等亦疗效显著。

治疗崩漏症(多属功能性子宫出血),病人表现为单纯虚热虚寒之证,而是呈现寒热错杂,其症经水淋漓不断,色里黯红或有块,头晕耳鸣,咽平,恶心泛酸,饥不欲食,阵发性心悸烦乱,手足厥冷,便干尿黄,胃脘胀痛,脐部压痛,脉沉缓或濡滑,此等病人绝非单纯清热、凉血、温摄等所能取效,用乌梅丸加贯众碳,棕碳等而收到满意的效果。说明风寒热错杂之症,无论何病,乌梅丸均可取效,这实际上也是中医治病,一病有多方,多病用一方的原因所在,是辩证论治的实际应用。

原文353条:大汗出,热不去,内拘急,四肢疼,又下利厥逆而恶寒者,四逆汤主之。

按:全身出汗很多而热仍不退,感到腹内挛缩紧张,又兼腹泻,四肢疼痛,四肢发凉而身上怕冷的,多因寒气入里所致,方与四逆汤。

原文354条:大汗,若大下利而厥冷者,四逆汤主之。

按:汗出多及腹泻严重能够亡津液,损阳气,是阴盛阳亡的危症,用四逆汤回阳救逆。

原文370条:下利清谷,里寒外热,汗出而厥者,通脉四逆汤主之。

按:腹泻不消化的东西,里寒外热,是真寒假热证,寒气格阳与外(阳虚外越),用通脉四逆汤急救。

原文377条:呕而脉弱,小便复利,身有微热,见厥者难治,四逆汤主之。

按:阴盛阳虚所引起,阴盛所以脉弱及小便通利,阴盛格阳于外所以呕吐,且有微热,阳虚卫气不能达于四肢,所以四肢厥冷,用四逆汤温中回阳。

(六)霍乱病篇

原文385条:恶寒,脉微而复利,利止,亡血也。四逆加人参汤主之。

按:病人怕冷脉微,而又有腹泻,腹泻停止,是因为失血的缘故。予四逆加人参汤。气为阳,血为阴,血又可以代表阴液、津液。这里的亡血是指腹泻后亡津液而言,用附子辛温以温里,参草补虚和中,干姜辛热以散寒。因之,该方为温中、补虚,生津的方剂。

原文388条:吐利,汗出,发热,恶寒,四肢拘急,手足厥冷者,四逆汤主之。

按:亡阳脱液,用四逆者使阳生阴长。

原文389条:既吐且利,小便复利而大汗出,下利清谷,内寒外热,脉微欲绝者,四逆汤主之。

按:卫气不固,阴阳气下脱欲绝,食物腹泻不消化,阳气危险欲绝现象,里寒外热,危重病用四逆汤主治。

原文390条:吐已不断,汗出而厥,四肢拘急不解,脉微欲绝者,通脉四逆加猪胆汤主之。

按:呕吐和腹泻都已停止,是阴津耗竭,无可吐下,所以吐泻自停,并非病愈。所以，用通脉四逆汤回阳救逆，加猪胆汁益阴和阳。此为回阳益阴，治阳亡阴竭的方剂。

以上所述可见仲景师对附子的重视，给后世以很大的启发，笔者在临床的应用上，也是相当广泛而有卓越成效的。

二、附子类方主证及姜附之伍用

（一）生附类方剂的主证

（1）属于下利范围者：无论下利、自利或下利清谷，而见脉微恶寒，渴者；或面赤咽痛身反不恶寒，手足厥逆，利止脉不出者；或见表热里寒，而脉浮迟者。

（2）属于汗、利兼见范围者：大汗兼下利，四肢痛，厥冷恶寒，或汗下后烦躁不渴，脉沉微者。

（3）属于呕者：呕而脉微弱，小便复利，身有微热，见厥者；或干呕，膈上有寒饮者。

（二）姜、附配伍的作用

附子在临床上有着广泛的适应证和卓越的疗效，但必须与它药配伍方能收到相得益彰之功。恽铁樵说："附子为最有用亦最难用之药，要能洞彻病理，辩证正确，才能取其疗效而祛其弊害"。《伤寒论》在这方面为后世奠定了基础，诚为千古不易真谛。李时珍说："附子生用则发散，热用则峻补"。从《伤寒论》所有附子使用进行分析，不难理解，仲景师之用附子的生用，炮用是有严格区分的。

与干姜配者生用，生者性猛力宏，其证皆急，适应证里虚骤脱，回阳救逆。其方如四逆、白通、通脉及干姜附子汤等皆是，药味的加减出入虽极有限，而所主治的症候却都有轻重缓急之不同。戴元礼说："附子无干姜不热，得甘草则性缓，得桂则补命门"。如四逆汤中配干姜、甘草共成回阳救逆之方，以其为主体，减去一味甘草（干姜附子汤）即独任辛热壮烈之姜附，补中有发，大有回阳以阴的作用。若加人参（四逆加人参汤）或再加茯苓（茯苓四逆汤），又具有固阴以收阳的意义。至于病势进展，而出现脉微欲绝、汗出而厥时，则比之下利清谷、阳气虚脱为尤甚矣，故不得不倍加干姜。通脉四逆汤则以加强温中药力,而挽救垂绝之阳气。如果更进而转变为吐下已断,仍见汗厥脉微等,则又必须加入猪胆汁一味,以顾其阴,此时病情尤为紧迫矣。

又如以甘草易葱白(白通汤)虽同主下利脉微,却又在固脱的基础上,而兼为通阳之法,以药物的作用来推测病情地趋向,就不难理解它是属于寒邪纵肆,阳气郁闭,故而不用甘草之守,而用葱白之通,故以"白通"名其方也。若病变恶化而演变为厥逆之脉,干呕而烦,显然又较白通证更重一等类,加猪胆汁,人尿(温通四逆加猪胆汁)以润燥降逆,回阳通阳并行,存津存阴兼顾。这些都是以生附和干姜为主体,权衡病势轻重,审度病情缓急或加减,从回阳而固其脱,拨乱反正之良策也。

(三)炮附类方剂的主证

(1)发汗病不解,反恶寒,或头眩,身𥆧动着。

(2)汗出不止,恶风,小便难,四肢微急,或汗出恶风,而心下痞者。

(3)风湿身痛烦,脉浮虚而涩者,或骨节疼烦掣痛,不可屈伸,近之则痛剧,汗出短气。恶风不欲去衣,或身微肿者。

(4)阴病,发热,口干和,背恶寒;或身体痛,手足寒,骨节痛,脉沉者。

炮附及其配伍的治疗作用:

凡不与干姜配伍而与其他药配伍的附子,一般皆进行炮制,炮制则性缓,其症也较轻,适用于温经散寒,风湿水气,阳虚阴盛等证。黄宫绣说:"凡一切沉寒痼冷,用之无不奏效"。张元素说:"温暖脾胃,除脾湿肾寒,补下焦之虚阳"。与桂枝配合可补阳助火,治疗汗或下后的阳虚(桂枝加附子汤);与芍药甘草配合可扶阳益阴,治疗阳虚挛急(芍药甘草附子汤);与茯苓、白术、干姜、芍药配伍可温肾利水,治疗阳虚水停(真武汤);与黄芩、黄连、黄柏配合,可治疗邪热有余而正阳不足(附子泻心汤);与苍术、桂枝配合,可温经散寒,祛湿止痛,治疗风湿痹痛(桂枝附子汤去桂加术汤);与甘草配合,可分消寒湿,缓解疼痛,治疗风湿肿痛(甘草附子汤);与麻黄、甘草配合,可温经扶阳,微发其汗(麻黄附子甘草汤);与人参、白术、茯苓、芍药配合,可健脾益气,以利湿运,主治阳虚外寒(附子汤)。其上皆是炮附与其他药配伍而成方者,其间加减进退仅仅几味出入,而或表里兼顾,或补散并行,或散风湿水气,或治上热下寒,虽同是炮附方类,但主治却不同。

由此更进一步认识到附子的运用规律,不仅要善于掌握证和脉,更重要的是善于掌握配伍,以及生用和炮用的区别特点。仲景运用生、炮附子的治疗经验,是我们每个中医临床运用中的依据。

以上是《伤寒论》所列附子各条的原文及其注释依据,附子的治疗作用,远不止于此,其具体散见于本草和历代各家医籍,范围颇广,但《伤寒论》的附子证治是后世医家运用附子的典范,这是毫无异议的。

三、附子效用举例

性味:大辛大热有毒,为纯阳药,主要作用于心、脾、肾三经。若辩证正确,配伍适宜,均可取得显著的疗效。

功效:主要有回阳救逆(补火),温阳(肾)行水,温中祛寒,温经止痛。

配伍应用:由于附子是一味辛热有毒纯阳之品,所以自古以来,单用较少,一般配合其他药物同用。现关于应用附子的点滴体会,举二例病如下:

【例一】陈XX、女、13岁,永昌县南坝乡人,曾以慢性肾炎在XX医院住院二月余,病情逐渐加重,于88年10月来我院住院。住院号为1067,诊断为慢性肾炎、肾病综合征。经用抗炎,利尿等治疗,病情减重,尿少浮肿,有肾功能衰竭趋势。10月25日,愚会诊,患者精神萎靡,倦卧懒动,面色苍白,面浮气促,腹围101厘米,腹皮绷紧,叩有移动性浊音,下肢按之中度凹陷,纳呆恶心,24小时尿量500毫升左右,大便量少不硬。脉细数,苔黄厚腻。尿蛋白(+++)至(++++),颗粒管型1~3。中医诊断水肿。是肾、脾、肺、膀胱、三焦俱病,功能失调,水湿不行,溢于脏腑、肌腠、经络而水肿腹胀。

治宜:温补脾肾,通利三焦、宣肺开水之上源。

处方:麻黄附子细辛汤合真武汤加减,另外每日食用一个蜈蚣鸡蛋[1]

服中药5剂后尿量开始增多,10剂后尿量进一步增多,一昼夜1500毫升左右,腹围由101缩小为93厘米。在上方加减基础上加黄芪补气,丹参、土鳖虫活血络,再服8剂,尿量大增,最多一昼夜尿量2400毫升左右,腹围缩小为83厘米,下肢浮肿消失。患者精神大振,食量增加。宗"衰其大半而止"的原则,减少通利药,加强扶正,健后天之本,用"白扁豆散"加减。于11月29日查腹围78厘米,全身浮肿消失,尿蛋白(+),病情好转,患者要求配药出院。半年后复查尿蛋白(±),余无不适。

【例二】陈 XX、二岁、永昌县北海子乡人。住院号 206,于 1989 年 8 月 1 日以急性菌痢,中度脱水收入住院。经抗菌消炎、输液输血治疗,便血泄泻不止,经多次化验检查,排除血液病,病情渐日增重,9 月 20 日邀余会诊。患儿精神萎靡,面色苍黄,嗜睡时烦,眼眶下陷,身体消瘦,皮肤弹力差,脉沉细数,苔白厚舌淡。其母诉:近日大便次数增多,一昼夜 20 多次,呈脓血便狭水液,以鲜红血为主而量多。化验:血色素 5.5g/cu,白血球 10500ul,中性30%,淋巴 70%。大便:白血球(+)红血球(+++)。当时西医大夫提出是否以止血的中医灌肠以解燃眉之急。做指肛检查血流如注,估计直肠有多处溃疡面,无法灌肠,便放弃此治法。

患儿痢疾、脱水、失血性贫血,病情危急,正气虚极,急应止血固脱为主,佐以祛邪。以十全大补汤加附片、阿胶、炮姜、泽泻、黄连服一剂后便血量次数均减少,以上方为主加减出入连服 5 剂,大便日 2~3 次,量少色黄,肉眼不见脓血。血常规:血色素 8g/cu,红血球 170 万/ul,白血球 6600/ul,中性20%、单核 2%、淋巴 78%,大便白血球(+),红血球(3~4),患儿精神、食欲、体质大有好转。家长因钱少,要求带药出院。

【结语】

附子能通达善走,自上而下,出表入里,既走气分,又走血分,既能温阳扶正,又能逐寒祛邪。是补命门火衰的要药,故它在临床上有补肾脾之元阳,逐三焦之阴邪,回阳救逆,温中散寒,暖脾止泻,温经止痛,益真火,逐水湿,祛沉寒,除痼冷之功效。在临床上抓住虚寒这一本质就可以广泛应用,颇多效验。现仅举二例病以见一斑。

附子主产四川彰明,故称川乌、川附子。草乌为乌头属多种植物(北乌头、草乌头)多为野生、铁棒锤亦是其中一种。

性味:大辛大热有毒,为纯阳之品。主要作用于心、脾、肾三经。本草文献早有记载。《别录》曰:附子可用于"脚痛冷弱、腰脊风寒心腹冷痛、霍乱转筋、下痢赤白、坚肌骨、强阳、又堕胎"。《本草纲目》曰:附子"治三阴伤寒、阴素寒疝、中寒中风、痰厥气逆…"。尤以明代医学家虞天明,对附子的功用作了言简意赅地概括:"附子能补气,兹行十二经,以追散失之元阳引补血药入血分,以滋养不足之真阴引发散药开腠理,以解除逐在表之风寒;引温暖

药入下焦,以祛除在内之冷湿"综观前贤所述,其主要功用不越以下三条:

(一)回阳救逆

经曰:"阳气者,若天与日:失其所则折寿而不彰……"。人体以阳气为本,阳虚阴亦虚,气血失和则百病始生。临床见有大汗亡阳,汗出身冷,四肢厥逆;或大吐大泻后;身寒倦卧,脉微欲绝;或大失血,阴竭及阳,出现亡阳虚脱等证,本品味甘,大热为纯阳之品,能壮肾之阳气,为回阳救逆之要药。《伤寒论》大都用于回阳救逆之方中,如四逆汤。陶节庵的回阳急救逆汤等,均以附子为主药。

(二)补火壮阳

肾为先天之体,精血之司在命门,肾阳一虚诸虚丛体生。因此肾阳虚是人体诸虚的根本。而附子能温肾散寒,补益命门,暖脾土。若肾阳不足,命门火衰,而见畏寒肢冷,足膝软弱冷痛,阳痿无子(性机能减退),遗尿早泄,滑精、阴囊潮湿等证,多与肉桂,熟地,山萸肉同用,如右归丸、金匮肾气丸等。填充精血,益火消阴之功。若治阴寒内盛,脾阳不振,肌腹冷痛,大便稀溏等证,多与人参、白术、干姜等同用,如附子理中汤;若脾肾阳虚,水气内停,而见小便不利,肢体浮肿之证可与健脾利水药如白术、茯苓等同用如真武汤,实脾饮等。

(三)温经止痛

经曰:"风寒湿三气杂至,合而为痹……"。痹症根据风、寒、湿三邪的侧重而不同;有行痹,痛痹,着痹之异。然究其根应责于阳,阳气虚则卫气亦虚,寒邪乘虚而入,阻遇筋脉、气滞血凝,故疼痛较重(痛痹)御寒即发,遇温则缓。脉络不通而为痹,而附子辛热燥烈,走而不守,正有温经止痛、驱寒除温之功,若治"风湿相持,身体疼痛",用桂枝附子汤等。《伤寒论》有113方,有附子方即有35个,占1/3生附子加干姜,有解毒方8个,炮附子加干姜13方。

现代药理研究实验证明:附子含有生物碱、乌头碱、乌头次碱,有强心镇痛,抗炎作用。

(1)强心:四逆汤注射液实验证明,能使急性失血性休克的血压升高,平均升高52毫米汞柱。能增强麻醉家兔的心肌收缩力,收缩幅度平均增加63%。根据临床观察报道,用四逆汤注射液抢救休克病人,能使血压回升,对心脏病、肺炎、中毒性休克、脱水证引起虚脱。血压下降注射后血压回升，持续 2~3 小时，在升血压的同时，心跳强而有力。

（2）镇痛：乌头碱的分解产物，作用于人体后，对感觉神经和运动神经有麻痹作用，对黏膜及皮肤感觉神经末梢先兴奋后麻痹，故有一定的镇痛作用。乌头碱与次乌头碱均有局麻作用，与细辛、生半夏、生南星、生草乌配合为散剂作表面麻醉，应用于拔牙，脓包切开用等。

（3）抗炎：对实验性关节炎有明显的消炎作用。其作用强度为口服 0.1 克与肌注醋酸考的松 3mg（毫克）相当，并能增加尿中——酮类固醇的排泄。对某些肾上腺皮质功能不全的患者，具有肾上腺皮质激素样的作用。临床上一般用量在 3~15g 为宜，生用和过量易致中毒，临床时应视病情酌定，不必拘上述剂量。作煎剂时应注明："先煎"一般煎 30~60 分钟后再入其他药，以减弱其他毒性。

中毒与处理：附子中毒多因生用、炮制或煎法不当，或用量过大而引起中毒。乌头贼中毒表现症状：先有口唇发麻、恶心、手足发麻、续之运动不灵、呕吐、心慌、面白、肤冷、烦躁、痛觉减退，严重者心跳减慢而弱（心律不齐）血压下降、呼吸缓慢、吞咽困难、偶有抽搐、急性心源性脑缺血综合征，可能突然死亡。

救治方法：轻者可用中药肉桂汤水催吐；重者用生姜 120 克、甘草 65 克或绿豆 120 克煎服。严重者须用高锰酸钾洗胃、保暖、必要时注射大剂量的阿托品。

【注】蜈蚣鸡蛋：鸡蛋顶部打一小孔，放入研细的蜈蚣一条，用面糊住孔，外裹泥，放柴草火灰中（羊粪火更好）煨熟，每日食一个。

第四节 "阴中求阳，阳中求阴"探究

一、概述

"阴中求阳，阳中求阴"是根据阴阳互根学说而创立的理论治虚法则。

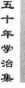

黄兰魁中医临证五十年学治集

本文从其源流、涵义及临床意义进行论述，并提出自己的见解，认为随着这一治则在临床广泛应用，值得从理论上进一步探讨。

"阴中求阳，阳中求阴"是医学家们根据阴阳互根学说而创立的治虚变法，千百年来，它与"精不足者，补之以味；形不足者，温之以气"的治虚常法，并驾齐驱于理虚法门，为虚弱病证的治疗提供依据。笔者不揣冒昧，就其源流，涵义及临床意义浅述如下：

（一）源流简说

"阴中求阳，阳中求阴"理虚法则渊源于《内经》阴阳学说。阴阳学说认为"人之有形，不离阴阳"，阴阳的相对平衡，依赖二者的相互化生，孤阴不生，独阳不长，阴阳不能独治，"独治者，不能生长也"。东汉医家张仲景深领《内经》阴阳互根之奥旨，创建中汤建立中气生营卫，阳中求阴；立肾气丸填补阴精生肾气，阴中求阳，从而开拓了这一法则临床应用之先河。金代李东垣承师仲景法，提出"阳旺则能生阴血"[2]，制当归补血汤补元气以生阴血。尔后对这一法则独有建树者，当推明代张景岳，不但首提出"阴中求阳，阳中求阴"理虚法则，且对法理更阐发精辟，其曰："善补阳者，必于阴中求阳，则阳得阴助而生化无穷；善补阴者，必于阳中求阴，阴得阳升而泉源不竭"[3]此论一出，大开了这一法则在虚弱病证中广泛应用之门径。

（二）本法涵义

"阴中求阳，阳中求阴"是以阴阳互根，互为化生为基础，以阴中求阳，阳中求阴长为目的的理论变法，它异于常法者，在于立足本源，以求生化。

就其"阴中求阳，阳中求阴"之阴阳概念，内涵气血阴阳与水火阴阳，气血阴阳求治在后天；水火阴阳求治在先天。据此，"阳中求阴"包括气中求血与火中求水。气中求血立足生血之本，重用甘补温运之品，温补脾胃，鼓舞中气，激生生化之源，使中州脾土生发出营卫、阴血；火中求水则立足阴津蒸化之源，重在温补肾阳，激发命门之火，使阳气蒸发，命火升动，阴液上腾四布，阴亏自复。"阴中求阳"包括水中求火与水中求气。水中求火即在肾水之中求命火升发，重用滋腻填补的同时，少佐温阳之品，激发肾阳温动之机，引动命火，籍以使肾阳振复，命火升动；水中求气是在先天肾水之中以求后天之气生，即纳益气于滋阴之中，使脾气得肾水资助，中气升发有源。

二、临床应用

(一)阳中求阴

(1)甘温建中化阴阳以治虚劳:虚劳病因化源不足,阴阳匮乏所致者,宗"阳生阴长"之旨,当立足于生化之源,求治于中宫之气,甘温建中化阴阳。此法重用甘补温运之品,温运中阳而调升降,激发化源以生气血,使脾胃振发,生化有源,气血渐旺,阴阳相随,不失其平而虚弱自愈。例如王某虚损案,因"劳倦内伤","久嗽神衰肉消",医反"苦寒沉降,致气泄汗淋,液耗夜热,胃口得苦伤残,食物从此顿减,老劳缠绵,讵能易安,用建中法,黄芪建中汤去姜"。此案化源匮乏,脾肺双虚,又以苦寒,沉降伐伤中阳。治未愈以滋补求成效,而以化源下功夫,急急建立中宫之气,阴阳冀其以生,虚劳乃愈。

(2)温补元气生阴血以退虚热:阴血亏虚,阴不维阳,虚阳浮越之发热,宗"气旺血生"之旨,治当求阴于阳,温补元气生阴血。此法重用甘温,补益元气,激发化源,使"有形之血,生无形之气",少佐养血和营之属守气涵阳,冀此而使阴血徐徐而生,虚阳内潜,阴平阳秘,虚热自退。如张某 男 46 岁做尿道修补术住院期间,用抗菌素后,低热不退,体温在 37.9℃~38℃左右,心烦失眠,终日怔忡、耳鸣、眩晕、腰酸、面色发白无华,脉细数重按无力,血色素 5 克左右。前用滋阴养血清热方发热未退。前来门诊求治,宜以温补,益元气,培命门,拟方"党参 10 克、山药 10 克、茯苓 10 克、麦芽 10 克、枸杞子 10 克、巴戟天 10 克、黄芪 20 克、当归 4 克、白术 10 克、仙灵脾 9 克、焦山楂 6 克、炙甘草 5 克,连服 20 剂症情改善,后继以温补益气助阳调理告愈。此案由血耗气弱,阴损及阳,渐致阳不生阴,气不生血。前医"补之以味,"妄投柔腻,反郁遏中气,碍生运之源,中川已滞,何以"受气取汁",化赤为血? 血不生,浮越之阳难以潜守,热反缠绵。探本治源,温补求阴血,血生而热退。

(3)培补中气摄阴以治失血:崩漏、吐血、诸出血证,其虚者,多缘于脾之阳气亏,正如张景岳曰:"气伤则血无以存"。治之宜阳中求阴存,动中求宁静,培补中气摄阴血。此法通过补益脾气,使脾气健旺,统摄有权,阴血得以内守。又使化源得资,气壮血旺,阴血得以内守。又使化源得资,气壮血旺,血载气,气摄血,营血随经,不失其常。如张某 男 48 岁,慢性胃病 10 多年,诊断:胃溃疡,近年每月吐鲜血二三次,大便黑一两次、体倦、肢软、,有时胃有针刺痛感,间有头晕眼花、气促心悸,血压 90~100/50~60mmHg,心率 50~60 次/分,脉虚缓,舌淡苔白,曾服多剂清凉止血未见效,服西药罔效。以脾虚不能统血论治,用归脾汤加汉三七 6 克、炮姜 6 克六剂而愈。此失血案,先将虚热当热治,妄用寒凉涩止,以求阴血平静,然愈凉则愈伐中气,致气不摄血,血无所主而更离经妄行。后另据着眼,治从中卅,补脾气以求血宁,则营血随经,失血乃止。

(4)补健脾气生心血以治心悸:心经阴血亏损所致的心悸、怔忡、治不重滋补以直养其心,而用归脾汤之属主益脾气,乃立意于补脾气以生心血。通过补健脾气,激发化源,使营血资生,心血渐充,心神得以育养,心悸诸症自愈,也即《千金方》"心劳甚者,补脾气以益之,脾旺则感于心"[6]之意。例如:王某、女、48 岁,患心悸症,肢体倦怠,血压 120/60mmHg,心率 90 次/分,心电图提示:心肌缺血。脉无力浮虚,肢体倦怠,舌淡苔薄白,盖焦劳思虑伤心也,应大补心脾,服归脾汤加味,如砂仁、扁豆、牡蛎、桂枝等,服 20 剂基本痊愈。前医纯净滋补,血中求血,反复蹈壅遏土之辙,脾气壅滞,心血难生,愚用补气生血法门,拟归脾汤加味使血生而神得养。

(5)温补肾阳化津液以治消渴:消渴之津,因肾虚无力蒸化者,宜温补肾阳化津液,火中求生。此法通过温壮元阳,激发命火,使阳气升腾,命火升动,津液得以蒸化,上承四布,消渴自解。例如:李某、男、56 岁,医院检查血糖 17mmo/l,尿糖(++++),曾服消渴丸,二甲双胍半年,饮食减少,体重、减轻 5 千克,腰腿无力,口渴,血糖 10g,尿糖(++),出汗多,小便频数,夜间尤甚,大便秘结,舌红少苔,用生津润燥清凉未获效。故曰:"……阳不生则阴不长,津液无所蒸以出,故上渴而多饮,下燥而不润,前无以约束而频数,后无以转输而坚秘,食减肌削,皆下元不足之过也"。治以温补,用八味丸加益智仁 10 克、牡蛎 15 克、龙骨 8 克,服 16 剂而愈。此案前医先以甘寒滋润,水中取水,非但津未复,反致寒凉伤弱阳,愚越凉润生津之藩篱,立足元阳,求水于先天命火,使得津复病除。

（二）阴中求阳

（1）水中取火温肾阳以治水肿：命火式微，阳虚水泛之水肿，欲使水之化，当温命门火，然命门之火乃水中之阳，其化生全赖肾水以滋培，故求火之生，必须水中取火。该法纳温热阳刚之品于阴柔纯静之中，籍以使肾水得滋，火生有根，命门火气复燃，周身阳气有蒂，脏腑得以温煦，水湿蒸化，水肿自消。例如王某，女，48岁患肾炎性肾病四年，水肿，时轻时重，两腿自膝以下胫浮肿，重按则陷之不起，小便混浊，两手脉弱，尺部微弦。病初服西药及用抗生素及利尿效果明显，而后效果逐渐减弱，尿蛋白++~+++，潜血+~++号，后加入激素，疗效时好时差。就中医治疗给予济生肾气丸改为汤剂，连服30多剂，停服一切西医药治疗，蛋白尿+~++，潜血±，又服20剂上方加减出入，痊愈。肾气丸温阳化水，并非一派温补求阳，而是阴中求阳，水中取火，使命火升发，水湿蒸化。若单一温热竞进，必有助无根之火，俾"壮火食气"，使肾阳未复而肾水先伤，益于肾阳振复就难了。

（2）引火归源纳浮阳以降虚火：肾阳虚衰，弱阳不能内守，命门烈焰上浮所致之眩晕，耳鸣，牙痛诸虚火证，既不能用六味地黄丸填补肾精，以水折之；又不能单用桂附纯温壮阳，以求降之，唯用肾气丸之属引火归源斯为正法。该法乃辛热杂于壮水之中，意在求水于火，使有根之命火徐徐升发，逼其无根之虚焰下撤，归于"封蛰之本"，虚火乃除，诸证自解。如：患者陈某，男，52岁，素多患头晕痛甚，劳则肢体痿软，筋骨作痛，前医以类风湿治疗，血压一般150/100mmHg，心率90次/分，服过降压药初服有效，血压一般130/90mmHg，心率80/分，但头仍然晕痛，筋骨作痛无改变。求中医药治疗，以为肾虚，不能纳气归源，用加味八味丸，改为汤剂（即肾气丸肉桂易桂枝，去附子加五味子再加焦杜仲、枸杞、怀牛膝、牡蛎、钩丁）服10剂痊愈。此案水中求火，使命火生发，浮阳下潜而虚火尽除。然肾阳贵乎凝降，引火归源之意，在于命火旺而虚火降，故去温升的肉桂，以免再拔升浮之虚焰。

（3）阴中取阳纳肾气以治虚喘：肾虚而喘者，一则弱阳不能上温肺金，致肺寒贮痰留饮；二则下元失于封蛰之职，气不归根而浮越于上。治之故当补肾阳纳肾气，但欲使阳生有根，还须阴中取阳，水中补火，火得水培，有根之阳振复，在上肺金得以温养，贮痰自消；在下摄纳有权，气归于根，虚喘乃平。患者孙某，女，现年49岁，患气管炎已5~6年，初期系西医药治疗，给予

黄兰魁中医临证五十年学治集

静脉点滴及口服消炎药、氨茶碱效果好，每到冬春病情加剧，后西医药罔效。就诊，发喘不止，出汗怕冷，纳差，乏力足冷至膝，舌苔青白薄，两脉鼓指，按之微弱。前医服苦寒药病情加剧，血压140/90mmHg，心率90次/分，气短，急以人参10克、熟附子5克、草蔻10克、厚朴8克投之喘定。夜半尚发烦躁，足冷未愈，遂以六味汤内肉桂、附片各6克煎服4剂，频频饮之而愈。此虚喘案，先以抗菌素，损伤肝肾，中医以苦寒求肃降，致元阳伤而虚阳浮，喘亦未定，继用温阳补助元阳，似收小功，不知此乃无根之火，难以久燃，便以为对证，又以温热击鼓再进，反激无根虚焰更浮，喘则愈甚，后出温热竟巢穴，宗"阳根于阴"之旨，用八味丸阴中求阳生，方一举而收全效。

（4）水中补火温命门以治泄泻：肾虚泄泻，缘于命门火衰微，脾土失于温煦，中州温运失职，水谷不能化精微而直走大肠所致。欲止其泻，当温命火，然而要使命火生发有根，唯当水中补火，冀此求火于肾水，使元阳振发，釜底弱阳焰复燃，脾土得以温煦，泄泻何愁不止。例如张某，男，50岁，每日早晨四点，辄利已有一年多，西医诊断为慢性肠炎，初服土霉素等抗菌素效果较好，大便变稠，腹痛减轻，半年后服西药罔效。乏力，睡眠差，此肾虚泻，用五味子散数剂而愈。因起居不慎泻复作，年余不瘥，此命门火虚不能生土，随用八味丸改为汤剂，泻即止，食渐进。八味丸治泻，并非单一温热竟进以求命门火升达暖脾，而是宗"阴中求阳"的法则，纳温补于滋阴之中，意在水中取火，使下焦生出有根之命火，中州得此火以温，升运有权，泄泻乃止。

（5）以精化气立中气以治内伤：内伤病，"若劳倦伤阴，精不化气"者，当补肾精以化中气。此法融甘温补益中气与填补培下元于一炉，将后天脾胃之气的化身寄于先天肾精的栽培之中，使元气化生有根，清阳升发有源，肾精之中升发出脾胃元气，则劳伤自愈。例案：黄某、女、56岁，乏力纳差，每到夜间有低烧，体温平均都37.5℃~37.9℃，已有月余，曾医以知柏地黄丸数剂，脾气减弱，发热愈甚，体温夜间为38℃~38.5℃。愚朝用补中益气汤，夕用六味地黄丸，治四天诸症悉愈。此案阴虚，妄进苦寒，伐伤脾气，而阴火内炽，发热愈甚，后以六味合补中，求气于肾水，使中气旺，热自退。就这一治法，"壮水生土"。张景岳创补阴益气煎治"劳倦伤阴，精不化气"，至此使以精化气一法跻身于理虚法门，此法不但具求气有根之能，且有脾肾互生之妙，实为补虚正路，足堪后人师法。

按语："阴中求阳,阳中求阴"是根据阴阳互根学说,探本治源,以求化生的理虚法则。"阴中求阳,阳中求阴"内涵水与火,气与血互求化生。水火阴阳化生治本先天;气血阴阳化生治本后天、化生理虚的意义不仅在治求于本,且避免阴药求阴碍中运;阳药求阳助壮火之弊端。

[1]南京中医学院医经教研组.黄帝内经素问注释.(第一版).上海:上海科学技术出版社,1963:233

[2]李东垣.内外伤辨惑论.(第一版).北京:人民卫生出版社,1959:11

[3]张介宾.景岳全书.(第一版)上海:上海科学技术出版社,1963:947

[4]陕西中医.治疗法则及临床意义.陕西中医学院

[5]周朝进.徐叔微《普济本事方》探讨.中医杂志,1983:(5)

第五节　啜粥经方之涵义

桂枝汤、理中丸、白散此三方,服后皆须饮粥,其共同的目的是为了建中气,助药力。运用的精义,又有所不同。

桂枝汤立方之意,以辛甘化阳,酸甘化阴,复佐热饮之米粥,以培其致汗之源。盖汗乃人身之津液,必籍谷气之滋养,方能阴阳和而汗始资生。人身阴阳和,汗源足,则汗出浆浆而邪立解。

理中汤之饮热粥,意在助药力内温。病吐利者,必中焦气液两伤。斯时专理其阳而不顾其阴,则阴液骤难自复;如参阴柔之品以养阴,则阳药反受抑制,故取稼穑作甘不碍阳气之热粥,培脾土而养胃阴,佐理中而温中焦。

白散以热粥导利,冷粥止利,更寓深意。盖寒湿结胸为寒湿夹水饮结于胸膈之间,其症情之危急,不言而喻,非大辛大热之巴豆不为功。但巴豆有剧毒,用热粥以和胃气,可减少副作用;且温暖中焦,助巴豆导利之力。如过利不止,饮以冷粥,则又能止利。(因巴豆内含油质较多,遇热粥则溶化迅速而下利,遇冷粥则寒性凝滞而利止。何以用粥而不用饮者,是注重在养胃中津液。)

综观三方桂枝汤之热粥,欲其助药力外达;理中丸之饮热粥,欲其助药力内温;白散之饮热粥,欲其助药力去邪结。—粥之微亦含精义。

第六节 仲景验方的临床应用举例

一、仲景学说对眼科临床实践的指导意义

仲景著《伤寒论》《金匮要略》，集汉以前辩证、立法、处方之大成，素为历代医家所推学，综各家之言："其方约而多验"堪称"群方之祖"，"其法为医家所宗"，与《灵》《素》并传。自古至今的医疗实践证明，仲景学说，不仅对中医内、妇等科的临床实践树立了典范，而且对其他各科的临床实践也有实际的指导意义，今不揣简陋，述之以下六经辨证在眼科中的应用：

例一：天行赤眼，暴风客热（急性传染性结膜炎）等眼病，出现头痛、鼻塞、恶寒发热、脉浮太阳表证，而治法必循"宣肺解表"，否则导致黑珠生翳等坏病，《原机病微》的羌活胜湿汤用以治疗具有太阳表证的风热眼病，即系遵循"邪从表解"的治则，亦可用大青龙汤加减治疗，实法自仲景。

例二：凝脂翳，黄液上冲（角膜溃疡，前房积脓）等眼科疾病，可出现烦躁、腹泻、小便短赤、便硬秘结的阳明腑实证，临床即以大承气汤攻下，诸症得以立瘥。因凝脂翳增剧，且因便时艰难，努责拼气，极易导致眼珠穿孔而失明，宜大承气清热存阴；便利不宜再服"一服利，则止后服"，否则溃烂就不易愈合。

例三：缘风内障（充血性青光眼），经常剧烈头痛眼痛泛恶呕吐等急性发作之后，往往呈现神疲倦怠，头痛不解，时有干呕，四肢不温的衰惫体征，此际可不顾眼证，即从厥阴寒证论治，投吴茱萸汤每奏卓效。盖肝胃浊阳之气上逆，非特上症不除，且使眼部气血淤滞，有碍缘内障的好转，从厥阴寒症论治则全身及眼部诸疾两得其瘥，实得益于仲景之论。

眼病疾患者现少阳证者亦屡见不鲜，如锐眦赤脉贯眼症者等投以小柴胡汤加味效果满意。

例四：眼痛（眼睑脓肿）针眼（麦粒肿），系心脾二经热毒上攻，郁结眼睑所致。若已有脓点用泻心汤加皂刺、银花、薏米、山药，促其消肿排脓。

例五：风赤疮痍，风炫烂眼，以眼睑皮肤红赤糜烂为主症，赤属热，烂属湿，眼睑属脾胃，由脾胃湿热，客于眼睑，糜烂较甚者，泻心汤合四苓散加强利湿作用，大便通畅者去大黄。

例六：胬肉攀睛（进行性胬肉），二眦局部红肿努胀。据五轮学说，二眦属心，红肿多由于热，局部淤滞较甚者，用泻心汤加桃红、海蛸、益母草等。

例七：凝脂翳（化脓性角膜炎），充血剧烈，角膜溃疡色带黄白，发展较速，刺激证状较重，伴有头痛、口干、溲赤、便艰、躁烦、舌赤、苔黄滑腻、脉数等体征。须釜底抽薪，泻心汤可合调胃承气汤，口干甚者，可合白虎汤加味。疗效满意。

二、仲景治小便不利的法则

（一）开上导下

"肺为水之上源"，肺气宣畅则水道通利，小便正常；邪客肌表，肺气郁闭失宣，水液不能下输膀胱则小便不通；水液蓄积，抑遏阳气之升腾，亦进一步使肺气郁闭，宜开宣肺气，导水下行，即"提壶揭盖"之谓。如水停上焦，小青龙汤证；水阻中焦而困脾，桂枝加茯苓白术汤证；水蓄下焦，阻遏肾阳，五苓散证；湿热内郁，蕴蒸肝胆麻黄连翘赤小汤证；水郁脾胃而化热用越婢加术汤证。

（二）疏利三焦

主持诸气而疏通水道，水液正常循环赖气机之升降，三焦受邪，枢机不利，水通不通，宜舒畅气机，通调三焦，用小柴胡汤和解少阳，俾上焦得通，津液得下，小便自利；少阳误治兼水饮微结，用柴胡桂枝干姜汤疏利少阳，化饮开结；少阳误下，邪热内攻，三焦失职，胸满烦惊，谵语，一身尽重者，用柴胡加龙骨牡蛎汤和解清热；湿热交结脾胃，熏蒸肝胆，疏泄失司，茵陈蒿汤；气滞阳郁，腹中痛，小便不利用四逆散宣达瘀滞，行气利水。

（三）温补脾胃

水阴，得阳热蒸化而行。肾阳为诸阳之根，肾水为水之本；脾阳能运化水湿，脾为水之制。脾肾阳气旺盛则蒸化水液，升清降浊，各得其所。两脏阳衰，水阴不得蒸化而贮留，则小便不通。治宜温补肾阳以化气行水。若太阳误下,脾虚水滞水停,用桂枝人参汤;阳明中寒,用理中汤类;中阳不振,寒湿内郁,身黄如烟熏,腹胀便溏,肢冷脉沉迟用茵陈术附汤;肾阳虚弱,气化不足,少腹拘急,脉迟,用肾气丸化之,阳虚水泛者用真武汤;湿盛阳微,用甘草附子汤;肾气不化,水液内停,下寒上燥用栝蒌瞿支丸。

(四)清热生津

阳热炽盛,必灼津液,温病学家以存津为主。欲救阴,必清邪火。因而热邪内燔致小便不利时,总以清热邪为主。若阳明燥结用大承气汤釜底抽薪,直拆火势;太阳误治,火热内迫,津液重伤,用人参白虎汤清热益气生津;热结下焦,尿窍瘀阻,用蒲灰散泻热化瘀利窍;水热内蓄而兼阴虚,用猪苓汤清热养阴利水;妊娠血虚,气郁化燥,小便不利,用当归贝母苦参丸养血解郁,清热利尿。

第三章 《金匮》痰饮证治管见

第一节 痰饮重在饮,饮与水同类

追溯痰饮的源流,《内经》仅有饮的记载而无痰的论述,《素问·六元正纪大论》曰:"太阴所致,为积饮否隔"。此将痰与饮并列作为病名提出。自始《金匮要略》细读"痰饮咳嗽病篇"不难看出仲景论述的重点在饮,而饮即水类,在审病求因,辨证施治方面,水是贯穿着整个篇文,咳嗽仅是痰饮中的症状之一。

《痰饮篇》中的"痰饮"有二义:篇名中之痰饮,是津液为病的总称;条文中之痰饮,是指在肠间摇动有声之流饮。若把痰饮当作今义的"稠则为痰,淡则为饮",就违背了经典之原意。

一、痰由饮成,饮由水成

"痰饮"一般指稀者为饮,稠者为痰,水得阴则凝聚为饮,水得阳则煎熬成痰。《痰饮咳嗽病篇》以水走肠间为痰饮,水流胁下为悬饮,水溢四肢为溢饮,水停膈间为支饮,四饮虽异,水停则一。此外,还有五脏之水"水停心下"、"膈间有水"、"瘦人脐下有悸,吐涎津而颠眩,此水也"、"咳家其脉弦,为有水"、"水去呕止"等论述,均一再提示痰饮性质为积水。"痰饮"与今人所谓包括多种因水液不正常的潴留积于体内某一局部组织、脏器

黄兰魁中医临证五十年学治集

（例如：胃积液、胸腔积液、心包积液、肺水肿等），而引起种种症状的总称基本相符。

二、行水蠲饮是治疗痰饮的根本

仲景所列痰饮诸方大多都有行水蠲饮之功，例如小青龙汤发汗行水蠲饮，《名医方论》谓其"治水之动而不居"。曹颖甫以此方治水气，现多用于治水饮的喘咳浮肿。苓桂术甘汤温中阳以利水，《圣济总论》名方茯苓汤治三焦水气近人有用治脾虚水肿。肾气丸温下焦真元之火而利中州脾之气，临床上常用肾气丸、五苓散治疗慢性肾炎水肿。葶苈大枣泻肺汤具有泄肺闭，行肺水之功。方中葶苈破水泻肺，大枣固脾通津，泻肺而不伤脾，保全母气。以恢复肺叶之根本，然肺胃素虚者，不可不慎用。十枣汤之甘遂能泄经隧水湿，其性迅速直达；大戟能泻脏之水湿而为控涎之主；芫花攻破水饮。故：表解者可以改逐水饮（如其人漐漐汗出，发作有时，头痛，心下痞硬满，引胁下痛，干呕短气，汗出不恶寒者，表解里自和也）《圣济总录》曰：久病饮癖停痰及胁满支饮，辄引胁下痛为饮邪。《三固方》水气四肢浮肿，上气喘急，大小便不通，为有饮邪。《宣明论》曰：下肢浮肿腹胀并有食积，腹垢积滞，祛癖坚积暴热暴痛等为痰饮也。窠囊上二方都有治疗胸积液都具有较好效果。

木防己汤适用于饮邪积于胸胁，喘满与心下坚同时并见，而且颜面黧黑，脉象沉紧之证，这是支饮中的重症。因为，水在胸胁故吐下法皆不足以愈病，用木防己汤补虚散结，清热利水。方中防己入太阴肺经，肺主气，气化而水自行矣；桂枝入足太阳膀胱经，膀胱主水，水行而气自化矣。二药并用，辛苦相须，所以行其水气而散其结气也，水气结散则心下痞坚可除矣。若病得数十日之久，又经过吐下，可知胃阴伤而虚气逆，故用人参以生既伤之阴；石膏以疏虚逆之气，阴复逆平，则喘满面黧自愈。此方开三焦水结治其本，救其失误，面面俱到。又如，已椒苈黄丸急疏通水道之功。方中防己、椒目导饮于前，清者从小便而出；葶苈、大黄推饮于后，浊者得从大便而下也。此前后分清，则腹胀满减而水饮行，脾气转而津液生矣。另外，五苓散、泽泻汤、小半夏茯苓汤以及外台茯苓饮等，都有不同程度的利水作用。医学家喻嘉言认为"《金匮》痰饮从水精不布，五津不并行之处而为患。谓人身所贵者水也。天一生火,乃至充周流灌无处不到;一有瘀蓄,即如江河回薄之处,秽坐丛积水道日隘横流旁谥,自所不免"。生动形象地道出饮由水积的病机。喻氏之后,尤在泾也认为"水即饮也"吴谦从而和之谓"留饮者即今水停水饮病也"。都提示《金匮要略》之痰饮是以饮为主,痰为实,饮有水停。仲景并列痰与饮,绝不是偶然提出,且以之名篇、名病、名证,无疑为后世系统创立为痰病的理论开了先河。

第二节　痰饮与相关脏腑的主证

"二饮"系指留饮、伏饮,以病之新久而言,即留而不去,伏而不出;"四饮"即悬、溢、支、痰,各以证状分,分言四饮,合言则总为痰饮;"五饮"分属于五脏,则有不同见证,久而不愈,它们是悬或支,或成溢之无定者,则皆可转为留、伏二饮。

一、形成痰饮的相关脏腑

(一)从胃说

喻嘉言是其代表。他根据胃为水谷之海,乃五脏六腑之大源的理论,引用《素问·经脉别论》"饮入于胃……五经并行"的水液代谢过程之论述,指出《金匮》四饮。即"一由胃而下流于肠,一由胃而旁流于胁,一由胃而外出于四肢,一由胃而上入于胸膈",始先不觉,日积月累水之精华转为混浊,于是变为痰饮。并结之以"痰饮之患,未有不从胃起者矣"。喻氏虽强调胃,实际上也包括脾的作用在内,这与脾胃不可分割,古人常多合称有关。后人有赞扬喻氏论痰饮是《金匮》而后第一创解,发前人所未发。

(二)脾胃说

以张介宾为代表者。他在《景岳全书》中云:"盖饮为水之属,凡呕吐清水及胸腹膨满,吞酸嗳腐,渥渥有声等证,此皆水谷之余,停积不行,是即所谓饮也……水谷不化而停为饮者,其病全由脾胃"。医家尤在泾与此观点相同,其在《金匮要略心典》中曰:"谷入胃不能散其精,则化而为痰;水入脾不能输其气则凝而为饮"。痰饮："内属脾胃"。

（三）脾肺说

以赵从德为代表。他在《金匮方论衍文》中把饮水与川流归海相联系，所谓"水性走下而高原之水流于川，川入于海，塞其川则洪水泛溢，而人之饮水亦若是，……今所饮之水，或因脾气而不上散，或因肺气而不下通，以致流溢，随处停积，而为病也"。

（四）三焦说

以《圣济总论》为代表："三焦为水谷之道路，三焦通利则能宣通水液，灌溉周身"。若三焦气塞，脉道壅闭，则水饮停滞不宣行，聚成痰饮，为病多端。严用和在其《济生方·痰饮论治》中，引用庞安常"人身无倒上之痰，天下无逆流之水"一说，指出"人之气道贵乎顺，顺则津液流通，决无痰饮之患。调控失宜，气道闭塞，水饮停于胸膈结而成痰，其为病也，症状非一，为喘、为咳、为呕、为泄、为眩晕、心悸怔忡、为损伤寒热疼痛、为肿满挛癖、为癃闭痞隔，未有不由痰饮所致也。"

（五）脾肾说

明王纶为其代表。他根据肾为水脏，脾主中土理论，指出："痰之本水也，原于肾；痰之动湿也，主于脾"。清，程国彭也主张这一论点。

上述五种痰饮成因之说，虽有在脾胃、肺、肾之不同，但以重视中焦脾胃则基本一致。可以说，痰饮是肺脾肾三焦功能失调，尤其是脾阳虚致水谷及其水液不能正常的输布运行，从而停积形成。

二、痰、饮及水三者的联系

痰之源由于饮，饮之源由于水。张景岳云："饮清澈而痰稠浊，饮惟停积肠胃，而痰则无处不到"。痰与饮有别，但其形成都均是水饮潴留体内的病理产物。脾为生痰之源，饮发于中，病位上具有一致性。痰与饮在一定的条件下可以互相转化，痰遇阴寒（阳衰，寒水侵袭等），质转清稀而为饮；饮受热蒸（阴虚内热或感受燥热等），可转为稠浊而成痰。戴思恭在《证治要诀》也认为饮停过久能变痰，"饮凡有六：悬、溢、支、痰、留、伏特为六饮之一耳，人病此而止曰痰饮者，盖停既久，未有不为痰"。

寒痰、湿痰虽不能与饮等同,却极为接近,所以《金匮要略》用治肺中寒饮,咳而胸满的苓甘五味姜辛汤,唯取细辛入阴之辛热,干姜纯阳之辛热,以除满驱寒而止咳也。

饮由水积,但饮与水汽也有别,故《金匮》分列"痰饮"与"水气"病篇。饮病之水受约束,饮形成缓慢,往往停于一处。亦有饮留肠胃、饮留胁下、饮流膈间之说。此外,水气之水泛滥横流,形成较快,波及面广,外证明显。从其病势来看,饮轻而水气重;从其变化来说,饮多变而水气少变,而痰证则变幻更多。

三、四饮以痰为主

经曰"病痰饮者,当以温药和之"中的痰饮为广义,包括四饮,而四饮中的痰饮属狭义。仲景在"痰饮咳嗽病脉证并治第十二"中曰:"卒呕吐,心下痞,膈间有水,眩悸者,小半夏加茯苓汤主之"。水停于胃,因而发生突然性的呕吐,由于胃中有停水,所以心下痞。水气上蔽清阳故目眩,水气凌心故心下悸。呕吐眩悸,皆为水逆于胃的现象。所以,用半夏、生姜降逆止呕,加茯苓以行水,水去则诸症自愈。尤在泾注曰:"饮气逆于胃则呕吐,滞于气则心下痞,凌于心则悸,蔽于阳则眩,半夏、生姜止呕降逆,加茯苓去其水也"。仲景论痰饮,以广义痰饮概括四饮,而狭义痰饮在四饮中占据要位。

四、饮病的症状

《仁斋直指方》指出:"孰谓血气痰涎能生诸疾,而水饮不能为恙乎?惟水与饮辘辘有声,为喘、为咳、为呕、为泄、为痞膈、为胀满、为眩晕、为怔忡、为寒热、为坚痛、为浮肿、为多唾、为短气、为体重"。

此外,许叔微认为痰饮久留能结成癖囊。"如潦水之有科臼"喻嘉言有痰饮结于胸膈,久而不去而成窠囊之说。以上均说明饮邪致病是复杂多变的。吴谦谓:"弦为诸饮之脉"。痰饮主症为咳逆,苔白,滑脉弦。

第三节　温药和之治痰饮

饮为阴邪,得温则化,遇寒则凝。"温药和之"涵义为用温性药物组织成的方剂起温和之作用,温煦振奋阳气,通利三焦,蠲除痰饮,此乃治痰饮病的主法。

一、"和之"的含义

历代医家对"和之"解释大致归纳为四种:

(1)和为温和,饮为阴邪,遇寒则凝,得温则散。用温药既能温发阳气,又能温化痰饮。

(2)和为温补兼行消,如魏念庭所云:"言和之则不专事温补,既有行消之品,亦概其义例于温药之中,方谓之和之,而不可谓之补之益之。盖痰饮之邪,因虚而成,而痰亦实物,必少有开导,总不出温药和之四字,其法尽矣。"

(3)和为温补兼攻逐,近代医家陆雷云:"痰饮之原因,如篇首所述皆因机能不健全而起,故当以温药恢复其机能。但痰饮既和,则逐水自不可已,故不曰补之,而曰和之"。魏、陆二氏对"和之"的解释基本相同,仅有程度之差。他们将攻消法概于和中,很可能是受痰饮篇"己椒苈黄丸"之类方药的影响而做出的推论。

(4)和为温而不可太过,近人指"和之",主要是温和而不燥的药物能温运阳气,过分温燥则耗伤津液。"和之"的作用既可是单味,更多是复方的综合。这样的解释既切合"当以温药和之"、即苓桂术甘汤方义,也符合治痰饮的临床实际。温运而不可过燥,是治饮病的主法与正治法;而魏、陆二氏温而兼攻,是痰饮特殊情况下的变治法,然变治从属于主治之下。

二、温药及其方剂

尤在泾云："痰饮，阴邪也，为有形，以形碍虚则满，以阴冒阳则眩，苓桂术甘汤温中祛湿，治痰饮之良剂，是即所谓温药也。盖痰饮为结邪，温则易散；内属脾胃，温则能云耳"。又陈修园曰："上篇言以温药和之，犹未言温药之当用何方也。温能化气，甘能健脾，燥能胜湿，淡能利水，以苓桂术甘汤主之。此痰饮病之方也"。徐忠可亦云："苓桂术甘汤正所谓温药也"。此三家寥寥语均一致肯定，苓桂术甘汤为温药和之的代表方剂。与苓桂术甘汤并列治心下有痰饮的还有肾气丸，方中大辛大热的附子在熟地等阴药的配伍下，能温运下焦阳气，使肾之关门利而不壅，脾土健而不滞，饮从小便出，故附子为治痰饮的温药毫无疑义。

叶天士总结仲景之法："外饮治脾，内饮治肾"。治脾以苓桂术甘汤及《外台》茯苓饮，治肾以肾气丸与真武汤。陈氏治案为以真武汤通阳散饮，以肾气丸、大半夏汤善后。治痰饮的温药主要为：桂枝、白术、细辛、干姜、椒目、生姜、半夏、附子等。温药和之的代表方剂为：苓桂术甘汤、肾气丸、小青龙汤、小半夏加茯苓汤、真武汤等。此外，严用和强调治痰饮顺气为先，在"温药和之"的基础上佐以顺气，能起到相得益彰的效用。诸如痰饮，加陈皮；支饮和悬饮加杏仁、旋覆花、桔梗等。气行则饮动，故能有效驱除痰饮。叶天士治痰饮，亦加杏仁、陈皮、枳实等。

《痰饮篇》中的"痰饮"有二义：篇名中之痰饮，是津液为病的总称；条文中之痰饮，是指水在肠间摇动有声之流饮。若把痰饮当作今义的"稠则为痰，淡则为饮"，就失去经典的原意。

第四章 《温病学》浅谈

第一节 《温疫论》学术思想管窥

凡入口鼻之气,通乎天气,本气充满,邪不易入。本气适逢亏欠,呼吸之间外邪因而乘之。若正气充足,抗病能力较强,即使吸进之空气或摄入的饮食中夹杂着致病的物质,也是可以消灭掉的。如果正气亏弱,抗病能力减低。疫邪乘虚而入,不免就要得病,例如,往昔有三个人同在早晨冒着雾露行走,其中一人空腹出去,患了病,结果死了;另一个人,已饮过酒,虽患病没有死;再一个人,饱食出去,结果没有患病。这说明在同一环境下,虽接触邪气相同,然有的死了、有的病了、也有的不患病,这说明人得病否与正气强弱有关。无论原来体格强弱与否,只要正气稍有不足,感染传染病即可发病。这是一种特殊的情况,又当别论。

一、发汗

正邪相争,表里相通,突然出现全身战栗,因外感风寒,当前首先用西药治疗,解热药及抗菌素输液,5~10多天病情不缓解,全身沉重乏力、身痛,恶心不欲食,头痛,舌苔白粘腻。求中医治疗,其邪闭于内,水湿浸入,病不解,用藿香正气汤加味,服一剂患者全身大汗淋漓,二剂身轻痊愈。此乃医源性疾病,服药后发热,大汗淋漓,衣被湿透,这叫"战汗"。当即,脉象转为缓和平静,身体凉快,神气清爽,是正能胜邪,邪随汗解的好现象。然而,也有不出现战汗,仅有自汗而邪退病愈者。总之,邪能从肌表而解的为顺,不医治,亦可自愈。

（一）发汗的机理

是以阳气为动力,蒸腾津液;自内达外,故使汗出现。邪结于里,阳气被遏,不能敷布于外,四肢亦见厥冷,怎能蒸腾津液于肌表而为汗呢?比如,鸟的两足被捆缚,要它高飞,是不可能的!因鸟起飞身体必伏,先蹬足而展翅才能高飞,这与战汗的机理相同。又如,盛水的水柱将其后孔塞住,前孔就滴不出水了,此与发汗的道理有些相似。实热病见表有里的证候应先通其里,里气一通则阳气自能由内达外,不待服解表发汗药亦能自汗出而使病情消解。

（二）下后身发热

是由于用下法,或用抗菌素及消炎解毒药后,郁结在体内的邪气开通了,正气也通畅。受郁的阳气骤然伸发,好像炉灶里的伏火,拔开上面所罩的炉灰,火焰虽能暂时上升,但不久便自然熄灭,这同下后脉反数的涵义一样,（下法用得过早伤其胃气而已）下法其实是开门逐贼的一种方法。

（三）战汗

是先振战、而后汗出的症状,为急性热病病程中正邪相争的一种临床表现。外邪侵入人体后,始终存在着正气与邪气的相互斗争,在一定的条件下机体调动体内一切力量与病邪作激烈的斗争,可以发生战汗。若正气能战胜邪气,则病邪随战汗而解,疾病转向痊愈,这是一种好现象。若正不胜邪,战栗而不出汗,说明邪气有内陷之趋势,或者虽汗出而正气亦随之外脱,此都属危重之症。吴氏曰:"有战而厥回汗出者生,厥不回,汗不出者死,以正气脱,不胜其邪也。"其又云:"战而不复,忽痉者必死。"此论述说明战汗的种种不同转归,其预后好坏的关键是取决于人体正气的强弱。后世医家王孟英在《温热经纬》中曰:"将战之时,始令多饮米汤或白汤……以助其作汗之资"。孔毓礼认为:"战而不得汗者,以人参生姜汤助正以取汗"。均可作为临床参考。

（四）自汗

不因发散而自然汗出者。若三、四日或四、五日汗不止,身微热,热重则

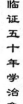

汗出多,热轻则汗亦少,此属实证,是表有留邪之缘故,如病邪退净,汗就止,宜佐用小柴胡汤,表解则汗止。如若面无神色,口唇苍白,表里均无阳证,喜喝热水,稍微凉的水就怕脉象细微很难摸到,忽然自汗淋漓,汗水淡而无味者,此为虚脱,如果夜间,发汗则白天死,白天发作到晚上亡,应当急用峻补,如不及时用峻补的话可致死亡。大病痊愈后数天,每当饮食或惊动后即有汗出,此是表里虚弱之证,宜用人参养荣汤,倍加黄芪。

（五）盗汗

大凡人在醒时卫气行于阳,睡眠时则卫气行于阴。行于阳则卫升浮于肌表,行于阴则卫气潜伏于内。若里有邪热郁结而又遇到卫气,两阳相并,内热向外蒸发,则腠理开放,故出现盗汗。如果内伏之邪一旦退尽,则盗汗自然而止,假如盗汗不止,宜佐小柴胡汤和解之。若病痊愈,脉象正常,身热退净,几天后反而出现盗汗、自汗,这种情况属于表虚,宜用黄芪汤固表。**按**：病邪重者则出现自汗;若伏邪从膜原溃散则出现战汗。

（六）狂汗

是由于潜伏在膜原的邪气已经溃散,邪气自内达外,将要从汗而解。因病人原来体质强盛,此时体内阳气奋起与邪相争,御邪外出,但肌腠不能顿开,因此突然出现坐卧不安,烦躁如狂的病状,不久肌腠开放而大汗淋漓,狂躁则立即停止,脉象平静,身热退净,病情则很快痊愈。

总之,无论战汗、自汗、盗汗或狂汗,尽管出汗的形式不同,其实都是病邪解除的一种表现。以上种种汗出,既然是病邪外解,病变向愈的一种标志,那么各种症状亦当有所减轻或消失,此乃病情向好的方面转化之佳象。若汗出而热势不衰、或其他症状反而加重,这种出汗不能视为病情好转的表现。特别是遇到濒危病人,在冷汗淋漓的同时出现面色苍白,四肢厥冷,脉微细欲绝等症象,将是虚脱重症,应及时抢救。病后表虚不固可出现自汗,阴虚阳浮也可出现盗汗,其病机转显然不同,不能一概认为出汗是邪外解的表现,必须参合脉舌和全身其他情况综合分析,才能作出正确的诊断。

二、发癍

邪留血分,里气壅闭,则伏邪不得外透而为癍。若下之,内壅一通,则卫气亦从而舒畅,或出表为瘢,则毒邪从而外解矣。"瘢"用通法治疗,若用攻下法后瘢渐透出,则不可再用峻下法,即使有攻下的适应证,亦只能用承气汤缓下。若误用峻下势必损伤胃气,使瘢毒内陷而成危重之证,此时宜用托里化瘢汤。

托里化瘢汤:当归 3 克、白芍 3 克、白芷 2 克、柴胡 2 克,穿山甲 6 克、炙麻黄 3 克、升麻 1.5 克,加生姜煎汤取汁服。

若再用峻下,瘢毒又隐没,反而出现循衣摸床,撮空理线等神志不正常的症状,脉象逐渐微弱,此为病情转危,应在上方中加人参 5 克以补元气,如不及时加用补药则可引起死亡。若未应用下法而先出瘢疹,有使用下法适应证者,用承气汤减轻药量缓下之。由于邪热侵扰血分,逼迫营血,从肌肤外发瘢的临床症状,是标志着邪气有外达之机,故吴氏有"从外解者,或发瘢"。"出表为瘢,则毒邪亦从而外解"等论述。若瘢色紫赤为热毒盛,瘢色黑者为热毒炽盛。瘢出不齐,疏密不匀,或刚出即隐,神志昏迷,是正不胜邪、邪复内陷的危候。对发瘢与病情转归和预后的关系,必须根据瘢的形态及色泽等,参合全身其他情况进行全面分析,才能作出正确的判断。

三、数下伤阴

下法实系补偏救弊,泻下之剂荡涤邪热、攻逐积滞有它积极的一面,但反复应用也有损伤胃气,消耗阴液之弊。尤其是温热之邪,本易伤阴劫液,而阴液之存亡对疾病之预后有着决定性的意义,所谓"留得一分津液,便有一分生机"便是此意,故应及时投予清燥养荣之品以补充阴液。清燥养荣与承气养荣两方均取四物汤意,为照顾营气而设均有发热、口渴等里证而设,系为攻补兼施之法。

四、药烦

凡里实、里热之证,人参应当忌用。若邪在表及半表半里,人参则不会有多大妨碍。若用参补虚要考虑到助邪之隐害,所以用参有前后利害之不同。用下法治疗以致正气虚弱;或服药后出现额上出汗,头皮干燥瘙痒,四

黄兰魁中医临证五十年学治集

肢冰冷的症状,严重者可以出现战栗,心烦不安等如发狂的症状。这是平素中气亏虚,不能承受药物的原因,此称为"药烦"。如果遇到这种情况,应立即服生姜汤可愈。在药中多加生姜煎汤服,可以预防"药烦"的出现以及呕吐而不受纳。"中气大虚,不能运药"所致不可视为"天元几绝,大凶之兆",临床须加鉴别。

五、虚烦似狂

坐卧不安,手足不定,卧未稳则起坐,才著坐即乱走,才抽身又欲卧无有宁刻;或循衣摸床,撮空捻指,师至才诊脉,将手缩去,六脉不甚显,尺脉不至。此由平时耗费精神,伤害身体,根源亏损,不能战胜病邪而引起。此种神志不清、烦躁不安虽然不是狂症,但比狂证还要危险,应当用大补的治法,若再用下法很可能引起死亡,如补不及时亦可引起死亡。此证假使表里均无大热,也无里实之证者,尚有获生之希望。总之,此类患者皆因元气大虚,犹如城郭空虚,虽然是残敌也能直入,战也不行、守亦不行,其严危可知矣!按"本急于标,先治其本"的治疗原则,应投四逆汤加人参或加龙骨牡蛎之类以回阳固脱,待厥回脉显,再商它治。

六、夺气不语

病后用下法治疗,气血均虚,出现神志不清,人向床内侧而卧,似睡非睡、似醒非醒,叫之不应答,这是正气极度虚弱的缘故,在此种情况下与其乱投药还不如静养,待正气回复后神志自可转清,语言会逐渐清楚起来。如果再以攻下法治疗,则会出现脉象变数,四肢逐渐转冷,这样会造成虚上加虚,病情就更加危笃了!凡遇到这种证候,表里无大热者,可用人参养荣汤补之。凡能进食者,正气是可以逐渐恢复的,前述症候是可以除去的;如果不能进食,正气将更加虚弱,虚的症候就更增加,那就非用大补之剂不可。对于疾病恢复阶段的处理,吴氏除药物调补外还很重视"食疗"的方法,他云:"能食者,自然虚回……不食者,正气愈夺"。此一语点出了胃气的盛衰与疾病的恢复关系甚为密切,亦说明了"食养"在病后调理上的重要性。

七、老少异治论

春天的旱草,得雨水滋润则苗壮成长;严冬的枯枝,虽经雨水灌浇,亦不能润泽。这是因为植物的生长枯萎,与时令气候的变化有着直接的关系。对于老年病人,攻下法须慎用,即便是剂量很轻,亦会产生较强的副作用。相反,若用人参、白术之类补品,纵然药量很重,作用也是不显著的。这是因为老年营卫虚衰,微弱之元气容易耗损而难以恢复,不像少年患者因其气血充沛,生气勃勃,只要邪气祛除,正气很快就会恢复。因此,一般来说老年慎投泻药,少年慎用补剂,切勿误用!然也有年高而体质尚好、或年少而体质薄弱者,在治疗上又当具体分析和区别对待,不可拘泥于上述论点。

人体随着年龄的增大其生理机能也起着变化,一般来说少年气血方盛,精力充沛,处于兴旺时期;老年营卫虚弱,元气已衰,生理机能已趋低下。《内经·上古天真论》曰:"丈夫八岁肾气实……二八肾气盛,……五八肾气衰。"正是说明年龄大小与脏腑功能、正气盛衰有很大的关系,这就是吴氏提出老少异治的理论依据。在临床实践中深刻体会到由于年龄、体质不同,即使感受同样一种致病因子,其临床表现亦不甚一致,疾病性质也可能不同,故治疗方法亦有差异。可见吴氏之"老少异治论"、"老年慎泻,少年慎补"、"亦有年高禀厚、年少赋薄者,又当从权,勿以常论"等论述,确有其一定的临床意义。既言常,又言变,不固执一端,这是符合实际的。

八、妄投破气药论

温疫心下胀满,疾在里也。若纯用青皮、枳实、槟榔等诸香燥破气之品,冀希宽胀,此大谬也。却不知内壅气闭原有主客之分,假使根于七情郁怒,肝气上升,饮食过度,胃气填实,本无外来邪毒,客气相干,自身之气壅滞,投木香、砂仁、枳壳等之类,上升者即降,气闭者即通,而无不见效。温毒之气以及其他大病之后影响脾胃,以致升降之气不利因而胀满实,此为客邪累及本气,但得客气一除,本气则自然升降,而胀满立消。若专用破气之剂,但能破正气而毒邪不能自泄,胀满何由而消?方用小承气汤可愈。肠胃燥

黄兰魁中医临证五十年学治集

结，下既不通，中气瘀滞，上焦之气不能下降，因而充积，即膜原或有未尽之邪，亦无前进之路，于是表里及上中下三焦皆阻，故为痞满燥实之证。此得承气汤一行，所谓一窍通而诸窍皆通，大关通而百关尽通也。所郁于肠胃之邪由此而下，肠胃既舒，在膜原没有不尽之邪。才能到胃乘势而下也，此好比河道阻塞，只要前舟一行，后舟就会尾随而下。使邪气祛除，胀满消失，承气汤方中大黄本不是破气药，因其药性润而下降，故能祛邪解毒，破结行滞。至于方中枳实、厚朴不过是辅助而已。若纯用破气药，津液愈耗，热结愈深，滞气不能通达，疫邪病毒无以外泄，主观上虽然希望消胀利膈，实是最愚蠢的治疗法。胃胀满这一症状为例，从病因、病机和治疗方法等方面，详尽地分析一般伤食和七情内伤所引起脘腹胀满不同点，"胀满实为客邪累及本气"，"邪结并去，胀满顿除"，医生不可妄用破气药，其中心思想仍贯穿着"辩证求因，审因施治"，这个基本原则。

邪气与正气是矛盾对立的两个方面，人本在患病过程中，正邪双方激烈斗争，表现了各种临床症状。经曰："邪气盛则实，精气夺则虚"。"实则泻之，虚则补之"，就是说对邪气旺盛的实证宜用泻法祛邪，对正气不足的虚证当用补法扶正，这是一般的治疗原则。但虚实往往夹杂，如"尪羸"证，实因病邪久缠所致，并非纯虚之象，其必兼发热，口渴，腹胀满，大便秘结，苔黄燥等实热症状。此时"邪气"仍是矛盾的主要方面，治疗上当以祛邪为主，邪去则正气自然恢复。所以，吴氏告诫医生勿以尪羸为虚而妄投补剂，否则误补益疾，后患无穷。当然，对于虚实兼杂的病症，亦可根据具体情况而用补泻兼施之方法，并不是绝对禁用补药。临床对真实假虚或真虚假实的证候，即所谓"大实有羸状"、"至虚有盛候"的情况，必须细加辨别。要透过现象抓住病本，不能被一些假象所惑，以致虚实混淆，补泻误治而造成不良后果。临床诊治不仅应该懂得常规的治疗方法，更要知道通常达变，掌握复杂病证的辩证诊治，这样才能对万绪分然的疾病变化不至于束手无策，无能为力。

九、妄投寒凉药论

温邪留在膜原，与人身的卫气相并，因而日夜发烧，天快亮之时体热稍退，然傍晚热势更高。温病每天发热时间较长，十二个时辰中几乎都发烧热,仅寅时热势略退、而卯时又开始升高,故寅卯是发热终始。初时邪在膜原,与卫气相并而发热,因邪未入胃,若误用寒凉药物就会损伤正气。至邪传于胃,则出现烦躁,口渴舌干,苔起芒刺,呼气灼热,脘腹痞满、潮热,此属实证,当用下法。若用大剂量的黄芩、黄连、栀子、黄柏之类寒凉药专门清热,其实是没有搞清这种热象之病因。须知该证之热是邪气入胃,使阳气郁结不通,郁而化火,火盛则发热,不能只知其然,而不知热由邪气引起,用承气汤泻之,使气机通畅,邪热得泄,则热自退矣。如果一般用寒凉药去治此种病症,这与扬汤止沸有何不同?如果经常用黄连解毒汤、黄连泻心汤等,凡遇到热证投大剂量的黄连5~15克,热不退则日夜连服,以致病情转剧,病到这个地步就束手无策,无能为力了,反说治疗没有错误。邪结日久,形体消瘦,腹皮紧贴背脊,本属调胃承气汤适应证,然无痞满症状则不敢用承气汤,而又用一派苦寒清热之品,其中尤以黄连清热作用最强,因而加倍用之,从而致病情日益危重,邪结不散,耽误至死亡,却说服黄连几两而热不清退不是药不对症,而是病本身不能治好,或说病人命运注定要死。

黄连、大黄均属寒凉药物,但大黄能泻而黄连无泻下作用,两者比较,一燥一润,一通一涩,其作用大不相同。况且温疫病治疗始终以泄邪为主,若用黄连反致邪闭不泄,病根怎能祛除,又怎样能治好病呢?某些病人服黄连之所以见效,是因为其正气素旺,感邪较轻,这种病不治亦可自愈。假如给病人误投补剂,使气机郁结,郁而化热,即所谓"客热",此黄连也可以治愈。所谓"本热",是因误投补剂使阳气郁而化热,阳热过盛,故出现烦躁、口渴、不眠等。因此,用黄连后诸症即去。总之,对于邪气旺盛的病人,只有用祛邪的方法才能治愈,误投黄连,反而招致正郁邪闭的弊害,这是很危险的。在临床诊治不仅应该懂得常规的治疗方法,更要通常达变,掌握复杂病症的辩证施治,这样才对万绪纷然的疾病变化,不至于束手无策,无能为力。

病初愈后尚有低热,不思进食的病人,这表示还有轻微的邪气在胃,若强迫进食,可因饮食不当而复发,此谓之"食复"。待胃气恢复想进食但无味,此表示伤了胃气,应当禁食一日,若想进食而食之有味,仍应渐渐进食。若脉象体温均已正常,机体功能逐渐恢复,但不思饮食,这是胃气尚未复苏的象征,应当予粥饮来导其恢复。如久而不想进食的人,用人参10克煎汤服之,以苏醒胃气,胃口开后即不必再服参汤。

疾病是人体内部邪正相争的反映，治病既要看到机体的防御和修复功能，也要看到致病因子对机体的破坏作用，这种破坏和修复，在病变过程中是相互存在、并不断变化发展着的。因此，反映了疾病的不同转归，当人体抵抗力减弱、致病因子作用强烈时，常以破坏损伤为主，可使病情加重；反之，若机体抵抗力增强，致病因子作用减弱，则以修复占优势，病情会逐渐趋向好转乃至病愈。吴氏认为："素亏者易损，素实者易复"。此一语道出了机体抗病能力在疾病发生过程中所起的主导作用，是符合临床实际的。由于人体内各脏器组织在结构和功能上有所不同，因此遭受或修复再生时，存在着一定的差别。吴氏提出："始而伤气，继而伤血、伤肉、伤筋、伤骨"以及"始而复气，继而复血、复肉、复筋、复骨等，说明已观察到疾病中一些客观存在的现象。在疾病过程中不同脏器组织受损的先后和修复的快慢次序，病变的所在部位和受损的程度不同，还是要与患者的正气强弱有密切关系。

应下之证而日久失下，以致形体消瘦精神萎靡，几乎要虚脱的；久病之后身体亏损；或老年人津液枯竭，这些都要应补泻并施。若固用下法之后症状加重，急宜大补，待虚证稍退，切不要再用补法。如因补法后虚证不退而增加变证的是危象。凡用补剂后，当天不见好转就不是应补之证。人参是补元气和胃的佳品，服后不久即可见效。若用人参后，元气不见回复，胃气不见转化，而是用药不当。若任意再用，必然会增加变证，若变证出现，仍用补法则可致危。

十、服寒剂反热论

《温疫论》曰："阳气通行，温养百骸，阳气壅闭，郁而为热。且夫人身之火，无处不有，无时不在，但喜通达耳……"阳气畅通流行，温养百骸，若阳气闭塞不通，则郁而发热。而人身之火各处都有，时刻存在，它喜欢流通畅达。无论脏腑经络、表里上下、血分气分，火一旦有所阻塞就要发热。可知各种疾病的发热都是由于壅塞郁结所致，然而火之郁结，其根源在气。气的特性是经常流通不息，然火不流动、亦不能自性运行，它全靠气的推动而运行。因此，气升火亦升，气降火亦降，气行火亦行，气若停滞阻塞则火就郁结不伸，热就此而发生。所以，气为火之舟楫。临床出现发热病是因病邪传到胃腑，胃气以求伸展而不能畅达。若用寒凉之剂，则抑郁胃气，气更不能伸展，火就更壅郁不伸，所以热反加剧，而服黄芩、黄连、知母、黄柏之类药后病人反感发热，此是药不对症，而热不能清，甚至反而加剧。人身的阳气贵于通畅，若阳气被病邪所遏闭塞不通，则郁而化火，火盛故引起发热，这就是发热病的主要机理。治疗用透达攻下等方法宣通气机、祛除邪气疗效显著。气火、热之间的因果关系，热性病不可妄用寒凉药物的道理。总之应"辩证求因，审因论治"的基本原则，临床应当举一反三，触类旁通，以应疾病的多方变化。

十一、四损不可正治

《温疫论》曰："凡人大劳、大欲及大病、久病后，气血两虚，阴阳并竭，名为四损……"当人过度劳累，房事过度及重病、久病后，气血两虚，阴阳俱衰，这就是四损。此时，若再患新疾其邪虽轻，也属难治之证，此因元气先亏，病邪就向内侵犯，通常所说伤寒只死下虚人讲的就是这个道理。

若人的元气不足，呼吸也感困难，说话的声音极低，使旁人难以听到，或想说话而发不出声音。这种人感受病邪虽重，反而没有胀满闷塞等症出现，此时若错用承气汤（或输注抗生素清热解毒药）其病必增剧，或促发死亡。这是因为误用攻下和损伤机体清热药，病邪侵犯更为深重之故。

如果气血不足，则可见面色痿黄，口唇苍白等。其病因可能是吐血崩漏、或产后失血过多、或肠风脏毒等所引起。这种病人感受病邪虽重，然面目则毫无阳证之表现。若误用泻下药（抗生素、消炎药、中药清热解毒和损伤阳气的药），则立即死亡，此因下后营血更耗竭，病邪沉积在体内更深之故。

凡是真阳不足者，可见四肢逆冷或腹泻，解出的大便混有未消化之食物，身体怕冷，泄泻每至夜晚加剧，或口鼻出冷气。这种人感受病邪虽重，反不见发热和口燥而渴，苔起芒刺等症。若误用承气汤（清热消炎、抗菌素），则阳气更加消耗，阴寒之气凝而不化，病邪留恋不走，轻者则精神逐渐萎顿，重者服药后就死亡。若真阴不足者，可见五液干枯，肌肤甲错，感受病邪虽重应出汗而无汗，应四肢冰凉而厥逆，若误用承气汤清热解毒则疾病加重。这是由于津液干枯，病邪阻滞在体内无法运行排泄所致。凡碰到以上几种情况时，不可用一般常规方法治疗，应该按患者的虚损情况而予以调理。经过一般调理后不愈者，可略按常法治之，治而不见效者，说明已虚损得非常厉害了。因此，四损中只出现一损或二损症状，轻者或许还能挽救，重者则难以取效。至于已见三损或四损症状者，即使遇到卢氏、扁鹊亦很难治疗，这是因为病家元气大亏，生化气血的源泉已竭，再也不能恢复。总之，疾病的发生和演变外邪固然是致病的重要因素，但机体的抗病能力往往起主导作用。

气虚、血虚、真阳虚、真阴虚"四损"证，皆可导致人体抗病能力降低，若再感染其他疾病，则病情往往比较复杂、危重，治疗应与一般疾病有所不同。吴氏指出："凡遇此等，不可以常法正治，当从其损而调之"。此就是说应根据患者的具体情况，采取扶正祛邪或先补后泻、攻补兼施等法，不可固执常规而妄用祛邪，这是符合辨证施治原则的。古人认为"重者治之无益"、"虽卢·扁亦无所施"一般予后不良"。

十二、论"食复"与"劳复"

劳复、食复一般是指疾病初愈，正虚未复，余邪未清，一遇过劳或饮食不节，使旧病复发的情况。此因正气劳损、火陷经络或脏腑而致发热，该火非邪火，乃虚火也，即正气不足所引起的虚热，应用纯补之剂调治。

（一）食复

久病或大病初愈，余邪未尽，胃气未复，此时若饮食不节就会影响脾胃的消化和吸收，食滞不化，余热复炽，使疾病复发，此称之为"食复"。这种情况临床并不少见，尤以小儿患者为多。因此，对于恢复期的病人必须注意饮食的适当调节，既要给予易消化而富于营养的饮食，但又不可恣饮、恣食。邪退知饥欲食者，应食流质清淡饮食。用人参少引胃气，若胃阴不足酌情投以六君子汤或沙参麦冬汤加味。

（二）劳复

若大病初愈，症状与脉象均已正常，但患者的元气尚未恢复，此时如因梳洗淋浴或讲话过多，活动频繁而致发热，以前的症状又复出现，其脉象不沉实可资辨别,这种情况称之为"劳复"。因为正气好像是火的舟楫,现正气刚刚增多的时候过劳便会使正气再受挫折,正气既然亏损,那么火亦郁结,于是某经气陷则火亦跟随着郁于某经。郁在经络则为表热,郁在脏腑则为里热。虚甚者则热重,虚微者则热轻。治疗方法轻者静养可以恢复,重者则需大补气血为治,应服安神养血汤(当归、地黄、芍药、陈皮、茯苓、枣仁、运志、桔梗、甘草、龙眼肉等)。待正气恢复,经脉中气血运行正常,表里通畅时,所陷入的火随气输出,身热则自然消退,而各种症状也会自行消除。如若误用寒凉之剂克伐,则各种各样的变证均会发生,甚至丧命。若因饮食所伤的人,证见反酸、嗳气或脘腹满闷而发烧,此名食复。

第二节　发热辨证论治

有些人经常不明原因发热,热度不高,多在 37.5℃~38℃。如发热时间持续在 1 个月以上的,称为长期低热。中医认为,低热可由外感、内伤使脏腑气血阴阳失调所致。由于感受的外邪不同,有邪犯少阳,湿热伤表等不同证候;内伤发热又有阴虚、血虚、气虚、气郁、血瘀、痰郁等证型。

一、外感发热

(一)邪犯少阳

低热、咽干口苦、心烦、呕吐、食欲不振、头晕目眩,舌质红,苔薄白,脉弦。治宜和解少阳,扶正祛邪方用小柴胡汤化裁:柴胡 10g、黄芩 6g、半夏 10g、党参 15g、陈皮 10g、生姜 8g、大枣三个、竹茹 5g、枳壳 6g、甘草 6g、钩丁 5g。

(二)湿热伤表

低热、头重如裹、肢体酸楚、倦怠乏力、胸闷腹胀、嗜睡,苔腻,脉濡,方藿扑夏苓汤、三仁汤化裁治疗。

(三)太阳病发热

发热、汗出、啬啬恶寒、渐渐恶风、翕翕发热、鼻鸣干呕者、头痛,苔薄

黄兰魁中医临证五十年学治集

白,脉浮缓,桂枝汤加味。此种发热,热度不甚高,常汗出不多。特点:"时发热、自汗出",发热是间歇性发热,自汗出是由于发热而起,症状过程综合为发热—自汗出—恶风寒,再发热—自汗出—恶风寒—发热。脉浮缓、弱、鼻鸣干呕,是肺气不利,引起鼻塞而鸣之状,肺气不利导致胃气不和而引起干呕,呕而无物之状。气上冲胸、咽喉,可理解为正气趋上向外之势。

桂枝汤的作用为:可上可下,可左可右,可前可后,可虚可实,药虽数味,寓意深刻,曰发汗解肌,不甚妥帖,若云调和营卫,更为适当。服药后啜稀粥,目的在于助胃气,补津液以取微汗不要大汗,均有调节之理。大汗使卫阳过度地升散而减弱,达不到平调阴阳的目的,反生变证。凡服桂枝汤后热去邪解者,并非汗出增加所致,却见汗出逐渐少而诸证减。体现了阴阳调节的二相性。

原因不明之低热症:经用抗生素、解热剂治疗无效,均以桂枝汤调营卫而收功。

夜寐不好,脉濡,桂枝汤加玉竹、牡蛎较好。多形红斑、湿疹、荨麻疹、皮肤瘙痒症、冬季皮炎、冻疮、蛇皮癣等多种皮肤病,只要出现舌苔薄白,脉浮缓或浮滑者,以本方为主获得满意疗效。对一些具有每逢冬季发作,春暖时症状减轻规律的患者,用本方主治无不收效。流感、流产后、剖宫术后,失血甚多,感染发热,盗汗症,均有良好效果。

桂枝汤加葶苈、蝉蜕治疗过敏性鼻炎,还可加黄芪。

长期发热,大汗出、剧咳、吐白黏痰。西药治疗:解热药、抗菌素、考的松、输血、输液无效。中医药配药为白虎证、人参白虎证、黄连阿胶汤加减无效。体温40℃~41℃,并有大汗、燥躁、面赤、耳聋、意识模糊、全身发青、并有奇痒之丘疹时,脉虚数无力,舌质紫暗,舌白润苔,恶风寒、呕逆、滴水不入,有表证,兼发斑、奇痒、风邪搏于血分之证,桂枝加青蒿、别甲热退。加黄芪时"复发其汗"与"先其时发汗",使营卫调和之后,再加黄芪,更能发挥黄芪的实表作用,防止复发。黄芪过早不效是因其牵制桂枝之升发性而影响疗效之故,这是经验之谈。

(四)太阳中风发热

"太阳中风,脉浮紧,发热恶寒,身疼痛,不出汗而烦躁者,大青龙汤主之……"。证见舌红苔白或兼黄、恶寒显著、热势壮盛、头身疼痛、无汗、多兼口渴但喜热饮、可有咳嗽。可用大青龙汤：麻黄 18 克、桂枝 6 克、甘草 6 克、杏仁 9 克、生姜 9 克、大枣十枚、石膏 30 克，右七味以水 1800mL 先煮麻黄减去 400ml，去上沫，纳诸药煎取 600 毫升，去渣，温服 200 毫升，取微似汗。汗出多者，湿粉扑之。一服汗者，停后服。

按：本证之阴阳失调，是阴阳都极度增强的基础上失调，故称营卫俱实证。如阴阳属减弱性失调，本方绝对不能用，用之大汗亡阳之变。

本方要抓住发热恶寒、烦躁、无汗或微汗、口干或渴、舌白或微黄、脉浮数等特征症状。若恶寒重，无汗而口不甚渴者麻桂用量略大，而石膏用量宜小；若恶寒轻，有微汗而热者，口渴者，则石膏用量宜大，麻黄用量宜小。石膏虽为大凉之品，凡高热而有燥躁者，本品必不可少。

（五）感冒咳喘发热

服用银翘解毒丸、扑热息痛、安乃近、清瘟解毒丸、抗生素及其他解热药，热未除，症未减。而用大青龙汤 1 剂汗出津津，一身轻快，逐得甜睡而愈。近人治感冒不辩证之寒热虚实，统以解热止痛、抗菌消炎治疗，可为谬误之举。此方宜可治疗支气管哮喘偏实证可获得良效。此方只要有表实里热可应用收益效，而恶寒、烦躁不是必具症。

发热、汗出、口渴、气喘、咳嗽、舌尖红、苔薄白而干或薄黄，脉浮数或滑数。恶风、头痛、鼻塞，可与麻黄杏仁甘草石膏汤。热、渴、喘、咳四大特征性症状适用麻杏石甘汤。

附方：麻黄 12 克、杏仁 9 克、炙甘草 6 克、石膏 21 克，上四味以水 1400 毫升，煮麻黄减 400 毫升，去上沫，纳诸药，煮取 400 毫升，去滓温服 200 毫升。

本方对链球菌、溶血性链球菌、肺炎双球菌、金黄色葡萄球菌、白色葡萄球菌、卡他球菌等均无抗菌作用。

仲景方意蕴无穷，具有抗病毒、解毒、镇静、平喘、镇咳、利尿等。

中医方剂治疗不是单纯是针对局部致病因素的，它是作用于整体，通过调节整体机能而达到消除其致病因子的。如果仅仅着眼于抑制某一病因研究，往往使疗效机理难以得到阐明。

有的方剂是先改善局部状况，然后再影响到整体；有的是以调节整体从而改善局部；有的也有直接抑制病因的作用，总之中药方剂的治疗原理具有对症，直接消除病因和调整机体因素三方而的作用，而三者互相联系，互

黄兰魁中医临证五十年学治集

为因果,但又有区别,三者中调整机体因素是主要的起决定作用的。

本方为呼吸系感染性疾病的良方,对喘息、对支气管炎、大叶性肺炎、支气管肺炎、急性气管炎、瘾瘾性风疹、遗尿、赤眼、眼角化脓性角膜炎、麦粒肿,效果较好,疗效显著。

按:寒喘及正虚恋邪型,以及汗多、脱水、循环不良者不能使用。

(六)伤寒表不解发热

伤寒表不解,心下有水气,干呕发热而咳、或渴、或利、或噎、或小便不利,少腹满或喘者,小青龙汤主治。

表不解发热,病人素有水饮宿疾,外感引动内饮,表里同病,从鼻涕、喘咳(湿性的)、咯痰(稀薄水样,黏液性的),心窝部水振音的综合性病理概念。如水停肺、肺失宣降则喘、咳、咯痰;停胃中胃失和则呕;水气不化则渴;水走肠间则利;水气欲升而水阻滞则噎;气不升而水不行小便不利,少腹满。由水气所致,是水汽进一步变动可出现种种症状。

临床辩证要点:①咳嗽、喘息、痰多而清稀;②恶寒,特别是背部有显著的冷凉感;③干呕,甚则呕吐清水,多因咳诱发;④苔白滑,脉紧或弦滑、细;⑤不渴或发热,一般发热不高。

小青龙汤证部分是呼吸系与循环系的综合病症,用温药和之,以保护心脏代偿功能为主要的治法。心代偿机能属于阳的部分。

小青龙汤方:麻黄9克、芍药9克、干姜9克、五味子9克、甘草9克、桂枝9克、半夏9克、细辛9克,上八味以水2000毫升,先煎麻黄去400毫升,去上沫,纳诸药,取600毫升,去滓、温服200毫升。

(中药复方的成分极为复杂)迄今为止,没有人弄清楚过一个中药汤方有效成分的化学结构,及由此而产生的作用原理,单味中药也够复杂,迄今还未能应用化学理论满意地解释几种中药疗效。如五味子治疗慢性肝炎,有较好的降低肝性的血清转氨酶活性外,还能降低非肝性的转氨酶活性。动物实验表明,五味子能促进机体代谢,提高中枢神经系统的调节能力,兴奋呼吸中枢,改善血循环,增加胃液和胆汁的分泌,这些对肝脏机能活动必然有良好的影响,单味药作用是如此复杂,复方就不言而喻了。

(七)少阴病反复发热

少阴病始得之,反发热,脉沉者,麻黄附子细辛汤主之。

少阴病、有脉微细、但欲寐，四肢厥逆等症状。不应有发热，今发热属太阳，脉沉属少阴，证为太阳伤寒而兼肾失调。太阳与少阴相表里，太阳虚则是少阴，少阴实则为太阳，本证认为是太阳→少阴中间证，而用麻黄附子细辛汤助阳解表。

麻黄附子细辛汤：麻黄6克、细辛6克，附片6克、上三味，以水1400毫升，先煮麻黄一、二沸，去上沫，纳诸药，煮取600毫升，去渣温服200毫升，日三服。

此方达到发汗以解表的目的，但此种里阳（肾阳）虚证，如专事发表而不助阳，可能出现两个结果：一是弱势的里阳的升散性，动性不足以支持在表之阳的发散性，因而达不到发汗的目的；一是本之虚弱的里阳，可能因过度的发散，汗出而更加减弱，甚至造成亡阳的变证。故方中加大辛大热之附片子以补阳，增强在里之阳的升温性、动性、使表解而阳气存，邪去而阴阳平。

辩证的准确程度与疗效的确定程度是成正比的，而辩证之准确与否，就存在于那些似是而非的脉症之中。

麻黄附子细辛汤加干姜命为"克山灵"防治急性克山病的阳衰型，以四肢厥逆、脉沉微为主要临床指标。久咳不止、黄疸、皮下出血、暴瘖、暑月伤寒，皆以畏寒，肢冷，脉沉为主要指标而收效。本方的关键在里虚，而不在表寒就是里虚主要的，表寒是次要。本方具有温通经络，扩张血管，促进血液循环的作用，可用治疗病态窦房结综合征，心律缓慢，有提高心率，改善症状的满意效果。

按：此方剂药物既有助阳散寒的一面，又有耗伤阴液的一面，要注意调整药物的偏盛，要从药物配伍去解决。

（八）太阴发热

温病条辨[原文]（四）太阴风温，温热，温疫，冬温，初起恶风寒者桂枝汤主之……，但热，不恶寒而渴者，辛凉平剂银翘散主之。温毒、暑温、湿温、温疟不在此例。

手太阴温病，不论风温、温热、温疫、冬温，初起发病的时候，有怕风怕冷的感觉，可采用桂枝汤治之。因为这些怕风怕冷的症状，是在病初阶段。又因为春承冬去，余寒尚存，因此表寒外束，郁遏内热，不得外达，故不得不暂用辛温以解表寒。但是用辛温解表，是一种变法，本不是温病的治疗原则。所以服了桂枝汤后,恶寒已解,而呈现发热,口渴的症状时,这是表寒已解,内热外发的现象。如果用辛温药,无异火上添油,耗津劫液,当用辛凉平剂的银翘散治之。这是根据《内经》"风淫于内,治以辛凉,佐以苦甘"的方法。(其他温毒、暑温、湿温、温疟等治法和此不同,故没有列入)。

桂枝汤方,煎服法,必如伤寒论原文而后可,不然,惟失桂枝汤之妙,反生他变,病必不除。

辛凉平剂银翘散方:连翘 100 克、银花 100 克、苦桔梗 60 克、薄荷 60 克、竹叶40 克、生甘草 50 克、荆芥穗 40 克、淡豆豉 50 克、牛蒡子 60 克。

上为散每服 6 克,鲜苇根汤煎,香气大出,即取服,勿过煮。肺药取轻清,过煮则味厚而入中焦矣。病重者约二时一服,日三服,夜一服;轻者三时一服,日二服,夜一服;病不解者作再服。

肺位最高,药量过重则过病所,少用又有病重药轻之患。(故从普济消毒饮时时轻扬法)

胸膈闷者,加藿香 30 克、郁金 30 克护膻中;渴甚者加花粉;项肿咽痛者加马勃 30 克、元参 30 克;衄者去芥穗、豆豉,加茅根 30 克、侧柏叶 30 克、栀子炭 30 克;咳者加杏仁利肺气;二、三日病状在肺热渐入里加细生地、麦冬保津液;再不解小便短者,加知母、黄芩、栀子之苦寒,与麦地之甘寒,合化阴气而治热淫所胜。

本方是根据《内经》"风淫于内,治以辛凉;热淫于内,治以咸寒"的治则。温病大都精气先虚,本方能预先防护精气之虚,而用清肃上焦的药,不使侵犯中下二焦,有轻可去实的功能。运用得当,效果是良好的。

温病条辨《原文》(六)太阴风热,但咳,身不甚热,微温者,辛凉轻剂又桑菊饮主之。

太阴温病,是温邪侵犯肺经,热伤肺络,故而发生咳嗽,如果身上发热不高,口渴轻微,这是内热不重,病势较轻,故另立辛凉轻剂桑菊饮方治之。

辛凉轻剂桑菊饮方,杏仁 10g、连翘 8g、薄荷 8g、桑叶 25g、菊花(5g)10g、苦桔梗(10g)20g、生甘草 8g、苇根(10g)20g,水二杯,煮取一杯,日二服。二、三日不解,气粗似喘,燥在气分者,加石膏、知母;舌绛暮热甚燥,邪初入营,加元参 20g、犀角 10g;热在血分者,去薄荷、苇根,加麦冬 10g、细生地 10g、玉竹 10g、丹皮 10g;肺热甚者,加黄芩,渴加花粉。

辛温（微）解表：作用在于泄卫透汗。适合于卫分证，初起微热恶寒，头痛少汗，苔白脉浮等热象尚不过甚的证候。常用方剂如葱豉汤等（葱白、豆豉）。

解表法多用于温病初期，热象偏重，所以解表多宜辛凉之剂，切忌辛温燥烈如麻桂等发汗峻剂。但病初表邪郁闭较甚者之时，则凉药亦不宜用之过早，而宜侧重辛散，当用辛微温解表之法，庶不致有凉遏冰伏之弊。

二、内伤发热

内伤发热，与郁积（气郁、血瘀、食积）、气虚、阳虚、血虚等内在因素有关。不同病因所致的发热，其发热出现的时间有别，《灵枢》"谨候其时，病可与期，失时反候者，百病不治……"，因此，强调热症辨证论治投药极为重要。

（一）郁积发烧

热症时间多出在午后或夜晚，有一定周期节律。因午时一阴生，阴升阳降，诸郁积加重，势必郁积而发热。这种发热多在子时之后开始下降，一直降到天明为止。因子时一阳升，随着阳气的升浮，诸郁疏散而发热缓解，故发热减轻或体温降为正常。

气郁发热

情志积郁，肝气不能表达，气郁化火所致，或因恼怒过度，肝火内盛所致，即"气有余便是火"。

例如：张XX，女，36岁，2009年2月就诊，发热午后或夜间，多为低热或潮热，热势常随情绪而起伏。躁烦易怒，精神抑郁，胸胁胀满，喜太息，口干苦，纳少便溏，月经不调，痛经，舌质红，脉弦数。治则：疏肝解郁，清肝泻热方药：丹栀逍遥丸（散）加减（《校注妇人良方》）。服药时间中午最佳。中午外界阳气盛，内服中药解除气郁，增强正气。外界阳气盛与正气共同抗击邪气而病自痊愈。"日中人气长，长则胜邪，故安。"

（二）血瘀发热

血瘀阻滞气血不通，营壅遏发烧。例如：王某，女，38岁，主症午后或夜间发热，腹痛有定处，口干咽燥，肌肤甲错，月经不调，量少，舌质紫暗或瘀

黄兰魁中医临证五十年学治集

点,脉弦或涩,纳差乏力,治则:活血化瘀,止痛退热。方药:血府逐瘀汤(《医林改错》)加减服药时间以夜晚临卧时最佳。"血府之血,瘀而不活,最难分明,后半日发热,前半变更甚,后半夜轻,前半日不热"。因此,服药最佳时间为下午晚之间。

(三)积滞郁积发热

饮食停滞,化热而发热。(一般西药治疗及输液疗效不显)。

例如:张某,男,40岁,发热多见于午后及夜间,因饮食不慎食滞,嗳腐吐酸、恶心呕吐、腹痛、欲泄不畅、口臭、苔浊腻、脉滑。治则:化湿消食。服用:沉香化滞丸加味。

三、气、血、阴、阳虚发热

多发于午后和晚间。因为下午阳气开始下沉,夜间阳气行于阴,阴血虚不能舍阳,即形成相对阳亢,故发热。正如李东垣所说"昼尽则安然,夜则发热,烦躁,是阳气下陷于阴中也"。现介绍发烧如下:

(一)阴虚发热

素体阴虚或久病或误诊治等导致阴液亏损,水不制火,阳气偏盛,故发热。"阴虚者能发热,此真阴亏损,水不制火也"。

例如:赵XX,男,34岁,1997年6月来诊,患病1年,体倦神疲,日见瘦削,每到夜晚自觉骨蒸潮热,睡则汗出,尤其手足心热甚,甚至不能安睡,常以凉水沾濡以图清爽,伴见口燥咽干,头目眩晕,气短心悸,渴不欲饮,饥不能食,以致不能正常上班。当地医院检查,未发现异常,诊为神经衰弱,治疗无效。脉细数,舌红苔薄,分析证候为阴液亏耗,虚热内生,以四物汤加丹皮、地骨皮、草叩、山药服4剂疗效不显著,为何滋润效不显,恐未顾及中土运化。改服香砂六君汤加味服2剂,发热反更增,改用张锡纯之资生汤,重用元参、生地,以退阴虚发热,白术、山药、鸡内金以调理脾胃,既可扶脾之虚,又可奏壮水制火之效。连服六剂,果然见效,继服十剂,烦热悉除,饮食增加,精神亦健将息月余,痊愈复工作。

(二)血虚发热

营血亏虚,阴血不足,阴虚不能敛阳,阳气外浮,故发。陈XX,女,45岁,午后或夜间发热,多为低热,心悸,倦怠无力,面色白无华,唇甲色淡,舌质淡,脉细弱。治则:滋养心脾,补血退热。常用方剂:归脾汤(《医宗金鉴》)加减。服药时间以晚之时最佳,晚暮之时,正值酉时(17~19)点,此时恰为脾胃血流注的最低点,在脏腑功能最低时进补,犹如雪中送炭,效力倍增。

(三)阳虚发热

脾肾阳虚,阴寒内盛,迫使虚阳外浮,故发热。王XX,女,45岁,夜间发热,欲近衣被,形寒肢冷,四肢不温,腰膝酸软,头晕嗜卧,舌质淡胖有齿痕,苔白,脉沉细弱。治则:滋肾壮阳退热,常用方剂:金匮肾气丸(《金匮要略》)。服药时间以清晨最佳,助阳药最佳服药时间为一天活动开始之时,"朝则人气始生"。

(四)气虚发热

热势高低不等,发热常在劳累后发生或加剧,热多发生于上午。因白天外界阳气旺盛,体内阳气振奋,邪正相争,故发热。脾胃气虚,中气不足,虚火内生,故发热。因热由气虚所致,劳则伤气,故发热常在劳累后加重。例如:李XX,男,45岁,倦怠无力,短气懒言,自汗,易感冒,食少便溏,舌质淡,苔薄白,脉细数。治则:健脾益气,甘温除热,方药:补中益气丸(汤)(《脾胃论》)加减。服药时间以午前为最佳时间,人在午前尤其需要阳气激发机体的功能,故气虚发热的病人以清晨服药最佳,亦是"使人阳气易达故也"。

四、瘀血、血瘀发热

(一)气血瘀滞

血瘀阻滞,气血不通,营卫壅遏而发烧。

例如:王某,女,38岁,主症:午后或夜间发热,腹痛有定处,口干咽燥,肌肤甲错,月经不调,量少,舌质紫暗或瘀点,弦脉或涩,纳差乏力。治则:活血化瘀,止痛退热。方药:血府逐瘀汤(《医林改错》)加减。服药时间以夜晚临卧时最佳。"血府之血,瘀而不活,最难分明。后半日发热,前半夜更甚,后半夜轻,前半日不热"。因此,服药最佳时间为下午夜晚之时。

(二)内伤瘀血发热

常见内伤瘀血或更年期综合征或月经异常致血蓄热瘀。

黄兰魁中医临证五十年学治集

例如：何XX,女,26岁,1991年10月8日初诊。患者产后夜间发热无汗,体温38℃,曾先后用庆大霉素,青霉素等治疗罔效。产后半月,暮热无汗昼凉汗多,小腹作胀,按之刺痛,恶露色黑量少,二便正常,胃纳尚可,舌略红,边有紫点,苔白薄,脉细数。此乃气血不足(气滞不行),瘀血内阻,治宜益气养血,活血化瘀,以当归补血汤合桃红四物汤加味。黄芪15克、当归3克、赤芍6克、川芎6克、桃仁6克、红花5克、益母草6克、炮姜4克,服2剂,恶露减少,热退汗少,再服3剂完,恶露净,小腹痛减轻,舌边紫点已退,易八珍汤加黄芪、砂仁、扁豆等调补气血而痊愈。

五、阴阳不能顺接发烧

张景岳说:"人身之阴阳,亦与一日四时之气同。故子后气升午后气降,子后则阳盛,午后则阳衰矣"。因热型取决于阴阳消长及正气盛衰与病邪强弱,表现为不同时辰发烧,不同热型。如阳强阴弱,邪正相争,则高热。瘀血内结为阴邪多日轻夜重,或阳邪热症表现日重夜轻等。

例病案:黄XX,女,39岁,1998年10月2日就诊。近十日来,每日中午发热,体温38℃~39℃之间,选用青、红、氯霉素而无效,每天上午11时左右开始发热,由轻渐重,约2小时后大汗如水淋漓,直到下午3时,汗止热退,天天如此,时刻不差,伴有微风则恐,恶寒,手心热,颈部不适,心悸气短,食后腹胀。形体虚浮,面色白,舌淡苔白,脉浮缓。11时至15时属午未,为手少阴心经及手太阳小肠经所主之时,为阴阳之气交接之际。

本症高热,为营卫不调,阴阳之气不相顺接所致。投以桂枝汤调其营卫,和阴阳。处方桂枝15克、白芍10克、大枣三枚、生姜4克、甘草3克,加厚朴6克、葛根5克、茯苓8克,服4剂后,汗出恶风,高热等症悉除,但仍感腹胀,心悸气短,用补中益气汤加味,6剂乃瘥。此例为手少阴心经气血不能顺交于手太阳小肠经,因患者每于中午11~15时高热发作,正值于午时,午时为阴阳交替之时,用桂枝汤加味,以顺接阴阳,阴阳协调,其病自愈。

六、少阳枢机不利高热

例病案：朱XX，女，26岁，1995年3月8日初诊。近一月来每日下午三时许发高热39℃，三小时后可自行消退，曾住院治疗效不著，亦未查明原因，体重锐减10余公斤。每次发病，先觉背疼，继之发冷发热，手足心热甚，恶心胸痛，四肢发凉。素日纳差，日进食三两许。舌淡略暗，脉沉细略数。笔者认为少阳枢机不利，兼太阳之表阳气虚，少阴之里阴液亏。治宜和解少阳，并温补太阳之表，清滋少阴之里，以小柴胡汤加减，处方：柴胡10克、黄芩5克、人参5克、半夏10克、生姜3克、桂枝6克、茯苓6克、丹参6克、草叩6克，服4剂发热减轻，再服三剂加胡黄连6克热退告愈。本案却以定时发热，冷热均见，恶心、纳差，诊为少阳枢机不利，治以和解少阳，小柴胡汤加减化裁而愈。

第三节　浅谈叶氏治温四法

清代叶天士是一位杰出的温病学家。他创立的"卫气营血"辩证纲领，提示温病由表及里，由上到下，由浅入深的传遍规律。他提出的"在卫汗之可也""到气才又清气""入营犹可透热转气""入血就恐耗血动血，直须凉血散血"的治疗原则，一直影响着温病学的发展，为后世医家对温病的辩证施治，提供可靠的理论依据。

一、"在卫汗之可也"

"在卫汗之可也"，是叶氏提出的邪在卫分的治疗大法。

叶氏云"温邪上受，首先犯肺"。"肺主气属卫"，故邪热在卫，是温病的最初阶段。肺居上焦，为五脏六腑之华盖，主气属卫，外合皮毛。若温热之邪从口鼻而入肺脏首当其冲，肺卫郁阻不能发挥温分肉，充皮肤，肥腠理，司开合的作用。则出现发热恶寒，头疼，口渴，肺浮等表征。章虚谷云："凡温病初感，发热而微恶寒者，邪在卫分"，补充了叶氏邪"在卫"的主证。

可以看出，病在卫分，病机重在肺卫闭郁。肺卫闭郁邪热不得外散则发热；肺卫闭郁卫气不能布表则恶寒；肺卫闭郁气不能布里则口渴思饮；温邪不得外散而上扰则头疼。故其治自当辛凉宣泄，用辛以散以行，方可解肺卫之郁，然闭郁之因毕竟为温邪，故又宜"治温以凉"。叶氏云"在表初用辛凉轻剂"，简明扼要的指出邪入卫分的治疗原则。

"汗之"是邪在卫分的治疗大法，不过此处之"汗"非指以麻，桂发汗，而是指用辛凉轻剂以宣泄表邪。正如华岫云曰："辛凉开肺，便是汗剂"。又如《广温热论》所云："汗发不专主乎升表，而在乎同其闭郁，和其阴阳。"若肺郁得通，肺气得宣，气机条畅，营卫调和，则不发汗而汗出病减。

从"在卫汗之可也"数语中可以看出，叶氏之：为邪热在卫，病尚轻浅，只要用辛凉轻剂，宣泄即可。不过治疗时要注意，病邪虽属温热，用药却不可过分寒凉，否则热邪受到凉遇，就会深伏于里，反不易外解，变生它疾。吴鞠通在《温热条辩》中创银翘散，于大量辛凉解表，清热解毒药中加入辛温解表的荆芥，淡豆豉，可谓深得叶氏旨意尔。

二、"到气才可清气"

叶氏云："卫之后方言气"。"到气"是温邪在卫不解而内传的重要一途。邪热传气，病变范围宽，受害脏腑多，病程也较长。或邪热壅肺，或热在胸膈。或阳明热盛，或热解阳明，或邪热在胆，或湿热在脾。不过其总的临床特点，表现为邪热交争剧烈，而是呈现出一派邪实正盛的症候。辛虚谷云："不恶寒而恶热，小便色黄，已入气分矣"，总结出邪热在气的症候特点。

对于邪在气分之治，叶氏明确提出"可清气"。但由于邪热有初入和在气之分，热势有盛热、热结之别，故清气法的具体应用，就有轻清宣气，辛寒清热和苦寒直折的区别。

邪热初入气分而热渴不甚，苔薄白，小便赤，或咳或烦者，治当用轻清宣气之法以宣展气机，透泄邪热，切不可用重药以免药过病所，这就是"小热之气，凉以行之"之意。如吴鞠通创"清络饮"，其治即属指此种类型。轻清宣气法是针对温邪向上向外的特点而设的。以宣展气机，透邪外达为目的。吴鞠通之清营汤中用银花、连翘、竹叶以透热转气,也可看作是轻清宣气之一型。

邪热炽于阳明,证见壮热,大汗出,大烦渴,脉形洪大者,若在用轻清宣气,不仅药不能达病所,而且因清扬之品,性多走池,易助汗出,反更伤阴。但若早用苦寒之品,苦寒虽能直拆里热,但因性守而不走,易闭其汗,反使邪无出路矣。唯有用辛寒清气之法,逞大清气热之白虎汤方宜。"大热之气,寒以收之"。石膏味辛而大寒,配苦寒之知母,大清三消气热,甘草甘平和中,配偏凉之粳米益胃护津。驱邪而不伤正,清气而不闭郁,邪热得清泄,则病自减。

邪热郁于气分,郁而化火,出现身热,烦躁,口苦,舌红苔黄者,由于火热聚盛,若再用辛寒"清""散"唯恐不及,故重用苦寒,直折火势,徒火从内而清,从下而泄。吴氏黄芩汤即之代表方之一。对于热结阳阴,邪留三焦之治。叶氏亦提出"须用下法","分消上下"然其症虽属气分,而其治已不属于清气法。

清气之品,味虽辛而性多寒凉。若气分症未罢而早用之,则往往因寒凝郁遇,致表闭不开,使邪不能外达而引起变症。叶氏特别强调"到气才可清气"无非是启示后学者务必分清卫分,表热和气分里热,切不可一见热症便妄投大寒清气之品。

三、"入营犹可透热转气"

温邪由卫逆转心包或气分邪热不解而内传,均可造成营分症。

邪热入营是温病症状和治法的一个转折点。它标志着病邪由浅入深,正气由盛到衰,病机由伤阴及伤体的病理改变。叶氏云:"营分受热则易受劫"一语道破邪热入营的病理机转。他还说:"在论其热传营,舌色必绛。绛,深红色也",强调出舌绛是邪热在营的重要标志。病传营分,津液大伤,血中津液外渗以补充身体津液之不足,故舌必绛;心主血属营,邪热在营必扰乱心神,以致神明不宁而出现心神不安,夜甚不寐,或神昏谵语,不省人事。营血同行脉中,"营分受热则血易受劫"以致外溢肌肤而出现斑疹隐隐,上述症状的出现,病机重在热闭营中。

叶氏云："初传(营)绛色中兼黄白色,此气分之邪未尽也! 泄卫透营,两和可也"。这就是他提出"透热转气"的依据。经云"从外致内而甚于内者,先治其外,后调其内"。热从外入,应从外出。另斑疹的出现,说明营中邪热有外透之势,再加之气分之热未尽,绛色之中兼有黄白色,其治必清气凉营两相配合,方为适宜。

对于"透热转气"之法,叶氏又提出"如犀角、玄参、羚羊角等物"似乎有些不大合拍,然叶氏 在此仅为举例,强调清营之中须伍透泄之品,不可滥用滋腻养血的熟地、阿胶等物,以免滋腻留邪。

后世清营,多以《温病条辩》的清营汤为代表,但清营汤并非透热转气之唯一方剂。如若温邪初入营分而表热犹盛,同时见舌赤舌绛者,可用银翘散加赤芍、丹皮、玄参类辛凉解表,凉血滋阴两相配合,如若气热犹盛而见壮热,烦渴,汗多,苔黄燥而见舌质深绛成斑疹隐隐者,则当用加减玉女煎,化斑汤以气血两清。

从"犹可透热转气",可以看出,"透热转气"。仅是邪热入营,因势利导,透泄外出之一法。而不能概括邪热入营的所有治疗法,特别是清营凉血法。叶氏云："营分受热,则血液受劫……如从风热陷入者,用犀角竹叶之属;如从温热陷入者,犀角,花露之品,参入凉血清热方中"。足见叶氏对邪热入营的治法事清营,透气两相并重的。

另外营热出斑之治,汪曰祯提出:"急急透斑,不过凉血清热解毒,俗医必以胡荽,浮萍……为透法,大谬"。陈光淞又云:"透斑之法,不外凉血清热,甚至下之,所谓汤灶减薪,去其壅塞,则光焰自透。"实补叶氏之不足。

四、"入血就恐耗血动血,直须凉血散血"

"入血,是邪热深入血分,损伤血液的病变。它是温热病中深重的阶段,血是人身中最宝贵的物质。人体的生命活动, 全赖血液运行不息地供给营养,一旦血液受损,必将危及生命。叶氏云:"就恐耗血动血"数字,说明热入血分的严重性。

邪热入血,就有耗血动血之变。一则燔灼血中津液,导致血液浓缩,流行不畅而出现舌质绛紫。再则邪热迫血妄行,离经外溢而出现吐血,衄血,溺血。除此之外，心生血，血热则心神受扰而出现神昏谵语，甚至昏迷。章虚谷云："若舌深绛，烦扰不寐，或夜有谵语，已入血分矣"，强调热在血分的主要症状。

叶氏提出："凉血散血"是治疗邪热在血的治疗大法。热在血分，自当凉血，何以要散血呢？一则因血受热灼，必浓缩而流行不畅；二则因血分有热，其治必用寒凉，寒凉虽有止血之利但有凝血之弊；三则既然有出血，必然有离经之血，要使血归经，必凉中有行。如此看来，散血之意并非仅着眼于活血，还重在养血中之阴。血瘀主要因血热灼津所致，津不复则瘀不行，故必先复其津液，畅其血性，则瘀自散矣。故"凉血散血"是建立在养阴的基础上的，两者必须相互兼顾，缺一不可。

至于具体用药，叶氏云："如生地、丹皮、阿胶、赤芍等物"。生地，阿胶滋阴养血生津；赤芍、丹皮凉血活血散瘀，四物配合，补中有散，凉中有行。足见叶氏对血分的治疗是寓凉血于补阴之中，寓止血于活血之中，并非见热即清，见血就止。

唯恐人们不予注意，叶氏又一指出"直须凉血散血"强调血分症候危重，除"凉血散血"外，别无他法。以启示后人应当机立断，切勿犹豫。

从上可以看出，叶氏提出的"卫分营血"辩证，不仅在层次上有深浅之分，而且各有其特点的病理变化和症候表现。邪在卫分，病尚轻浅，只需用辛凉清解之法，开郁散邪，宣通肺气，使气机通畅，营卫调和，虽不发汗而得汗病自减。邪在气分，为邪热深入一层，其治当根据病情，或轻清宣泄，或辛寒清气，或苦寒直拆。总之清泄气热为要，但应注意邪热到气方可清气；邪热入营，任有外透之机者，必在清营之中加入清气之品，使邪热透营转气；邪热入血，则有损伤血液，耗血动血之危，治疗必须当机立断，轻投凉血散血之品。凉血之中不忘补阴，活血之中不忘扶正。所以，叶氏所云"汗之""清之""透热转气""凉血散血"四法。是根据"卫气营分"的不同病理机转提出来的。后学者必须在辩证准确地基础上灵活应用，治疗方不致误。否则就会像叶氏所指出的那样。"前后不循缓急之法，虑其动于便错，反致慌张矣"。

第四节 "救阴不在血，而在津与汗"

历代医学家认为,"伤阴"是温热病最主要的病理改变,在明清前期,治疗伤阴尚无一定成法可师。针对这一问题,温热大师叶天士积累了毕生的经验,提出"救阴不在血,而在津与汗"的至理名言,言辞简洁而寓意深刻。叶氏之言说明三个方面的问题:首先,强调在温病的病理变化中"伤阴"是关键问题;其次,提出"救阴不等于补血"的见解;最后也是最主要的一点,即提出救阴的正确途径只能从"津"与"汗"着手。而绝不是其他,下面分述。

一、"救阴不在血"之含义

温病是感受温热之邪而发病的,温热病的特性最易伤人阴津,因此"伤阴"是温病之基本病机,贯穿于温病发展过程的始终。伤阴程度的轻重,直接影响着病情的转归和预后,故古人有"存得一分津液,便有一分生机"之说。叶天士"救阴不在血,而在津与汗"的论述,深刻地揭示养阴保津的重要性。"救阴"二字更是形象地说明对人体的阴津不仅仅是保护,而是要救,即要与病邪争夺津液,津液得存在则正气不虚,邪祛而病愈。否则,温邪不仅转变甚速,往往逆传心包而造成危候,故治温病宜始终注意保津养阴法则。临床上确实有实践意义。

叶氏提出"救阴不在血"是有其针对性的,早在温热病萌芽阶段,易水学派的代表人物之一戴思恭就主张用四物以补阴津之不足,这实际上是混淆了养阴和补血的概念。虽然,从理论上来说津为阴,血亦为阴,津血同源,都是人体津液的组成部分。但是,也必须认识到血毕竟不等于阴津,对于津与血的概念《内经·灵枢决气篇》中有论述,"腠理发泄,汗出溱溱是谓津","中焦受气,取汁,变化而赤是为血",可见二者概念是不相同的。所以,救阴津并不等于救血。而更重要的原因是,温热之邪伤人,津液首当其冲,而阴血被劫则往往在温病的后期,是在气阴两伤的情况之下。从温病发展的全过程来看,伤津为最主要、也是最持久的病理改变,不管是在卫分、气分或在营分、血分,只要温热不除,伤津的问题就始终存在。

温邪在卫分之时,虽属温病的初期症状,但随着温邪的侵入,就已初露伤津之兆,临床表现为口微渴,舌边尖红等肺胃伤津之证。邪至气分,正邪剧烈相争,病情发展到了高峰阶段,正盛邪亦盛,患者出现大热、大渴、大脉、大汗之阳明热盛之象。其津伤之剧,气分邪热不解而内陷营分,营阴耗损,则身热夜甚,营热蒸腾,更见舌绛无苔,口反不渴饮等,证明病情已成阴虚之状。邪陷血分,津伤更甚,且已由伤津导致血亏,自此救阴的重点才开始由滋阴、而转为滋养肝肾之阴血。

由此可以证明,从伤津到耗血也是人体正气逐渐衰弱的过程。既然温邪伤人,则首先伤人阴津,而在发展过程中又一直以伤津为主。那么,在临床治疗之时,当然应该以"急急救阴"为主。否则,不救阴津而去补血,岂非隔靴搔痒? 再者,正如王孟英所说:"血非易生之物",血液的形成是水谷精微不断补充生化的过程,那么,如果用补血以代替养阴生津,又怎能解"伤阴"的燃眉之急呢? 更何况补血之品其性多重浊滋腻,用于热病伤阴而尚未累及阴血之时,则不免有助邪之弊。据上分析,可知叶氏提出"救阴不在血"是有着重要临床意义的。

二、养阴保津的临证运用

临床上如何正确地运用养阴保津之法呢? 叶氏提出:"而在津与汗",这就在原则上为临床辨治指出方向,即从"津"与"汗"二者着眼,即"存津与测汗",从以下三方面论之。

(一)清热祛邪保津

温热病的主要病理改变就是伤阴,故祛除热邪于人体之外,也就从根本上杜绝伤阴的原始动因。因此,清热祛邪就成了养阴保津最积极的治疗大法。吴又可在《瘟疫论》下卷中曰:"因邪而发热,但能治其邪,不治其热,而热自己"。这就是说,祛邪即所以退热,热退方能"保津"。

临床上,祛邪退热保津之法颇多,应根据病邪的性质,病位之所在,分别采取不同的措施。现以气分病为例加以说明。

温热病的气分证分为三个阶段,初入气分热邪相对较浅,证偏上焦,病邪尚有向外、向上透发之势,此时不可重药过其病所,治用轻清宣气之法以达宣展气机,透达邪热,"小热之气,凉以行之"即指此法;病邪进一步入里,热炽阳明,此时如用上法则不达病所,且"壮火"更易耗歇正气,故治疗必须

"飚风退热，"此时宜辛凉清气热的白虎汤，取其质重以清气，"大热之气，凉而攻之"，即指清热此法；热邪久郁气分而化火，火性多炽盛，故只能用苦寒泻火之法以直折其热。以上三法同为热在气分，治疗大法都是"清热于无形"。然热有轻重，位有表里，故具体施治应根据热邪的高低久暂，而采取不同的方法以清热邪，则可达到清热以保津之目的。

另外，尚有意在"攻下积热"之"通腑泄热法"，热邪入营的"清营泻热法"和"气营两清法"等。至于热邪脱离营分而深入血分以后，则更恐耗血动血，而只需"凉血散血"以清热解毒种种治法，其目的即在清热祛邪以保津。

（二）养阴生津以复已伤之阴

养阴生津以复已伤之阴，一般用于热病中、后期，其津液亦有不同程度的损伤，该法是一种直接治疗伤阴的办法，其用药多属甘润、多液之品，以补充损耗的阴液。根据温热之邪初期多伤人肺胃之津，后期多伤人肝肾之阴的特点，临床应用的有甘寒生胃津、咸寒增肾液之不同，前者如五汁饮、益胃汤之类，后者如加减复脉汤之属。但必须注意两点：其一，在邪热尚未完全清除之前，尤其是尚有壮热之时，一般要慎用滋补，非补不可时，亦应尽量选用滋而不腻之品，或滋阴与祛邪二法并进。只要在邪热退净、或尚有一些余热未清之时，方可以滋阴养液为主；其二，温病后期肝肾之精血已耗，此时救阴则应以补血之法为主，然此补血，决非一般归芪熟地之温补，而是咸寒多液之品如龟板、鳖甲之类等，从而通过滋补肝肾之精血以达生血的目的。

（三）防过汗泄，以免津液外溢

汗为津之液，津液趋于皮肤而达于外者是谓汗，吴鞠通在《温病条辨》中云："汗液者，合阳气阴津蒸化而出者也。"《内经》曰："盖汗之为物，以阳气为用，以阴精为材料……"由此说明汗与津同源。汗伤则阴损，津亏则汗无继。故防汗过泄，同样是养阴保津的重要治疗手段之一。温病中，防汗过泄主要是针对治疗中的透法而言，试述如下：

1. 知发要知敛

透邪外出之法，相当于温病学中之"汗"法，此法常用于邪在卫气之时，透法之目的是让邪热从肌表而散，属于因势利导范畴之一，然邪从表透往往伴随汗泄，同时就会导致阴津受劫。因此，在使用该法之时既要考虑透邪外出,亦要注意防汗过泄。例如:疏风泄热法,适用于风热之邪留恋于肌表,此法用药特点是辛散同时佐以苦降,辛能散风热以祛邪,苦降则防止汗出过多;又如,治疗燥热之邪在表用疏表润燥法,其治疗原则是解之以微辛,润之以甘凉,微辛散燥邪在表,甘凉滋汗源于里。总之,此是充分发挥药物配伍之长,既达到祛邪之目的,又不致过汗伤阴之弊。

上述可知:温病邪之在表,不可如伤寒之发汗以祛邪,而叶天士"在卫汗之可也"也并非指温病要用汗法,而是示人在治疗温病时,以"自然汗出"为病解。因此,瘟病的汗法概念,就是华岫云所说的"辛凉开肺便是汗剂",但即使是辛凉开肺,也存在津随汗泄之弊,正如陈中林所说:"知发而知敛者此也",也就起着保津的作用。

2. 见汗审因

温热之邪炽盛于里,体内津液常因热邪逼迫而外泄,病人常表现不同程度的出汗,这是一种病理现象。故临床上见此证情应审其汗出原因,即所谓"测汗"之意。及时采取治疗措施。例如,白虎汤证之大汗,必要时加用人参即此意也。

"战汗"是一种病理现象,多见于气分阶段,此是因热邪久郁不解、蒸腾阴津,使病邪并入汗液从皮肤外泄,则热势往往随战汗而透解,这是病情向愈之兆。但是,如果不及时采取相应措施,常可见因汗泄而使正气脱,故临床上常于此时用益胃之法以资汗源

总之,叶天士的"救阴不在血,而在津与汗"的论述深刻地揭示津、血、汗三者的辩证关系,又指出"存津与测汗"在温病过程中的重要意义。只要我们透彻领会其精神实质,就可以在临床上严密把住"伤阴"这一关,在病发起之时防患于未然,在津液已伤之时有恃无恐。

第五章　临证集萃

第一节　经方验案

一、活用经方验案八则

1. 汗出不止,五苓散加味疏而导之

王某,男,14岁,1980年10月10日初诊。家长诉患儿平素喜食生冷及饮料,近2个月来无明显诱因汗出不止,白天尤甚,汗出黏腻,大便量少不畅,表情呆滞,懒言乏力,胸闷纳差,头重如裹,面色萎黄,舌苔薄黄、微腻,脉弦滑。查验所服中药皆固表敛汗,健脾益气之品,拟用五苓散加味:桂枝6g、泽泻12g、猪苓9g、白术9g、茯苓9g、薏米仁10g、黄芩8g、木香3g、苍术8g、陈皮6g。服4剂后汗出明显减少,效不更方,再服4剂诸症消失,告愈。

按:患儿喜食生冷,暗伤脾阳,久则脾失健运,湿浊内困郁而化热,蒸津外泄而汗出。以汗、尿同源为切入点,急用五苓散化气行水,使水湿下行分流,期间已寓清热之意,疏而导之,气机得以调整,津液能更新分配,故能药到汗止。凡是津液运行失调引起的疾病,不论其病变在何部位均用本方加减取效。该方实际系调节人体津液循行之剂,能加强肾脏排泄机能,促进排尿以消除积聚之腹水及其他毒素,增进组织的吸收能力,恢复唾液腺分泌机能,从而解除口渴。

2. 外感风寒误治内陷,以柴胡桂枝汤和而托之

李某,男,47岁,1989年4月6日初诊。低热不退近一月,当时感冒高热,曾服退热药及中药清热解毒剂,然热势虽退,而后则低热缠绵,肢节酸痛,恶寒,有时体温则高达39℃,"啬啬恶寒、淅淅恶风",纳食减少,食入欲呕,大便不畅,舌苔薄润、色白,脉浮而虚。综合形证当为外邪欲陷之证,治宜外调营卫,扶正祛邪,用柴胡桂枝汤加味祛邪。处方:桂枝5克、芍药5克、黄芩4克、人参5克(炖服)、炙甘草3克、半夏6克、生姜5克、柴胡12克、当归10克、大枣6枚。服4剂后发烧时间缩短,体温37.5℃~37.9℃,身痛稍减。续进4剂,欲进食,大便调,脉缓;再进4剂,诸症消失,复如常人,3个月后随访未发,告愈。

按: 该患者以寒凉之剂其热虽退,但邪未尽,致正伤邪陷,形成内伤胃气、外遏邪气,病势呈欲陷之态,此乃风寒外感逆治之结果。柴胡桂枝汤即小柴胡与桂枝汤合方,亦为开达祛邪之法,用之能内振气机,外调营卫,扶正祛邪,以救其逆,一方可以两解,不失为切中病机之良方也。

注:(日本)管谷爱子、高头迪明氏等用柴胡桂枝汤有治疗癫痫的效果。《中西医结合研究资料》。山西省中医药研究所,提示本方有中枢抑制作用。李氏报告用本方治疗肝硬变病人食欲不振效果相当满意。(李慕陶:《福建中医药》)

3. 面部痉挛,桂枝汤调而平之

王某,女,30岁,1975年10月12日初诊。两月前患左侧面部神经炎,经中西药治疗病情逐渐好转。然近一个月来突现左侧面部肌肉阵发性抽搐,逐渐牵及眼睑及口角,每因情志变动或气候变化时诱发加重,每天发作3~5次,每次持续1~3min,曾用天麻钩藤饮及芍药甘草汤未效。刻下面部抽搐频繁,心悸汗出,多梦眩晕,舌淡胖、苔薄白而润,脉细缓。脉证相参,证属营卫不和,阴阳失调,拟桂枝汤加味:桂枝6克、白芍12克、甘草8克、生姜9克、大枣3枚、生龙骨15克、生牡蛎15克、钩藤12克、浮小麦8克,服4剂后症状减轻,面部抽搐每日发作1~2次,汗出减少,继服12剂,诸症消失,随访1年未见复发,告愈。

按: 面部神经炎后遗面肌痉挛,乃因汗出太多,阴血亏损,营卫失调,阳气亢奋,化风上扰所致。当以桂枝汤调和营卫,龙骨、牡蛎、钩藤等潜阳熄

黄兰魁中医临证五十年学治集

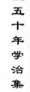

风,以使阴平阳秘,营卫和谐,故能切中病机而病愈。

注:桂枝汤证的自汗出一症,有三种情况:一为太阳中风卫强荣弱的自汗出(原文2条、12条)用桂枝汤发表解肌调和营卫;二为一般杂病常自汗出(原条文53条)属卫弱荣和之症,用桂枝汤"复发其汗"达到调和营卫的目的;三为一般杂病间歇性发热自汗,汗出(原文54条)由于卫强营弱所致,用桂枝汤"先其时发汗"而愈。

原因不明之低热症经用抗生素,解热剂治疗无效,属营卫不和,均用桂枝汤收功。(林宗广:低热的辨证施治初步研究,《中医杂志》1965,4:11)

治疗多形红斑、湿疹、荨麻疹、皮肤瘙痒、冬季皮炎、冻疮、蛇皮癣等多种皮肤病,只要出现舌苔薄白、脉浮缓或浮滑者,均以本方为主获得满意疗效。(顾伯康:桂枝汤治疗皮肤病的临床体会。浙江中医杂志:5:30 ,1965年)本方治疗皮肤病的范围其实远不只此,对一些具有每逢冬季发作,春暖时症状减轻规律的患者,用本方主治无不收效。来氏用本方治疗过敏性鼻炎,可能是出于桂枝汤证中"鼻鸣"一症,也算方有所据。(来春茂:桂枝汤加味治疗过敏性鼻炎。《新中医》1:4,1964)

4. 复发性口腔溃疡,白虎加人参汤清而泻之

李某,男,45岁,教师,1985年10月4日初诊。口腔溃疡反复发作3年余,创面2~6个,色红灼痛,曾内服抗菌素及维生素未效,转来中医就诊。证见:口腔病损处圆形溃疡创面3处,表面呈黄白色,基底部色红,伴口臭秽,大便不爽或秘结,纳食无味,口干多饮,舌红、苔黄腻,脉滑。综合形证,当属脾胃蕴热、化火上炎,治宜清热生津益气,予加味白虎加人参汤:生石膏10克、知母6克、炙甘草3克、人参5克、陈皮6克、白术6克、扁豆8克、苍术6克、粳米30克(另煎),服药时服30毫升,服4剂口腔溃疡减轻,再服6剂大便通畅,饮食增加,溃疡面消失,随访1年未发。

按:口腔溃疡多与脏腑功能失调、精神情志失常关系密切。教师工作繁忙,伤及心脾,虚热与虚火交杂,久则胃虚热,伤津,化火,运化失职,则发溃疡,清虚热化湿故愈。郭氏提示治疗夏月小儿高热多渴多尿综合征(又名夏季热),以热、渴、尿多为主要特征,属中医阳明经热,用白虎加人参汤取效。

注:郭振球儿科发热口渴尿多症50例临床观察,《上海中医药杂志》1959,7:29。小儿未知热50例临床观察,《广东中医》1959,8:343。另有治疗妊

娠期尿崩症和糖尿病取得满意疗效。(邓荣滋中医治疗妊娠期尿崩症,《广东中医》1963,4:18年,高仲山治疗糖尿病1例,《黑龙江中医药》1996,1:21)

5. 特发性水肿,小柴胡汤通达三焦而和之

许某,女,42岁,1975年6月21日初诊。双眼睑及双下肢浮肿,反复发作已有二年余,常在月经前及经期加重,曾做多项检查均未见异常。刻下浮肿发作7天,溲黄量少,心悸而烦,胸满欲呕,两乳作胀,面部时有烘热,浮肿位呈凹陷,舌质暗红,脉弦细。脉证相参,诊为特发性水肿,用小柴胡汤加味疏利肝胆,通达三焦。处方:柴胡10克、黄芩6克、人参6克、半夏8克、甘草6克、生姜6克、茯苓10克、薏米10克、泽泻6克,大枣3枚。服4剂,5天后复诊水肿减轻,仍用前方服8剂,尿量增多,诸症渐消,原方稍加减出入连服6剂,浮肿消退,随访1年未复发。

按:特发性水肿以女性多见,辨证为肝胆气郁,枢机不利,影响三焦气化,气不行则水湿不运,外溢肌肤发为浮肿。当以小柴胡汤和解少阳,解郁利气,使升降相因,三焦气机调和,加茯苓、泽泻、薏米等助其利湿。此药症相符,故能获效。

此外,凡具有小柴胡汤主证的多发热性疾病,如感冒、扁桃体炎、疟疾、流行性腮腺炎、急性病毒性肝炎、产后发热等,以及体虚劳热、热性病后期,均可应用本方治疗取效。

注:许诗雅小柴胡汤应用体会,《福建中医药》1964,5:封三 。湛江市中医院: 治疗小儿夜热15例报告,(《新中医》1972,6:34)。患儿夜间发热甚高,白天显著下降或正常,病程长,缠绵病症,认为外邪已在半表半里,正气已虚,抗病力不足,用小柴胡汤为主,随证加减,服药一天,内热度不同程度减退,三天内全部治愈。并指出,此等病人白血球往往偏低,而本方对于一些用过大量抗生素或清热解毒药未见热减退的病人,疗效尤为显著。张氏介绍一例慢性肾炎病人,全身浮肿,中等腹水,肾功能极坏,一日排尿仅500~700毫升。复因淋浴感冒,体温40℃,经用白霉素、青霉素而烧不退,尿量更少,浮肿与腹水亦同时增进且出现面潮红、汤水入口即吐、口渴、口苦、微出汗,寒热往来,便稀溏,苔黄少阳证悉具,乃用小柴胡汤加瓜蒌、陈皮二剂而体温降至正常,尿量由500增至3200毫升、浮肿及腹水亦显著减退。张氏申明:本例患者三个月来用尽改善肾功能及利尿方剂,最多排尿1200毫

黄兰魁中医临证五十年学治集

升,而用本方后竟排尿突破以前最高纪录,足以证明本方利尿作用。(张琴松:小柴胡汤有利尿作用,《福建中医药》1964,5:封三)窦氏用本方治疗鼻渊。(窦钦洪:小柴胡汤治疗鼻渊,《山东中医学院学报》1977,2:23)。陈皋用本方治疗美尼尔氏综合征引起的眩晕(眩晕辨证论治,《重庆医药增刊》1977,32:)。崔氏介绍(日本)大家敬节用本方治疗头秃症等,均取得一定效果。(崔苍译:秃头症,《哈尔滨中医》1965,6:27)

6. 急性胰腺炎,以大柴胡汤清而攻之

陈某,男,36岁,1975年10月2日初诊。患者因恶心呕吐,全腹剧痛急诊入院。家属代诉:2小时前因酗酒暴食而突发刀割样腹痛,并呕吐大量胃内容物,曾现短时昏迷,苏醒后诉腹痛剧烈牵及腰肾,无排便排气。入院后被诊为急性出血坏死性胰腺炎,西药治疗未效,邀愚治疗。刻下腹痛如绞,痛及腰背,烦温欲呕,腹壁拘急,痛处拒按,大便三天未行,舌暗红、苔黄腻而厚,脉弦滑而数。脉证相参,诊为热瘀交阻,非清不能平,非下不能通,拟大柴胡汤加味:柴胡15克、黄芩9克、芍药9克、半夏10克、生姜15克、枳实15克、大黄6克、大枣6枚、元胡10克、木香6克、芒硝6克,首日服2剂,以后每日1剂,水煎连服4天,排出臭秽稀便甚多,腹痛减轻,再服4剂,大便每日2~3次,腹痛范围仅限中腹。原方去芒硝,大黄减为3克,加郁金6克、桃仁6克,再服6剂诸症悉退,告愈。实验室检查相关各项指标正常,调养半月出院,1年后追访未见异常。

按:在各种病理因素作用下,脏腑气机逆乱,血脉壅塞,不通则痛。本案属少阳阳明并病,大柴胡汤有解热、泻实、除烦、止呕、缓痛诸功,故能切中病机,而一药两解。

此外,大柴胡汤被广泛应用于治疗消化系统如肝胆、胃肠、胰腺等消化器官疾病。大柴胡汤是整体治疗和局部治疗相结合的典范性方药,方中小柴胡属于整体调节,是针对局部贯穿一个"和";用大黄、枳实等有承气之义,属局部治疗,是针对局部贯穿一个"通"字。如果有"和"无"通",或有"通"无"和",都不能适应消化器官之疾病,因为这些疾病通常既有局部病变,亦有整体反应,只有把"和"与"通"结合起来,才能更全面地解决问题,而大柴胡汤正是将"和"与"通"恰到好处结合的一个汤方。亦可治疗胆管结石合并胆汁性肝硬变,可消退黄疸。

7. 习惯性便秘,苓桂术甘汤补而运之

秦某,男,68岁,1967年2月13日初诊。便秘3年余,4~5天一行,大便不爽或干燥,解后常感意犹未尽。刻诊:下脘腹胀满,气短,动则尤甚,眩晕乏力,舌淡胖有齿痕、舌苔薄白,脉缓无力。治宜健脾祛湿,用苓桂术甘汤加味:白术15克、茯苓15克、桂枝20克,甘草10克、扁豆10克、枳壳6克、山药10克、厚朴6克,每日1剂,水煎饭后1小时温服用。服4剂后便通胀减,继原方连服12剂,诸症悉除,效不更方,继服4剂以固疗效,随访半年未复发。

按:老年患者气血先虚,气虚则无力推动,血虚则肠道干涩。以苓桂术甘汤加味补养气血,健脾祛湿,宽肠消痞为法,则气虚可补,肠燥得润,谷道通畅,而便秘自解也。然老人须慎用清肠通肠之剂,否则易犯虚虚之戒。近年来,苓桂术甘汤多用于呼吸系统和循环系统疾病,如有人以本方加人参、附子、五味、丹参等治疗2例心力衰竭病人,其心衰迅速得以纠正。

注:(《黑龙江中医药》1966,1:26)

8. 寻常性痤疮,竹叶石膏汤清而润之

张某,女,26岁,1986年9月12日初诊。颜面及胸背部现油脂样丘疹2年余,间有脓疱散在,并有色素沉着及创痕,经期尤甚。经来色红,呈散在血块且伴腰腹疼痛。纳差,大便秘结,小便黄赤,口苦、口臭,心烦失眠,面部丘疹呈红色,易汗出,日渐消瘦,苔薄黄少津、舌质暗,脉细数。法当清热解毒,益气养阴。处方:竹叶10克、生石膏20克、半夏12克、西洋参10克、麦冬6克、白花蛇草10克、桃仁5克、甘草6克。服4剂后大便通畅,面部丘疹渐退、色泽减轻。守原方加减出入服12剂,面部创痕渐消,颜面光滑,患者喜形于色,后随访2年未见复发。

按:痤疮多见于青年男女面部及胸背部,形成粉刺、丘疹、脓疱、结节、囊肿等损害,青春发育期者,发病率在90%左右。该患者肺胃郁热,久则气阴两虚,乃成本虚标实之势,以竹叶石膏汤清肺胃虚热,养肺胃之阴,通便以助泻热,全方用药切中病机,故服之有效。

近年来,临床应用竹叶石膏汤治疗急性热病取得成效。有人用竹叶石膏汤治疗小儿消渴病70例,有效率92%,无效率7.2%。小儿消渴病多发生于夏秋季节,以热盛口渴,尿多为临床特征,大异于糖尿病、尿崩症。由于原因

黄兰魁中医临证五十年学治集

不明,病名也极不统一,此即所谓"夏月小儿高热、多渴、多尿综合征"、"夏季热"、"阳明经热"等。

注:《中医杂志》1959,6:49 余宗岱报告:竹叶石膏汤治疗金黄色葡萄菌败血症余热不退一例),余提出热性病"前期用苦寒清热无效,后期用甘寒退热"的规律,是引人注意的问题。

二、经方治验案三例

案一、干呕气逆证

气逆干呕,经常发作,间或呕出少量清涎。甚时十分钟即发作一次,以致坐卧之中不敢随意俯仰转侧,言谈稍久亦感胸中温温液液,恶心欲呕,唯引吭高歌则觉气顺而不呕。终日心情紧张烦闷,常闭目咬牙,强抑其呕,以致汗出湿衣,双手颤动,头晕目眩。时常自抚其喉捶击前胸,甚为苦恼。发病已半年余,四肢冷,背恶寒,形清瘦,面青白,眼球微外凸,神倦短气,胸膺板滞不舒,渴不欲饮,纳差,小便清,大便正常。脉沉细弦,舌质淡,苔薄白滑润。经检查:会厌正常,喉间无赘生异物。曾服旋覆代赭汤、丁香柿蒂汤、苏子降气汤、附桂理中汤、半夏泻心汤等众多方剂及西药,疗效不佳。

辩证:

肋无胀滞,大便正常,其呕非胆胃气逆所致;发作虽频,但溺清苔白,则又与火热邪气无关。息短捶胸,病位在于上焦;渴不欲饮,苔滑脉弦,当属痰饮为患。饮蓄胸膈,浸渍肺窍,则肺失宣降而胃气亦难疏利,故气逆作呕。饮为阴邪,遇寒则凝;其性流窜,易阻气道,皆可使肺气闭遏壅塞,故坐卧举止之间动辄发病。得呕则肺胃之气相激而暂舒,饮聚之势稍退,故其呕自止;饮邪辗转聚散,呕症亦随之起伏发作。高歌时,呼吸深长,胸廓扩张,肺窍得开,故觉气顺而不呕。胸窍乃清虚之府,浊阴填塞其中,则胸阳难以输转敷布,故肢冷背寒。短气为气抑所致,眼凸气壅使然。不逐其饮,难顺其气。

处方:芫花2克、甘遂2克、大戟2克三味分别捣为细末。取肥大枣十枚去核,以水600毫升先煎。煎减300毫升后纳药末,再煎取150毫升,晨起温服。

服上药二次,得快利,呕逆顿止,肢温脉起,改用小半夏汤合苓桂术甘汤加太子参 20 克、白叩 9 克、陈皮 6 克服 16 剂后，自觉胸中舒畅，神清气爽，食欲渐旺，原有脱发一症，亦日见好转。

按： 有形之邪不去，则无形之气难调。此症寒饮蓄结于胸膈之上，渗溢于肺胃之中，属伏饮之类。寻常温、利之品，难以直达病所，尽涤其饮。故遵《内经》"水郁折之"之训，以十枣汤逐水峻剂攻破利导，俾浊阴走下窍而清阳出上窍。胸中一得通彻，饮、气交遏之势，自可迅速瓦解。所以"大气一转，其气乃散"，仲景曰："诸病在脏，欲攻之，当随其所得而攻之"。信不诬也。

案二、厥逆烦躁证

患者多年来肢厥身冷，扪之冰凉，虽暑天厚覆以卧亦彻夜不温。性情怪僻，多疑善虑，常无端烦躁心乱，恶闻人声，喜孤独，懒言语。曾数次欲自缢，被家人及时发现救下。问之，曰：觉胸中似哕不哕，气短不续，心中烦乱特甚，以致惊惶恐怖不能自持。纳差，有洁癖，饮食物中稍见草屑砂粒，即不能进食，强食之则呕涎，小便微黄，大便三、四日一行，常初硬后溏，量少多沫。面色黧黑，表情阴郁，形瘦弱。舌质淡，苔白滑；脉沉细欲绝。曾服附子理中汤、四逆汤、乌头桂枝汤等近百剂罔效。

辩证：

阴证见烦，常属寒凝阳遏，升降之气不相顺接所致。患者虽烦，但无面赤、漏汗等虚阳外越之象，是肾中元阳尚能自守。其烦不随便溏而减，知结邪不在下焦之腑秽。此乃寒凝厥阴、肝胃气郁之症。《内经》云："人厥则阳气并于上，阴气并于下。阳并于上，则火独光，阴并于下，则足寒"，肝寒气郁，则阳气不得舒升外达，故肢厥身冷；上焦心肺之气格窒不降，而躁动于上，故心烦气乱，甚则憋闷欲死。胃虚寒凝而肝失疏泄，故大便初硬后溏。《难经·十六难》曰："假令得肝脉，其外症：善洁，面青……"。胆为清净之腑，其气上通心包，肝胆气郁而心胆不舒，则胸中觉污秽氤氲，故喜洁恶浊。《伤寒论》曰："少阴病，吐利，手足逆冷，烦躁欲死者，吴茱萸汤主之。"其证候病机，与此症颇为合拍，遂依其法施治。

服吴茱萸汤，每日一剂，水煎服。服药 8 剂，烦止神宁，厥逆稍退，以上方加川芎 9 克、桂枝 9 克、白术 12 克，再服 8 剂，便溏止，肢体温，饮食增加，精神爽朗。

按：此症寒凝肝胃，致升降枢机不利，唯温中以散结，方能收通阳达气之效。其烦躁症象，乃格塞之气内迫，非无根之火外发，虽然用回阳救逆之剂，法未切也。经曰："病两段，取中央。"用吴茱萸汤散寒降逆，意在疏通中路而透转上下，俾升降气接，水火交济，而烦止厥回。

案三、胸痹心痛证

曾治年老的妇人，频发严重心绞痛，痛则肢冷汗出，数日需含服硝酸甘油片1毫克，方可支持。用中药数剂未见效，家人绝望，医者忧劳。

询问病情，饥而不欲食，呕恶吐蛔的临床症状，思路颇开。忆《伤寒论·厥阴篇》云："厥阴为之病……食则吐蛔。"心胸烦热绞痛，短气濒死，食欲不振，得食欲呕，心绞痛重则肢冷汗出。脉微厥，苔黄白相兼，形似地图，"蛔厥"之证明矣。服乌梅丸原方做汤与服，不料一剂痛减，硝酸甘油片减为每日0.5毫克。再服二剂，则烦热绞痛消失。因感胸脘痞闷，食欲不振，舌苔粘腻，故将三仁汤加减连服数剂，病情得以控制。

辩证：

病虽错综复杂，然不离"阴阳"、"邪正"之宗，影响疾病发展、变化的因素固然难以胜数，然无不以正邪进退为其最后归宿。转归的重要规律，在任何病理过程中，邪正双方的力量对比，都是疾病发展转归的决定因素。临床明察正邪进退之机，运用察色、按脉、视喘息、听声音等四诊手段，由表及里，见微知著，于纷纭复杂，真假疑似之中，寻端逐末，解惑求真，把握病机的整体性和系统性，"伏其所主，而先其所因"，使病者转危为安。

按：正欲伸而力不足，邪欲乱而势不及，正邪相搏，而成割据胜复之势。阳郁不达，木邪害土，胃中不和。蛔虫扰动入膈，因而产生在内心胸烦热绞痛，呕恶吐蛔；外则肢冷汗出，其脉微厥的寒热错杂，虚实互见之症候。重视"心痛"，抓住"蛔厥"一症的机理，采用扶正祛邪，寒热并行，气血兼顾，肝胃同治之法，温脏安蛔，使邪气去，正气复，气血条畅，阳和宣达，而"心痛"自止。

通过三案例治验举例，均可以从不同角度体现出在临床辨证施治过程中，以整体原则性与个体特异性相结合，揆度阴阳，权衡正邪，四诊合参，把握整体的重要性。精当辨治，用经方治沉疴，深受病家欢迎。

案四、肝郁气滞证

周××,女,32岁,1987年5月12日初诊。患者一个月来不能入睡,彻夜失眠,每日如斯。曾服用多种安眠药物、及安神类中药朱砂、酸枣仁类等,罔效。主症:彻夜失眠,头晕目眩,心悸,食欲减退,大小便尚可。发病以后常有悲伤欲哭感,月经既往尚调,此次已过期20余日未至,欲哭外貌,双眼含泪。诊之脉沉细无力,舌淡润、苔薄白。西医诊断:神经官能症。中医辨证:失眠不能入睡及月经延期,属肝郁气滞血瘀,发病后有喜悲欲哭感,脉沉细无力,舌淡、苔白。肺在志为悲。原发在肝,继发在肺,肝郁为本,肺虚为标,应以疏肝解郁为主,补益肺气为辅,必须在疏肝解郁的同时合用补肺助脾之法。因此,以逍遥散为主方,合补中益气汤及生脉散,以求肝肺同治。处方:当归6克、白芍6克、柴胡4克、茯苓8克、白术10克、黄芪10克、陈皮6克、夜交藤10克、甘草6克、生姜6克、薄荷3克、五味子5克,嘱每3天服二剂,停服一切其他中西药。一周后复诊,自述服第二剂药后当晚即入睡4小时。又服二剂,每日均能入睡6小时左右,其他诸证象完全消失,食欲精神亦较前转好,然睡眠仍不甚实,多梦,眼干涩,遂改用补肝散加健脾药调理巩固,严重失眠基本治愈。

案五、肌肉痿软证

张××,男,9岁,1976年3月1日初诊。患者1971年以腹泻、疲劳为诱因,逐渐出现右眼睑下垂、复视、吞咽困难,必用西药比定斯的明方能暂时缓解,省级医院均诊断为重症肌无力延髓型,以比定斯的明治疗,然服药后不能完全控制症状,且必须逐渐增加药量始能维持生活。1975年2月以后口比斯的明服用量增加至360毫克/日,但仍眼睑经常下垂,进餐需多次休息,喝水作呛,两臂无法上举,不能自己穿着衣服,症状上午较轻、下午增重,完全休息时轻、活动稍多后加重,服口比斯的明稍缓、药效过后症状则立即加重。诊见:患者偏胖体型,白发秃顶衰老外观,面微赤,眼睑下垂,眼裂变小,头低倾,不能正常直立,两手不能上举,舌嫩有齿痕、质稍红、苔薄白、中心稍黄腻,脉沉细无力。

辨证分析:症状主要在眼睑、四肢以及咀嚼吞咽。结合西医肌无力诊断,眼睑属脾,脾主四肢,脾主肌肉,脾主吞咽之理论,疾病定位于脾。患者症状表现上午较轻、午后较重，休息时轻、活动后重，以全身无力为特点，体征上呈衰老外观，脉沉细无力，舌嫩有齿痕，此病因当为中土气虚、脾虚腹泻，脾虚系属原发性症状。脾病及肺，致气虚生湿，湿郁以化热。因此，从补中益气汤为主方加减：黄芪15克、苍术10克、白术10克、陈皮6克、党参10克、柴胡6克、升麻5克、当归3克、生姜3克、大枣三枚、山药10克、扁豆10克、砂仁6克，每3天服两剂，药后患者感觉全身舒适，原方进出不大，又服12剂，诸症明显好转，口比斯的明逐渐减量亦无不适感觉，眼睑下垂基本恢复，进食不需休息，肢体活动亦有显著改善。后基本以上方为主继续治疗，并嘱进一步减少比定斯的明。半年后口比斯的明由360毫克/日，逐步减为240毫克/日、12毫克/日、60毫克/日，直至完全停药。患者自觉症状完全消失。根据中医学阴阳互根理论，予补中益气汤加补脾益胃制为丸药调理，治疗一年复查，眼裂大小正常，吞咽基本正常，肢体、肩胛、颈项部活动如常，饮食、大小便均正常。其每日练太极拳两次，亦能坚持半日工作。此后，除断服上述丸剂外未服他药，基本告愈。

三、治验三则

例一、阴缩治验

李某某，男，36岁，河西堡人。症见少腹剧痛，阴茎缩入小腹，阴囊缩小，面色青白，烦躁欲死，大便不通，西医诊断为"肠梗阻"需要手术治疗。足冷厥逆，脉沉迟，重按至骨乃得，苔黑而润，询之不渴。妻曰："昨夜房事后饮冷，旋即发病。"

处方：附片10克、肉桂6克、小茴香10克、当归8克、白芍10克、瓜蒌8克、川楝子10克、少佐分化硝。煎汤急进，一剂而大便泻下盈盆，痛止而阳物复原而安。

按：厥阴脉循阴器络于肝，寒凝气滞，肝气逆于下所致。肝主筋，前阴为宗筋所聚之处，肝痹则阴缩。阳明主润宗筋，胃肠粪屎冷结，阻于阳明，使宗筋失养为病，亦关乎阴器。寒凝气滞不通则痛，大便不通耐寒结也。烦躁仅属"寒极生热"之假象。配合得宜，切合病机，故能一举成功。

例二、痄腮治验

患者张姓少年，5岁，两腮肿胀七天，纳呆腹痛四天。前医用抗病毒消炎治疗无明显效果，又用普及消毒饮，服药后纳呆腹痛加重，入夜尤甚，延余诊治。

患儿神志清，呈蜷曲卧位，体温36.2℃，两腮肿连下颌，皮色不变，扪之无灼热感，唇舌色淡，舌苔白腻，不时呻吟，脉象沉迟无力，腹软喜暖喜按，久按其腹，则觉凉气透手，其手足虽处被窝，却冰冷如厥。

痄腮历来多认为温热毒邪郁阻少阳经脉而发，治疗亦以清热解毒为主。然此次病人疾患局部热痛的热象不明显，全身反见一派脾胃虚寒之象，故治宜温中为主。

处方：党参6克，干姜5克，白术4克，炙甘草3克，一剂水煎服。病人服后，腹痛消失，食欲好转，腮颌肿大消散。

按：本病属痄腮，但证属脾胃虚寒，前医固守成方法，投清热解毒之剂而罔效。后用温运中州之药而获愈。实践证明治病必须认真辨证，灵活施治，不拘泥于传统习见，不为一证一因所囿，才能获取良效。

例三、湿疹治验

1985年秋天河西堡下洼六队，农妇携三岁男孩来我院求医。此儿出生后不久，即患婴儿湿疹，虽经一度治愈，但反复发作，时轻时重，缠延至今，屡医少效，近半年来，日渐加重，抓痕累累，体无完肤，瘙痒夜间尤甚，影响睡眠，精神萎靡。素日纳差，大便溏薄。愚诊其脉细弱无力，舌淡苔薄根腻，面色萎黄，肢体瘦弱。此系脾虚健运不周，湿邪外发肌肤所至。拟投四苓散加苍术、陈皮、山药、炒麦芽、六一散6克，其母嫌药味少用量轻，疑病重药轻难以收效。出示以前所服方药，多系龙胆泻肝汤、防风通圣散等化裁之剂。愚告知中医治病不在药多量重，贵在把握病机。其母犹疑，取药试服。五剂服完后，复诊时喜称药后孩儿瘙痒减轻，夜可安卧，饮食增加。愚曰：效不更方，继续调治。先后共服二十剂，疹消痒除而痊愈。

按：湿疹为临床常见的皮肤病，病因不外脾湿、心火、湿热为患。婴幼儿湿疹，中医称为胎敛疮、奶癣，与胎热乳食有关。如胎前母为胎儿补充营养，过食五辛水果所致。病初可以清热利湿效果较好。日久不愈，多为脾运不周,是从内生而外发肌肤之故,此时当以治脾为本。盖小儿的生长发育,全靠脾胃运化精微以营养之,若将营养失宜,脾胃积损以致健运失职,湿病即生。故小儿湿疹,以调脾胃为要。

通过三案治验举例,均可以再不同角度体现出在临床辨证施治过程中,以整体原则性和个体特异性相结合,揆度阴阳,权衡正邪,四诊合参,临床掌握具体变化,对症用药,不能死搬教条,千虑一得,治疗自可有的放矢。

四、温阳法治验举例

温阳法是针对阳气不足,或阳郁不通等证采用温散寒邪,温扶阳气,调整阴阳,协调脏腑功能,从而使人阳气得以宣通、强盛的一种中医指导临床辨证施治的治疗方法,它是"八法"中温、补和三法的有机结合。笔者在临床实践中运用扶阳法治疗一些疑难杂症,每获良效。兹举例如下:

1. 复发性口疮

张某,女,52 岁,2006 年 3 月 10 日初诊。患口腔溃疡 10 余年之久,时轻时重,未能正规诊治。素日自购清热解毒类药物服用(三黄片、牛黄解毒片、板蓝根等消热药),也看过西医,应用过维生素 B_2、甘草锌及消炎药。病情仍反复迁延,近月有所加重,遂来就中医。查:口腔下唇内侧、舌右边见数个溃疡面,大如豌豆,小如芝麻,颜色灰白,周围溃红,伴头晕耳鸣,神疲乏力,夜间腹胀,大便先干后稀,小便时清时黄,四肢欠温,腰痛怕冷,舌淡红,苔白润,脉沉微数。证属真阴亏耗,虚火上炎。病延日久,阴损及阳,阳虚阴盛。病在胃,胃失和降,治宜苦寒清胃热,佐以辛温扶阳,扶真阳之不足。拟投附子泻心汤加味,药用大黄 3 克、黄连 5 克、黄芩 2 克、附片 10 克、(开水煮 1 小时),党参 10g、白术 10 克、陈皮 6 克、枳壳 6g、竹茹 5 克、扁豆 10 克、甘草 6克,水煎服。每三日二剂,服 4 剂后,溃疡即见好转,疼痛减轻,腹已不胀,大便微溏,小便正常。遵上方加茯苓 10 克,薏米 15 克,益脾利湿,连服6剂,溃疡基本愈合,四肢转温,头晕、耳鸣、腰痛怕冷减轻,而大便仍溏未除。减大黄、黄芩、黄连加山药 10 克、益智仁 10 克、扁豆 10 克,连服 20 剂以善其后。一年后随访,溃疡未再复发。

按:复发性口疮是一种慢性口腔黏膜疾病,以反复发作,缠绵难愈为特征。多因素体虚弱,大病之后,或思虑过度,劳伤心脾、饮食不节、阴损及阳,亦可出现阳损正伤之证。临床处方遗药,当寒热温凉兼用。正如《景岳全书》云:"口舌生疮因多由上焦之热,治宜清火,然有酒色劳倦过度,脉虚而中气不足者,又非寒凉可治,或补心脾、或滋肾水,或以理中汤,或以蜜附子之类方可愈也。"附子泻心汤,寒温并用,上下兼通。其中的附子既配制约三黄之过于寒凉;又可温化肾阳,使得肾阴上济,心火下降,虚火得平,阴阳调和,溃疡自愈。此也体现了古人"善补阴者,当从阳中求阴之"的宗旨也。

2. 脾胃阳虚邪伏胃痞症

王某,女,60岁,2008年9月10日初诊。今年1月21日,当时室外天寒地冻,屋内温暖和春。由于衣着、饮食不慎,至夜即感怕寒,次日出现咽痛、口干、尿频、尿急。自服板蓝根、黄连上清丸等清热药3天,上症好转。继之感胃脘痞闷、恶心、纳呆、大便不爽、小便乃黄。在当地医院看中医,投黄连泻心汤加减数剂不效,转西医消化科就诊。诊断:胃肠功能紊乱。予整肠生(地依芽孢活菌片)、吗丁啉(多潘立酮片)服一周亦无功效。患者病急乱投医,先后又选用清热化湿、疏肝和胃、补脾益气等剂,仍胃脘痞闷,心下如梗,大便滞下,四肢不温,背冷畏寒,神疲噩梦、体重下降10余千克,苦不堪言,来我诊所求治。症见,症状同上,舌淡质胖,边现齿痕,苔白垢腻,肌肤柔白,若遇阴雨天则心烦头重,天晴日出则症减神情。辨属脾胃阳衰,寒湿凝聚,浊阴不降之症。治宜温中祛寒,扶阳和胃,化湿消痞。药用附子理中汤加味:黑附片20克(开水先煎1小时)干姜10克、党参、白术、茯苓各10克,陈皮、厚朴、枳壳各10克,藿香、白豆蔻8克(冲服)甘草6克,水煎服,每日一剂。连服4剂。二诊:脘痞溏便好转,已不恶心,饮食有所增加,仍感怕冷、疲倦,苔厚腻转薄。上方加桂枝10克、薏米15克,温经通阳,健脾渗湿续服4剂。三诊服上药后,胃痞胀已除,食欲增加,手足转温,睡眠安稳,惟神倦腰疲,不敢多食,舌苔薄白腻,脉沉细。此脾阳虚衰,穷必及肾。投金匮肾气丸温肾、暖脾、化气调理善后,困扰半年有余之疾,终获痊愈。

按:本例为脾胃阳气素虚之人,当感受邪气,误用寒凉之品,中焦阳气被伐,寒湿凝滞,气机至塞,浊阴不降,阴阳失和,故心下痞、呕恶、腹胀、纳呆。脾病及肾,脾肾阳亏,火不暖土,水谷难化,则便溏;脾不散精,阳衰气弱,精神肌肉失养,则神倦畏寒;寒湿内停,湿盛阳微令"胃不和,则夜不安"。顾护阳气,

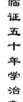

重振中阳,是治疗本病的关键。因此大辛大热的附子在整个病程中的运用,犹如离照当空,阴霾自散。寒去阳复,气机和畅,则痞满等症尽获痊愈。

3. 真寒假热

王某,男,70岁,金川公司退休工人,2005年12月26日来诊。因发烧咳嗽半个月,胸片提示:左下肺感染。曾使用多种抗生素治疗两周未愈。刻诊,仍身热无汗、昼轻夜重,夜间体温高达39℃以上,阵阵咳嗽,咳痰量少色白,微喘,口干喜热饮且饮不多,多衣厚被,近暖炉,食少便溏,面色晦暗,形瘦神疲,舌质淡暗,边有齿痕,苔白腻水滑,脉沉细促。证属:脾肾阳虚,内寒外热之证。治宜温肾健脾,止咳化痰。投四逆汤加减。用黑附片20克(开水先煎)、干姜10克、肉桂6克、党参20克、白术10克、陈皮10克、杏仁10克、半夏6克、灸紫苑10克、补骨脂10克、菟丝子10克、甘草6克,服2剂,微汗出,夜间体温降之37.8℃左右,咳嗽、咳痰减轻,精神好转,纳食稍增,大便仍溏。继服3剂后,体温已恢复正常,口润不渴,弃厚衣被,精神转佳,守上方去紫苑,加制黄精15克、茯苓15克,益脾补肾再进4剂。复查胸片,肺部阴影消失,诸症尽除,体复如故。

按:该患者年老体弱,病发热,咳嗽半月之久未愈,加之使用抗生素后,重伤其虚。症见发热而昼轻夜重,多衣厚被,口渴而喜热饮,脉虽数促,但沉细无力,神疲乏力,食少便溏,舌质淡暗边有点齿痕,苔白腻水滑等。实属脾肾阳虚,命门火衰,阴邪内盛,虚阳浮于外之真寒假热之证。正如《伤寒论》第11条所示"病人身大热,反欲得衣者,热在皮肤,寒在骨髓也。"由于辩证立法,遗药得当,则病豁然而愈。

4. 牙痛

右侧牙痛反复发作3个月,逐渐加重,疼痛难忍,自觉牙齿松动,不敢咀嚼,伴有胃寒,腰膝酸软,牙龈无红肿,牙齿脱落不全,舌淡、苔白,皮肤欠温,脉沉细弱者。治应温肾壮阳,散寒止痛。

予阳和汤加味:麻黄5克、肉桂5克、炒干姜5克、熟地10克、鹿角胶10克(烊化)、白芥子10克、白芷6克、怀牛膝8克、秦艽6克、甘草3克。

按:此牙痛属于肾阳亏虚,阴寒内盛之证。肾藏精主骨,人体之骨均赖肾精滋养,而齿为骨之余,肾精亏损则骨失所养,骨弱齿松,加之阴寒内盛,凝滞经脉,故而牙痛,难以咀嚼。阳和汤善治一切阴证。对阳虚寒凝者均有良效。治疗牙痛以骨碎补、白芷、细辛三味为常用药物,其中骨碎补可补肾健骨,白芷、细辛则通经止痛。全方诸药为伍,温阳补肾,通经散寒,标本兼顾,故能奏效。

5. 便秘

便秘症尤以老年及中年比较多见,用承气汤、麻仁丸之类泻下药效不佳,反致腹痛。虽然润肠通便大便可短时间缓解,但旋即又结。便秘甚时,必用手指掏拉,便结如羊粪球状。畏寒怕冷,肌肤凉,伴头晕乏力,舌淡、苔白,脉沉细。治疗以温阳润肠通便为妥。

处方:黄芪15克、白术10克、陈皮8克、当归5克、肉苁蓉10克、何首乌6克、枳壳18克、升麻5克、柴胡4克、扁豆10克、党参10克、云果仁10克、甘草5克、生姜5克、大枣3枚、桂枝10克。患者服四剂后症减轻,服10剂则告愈。

按:此阳气衰微,气血虚,肠道失于润滑则便秘。温阳法可以使阳气振而气血足,肠道充而便可调。故方用肉苁蓉、何首乌可暖命门,益精髓,充血脉;参、芪补中气、充脾胃以健脾润肠,二者相得益彰。但凡气虚、老年性便秘,其效佳且稳。

6. 遗尿

成人以及儿童遗尿者临床居多,《诸病源候论》认为:"膀胱虚冷,不能制约于下故也。"肾与膀胱同居于下,其脏腑互为表里,依靠肾气分为清浊,清者上升于肺,散布周身,浊者则由膀胱排出体外,肾气弱不能蒸化,则小便不能正常贮尿和排尿,甚至小便失禁。若医从"壮水之主,以制阳光"予以六味地黄丸、八味地黄丸等,其往往效微或不愈。《金匮要略·肺痿肺痈咳嗽上气篇》云:"肺痿吐涎沫而不咳者,其人不渴,必遗尿,小便数而所以然者以上虚不能制下故也,此为肺中冷,必眩,多涎唾,甘草干姜汤以温之"。此外《景岳全书》曰:"小水虽于肾,而肾之连肺,若肺气失权,则肾水终不能摄"。故治水者,必先利之,治肾者,必先治肺,温肺化水(饮)固护周身,所谓治水(饮)者,当顾及肺、肝、肾三脏也。甘草(炙)能温中;干姜(炮)能温散、温中、温三焦。此二味合用可平阴阳、和营卫。《素问·至真要大论》曰:"诸病水液,澄彻清冷,皆属于寒"。而甘草干姜汤能温肺散寒,温肺化饮,化水为气,益阳救本,可使遗尿根除。

另外,《本草经疏》云:"《十剂》云:温可去脱。脾虚滑泄不禁,非涩剂无以固之。膀胱虚寒则小便不禁,肾与膀胱为表里,肾虚则精滑,时从小便出,此药(即金樱子)气温,味酸涩,入三经而收敛虚脱之气,故能主诸症也"。若子宫脱垂,盖因肾气虚弱,固摄不利所致,用金樱子敛气固脱,子宫即可复原升至正常部位。

第二节　常用方剂实例

一、藿香正气散应用举隅

藿香正气散见于宋代《和剂局方》(公元 1131—1161 年)。用于治疗外感风寒,内伤湿滞、寒热头痛、胸膈满闷,心腹疼痛,恶心呕吐,腹鸣腹泻、口淡、苔厚腻之证。后人应用本方加减治疗湿温病,积累了丰富的经验。特别是清代吴鞠通《温病条辨》中五个加减正气散应用,更充实了本方的内容。现代广泛应用于消化系统的疾患,如夏月的呕吐泄泻、寒湿困脾的脘闷食少,感受外邪恶寒发热等疾病及一些内科病,常见本方加减治疗,效果满意。

方剂组成:藿香 100 克、苏梗 30 克、白芷 30 克、大腹皮 30 克、茯苓 30 克、白术 60 克、陈皮 60 克、半夏曲 60 克、厚朴 60 克、桔梗 60 克、炙甘草 60 克,为末,每服 10 克、水一碗加生姜三片,大枣一枚,煎七分,热服。若为汤剂,按年龄大小和体质的强弱,据原方配伍组成适当减量。

笔者在临床中,拙用藿香正气散治疗顽疾,偶获显效揣冒昧之讳,附录于后。

病例一　苏某某,男,43 岁,工人。上腹部反复疼痛已三年多,痛无定处,每于冬季发作,或因饮食生冷、油腻而诱发,面色苍白,形体虚胖,常有腹胀痛、嗳气、肠鸣,得热痛减,纳差、口淡,大便溏而不爽,舌质淡红,苔白厚润,脉濡。钡餐诊断为十二指肠球部溃疡,曾医以中焦虚寒之胃痛治疗,投以理中、补中益气、香砂六君汤等加减,效果不显,因此症为湿浊困阻中焦之胃痛,纯补中、温中而不化湿是不能收到满意效果的,必须用化湿利气和中法。给予藿香正气丸,每日三次,每次二丸,饭前半小时开水送服。三天后复诊,病去大半,按原法连服半个月,诸症俱除。再以陈夏益气汤善后调理,随访半年,未见复发。

病例二 郭某某,女,34岁,河西堡镇下洼子村人。停经二个月多,恶心、呕吐二十多天。食则呕甚,吐出食物残渣及痰涎、胃液、胆汁、不呕则泛清水,只能平卧,起床则诸症加重,不思饮食。曾用补液、口服维生素等药治疗,未见好转,呕吐日甚,且呕吐物中带咖啡色黏液,痰涎中带血丝,胃脘及胸前区疼痛,素有胃十二指肠球部溃疡史,西医诊断为妊娠恶阻合并胃或食道出血,再给止血剂,效果不满意。于1969年7月21日来我院门诊请愚诊治。面色微黄,声音低微,舌淡苔略腻,脉沉细;左尺略滑。证属脾虚,运化失职,中阳不正则痰阻中焦,胎气上逆影响胃气不降。中阳不振,胃气不降,气机升降失司而恶闻食气,胸闷气逆则恶心呕吐。治宜健脾化湿,止血安胎,以藿香正气汤去肤毛,加砂仁5克、桑寄生10克、力参5克(另炖)、阿胶10克(烊化)水煎温服。服一剂后,呕稍平吐去十分之五六;吐出物无血丝,思饮食。原方再进二剂,诸症基本消失,但仍觉疲倦,不能久坐及下床活动,遂用香砂六君汤合寿脂丸加减服3剂以善其后。

病例三 李某某、男、31岁,干部,1974年7月21日请愚出诊,见周身遍起风疹团块,扶之触手,皮肤红,痒甚,微喘。夜间发作为甚。呕吐不欲饮,大便稀日2~3次,舌质淡,苔白,二手脉浮缓无力。本厂大夫诊为荨麻疹,给补液加激素,注射痒苦乐民,口服苯海拉明、维生素类、钙剂等西药已治疗四天,诸症无明显好转。愚认为湿阻中焦,风湿袭表之故。必扶其所主而先其所用,治病必求其本,应化湿健脾为首要,投藿香正气散加防风10克、蝉衣6克、薏米10克、肉蔻10克(去油)服一剂后诸症减去十有七八,再服二剂诸恙悉无。续用补中益气汤加减出入服三剂,皮肤恢复如常,饮食自如。

体会:

(1)藿香正气散,古代用散剂,现代多为丸剂或汤剂。从临床效果观察发现,服汤剂要必丸剂效果明显,而且快。

(2)本方以攻为主,非为补剂。所谓"正气散"是通过"祛邪"而促使"正气"恢复。因此,本方只适用于实证,而不适用于虚证,若邪盛正虚,则应配进培本的药物。

（3）本方为辛香温燥之剂，阴虚火旺者忌用。若风热夹湿者应加入清热之品，作为汤剂服用则不宜久煎，因有效成分为挥发油类，否则丧失药效。

二、四逆散的应用

四逆散是张仲景为治疗气郁致厥所创立的一首方剂。《伤寒论》318条原文"少阴病，四逆，其人或咳，或悸，或小便不利，或腹中痛，或泄利下重者，四逆散主之"。少阴病，四肢发冷，或咳嗽，或者感到心跳，或者小便不利，或者腹中疼痛，或者腹泻肛门坠胀的，用四逆散主治。

四逆散治疗阳气郁遏于里，不能透达于外而发生的四肢厥逆，用柴胡升阳透邪、芍药、枳实、甘草疏肝和胃。笔者在临床以此方治疗肝气郁结，气机不利所致的病症，疗效颇佳，

1. 肠痛

王××，女，48岁，于1981年5月26日初诊，主症：自诉于五日前因上腹痛拒按，伴有发烧，恶心呕吐，经当地治疗疼痛未减，其后疼痛转向右下腹，并逐渐加剧。经金昌市医院确诊"急性阑尾炎"，决定手术治疗，因病人家属不同意，拒绝手术治疗。经药物治疗，病证有所缓解，前来我院要求服中药治疗。症见右下腹有明显压痛和反跳痛，大便秘结，舌苔黄腻，脉弦数。处方四逆散加味：柴胡10克、白芍10克、枳壳10克、大黄5克、败酱草10克、杏仁5克、薏米10克、附片4克，水煎服2剂后，疼痛大减，继以本方进退服6剂，腹痛明显好转，后以柴胡舒肝散加味收功。免去了手术之苦，后随访无复发。

2. 痢疾

王某，男，28岁，于1989年9月3日就诊。主诉腹痛腹泻三天。因两天前外出劳动，天热口渴，贪饮凉水，则下午出现身痛发烧，腹痛腹泻，初如水样便，相继出现里急后重，大便如粘冻，白多赤少，日行近十多次，口干不欲饮，纳差乏力，舌质红，苔白腻，脉弦滑，症属湿热痢疾，拟方四逆散加味：柴胡10克、白芍8克、枳壳8克、木香6克、黄连4克、桂枝8克、白头翁8克、玉片6克、甘草3克，嘱服两剂，腹痛下利均已减半，又进两剂则痊愈。

3.肋痛

张××,男,54 岁,1989 年 10 月 3 日初诊,肋胀痛半月多。一月前因访亲,发生争吵后,开始两肋胀痛,胸闷不舒,呃逆饮食减少。他医处服中药十余剂,诸症约有减轻。但仍感左肋胀痛,精神不振,日渐消瘦,舌苔薄白,脉沉弦。症属肝郁气滞,宜疏肝解郁,调理肝脾。拟方:四逆散加味:黄芪 10克、合欢皮 10 克、扁豆 10 克、甘草 6 克、麦芽 10 克,服 2 剂肋痛减轻,效不更方,再进四剂肋痛基本消除,但仍纳差乏力,继以六君子加味调理而痊愈。

按:仲景立方治疗阳气郁遏于里,不能透达于外而发生的四肢厥逆。用柴胡升阳透邪、芍药、枳实、甘草疏肝和胃。咳嗽加五味子敛肺气,干姜散肺寒,又因为肺与大肠相表里,所以能治腹泄;心悸不安加桂枝以通阳行水;小便不利用茯苓利水;腹中疼痛加附子辛温散寒;泄利下重加薤白温中行气。

三、桂枝汤临证应用

王某,女,20 岁,1994 年 12 月初诊。素有喘疾,因外感激发,现感冒已过然喘促不止,呼吸点头抬肩,鼻翼翕动,昼夜不得平卧,呼吸急促、喉中有鸡鸣声,面色红润,痰稀,胸闷不畅。此乃外感寒邪,里有伏饮,内外相攻,阻于气道。即预定喘汤出入三剂后喘有歇止,一日续发 2~3 次,发时喘息更甚。浑身出冷汗,口唇紫绀,眩晕不已,胸腹满闷,气不接续,食欲不振。经细询,方知发前脐部悸动,旋即有气从脐两侧上冲,喘即更甚,每发 30 分钟以上才得渐平,时有恶风,背恶寒。此乃喘证并发奔豚,《伤寒论》原文 117 条载:"烧针令其汗,针处被寒,核起而赤者,必发奔豚,气从少腹上冲心者,灸其核上各一壮,与桂枝加桂汤,更加桂二两也。"用烧针使病人出汗,针到部位受风寒,皮肤起红色核块,将会发生奔豚病,气从少腹部向上冲心,应在红色核块各灸一壮,补虚温阳。更方用桂枝加桂汤合桂枝加厚朴杏子汤。因之,据证立方:桂枝 20 克、白芍 20 克、炙甘草 10 克、厚朴 10 克、杏仁 5 克、生姜 20 克、茯苓 10 克、砂仁 6 克(后下)、大枣 6 枚,服四剂后奔豚未再发作,喘亦息止,能平卧,纳差,诸症均减,唯喉中时有鸡鸣声,继予六君汤合三子养亲汤调养数日,告愈。

按:《景岳全书》谓:"实喘者有邪,邪气实也;虚喘者无邪,元气虚也。"故治喘当先辨虚实,次分寒热。此例为内寒外热之喘,予定喘汤数剂,然喘未止而又发奔豚。奔豚之气发作则喘促更甚,是喘由奔豚诱起,其主要矛盾由喘转为奔豚,若不细加诊察仍以喘治,则气上逆更甚,徒劳无功。故选桂枝加桂汤治奔豚而降其逆气,以桂枝加厚朴杏子汤调和营卫而喘获效。《丹溪心法·喘篇》曰:"凡久喘之证未发宜扶正为主,已发用攻邪为主。"患者久患正虚,故用六君子汤培土善后,冀不再发。

四、乌头桂枝汤

张某,男,15岁。因饮食不节复感寒邪,每于子夜时腹痛,日渐加重,于1994年12约3日来诊。主诉:夜间腹痛剧烈难忍,得温稍减,曾服附子理中丸得以缓解。近日来腹痛延及白天,朝轻暮重,发则汗出如珠,手足发冷,由于发作频繁,发后易感冒,致辍学已有一月余。面色萎黄,形寒肢冷,腹无压痛,脐部冰凉,鼻头前额出汗如珠,大便稀薄,一日数次,舌质淡、苔薄白,脉弦。此乃饮食不节,餐时受冷,克伐脾胃,阴气凝聚,兼之感寒,阴气凝聚,冷邪搏击,故腹痛剧,此为阴多阳少之寒疝。治宜散寒止痛,健脾和胃,予桂附理中汤加减,并刺灸下脘及双侧足三里。处方:党参10克、焦白术10克、附片10克、干姜10克、木香10克、炙甘草5克、肉桂5克,服三剂,初服后昼日腹痛未发,但午夜发时更甚。时值隆冬,又受寒邪,出现恶寒,骨节痛,自汗,舌苔白,脉弦紧诸证。此因久痛伤正,复感寒邪致营卫不和,发则出汗,《金匮》142条载:"寒疝,腹中痛逆冷,手足不仁,若身疼痛,灸刺诸药不能治,抵当乌头桂枝汤主之"。故予乌头桂枝汤加减:桂枝15克、炙甘草15克、生姜10克、附片8克、炙黄芪20克、制川乌5克、蜂蜜15克(调服)、大枣6枚。服四剂后腹痛再未发作,夜能安卧。嘱常服理中丸、人参健脾丸以调养之,注意饮食结构,避免受凉,忌生冷饮食。

按:此例寒疝腹痛,源于饮食不节,形寒受冷,初期半夜子时腹痛,盖子时阴阳交接,阳气衰而阴霾盛,寒气结于内、卫阳衰于外,脏气虚衰,痛则出汗,逆冷面白。其发既久,营卫不和,故易感冒。方中乌附同用施以散寒止痛,桂枝汤调营卫而散表寒,更加黄芪补气固表,方正合拍,故效如桴鼓。

五、干姜人参半夏汤

干姜人参半夏汤（丸）方出《金匮要略》。《金匮·妇人妊娠病脉证并治第二十》方："妊娠呕吐不止，干姜人参半夏丸主之"。《医宗金鑑》注曰："妊娠呕吐，谓之恶阻。恶阻者，谓胃中素有寒饮，恶阻其胎而防饮食也。"但因方内干姜、半夏，后世方书，皆列为妊娠禁药，现代用之者不多。然本人曾用该方治疗属于寒饮恶阻及唯有寒饮而致腹痛、吐逆、眩晕、痞阻等，收效都很满意。从《医宗金鑑》所谓指的"胃中素有寒饮"为准则。胃中有寒饮，必由于脾虚运化无权；而这种脾虚，当责之火不生木。因脾为湿土，取司纳谷而主降；今脾虚不为胃行其津液，则胃阴不降，痰饮潴留胃中，上逆而为呕为吐。故本方主以干姜之大辛大热，以温中散寒，佐以人参之益气补中，以补其中土之虚；皆治本也。并用半夏之辛温燥湿，和胃祛痰，以止上逆之呕吐。三药皆入脾经，而干姜兼能入肾，以暖火补土法，药仅三味而组织严密，标本兼顾。用之对症，实有药到病除之妙，兹不揣庸陋，仅将本人在临床上应用本方的一些经验，介绍如下。

（1）妊娠呕吐：妊娠呕吐，属热着固有，而属寒者亦不少见。辩证当以口之渴与不渴，舌质红赤与否，呕吐物黏稠与稀薄等为辨。如果呕吐物黏稠而口渴喜饮，舌质红赤或舌苔黄燥，自当按热证论治；反之，如吐清水或痰涎稀薄，口不渴或稍渴而不欲饮，舌不红赤而苔白滑者，则当考虑用本方治疗。至于所谓干姜、半夏为妊娠禁药，本人曾屡次用而未见损胎。盖："有病则病当"，即《内经》所谓"有故无殒，亦无殒也"之意。

常用处方：以汤剂为用，加味干姜 10 克、人参 10 克、半夏 10 克，苏根 10 克、白术 10 克、竹茹 4 克、扁豆 10 克、砂仁 6 克（冲服）、寄生 10 克、菟丝子 8 克，一剂，开水泡 15 分钟，煎 8 分钟，饭后一小时服，一剂药煎三次，一天半服完。

一般来说，妊娠恶阻，无须治疗。这里的呕吐不止，是吐势颇剧，胃虚有寒，不等于一般的妊娠恶阻，用干姜人参取理中之半，合半夏生姜，以降逆止呕。

赵以德：此即后世所谓恶阻也，先因脾胃虚弱，津液留滞，蓄为痰饮，至妊娠二月之后,胚化成胎,浊气上冲,中焦不胜其道,痰饮遂涌,呕吐而已,中寒乃起,故用干姜治寒,人参补虚,半夏,生姜治痰散逆。

魏念庭:妊娠呕吐不止者,下实上必虚,上虚脾胃必痰饮凝滞而作呕吐。且下实气必逆而上冲,亦能动痰饮而为呕吐。主以干姜人参半夏丸,方用干姜温益脾胃,半夏开降逆气,人参补中益气,为丸缓以收补益之功,用治虚寒之妊娠家,至善之法也。

陈修园:半夏得人参,不惟不碍胎,且能固胎。

余治妊娠病,屡用半夏,未尝动胎,亦有故无陨之义,根据方书记载,凡是滑利攻下和破血药品皆与妊娠不利,在临床上的处理,就必须注意两个问题:①药物配伍;②孕妇体质。

干姜人参半夏丸,一般认为于胎不利,因为用了人参,一方面可以补益中气,一方面又可以监制半夏,这样就不堕胎。

(2)虚寒吐逆:有厥阴寒气上乘之呕吐涎沫,如《金匮要略》吴茱萸汤证,有中土虚寒之干呕吐涎沫之半夏干姜散证,但两者每有因果关系。盖下焦阳气不足,厥阴寒气上乘,则火不生土,而引起中土虚寒;中土既虚,脾阳不振,则土不制水,使阴寒之气益盛,更易上乘阳位。且土虚而木亦陷,肝气亦上逆,两者互为因果,形成恶性循环,而病益深。本方加吴茱萸一味,治愈顽固之虚寒吐逆症。

由于胃中虚寒,津液变为涎沫,随胃气上冲而作吐,此是阳明寒涎逆气不下而已,故以半夏止逆消涎;干姜温中和胃,调中引气止呕吐也。

(3)虚寒腹痛:里虚兼寒者,如虚多而寒不甚者,可用六君子汤方治;如寒甚而气滞者,《局方》二姜散一法;如虚寒而挟有痰饮作痛者,用本方加良姜甚效。

(4)痰饮眩晕:《内经》曰:"诸风掉眩,皆属于肝"。但中焦虚寒,痰饮上逆,亦致眩晕,此时治其痰饮,而眩晕自除。用上方加茯苓、白芥子、陈皮等疗效满意。

(5)虚寒痞满:痞症起于胃虚,然有寒热之别。其中胃虚而热邪郁结者,《伤寒论》虽有旋复代赭汤一法,对寒邪盛者,究难获效。因为方内旋复花虽然涤痰消结,但究系肺经本药,以之治隔上之痰结则可,治中焦虚寒之痞,则其力所不及;而代赭石味苦性寒,亦非虚寒者所宜。用干姜人参半夏汤加附子一味及黄芩,以治虚寒之痞满,效果甚为满意。

体会:

(1)干姜人参半夏汤是仲师用治妊娠呕吐之方,但必须掌握其呕吐缘由,胃虚有寒饮所致者,方能合拍。推而广之,本方用治由于胃虚有寒饮所致的其他病症,如腹痛、吐逆、眩晕、痞满等,亦皆有效,但必须认定虚寒二字,以呕吐物稀薄澄清或口内清涎上泛,唾液津津,舌苔白滑,舌质淡白为应用标准。于此更体现了中医"异病同治"的特点;同时也说明了"治病必求其本"的重要意义。因中医治病,全凭辨证论治;而辨证论治,又必须建立在"审证求因"的基础上,才能做到"辨证"明确"论治"精当。

(2)干姜、半夏,后世方书皆列为妊娠禁药,但用之适当并不损胎。曾见民间孕妇,经常食姜,而不至于碍胎。至于半夏,后世用于妊娠疾病,并未发现任何损胎事故。但必须在辨证明确的情况下,药适其用,则"有故无损"也。若漫无法则,盲目乱用,则非《内经》本意。

六、阳和汤临床应用

阳和汤见于清代王洪绪《内科证治全生集》,本方历来以治疗外科一切阴症证著称。笔者近年来加减移用于治疗内科诸病,获得显著疗效,现举验案介绍如下:

(1)痹症:李某,女,48岁,患者近两年来一直在露天作业,又居湿地,遂致右侧臂部酸重,疼痛,以腰以下冷痛为甚。甚则碍于行动,面色青黄,步履艰难,疼痛固定不移,遇寒加重。舌质淡、舌苔薄白、舌根略腻。脉细而弱,此属寒凝滞筋脉而为痹。阳和汤加味。处方:麻黄6克、肉桂6克、熟地10克、鹿角胶10克(烊化)、白芥子10克、川牛膝9克、干姜10克、薏米10克、独活10克、鸡血藤15克、黄芪30克,上方加减出入共服30剂。顽痰痹渐除,随访二年未见复发。

按:病机属风寒湿痰,瘀阻筋骨,气血运行不畅,施阳和汤散寒、逐痰祛湿止痛之法。

(2)久泻:王某,男,40岁,患者两年来时作腹泻,泻下稀水内夹白色黏痰样物,量较多,日3~4次,伴肠鸣腹痛。脐周及右下腹隐痛,素日畏冷,面色苍白,吐白色黏沫痰,纳差。舌体胖嫩,质淡、苔薄白,脉沉细弱。证属脾肾阳虚,寒湿凝聚而为"痰泻"。处方以阳和汤加味:麻黄5克、炮姜10克、肉桂10克、鹿角胶10克(烊化)、白芥子10克、法夏10克、茯苓15克、山药15克、黄芪15克、党参9克、莱菔子9克、甘草9克、附片6克、木香6克,上方略有出入,共进30余剂,大便渐成型,日一行,腹痛除,食增,随访二年,未见复发。

按:病机属肾阳不足,脾土虚寒,聚湿成痰,阻滞气机,施温补脾肾之法。脾肾阳振运化如常,则气顺痰消,久泻愈。

悬饮:张某,男,55岁。患者咳喘,遇寒则发。近月来自觉右侧胸肋疼痛渐重,咳嗽胸满,不能平卧,咳吐白色泡沫黏痰,量多,形寒肢冷,面色虚浮。经胸透提示为"右胸下渗出性胸膜炎"、"包裹性积液"。舌淡、苔白、微腻,脉弦滑。证属脾肾阳虚,痰湿停聚。用阳和汤加味:炙麻黄6克、肉桂6克、干姜6克、白芥子6克、炙甘草6克、葶苈子6克、生黄芪6克、白术6克、杏仁6克、泽泻6克 鹿角胶10克(烊化)、茯苓16克上方出入共进60剂。精神振,咳嗽喘平,胸闷肋痛消除。胸透复查:仅见右肋膈角略有变钝。

按:《谦斋医学讲稿》介绍:阳和汤治疗顽固性的痰饮咳嗽,效果超于小青龙汤。因小青龙汤是治疗风寒引起的痰饮咳,阳和汤且能温肾暖脾,施温阳益气,化痰蠲饮之法,治疗阳虚痰饮之喘咳,疗效确切可靠。

痛经:钟某、女、32岁,行经时少腹冷痛,每至经期必腹痛五、六日。需服止痛药,平素白带多,质清稀,少腹冷痛,经色黯红有瘀块,伴身寒体倦,小便清长,舌淡边有瘀斑,苔润。证属里寒气虚,阴寒内盛,凝聚下焦,寒气客于胞宫而致痛经。用阳和汤加味:熟地10克、炮姜9克、五灵脂9克、小茴香9克、制香附9克、川芎9克、当归9克、白芥子9克、肉桂6克、制台乌6克、麻黄3克服4剂后少腹疼痛减轻,经量增多,色较前转红。上方加炙黄芪9克,嘱每次行经前服4~6剂,痛经未作半年后停药,随访已二年痛经未见复发。

按:以阳和汤为基础随证加减,施补肾温阳暖宫散寒,活血通络之法,用于因气血不足,阳虚寒凝所致痛经,应予取效。但在辨证上必须具备畏寒喜暖、少腹冷痛喜按,舌淡、苔薄白,脉沉、迟、弱等虚寒证候,投之立效。

瘾疹:张某,男,40岁,患"荨麻疹"已多年,逢天气寒冷或遇冷风湿更甚,反复发作已有5年之久,现发疹已20余天。西医给予扑尔敏、维生素C、苯海拉明等药。药后仅能暂时止痒,初服效果明显,而后罔效,始终不能根治。求愚治疗。患者面色苍白,瘾疹蜂起,色泽粉红,舌淡、苔薄白、脉弦。即施温补脾肾,疏风散寒之法,予阳和汤加味:麻黄6克、甘草6克、熟地9克、白鲜9克、地肤子9克、荆芥9克、白芥子10克、肉桂5克、生姜5克、黄芪15克,服6剂后风团消失,皮肤瘙痒止,守前方共服20剂巩固疗效,随访一年旧恙未发。

按:病机属脾肾阳气虚损,卫外不固,风寒之邪乘虚侵袭而致,故以阳和汤加黄芪、荆芥、白藓皮等以温补脾肾,疏风散寒之法,药证合拍,故五年顽疾投之立效。

七、补中益气汤应用举隅

补中益气汤是宋金时期著名医学家李东垣所创,组方将益气与升阳熔合一炉,在临床实践中,具有重要的指导意义,是中医辨证论治思想的具体显现。"异病同治"作为是中医最基本的治疗原则之一,临床应用广泛,疗效确切。历来受到医家们的青睐,被推崇为调理脾胃的代表方,被誉为中医八大名方之一。后世广泛用于治疗内、外、妇、儿、五官等各科疾病,笔者应用疾病的体验约谈如下。

1. 慢性气管炎

是支气管黏膜及其周围组织的慢性非特异性炎症。临床以咳嗽、咳痰为主要症状,每年发病持续3个月,连续2年或2年以上。排除具有咳嗽、咳痰、喘息症状的其他疾病。属于中医内伤咳嗽范畴,内伤咳嗽多呈慢性反复发作过程,往往有较长病史和其他脏腑失调的证候。虚证或虚中挟痰居多,是因外感咳嗽失治或治不当所致。由于咳嗽日久,耗伤肺气虚,使肺之清肃功能难复,卫外功能失调,易于复感外邪,导致咳嗽难愈。临床上多见咳嗽无力,少气短息,动则益甚,咳嗽痰清稀,语气低怯或自汗畏风易感冒。久咳致肺气虚,日久子盗母气,出现脾胃亦亏,临床表现为面色少华,纳呆,乏力等脾胃虚弱,中气不足证。气血生化乏源,土不生金,肺脾虚弱,抗病能力下降,故咳嗽缠绵不愈,治疗难取速效。补中益气汤健脾补肺,培土生金,对治疗慢性气管炎具有良好的疗效。

病案一：赵某，男，64岁、干部，2006年11月16日初诊，患慢性气管炎病史已10余年，至今未愈。证见咳嗽，咳痰，呈白色泡沫状，量少，易咳出，活动后胸闷气短，乏力，纳差，易出汗，大便稀溏。舌质暗淡，舌苔白腻，脉沉滑。肺部呼吸音粗，胸部X线提示：肺纹理增粗。诊断为"咳嗽"，"肺脾气虚证"。治法：健脾益肺，止咳化痰。方药：补中益气汤加减，党参10克、白术10克、陈皮6克、黄芪15克、当归5克、升麻6克、柴胡6克、生姜6克、炙甘草6克、山药20克、麦芽10克、大枣三枚，水煎温服，每日一剂，分三次服，服16剂，痊愈，随访半年未复发。

病例二：支气管哮喘（慢性持续期）

支气管哮喘属于中医"哮病"范畴。本病的发生为痰伏于肺，每因外邪侵袭，饮食不当，情志刺激，体虚劳倦等诱因引动触发，哮证缓解期肺脾气虚型者，临床多表现为气短声低，喉中有轻度哮鸣音，痰多质稀，色白，怕风，倦怠乏力，食少便溏。临床上以健脾益气，培土生金为主，方选补中益气汤加减，可迅速改善患者的体质，增强机体和气道的防御能力，实现"扶正以祛邪"，使患者机体抗邪能力明显增强，哮喘发作次数明显减少。

赵某，女，18岁、学生、2006年4月12日初诊。患者自幼患有支气管哮喘，即每年春暖花开季节发作，胸闷、咳嗽伴呼吸困难，咳白色泡沫痰，舌质淡，舌苔白腻，脉数滑。发作时肺部广泛哮鸣音，缓解期正常。中医诊断为"哮病"，辨证为"肺脾气虚证"。治法：健脾益肺固卫，方予补中益气汤加减：太子参10克、白术10克、陈皮6克、黄芪15克、当归5克、半夏10克、升麻6克、炙甘草6克、山药8克、麦芽8克、白芥子8克、杏仁6克、每日煎服1剂，每日三次。上方加减出入服20剂，病情减轻半，后继服参苓白术散加减服10剂，痊愈。随访2年病情稳定。嘱：注意饮食结构，少食辛辣、刺激生冷食物。

2. 治疗崩漏

补中益气汤为补脾益气重要方剂。研读医籍，李东垣提出："妇人崩漏，多因脾胃虚损，不能摄血归经，补中益气汤"；在临床工作中治疗长期漏经不止，病涉虚寒，脉软大无力，用本方加减，患者服4剂，漏下已止，经转正常。以后临床单独运用此方，或稍事加减，每获良效。

病案1:王某,女,48岁,主诉:月经淋漓不断半年,颜色淡红,头昏晕,体困乏力,四肢疲软,语言低微,食少便溏,舌质淡苔薄白,脉无力。中气虚陷,脾失统摄,冲任不固而漏下。李东垣治崩漏,首重脾胃,漏下日久失血过多,气陷血脱。"按有形之血不能速生,无形之气须当急顾",血附气而行,气脱,阴自流而血耐以生成,此为阴生长之理。

治则:益气摄血、温经止漏。

方药:补中益气汤加阿胶4克、炮姜8克、焦艾叶8克、大枣3枚。

服四剂诸证悉减,经水似有似无,饮食增加,舌质红润,脉象由大稍敛束,软而稍有力,仍用上方加焦地榆、金樱子,服6剂而痊愈。**按**:经血量少,非时而下,持续不止,或止而又来,淋漓不断,名曰漏下。本例乃中气虚弱,不能摄血。古今医家用补中益气汤,益气摄血,乃通常之法。益气升阳药,干姜易炮姜,药到病除,《济阴纲目》曰:"血见黑则止"之意。继应用补中益气汤,剂量不变,以期达到益气摄血目的。

病例2:李某,女,41岁,主诉:每月经行2次,或淋漓不断,已经有5个月。颜色淡红,头昏头晕,全身无力,食欲不振,易出汗,唇色淡红,脉虚浮无力。因漏下而致虚,体虚则卫表不固,易感冒。

治则:益气固表,摄血止漏。

方药:补中益气汤加焦艾叶、侧柏叶等,加减服8剂则收效。

3. 补中气能抗癌

脾胃是后天之本,人体营养,唯赖脾胃的健运来腐熟水谷,化生精微,营养周身百骸。就以药物战胜病邪来说,亦需胃气以敷布药力,才能发挥它的作用。所以有言:"安谷则昌,绝谷则危"的说法。在治疗中应注意"养阴不碍胃,补气不壅肿。"

结束语:

肺系疾病迁延日久,必致肺、脾气亏损,正如沈金所云:"脾有病,必波及之,四脏有病,亦必有待养脾,故脾气充,四脏皆赖煦育,脾气绝,四脏安能不病……凡四脏者安可不养脾哉"。元气、宗气、卫气及五脏诸气之不足,可通过健脾气得到改善。补中益气汤是根据内经"劳者温之,损者益之"的经旨,组方而成的甘温补剂,可益气升阳,调补脾胃,主治脾胃气虚,中气下陷所引起的一切病证。临床上遵循"谨守病机,异病同治"的古训。结合现代

黄兰魁中医临证五十年学治集

医学理论,发挥中医整体观念,辨证论治的优势,灵活运用于各种肺脾系疾病的治疗。笔者认为运用本方,临床应用要注意以下几点:①正确辨证,把握"气虚"的主症,出现原气、宗气、卫气及五脏气虚的证候时,均可运用补中益气汤化裁施治。②要注意本虚标实的相互关系,临证时补虚不忘泻实,扶正祛邪应斟酌运用。③药物剂量必须把握好君臣佐使。

八、半夏泻心汤、当归四逆汤、四逆散之运用

1. 半夏泻心汤

治湿热积滞于肠胃而引起的胃痛、呕吐、腹泻、慢性下利,以及缠绵不愈之口腔溃烂等效果较为满意。若腹泻者,加茱萸;口腔溃疡烂者,加橘皮、白芍。

2. 当归四逆汤

①运动性癫痫,可加吴茱萸、龙骨、牡蛎、白芥子等。②多形性红斑,可加苍术、蛇床子、桃仁、红花等。③血管神经性水肿(慢性荨麻疹),加荆芥、防风、薏米等。④原发性不孕症,加淫羊藿、苍术、肉苁蓉、菟丝子、何首乌等。

3. 四逆散

①透邪解郁,和解退热。小儿脏腑娇嫩,藩篱不蔽,易感外邪,邪郁肌表,则卫气不能温分肉,可见恶寒。邪郁则卫阳被遏不达四肢,而见手足逆冷,治疗关键在于透邪解郁,四逆散中可加陈皮、半夏、荆芥、白芥子等。②理气和血,调和阴阳。癫痫系惊、风、痰、瘀四者导致气血逆乱,阴阳之气不相顺接,清阳被蒙。以化痰熄风为主,四逆散加陈皮、半夏、胆南星、钩丁、全蝎、白芥子等疗效满意。(③平肝熄风,清解郁热。多发性抽动症(或抽动秽语综合征)系外风引动内风,风痰流窜经络所致,四逆散加全蝎、姜蚕、木瓜、伸筋草、钩藤、莱菔子等。④疏肝理脾,缓急止痛。四逆散加半夏、川楝子、元胡、陈皮等,可使脾健胃和,气机畅达而腹痛减。⑤通导肠胃,消梗解阻。四逆散合大黄甘草汤可疗肠梗阻,肠道梗阻之原因是燥结停于小肠的缘故。

九、苓桂术甘汤方药运用

苓桂术甘汤源自张仲景《伤寒论》，主要用于治疗中阳不足之水饮，具有温阳化饮，健脾利湿之功。其原文（67条）："伤寒，若吐若下后，心下逆满，气上冲胸，引起头眩，脉沉紧，发汗则动经，身为振振摇者，茯苓桂枝白术甘草汤主之"。

身为振振摇者，即颤振身摇，恶寒较甚之状。其与真武汤之"振振欲擗地者"仅程度上之差别。逆满，心下即胃之所在，是胃中停饮。背为太阳经领域，发汗阳虚寒战先起于背，即动经之义也。

苓桂术甘汤即伤寒误治，阳气损伤，引起水气内停之证治。水气停于心下，故心下逆满，水气有上泛之势，则形成气上冲胸。水气蒙蔽清阳，阳气不升，则头眩。脉沉主里、主寒，脉紧主饮、亦主寒，里有寒饮只宜温化，当用苓桂术甘汤治疗。若发汗必更伤阳气，势必引动太阳经气而发生寒战，甚至身为振振摇而不能自持。《金匮》载："病痰饮者，当以温药和之"，"心下有痰饮，胸胁支满，苓桂术甘汤主之"，"夫短气有微饮，当小便去之，苓桂术甘汤主之，肾气丸亦主之"。诸条同属本证候，临证当互参。

苓桂术甘汤方由：茯苓12克、桂枝9克、白术6克、甘草6克等四味组成，上四味以水1200毫升，煮取600毫升，去滓，分三次温服。方中重用甘淡之茯苓为君，健脾利水，渗湿化饮，既能消除已聚之痰饮，又善平饮邪之上逆。正如《素问·阴阳应象大论》中提到之"味厚则泄，薄则通"。此亦体现仲景"病痰饮者，当以温药和之"的思想。《医宗金鉴册补名至方论》所说组方"茯苓淡渗，遂饮出下窍，因利而去，故用以为君。桂枝通阳输水走皮毛，从汗而解，故为臣；白术燥湿，佐茯苓消痰以除支满；甘草补中，佐桂枝建土以治水邪也"。《金匮》有云"心下有痰饮，胸胁支满，目眩苓桂术甘汤主之"。又云："夫心下有留饮，其人背寒冷，如手大"（原文8条）。

此外，里证无汗者，多因津血亏虚，化汗无源或阳气虚无力化汗所致。手足冷由于四肢不得阳气温煦所致，亦可见于体内痰饮，瘀血等有形之邪阻滞气机，气机不畅而导滞阳气不达四肢，四肢失于温煦。口干不欲饮，提示痰饮内阻，津液不能气化上呈于口，口干然体内津液本不亏，故不欲饮。

舌边有齿痕,苔白滑,是阳虚不能运化水液,水湿内停之征象。痰饮留聚乃阴邪内盛,邪气充渍脉道,鼓动脉气,故见脉圆滑流利。李时珍《濒湖脉学》中讲:"滑脉为阳元气衰,痰生百病食生灾"。《脉学求真》中亦提到:"或以气虚不能统摄阴火,脉见滑利者有之"。痰饮内行,使肝失疏泄,气机郁滞,血气敛束不伸,脉管失去柔和之性,故脉来强硬而弦,《濒湖脉学》中也讲到"弦应东方肝胆经,饮痰寒热疟缠身"。《金匮要略·痰饮咳嗽病脉证治》亦提到"脉偏弦者饮也",并进一步阐述"脉浮而细滑伤饮",识到弦脉主饮的特点。阳虚水泛,痰饮内停。《金匮要略·痰饮咳嗽病脉证治》云:"病痰饮者,当以温药和之。心下有痰饮,胸胁支满,目眩苓桂术甘汤主之"。《金匮要略·痰饮咳嗽病脉证治》有之:"心下有痰饮,胸胁贯满,目眩,苓桂术甘汤主之"。又云:"夫心下有留饮,其人背寒冷,如手大"。背寒冷是由于痰饮内伏,使督脉之经气运行不畅而失其温煦,《本草正义》为"独活气味雄烈,芳香四溢,故能宣通百脉,调和经络。温阳化饮,通利经气之功。

痰、饮、水、湿同源而异流,都是由于人体津液的运行、输布、转化失调,从而形成的一种既是病理产物、又是致病因素的物质。凡津液停聚变得浓稠者为痰,稀薄者为饮,更稀薄者为水,呈气雾状者为湿。故痰、饮、水、湿皆为阴邪,具有阴的一般性质。饮痰是一种含义极为广泛的疾病,凡各种原因引起气道或脉道阻塞,以致水液停聚于内脏器官之间的证象都谓之"饮",依其留滞的部位不同,而有不同的症候名称。例如,痰饮、悬饮、溢饮、支饮、流饮、伏饮等。饮病所产生的临床症状,主要是水液不能布化通调而停聚所致,停于胃则呕,滞于肺则咳、喘,留于肝脾则痛、满,凌于心则悸,泛于肌肤则肿……究其饮邪产生的主因是因阳不化气所致,由于饮为阴邪,由水停也,得寒则聚,得阳则化,得温则行。

饮为阴邪,停聚为病,治疗的要旨在于增强阳气的升温性、动性,即仲景所谓"病痰饮者,当以温药和之"的法则。另一方面,如果同时降低阴(饮)的凝聚性、静性,即所谓治水必从小便去的法则,就有相得益彰之妙,五苓散正体现了上述两个法则。方中茯苓淡渗利水,直接作用于湿邪,解除其凝聚性、静性,而以白术佐之,桂枝、甘草辛甘化阳,以增强阳气的升温性、动性,使之恢复其正常的温化,则清者升,浊者降,而停饮自除矣。

按:痰饮致病见证多端,临床辨治不可拘泥,痰饮为病,颇为广泛,因而有"百病多由痰做祟"之说。由于痰饮随气流行，可流止于五脏六腑、四肢百骸以及肌肉腠理，而致多种疾病。《金匮要略·痰饮咳嗽病脉证治》亦提到许多因体内痰饮作祟而导致的疾病，如"夫心下有留饮，其人背寒冷如手大"，"留饮者，胁下痛引缺盆，咳嗽则辄已"，"胸中有留饮，其人气短而渴，四肢历节痛。"临床上辨治时，当祛除其致病根本"痰饮"，才可达到饮消则诸证自愈之效。故《证治要诀·停饮伏痰》篇云："病痰饮而变生诸证，不当为诸证牵掣，妄言作名，且从治饮为先，饮消则诸证自愈。"

以温药和之而化痰饮，健脾旺土以行痰饮，温和之气能够温补脾肾真阳。饮属于阴邪，最易伤人阳气，用温药以温脾肾之阳而治本，脾肾阳气充盛，运化功能正常，则能水精四布，不致水湿停滞聚而为饮。温脾肾之阳，阳气振奋，则水饮得以温化。痰饮为病，与脾的功能正常与否关系密切，脾在水液代谢中起到运化和转输的作用，而肺为水之上源，肾为水之下源，脾则居中焦，为水液升降输布之枢纽，凡水液的上腾下达均有赖于脾气的输转。《医宗必读·痰饮》载"按痰之为病十常六七尔"。《内经》叙痰饮四条，皆因湿土为害，古先哲云"脾为生痰之源……脾复健运之常，而痰自化矣。"

十、审证求病机，活用真武汤

方证相应，审证求机是应用经方的最高境界。审证求机体现为同病异治和异病同治。笔者临床应用真武汤治疗多种疾病，注重方证相应，疗效卓著。

审证求机，方证相应是活用经方的灵魂。笔者应用真武汤紧扣"阳虚水泛"这个病机，对于各个系统的疾病都有较好的疗效。吴谦《测补名医方论》曰："真武者北方司水神也，以之名汤者，籍以镇水之义也。夫人一身制水者脾也，主水者肾也，肾为胃关，聚水而从真类，倘肾中无阳，则脾之枢机虽运，而肾之关门不开，水即欲行，以无主制，故泛溢妄行而有是证也。用附子之辛热，壮肾之元阳，则水有所主矣。白术之苦燥建立中土，则水有所制矣。生姜之辛散佐附子以补阳，于主水中寓散水之意。茯苓之淡渗，佐白术以健脾土，于制水中寓利水之道焉。而尤妙在芍药之酸收，仲景之旨微矣，盖人之身阳根于阴，若徒之辛热补阳，不少佐以酸收之品，恐真阳飞越矣，用芍药者,是丞收阳气归根于阴也。"

病案 1　冠心病

张某,男,54 岁,某私有企业老板,于 2008 年 7 月就诊。

自述患冠心病 1 年余,时常出现胸闷、胸痛,曾服"复方丹参片"、"鲁南欣康"等,症状无明显缓解。6 天前因胸闷、胸痛发作频繁并加重,入院治疗。心电图示:广泛性心肌缺血。给予肠溶阿司匹林、倍他乐克、ACEI、硝酸酯类等,症状无好转,要求中医治疗。查:形体较胖,面色苍白,气怯怕冷,四肢不温,口淡乏味,纳差便溏,有时便秘。舌质红,苔厚腻,脉沉滑。辩证:阳虚水泛,遏阻气机。治则:温阳化气,化湿利水。

处方:黑附子 10 克、(与生姜 15 克一起先煎一小时)白术 15 克、茯苓 15 克、白芍 15 克、泽泻 10 克、桂枝 15 克、砂仁 10 克(冲服)、丹参 10 克、炒山药 10 克、每剂以水 1000 毫升煎至 500 毫升,每次服 160 毫升,日服 3 次,服完 4 剂后,胸闷、胸痛发作次数明显减少,畏寒怕冷好转。守方加减出入,用量逐增,不能超 10 克,共服 30 余剂,诸症皆失。随访一年未复发。

病案 2　肾癌

王某,女,57 岁,于 2010 年 2 月就诊。1 个月前发现右肾癌,在某三甲医院行右肾脏摘除术。术后精神萎靡,恶心呕吐,不欲饮食。血肌酐 155mmol/升,血尿素氮 16.6mmol/升。望:面色萎黄,中度浮肿,声低气怯,形寒怕冷,腰痛背痛,纳差便溏,口淡无味,舌质淡。苔厚腻,脉沉细而滑。辩证为阳虚水泛,湿浊郁阻。治则:温阳化气,利湿祛浊。处方:黑附子 10 克(与生姜 15 克一起先煎 1 小时)、白术 15 克、茯苓 15 克、白芍 15 克、泽泻 10 克、桂枝 15 克、砂仁 10 克(冲服)、半夏 10 克、沉香 5 克(后下)、薏米 10 克服 6 剂,每剂以水 1000 毫升煎至 600 毫升,每次 200 毫升,日 3 次。

服完 6 剂后,精神明显好转,腰背疼痛消失,不再呕吐,饮食有所增加。为巩固疗效,宗上方加减服 20 余剂,血肌酐、血尿素氮逐步恢复正常。

按:真武汤出自《伤寒论》仲景之旨。

1. 82 条

太阳病发汗,汗出不解,其人仍发热,心下悸,头眩,身润动,振振欲擗地者,真武汤主之。

身润动:身体肌肉跳动之状。振振欲擗地:即身为振振摇之重症,指身

黄兰魁中医临证五十年学治集

体振颤欲倒之状。

本条是说其人素体本虚,患太阳病之后,用麻黄汤、大青龙等发其汗,伤其阴气,病由太阳转少阴的证治。故汗出不解,并非表不解,乃是病不除;其人仍发热,并非表热,乃是虚阳外越之浮热。阳微不升,故头眩身瞤动,振振欲擗地;阳虚水停,故心下悸。当温阳行水用真武汤治疗。

316条:少阴病,二三日不已,至四五日,腹痛,小便不利,四肢沉重疼痛,自下利者,此为有水气,其人或咳,或小便不利,或下利,或呕者,真武汤主之。

少阴病,二三日不已,意味着脉微细,但欲寐等症仍然存在,至四五日,病势深入,脾肾阳气更虚,水气停聚,浸淫于内外,而引起种种病症。故仲景自注云:此为有水气。水停于内,清浊不分,故腹痛,小便不利,自下利;水湿浸淫于外,故四肢沉重疼痛;水气变动不居,或涉于肺则咳,或聚于胃脘则呕。阳虚水停引起的证候,自当用真武汤治疗。

2. 辩证要点

主症:但欲寐,心悸、头眩、腹痛,小便不利,四肢沉重,浮肿,下利,不渴,苔白滑,脉沉或微细。

副症:身瞤动,振振欲擗地,或微热,或咳、或呕、或喘,苔灰黑而滑润,脉浮大无根。

关于水气为病,本论中有数见。如五苓散证膀胱有水气,小便不利,必烦渴引饮,发热有汗为特征,属太阳中风;小青龙汤证心下有水气,小便不利,必发热无汗,干呕不渴,且兼咳喘为特征,属表寒里饮,为太阳伤寒。真武汤证为阳虚饮停,水饮可浸及上中下焦各部,以头眩、心悸、浮肿为特征,不难辨别。

真武汤证的临床指征:心悸气短,腹满或痛,小便不利或清利,或呕逆巅眩,腰背恶寒,足膝怕冷,四肢或全身浮肿,脉沉微欲绝,或浮大无根,或沉迟无力,苔白多津,或黑而滑润,无论水肿、哮喘、疝气等,均属本证范围。

3. 基本病理

阳虚阴盛,水气内停

本证常因素体阳虚或病后失治,以致阴大于阳。阳气不振,其升温性、动性不足,引起但欲寐,头眩、心下悸;阳的升散性减弱,阳虚不能化气行水,分别清浊,升腾津液,故小便不利,下利;阳虚不能温煦,阳虚不能腐熟水谷,阳虚化源不足,不能温养筋脉,不能发散津液以濡养筋脉,故身瞤动,振振欲擗地。阴的优势沉凝性,静性引起水气停聚。水气停聚于腹中,气机阻滞,故腹痛腹满;泛溢于肌腹,则四肢浮肿,沉重;停于肺,则咳则喘;停于胃脘,则呕吐,不渴。其舌象脉象均为阳虚水停的表现。至于本证的微热,则是上焦浮阳的虚性发散性引起,属于真寒假热之象,绝非表证。总之,本证是整体反应性阳气减弱性失调证候。

4. 药理方理

真武汤方:茯苓 9 克、白芍 9 克、生姜 9 克、白术 6 克、附子(一枚,炮)9 克,上五味,以水 1000ml,煮取 600ml,去渣,温服 200ml,日三服。

附子辛热,温阳散寒,增强阳得升温性;白术苦甘温,燥湿行水;茯苓甘平,淡渗利水;生姜辛温,宣散水气,共同降低阴(水)的沉凝性,静性;芍药苦酸,养血和阴,旨在防其水气消而生热燥,有反佐之义。故本方有温有行,阴阳两调,为温阳行水之首选方。

本方附子的用量,当按阳虚的程度而酌加,轻则 9 克,重则 30 克,特别是对一些久病阳虚患者,常见舌淡,四肢发凉,或兼恶寒便溏等症,对附子的耐受量较一般为大。

真武汤为主,配用"治水三法"治疗充血性心力衰竭。充血性心力衰竭为各种心脏病所引起的严重心功能代偿不全的共同表现。临床上所表现的脉和证,多见心肾两虚,宜选用强心扶阳,宣痹利水的真武汤为主方,主要取壮火制水之意,其疗效若配用治水三法,更为有效。

治水三法乃"开鬼门""洁净府""去菀陈痤"。

开鬼门,是宣肺,透表,使肺气得宣,营卫调和,以求上焦得通,溅然汗出,作用在肺皮毛。

洁净府法:是行水利尿,使水去肿消,作用在肾。

去菀陈痤,是散瘀通络,活血化瘀,作用在脉。

温阳利水三方法治疗慢性肾炎:归脾汤、猪苓汤、真武汤,每天服一方,三方三天按顺序服,为一轮,三天一轮换服 60 余天。后以金匮肾气丸服六个月。病机大都肺、脾、肾及三焦气化失调,常以肾之阳气衰微为本。阳虚则水泛。叶天士《临证指南医案》治蒲姓案云:"通阳则浊阴不聚,守补恐中焦易钝。"温阳利水,使离照当空,阴霾散却,脾运司职,水湿则不复聚矣。水肿后期运用真武汤,为收功之法,非鼓舞肾阳而水湿不能尽去,用猪苓汤之渗湿,意仅图标,以归脾以扶土,意在健中;最后用真武之温阳方是治本。

第三节　分类辩证实例

一、发热

发热为临床常见病症之一,经过治疗,一般可短期内尽快自愈。但也有偏施寒凉滋腻而邪热稽留不去。屡投抗炎解热而热势旋退旋起之证,治疗不妨从"气""湿"着手。脾虚素体,湿邪素盛,或发热之际,滋食肥甘,助热生湿。生病之后,情绪郁闷,厌药拒针,所愿不遂,气机郁滞,加之屡施苦寒,凝敛邪气,终至"气、湿、邪"相互胶着,缠绵不愈,成人与小儿常因此为患。治疗当辨证施用化湿理气,开遏解郁之法。曾治王姓少年(住院号 2448),发热六日(T38℃~39.5℃),伴头痛、恶心、呕吐、烦闷不宁,舌质红苔白腻,脉弦数。给抗炎、解热药旋退旋起,投苦寒清泻数剂罔效。继以化湿清热,解郁开遏治疗,药用:柴胡、黄芩、半夏、石膏、川芎、白芷、桑叶、陈皮、通草等,一剂热退痛缓,三剂热平症愈。

高热一证,多为盛实之证,纵见虚侯,亦多顾及阴液亏损之多少,然虚阳外越之发热也有表现以高热为主者,不可不知。因其症情危重,又常受"炎症"束缚,医者往往标本难辨,疑虑丛生。笔者体会,阳虚高热之辨别关键在于神色与舌脉,即神情淡漠、面色苍白(或白中透青),舌体胖质淡,舌苔白润(或灰黑而润),脉虚大(或沉微)无根,如同时出现汗出清冷、渴不欲饮、下痢清稀等则更有诊断意义。曾治一张姓小儿患"病毒性肺炎"而见咳嗽、高热四天,前医投麻杏石甘汤加味以及注射大剂青霉素等,热势未退复加泄泻,症见:T39.2℃,喘促鼻煽,肢厥昏睡,面色苍白,汗出如珠,泄泻清稀,舌质淡苔白润,脉疾无力。此虚阳外越,宗气大泄之危侯,急以温中回阳为治,药用:红力参、附片、干姜、龙骨、牡蛎、山药、陈皮、甘草等,频饮,服药两

黄兰魁中医临证五十年学治集

387

小时后目睁清醒，四肢转温，体温稍降，继服药至翌晨：T37.6℃，咳喘减，微出汗，继以异功散加减调理半月告愈。

二、心衰

心力衰竭属中医心悸、厥脱等范畴。虽有多种原因所致，但以心悸、气短、汗出、胸闷、甚至神昏、肢厥为主要表现。具有气（阳）血（阴）双亏，宗气大泄之特征。盖血之主为心，气之主为肺，气之于血互生互用，故心衰的治疗当首重心肺，责之气血。大补元气，敛阴生津者以生脉散（人参、麦冬、五味子）为佳。偏阳虚加附子、桂枝；偏阴虚加生地、白芍等。气虚鼓动无力，血行迟滞而现瘀血（唇青舌紫等缺氧表现）之证，加丹参、川芎、潜镇之品（龙骨、牡蛎等）可视情选用，以增强摄敛之力。

曾治段姓老翁（住院号 739）因"冠心病"引起心律失常并发休克（当时因未做心电图），经心内注射三联针等抢救缓解，但仍现嗜睡、呼吸短促、时咯痰如白沫、汗出淋漓、四肢不温、唇紫、舌淡青苔白腻、脉结代无力。查：心界扩大、心尖搏动向左下偏移。心率 72 次/分，节律不规则，心音低顿无力。诊为"心阳欲脱"，急投生脉散加附片，桂枝、龙骨、牡蛎、茯苓等。一剂进则神情肢暖、心音有力，三剂后除偶发室性期前收缩外余无异常，后以炙甘草汤调理告愈。

另有曹姓少年（住院号 2512），患者罹"阵发性心动过速"三年，发作频繁，曾住院二次抢救缓解。即日因劳累引发宿患，并发"急性心衰"，心电图提示"室上性阵发性心动过速、频发性房性早搏、广泛心肌缺血、右室肥厚等"，经静滴毒毛花苷–K、吸氧等抢救，诸证有所缓解。症见：心悸不宁、气短难卧、烦闷汗出、面赤肢厥、唇青舌紫、脉促小滑，心率 164 次/分，频发早搏，心音低顿无力。证属"气阴欲脱"，急投生脉散加生地、白芍、焦枣仁、龙骨、牡蛎、丹参、郁金等，嘱其频饮，服药后一小时心率降至 140 次/分，汗出减少，情绪稳定。继服药至翌晨，查：心率 86 次/分，偶发期前收缩，心音有力。即以本方及归脾汤调理二月巩固疗效，随访一年未复发。

三、肠梗阻

"通里攻下"为治疗肠梗阻之常法,所谓"以通为用"。但往往有数投承气类而不通,甚至呕吐,腹痛反剧者。盖为阳热隔阴或鼓邪无力之故,治以应证汤方中少佐辛温之品。一则引阴药达阳热之所,免除隔据之势;二则辛开苦降,以启上通下;三则振奋阳气,鼓邪外出,清除苦寒凝敛气机之弊。选药如附片、桂枝等,必要时可配人参等补气之品。其运用指正:

（1）投寒下三剂无效者。

（2）苦寒隔拒不受者。

（3）麻痹性肠梗阻。

（4）病期较长而现虚疾者。

（5）年老体弱者。

有以上 1~2 条者即可考虑运用。

如曾治张姓七旬老翁（住院号 2188）患"单纯性肠梗阻"投大承气汤加莱菔子、金银花、桃仁等治疗二天无效。症见:腹部胀痛拒按,腹壁绷急、身热口干、食入即吐、精神差,舌红苔黄腻,脉数无力。遂以前方加桂枝 2 克、人参（兑服）5 克,煎汁微温少量频服。服药 4 小时即矢气,再进一剂,继解油样便一次,肠道通利,继以麻子仁丸调理告愈。

另外,肠梗阻的治疗也有以补为主,兼以同利者。如曾治王姓中年妇女（住院号 3116）,因腹部手术遗留肠蠕动功能减弱,时发"麻痹性肠梗阻",虽治疗缓解,但每次发作均较前为甚,近半年内已发作二次。即日因饮食不适而引发宿患,其夫知医,投承气、理中类治疗三天无效,遂延求治,症见:自觉腹胀而腹壁不紧,疼痛喜按,呕吐便闭,舌边红,苔薄白,脉弦无力。查:右腹部可闻及极弱之肠鸣音,腹部其余区肠鸣音消失。此正虚而致邪郁。投桂枝加大黄汤加味（即桂枝加芍药汤加大黄、厚朴）,一剂知,三剂愈,后嘱其间以补中益气丸及香砂六君丸调理固效。随访近一年未复发。

四、浅谈儿科用药

小儿时期,是人体发育旺盛阶段。但是因脏腑娇嫩,形体未充,而不耐邪袭,容易发病。既病之后,又变化迅速,治疗稍有不当,则易引起病情迅速恶化,急趋危重。在50年余临床上,处方用药以轻灵平浅,巧子变通则疗效显著。现分述如下:

1. 应用经方,灵活变通

愚认为经方君臣佐使配伍严谨,组织巧妙,丝丝入扣,故凡病切合于经方者,多不作大的加减而用之。偶有加减也仅数味,不致本轻而未重。如银翘散、桂枝汤、麻黄汤、小青龙汤、小柴胡汤、七味白术散、二陈汤、麻杏石甘汤、葛根芩连汤、四君汤等,均为治疗小儿常见病喜用之经方,有主张变通。尤其小儿清灵之本,变化神速,有悖于整体观和辨证施治。吴鞠通在《解小儿难.儿科总论》中强调指出:"其用药也,稍呆则滞,稍重者伤,稍不对症,莫知其乡,捕风捉影,转救转剧,转去转远"。这就说明恰当再具体用药时,又须以清,轻灵为贵。如苍耳子散加味治疗小儿过敏性鼻炎;平胃散加味治疗湿阻纳呆;桂枝汤为基础加黄芪一味治太阳中风,益气固表等经方,可酌情加减变化应用疗效显著。

2. 方专药精,药味宜少

用药不宜杂掣之剂,以崇尚仲景方药法度,处方一般在十味之内,少则五六味,君臣佐使配伍相宜,不失辨证规范,而且简选精良药多用,布阵有方。药不在多而在精,量不在大而在中病。医之伐病,药不贵繁,但宜精湛,方简力专,克敌制胜,最忌凑合敷衍,杂乱无章。如麻黄汤原为寒邪束表,卫阳被遏之太阳伤寒证而设。用本方发汗,既可解除在表之寒邪,又可开泄闭郁之肺气,表邪解散,肺气宣通,则发热恶寒,无汗而喘等症自除。麻黄汤中麻黄虽为主药,但用其取汗时必得到桂枝和杏仁的辅助,尤其杏仁的作用不可忽视。杏仁苦温入肺,功可宣降肺气,肺主一身之气及皮毛,寒邪束于肌表,易致肺气郁遏不畅,因此,杏仁宣肺降气之功,又可助麻黄泄卫畅荣,驱散外束之邪,是麻黄汤必不可少的药物。故本方在临床上不仅可治疗风寒感冒、流感、支气管哮喘等疾病,而且还可以用于治疗无汗症。

王某,男,12 岁,学生,2010 年 3 月 5 日初诊。患者于 2009 年 8 月,因天热汗出而用冷水洗澡,遂致全身不出汗,每遇气温高或剧烈活动后,周身皮肤发痒,烘热,胸中憋闷不舒,甚则皮肤有散在性红色小斑点,但始终不见汗出。曾服用中西药治疗半年多,仍无效。就诊见患者精神一般,面色无光,全身皮肤干燥无华,有散在性红色小斑点,舌质淡,苔薄少津,脉弦细。此乃寒邪束表,卫阳被遏,投以参苏饮加减数剂周效。患者皮肤干燥脱屑,又以养血之四物加味数剂后,患者自觉对热的耐受力增强,但仍不见汗出。转投以麻黄汤加味,麻黄 5g、桂枝 3g、杏仁 5g、甘草 3g、赤芍 5g 、川芎 4g、防风 4g、葱白 3 寸 服 6 剂,全身毛孔有针扎感,吃饭时口唇周围及鼻尖有汗,再服上方加细辛 3g 再服 6 剂,面部均有汗,上方再加生地 5g 又服 6 剂,面色已转红润,颈项部已见有汗,出汗自觉心中畅快,照上方去川芎,再加川牛膝 5g,又连服 10 剂,每遇气温升高或剧烈活动,全身均有见汗出。为了巩固疗效,又治服人参养荣丸以调理,两周而痊愈。

3. 用药轻平,药量宜轻

喜用花、叶等药质轻扬之品,与小儿雅体相合,免伤正气;二是多用药性宣散升发之品,因小儿肺常不足,外感表证众多,或见乳食中伤,中焦气滞,亦用药量轻,药味少,中病即止。如《景岳全书·小儿则》所言:"其脏气清灵,随拔随应,但能确得其本而摄取之,则一药可愈……"。其用药看似乎平淡轻清,却能取效捷速。即是重危病证,也亦强调"重病轻取"。

治小儿病应十分慎用寒热偏激,或燥烈骏猛之品。因寒凉之品,过用攻伐生生之气,于胃家不利;养阴滋补之品,不可过剂,有腻脾滞胃之弊;香燥祛湿不可过用,恐其劫阴耗津;峻下之品,或金石重镇消导克伐之品不宜过用,以免正虚病进,百药无力。总之用药多取平和之辈,以不伤脾胃为原则,以量轻味薄,悦脾和中之品,常能使脾气得益,促进痊愈。

4. 医贵辨证,方贵固守

首辨内伤外感之因,再识寒热虚实之分。古云:"邪之来也,势如奔马,其传变也,急如掣电"。小儿病"易虚易实",传实迅速,应注意防微杜渐,放患于未然。食积后必安胃和中,以防由实转虚;治疗哮喘缓解期应培土生金,补肾纳气,治其根本等等。治疗疑难杂症,病程迁延,病因多端,虚实兼杂,证候复杂,其治绝非二三诊所能奏效。若处方用药朝更暮改,欲速则不达。临证只要药证不悖,则固守方药,或随证加减,往往能够出奇制胜,攻克难关。如慢性再障、肾病综合征、慢性肝炎、哮喘等患儿,固守益气扶正,养阴补血之法。病程长的达数年之久,大多数获痊愈或病情控制。如治8岁女童,患再障,经西医药治疗疗效不显,求愚治疗,拟益气凉血、摄血。处方:黄芪10克、太子参10克、生地5克、阿胶5克(烊化)、淫羊藿5克、当归4克、白术4克、知母4克、仙鹤草10克服8剂,体温逐降,出血点减少。再方:黄芪15克、党参8克、当归5克、黄精5克、山萸肉5克、龙眼肉5克,上方加减出入服一月余,血象均稍有回升,守原方加减出入续服1年余,已停服西药,间断服中药调理,病情稳定。

总之儿科用药,始终要顾护脾胃功能,解表不宜过于辛散,能外用药治疗一般疗效好,损伤较小。慎用抗菌素、解热药及激素药,否则可影响小儿生长发育。无病不可妄投补药,不要经常服用助消化的中西药免伤小儿胃气。

五、中医辨治肾病蛋白尿思路

蛋白尿发病机理为本虚标实,以本虚为主,兼有外感风邪、湿热及瘀血阻滞等。治疗应以补肾固涩,健脾益气,化湿运脾,温阳,培补脾肾法等治疗效果较理想。

蛋白尿是指人体每日排出的尿液中,蛋白质含量超过一定量(150mg)的情况,是肾脏疾病最常见的临床表现,亦是最早能检测到的指标。多见于原发性或继发性肾小球疾病,肾循环障碍,肾小球间质疾病

祖国医学虽然没有蛋白尿的名称,但追溯古医籍则有:"精"、"津"、"液"、"膏"等记载,是人体气血外溢的,"精微物质"的总称。是人体生命活动过程中必不可少的物质基础。《素问·金匮真言论》曰:"夫精者身之本也"。宜藏而不宜泻,这些精微物质失于封藏,随尿液排出体外,即可形成蛋白尿。论其病因病机,不外乎本虚标实,邪实正虚,且两者相互影响。本虚主要责之脾肾;标实多见湿、浊、风、毒、瘀。肾阴阳失衡、封藏失司,脾虚失于统摄和升清,加之湿邪、外感风邪、毒邪、瘀血等,导致瘀阻肾络,精气不能畅流,壅而外溢,精微下泄而成蛋白尿,而脾肾亏损则为蛋白尿形成的根本原因。蛋白尿常规的西医疗法是应用激素、免疫抑制剂及 ARB 等药物,中医从

其脾肾亏损的根本病因病机出发,通过辨证论治进行治疗,有其独到之处,取得一定的经验,疗效较好,现归纳有以下几点:

治肾法

1. 补肾固涩法

病因属脾失升清,肾失固摄,精微外泄。临床表现为面色少华、头昏、乏力、腰腿酸软,或遗精,或白带多,遇劳则蛋白尿增多,舌淡红苔白,脉细。可用金锁固精丸(录自《医方集解》)可服汤剂。方药:沙苑蒺藜10克、芡实10克、莲须10克、龙骨5克、牡蛎8克、金樱子10克、覆盆子8克、银杏6克、草蔻10克、扁豆10克,按症状加减应用,以补肾药为主。

2. 滋阴降火法

肾藏精之功能赖于肾之阴阳平衡,若肾阴亏损,阴虚火旺,精不内守而下泄,即可出现蛋白尿。临床症见腰膝酸软,手足心热,潮热盗汗,颧红目赤,小便短黄,舌红苔少,脉细数。宜滋阴降火,固精止遗,以知柏地黄丸为主加减,药用生地、山萸肉、山药、丹皮、茯苓、泽泻、知母、黄柏、砂仁、桂枝、扁豆。

3. 温阳利水法

肾主水,肾阳的温煦蒸腾汽化是保持体内水液代谢的重要保障,若肾阳虚衰,失于温煦蒸腾汽化,轻则水液泛滥而为水肿,甚则阴精不化产生蛋白漏泄之证。此即《素问·汤液醪醴论》所谓之"不从毫毛而生,五脏阳以竭也"的病机。临床上常见患者全身浮肿,甚则腹水,胸水,腰以下肿甚,按之深陷难复,腰膝酸软,形寒肢冷,气短乏力,舌淡胖,苔白,脉沉迟等。治宜温阳利水,益肾固精,方用真武汤加减。药用附子、茯苓、白术、白芍、干姜、草叩、桂枝、厚朴、丹参温肾利水,健脾之品。

健脾法

1. 健脾益气法

脾气虚弱,肾精失养,精关失固。症见面色浮白,神疲肢倦,纳少便溏,脘腹胀满,舌淡,脉沉细弱,尿检查蛋白量多,或迁延不愈。治宜健脾益气,方选参苓白术散加减,加麦芽、桂枝、金樱子、巴戟天、佩兰等。

黄兰魁中医临证五十年学治集

2. 化湿运脾法

脾虚生湿，湿邪困脾，脾不布精，精微下泄。临床症见脘腹胀满，纳呆、恶心欲吐，大便干稀不均，睡眠差，舌红苔白厚腻，脉濡。治宜化湿健脾，方用三仁汤加味，苍术、麦芽、佩兰 茯苓等，具体运用时，须注意湿邪寒热之变化，寒湿宜温，湿热宜清化，在中焦宜化，在下焦宜利，辨其具体情况，审证用药。

健脾举陷法

脾主运化水谷精华，主散精，若中气下陷，不能固涩精气，水谷精微不能正常输布，而反下尿中漏出即出现蛋白尿。症见面色苍黄，神疲肢倦，纳差便溏，舌淡胖边有齿印，苔白，脉虚软。古曰："中气不足，溲便为之变"，（中医治疗肾炎蛋白尿四法，《中国临床医药研究》杂志，2003，103：66）治宜升温脾阳，脾气健运则水谷自生，精气自固而不致漏下。方选补中益气汤加减，芡实、淮山药、金樱子、桂枝、草叩、牡蛎等，还可用黄芪建中汤加减。

培补脾肾法

本型病因属脾肾两虚，气血阴阳亏损，固涩失常。临床表现为面色萎黄或灰滞，倦怠乏力，气短，纳呆，腰腿痛或轻度浮肿，便溏，尿频无力。舌质淡红，苔薄白，脉细等。脾主统摄和升清，治脾固然重要，但肾主藏精，肾气充足，则精气不能内守，除健脾升阳外必须补肾固精。方用补脾益肾汤加减，药用白术、党参、山药、白扁豆、黄芪、菟丝子。若偏阳虚加肉桂、仙灵脾、仙茅、巴戟天、芦巴子、核桃等；偏阴虚加生地黄、龟板、知母；阴阳两虚，用肾气丸《金匮要略》。具体运用方法，应审视证候，分别论治。

在临床实践中，除了以脾肾亏虚为根本出发点外，要注意湿、浊、风、瘀等，标实的情况，视具体临床表现而适当配合其他治疗方法。如蛋白尿病程日久，"久病入络""久病必瘀"，兼见血瘀阻滞脉络的征象，适当配合活血化瘀；如见热毒、湿毒壅滞，内攻于肾的征象，应配合清热解毒；如外感风邪，肺气失宣，通调失司，水之源壅塞，风水相博而急性肾炎，或慢性肾炎急性发作，可用宣肺利水法。适当配合益气养血法，分清泌浊等治法，但总以脾肾论治为根本。

总之：蛋白尿的发病机理为本虚标实，以本虚为主。从整体出发，治病求本，固肾健脾以治本，补肾固精，肾气足则封藏有序，脾气健则清气得升，以达到治本为目的。根据"急则治标，缓则治本"的原则，抓住主次分型论治，控制尿中蛋白的丢失。中医治疗蛋白尿效果比较显著，辨证论治治蛋白尿有独到之处。

六、中医药治疗内伤咳嗽验谈

咳嗽是肺系疾病的主要症候之一。分别而言之，有声无痰为咳，有痰无声为嗽。一般多为痰声并见，难以截然分开。故以咳嗽并称。

《内经》对咳嗽的论述颇祥，如《素问·宣明五气篇》说："五气所病……肺为咳"。《素问·咳论篇》既认为咳嗽是由于"皮毛先受邪气"所致。又说："五脏六腑皆令人咳，非独肺也"。强调外邪犯肺或脏腑功能失调，病及于肺，均能导致咳嗽，后世医家对此续有阐发。

咳嗽的分类，历代所用名称甚多。《素问·咳论篇》以脏腑命名，分为肺咳、心咳、肝咳、脾咳、肾咳……并且描述各类不同证侯的特征。《诸病源侯论·咳嗽侯》有十咳之称，除五脏咳外，尚有风咳、寒咳、久咳、胆咳、厥阴咳等。明.张景岳执简驭繁地归纳为外感、内伤两大类。《景岳全书·咳嗽》篇说："咳嗽之要……一曰外感、一曰内伤而尽之矣"。至此，咳嗽之辨证分类始较完善，切合临床实用。

咳嗽既是具有独立性的症候，又是肺系多种疾病的一个症状。本文讨论范围，重点在于以咳嗽为主要表现的病证，主要以内伤咳嗽为重点。其他疾病兼见咳嗽，可联系互参。此外，因久咳致喘，表现肺气虚寒或寒饮伏肺等证者，当以喘证、哮证、痰饮等，不在本文讨论范围。

内伤咳嗽病因病机：

内伤咳嗽总由脏腑功能失调，内邪干肺所致。可分其他脏腑病变涉及于肺和肺脏自病两端。它脏及肺的咳嗽，可内情志刺激，肝失条达，气郁化火，气火循经上逆犯肺所致；或由饮食不当，嗜烟好酒，熏灼肺胃；过食厚辛辣，或脾失健运，痰浊内生，上干于肺致咳。因肺脏自病者常由肺系多种疾病迁延不愈，肺脏虚弱，阴伤气耗，肺的主气功能失常，肃降无权，而致气

黄兰魁中医临证五十年学治集

逆为咳。

《景岳全书·咳嗽》篇说："咳证虽多,无非肺病"。因肺主气,司呼吸,上连气道、喉咙,开窍于鼻,外合皮毛,内为五脏华盖,其气贯百脉而通它脏,不耐寒热,称为"娇脏",易受内、外之邪侵袭而为病,病则宣肃失常,肺气上逆,发为咳嗽。如《医学三字经.咳嗽》篇说："肺为脏腑之华盖,呼之则虚,吸之则满,只受得本然之正气,受不得外来之客气,客气干则呛而咳矣,口受得脏腑之清气,受不得脏腑之病气,病气干之亦呛而咳矣"。《医学心悟》亦指出："肺体属金,譬若钟然,钟非叩不鸣,风寒暑湿燥火六淫之邪,自外击则鸣,劳欲情志,饮食炙烤之火自内攻之则亦鸣"。提示咳嗽是内、外病邪犯肺,肺腑为了祛邪外达所产生的一种病理反应。

外感咳嗽属于邪实,外邪犯肺,肺气壅遏不畅所致,若不能及时使邪外达,可进一步发生演变转化,表现风寒化热,风热化燥,或肺热蒸液成痰(痰热)等情况。

内伤咳嗽多属邪实与正虚并见。病理因素主要为"痰"与"火"。但痰有寒热之别,火有虚实之分;痰可郁而化火(热),火能炼液灼津为痰。它脏及肺者,多因邪实导致正虚,如肝火犯肺多见气火耗伤肺津,炼液为痰;痰湿犯肺者,多因脾失健运,水谷不能为精微上输以养肺,反而聚为痰浊,上贮于肺,肺气壅塞,上逆为咳;若久延脾肺两脏,气不化津,则痰浊更易滋生,此即"脾为生痰中源,肺为贮痰之器"的道理。至则病延及肾,有咳至喘。如痰浊蕴肺,遇感引触,转从热化,则或表现为痰热咳嗽。至于肺脏自病的咳嗽则多为因虚致实,如肺阴不足致阴虚火炎,灼津为痰,肺失濡润,气逆作咳;或肺气亏虚,肃降无权,气不化津,津聚成痰,气逆于上,引起咳嗽。

临证应当了解咳嗽的时间、节律、性质、声音以及加重的有关因素。还需注意痰的色、质、量、味。

如咳嗽时作,白天多于夜间,咳而急剧,声重或咽痒作咳者,多为外感风寒或风热引起;若咳声嘶哑,病势急而病程短者为外感咳嗽;病势缓而病程长者为阴虚或气虚;咳声粗浊者多为风热或痰热伤津所致;早晨咳嗽阵发加剧,咳嗽连声重浊,痰出咳减者,多为痰浊或痰热咳嗽;午后、黄昏咳嗽加重,或夜间有单声咳嗽,咳声轻微短促者,多为肺燥阴虚、血虚;夜卧咳嗽较剧,持续不已,少气或伴气喘者,为久咳致喘的虚寒证。咳而声低气怯者属虚;洪亮有力者属实。饮食肥甘、生冷加重者多属痰湿;情志郁怒加重者因于气火;劳累凉后加重者多为痰湿、虚寒。

咳而少痰的多属燥热、气火、阴虚;痰多的常属湿痰、热痰、虚寒;痰白而稀薄的属风、寒;黄而稠者属热;痰白质粘者属阴虚、燥热;痰白清稀透明呈泡沫样的属虚、属寒;咯吐血痰,多为肺热或阴虚;如脓血相兼的,为痰热瘀结成痈之侯。有热腥或腥臭气的为痰热;味甜者属痰湿;味咸者属肾虚。

总之,咳嗽的辨证,首先区别外感与内伤,治疗应分清邪正虚实。外感咳嗽多是新病,起病急,病程短,常伴肺卫表病,属于邪实,治以祛邪利肺。内伤咳嗽多为久病,常反复发作,病程长,可伴见它脏形证,多属邪实正虚,治当祛邪止咳,扶正补虚,标本兼顾,分清虚实主次处理。

咳嗽的治疗,除直接治肺外,还应当注意治脾、治肝、治肾等整体疗法,须从调节正气着眼。咳嗽是人体祛邪外达的一种病理表现,治疗决不能单纯的见咳止咳,必须按照不同的病因分别处理。一般说来,咳嗽轻重可以反应病邪的微甚,但在某些情况下,因正虚不能祛邪外达,咳嗽虽微,但病情却重,应加警惕。

内伤咳嗽

1. 痰湿蕴肺

脾湿生痰,上渍于肺,壅遏肺气,故咳嗽痰多,痰声重浊,痰黏腻或稠厚成块,色白或带灰色,早晨或食后咳甚痰多,进甘甜油腻食物加重,胸闷、脘痞、呕恶、食少、体倦、大便时溏。舌苔白腻,脉濡滑,为痰湿内盛之证。

治法:健脾燥湿　化痰止咳

方药:二陈汤、三子养亲汤加减。若寒湿较重,痰黏白如沫,怕冷加干姜、细辛温肺化痰;久病脾虚,神倦酌加党参、苍术健脾。病情平稳后可服六君子汤加味调理。

2. 痰热郁肺

痰热壅阻肺气,肺失清肃,咳嗽气息粗促,痰多质黏稠,色黄,咯吐不爽,痰热郁蒸则痰有腥味,热伤肺络,胸胀痛,咳时引痛,或呛咳吐血痰,肺热内郁,则有身热,口干欲饮,舌苔黄腻,质红,脉滑数。

治法:清热化痰肃降

方药:清金化痰汤《统旨方》(黄芩、山栀、桔梗、麦冬、桑白皮、贝母、知母、瓜蒌、橘红、茯苓、甘草)。痰黄如脓或腥臭酌加鱼腥草、薏米,便秘可配葶苈子、风化硝泻肺逐痰,肺热伤津,酌加南沙参、天冬、天花粉养阴生津。

3. 肝火犯肺

上气咳逆阵作,咳嗽面赤,咽干,常感痰滞咽喉,咯之难出,量少质黏,或痰如絮条,胸肋胀痛,咳时引痛,口干苦,症状可随情绪波动增减,舌苔薄黄少津,脉弦数。

治法:清肺平肝 顺气降火

方药:加减泻白散合黛蛤散加减,胸闷、气短加枳壳、苏子、竹茹,胸痛配郁金、丝瓜络理气和络;痰黏难咯,酌加海浮石、贝母清肺化痰;咳嗽日久酌加沙参、天花粉、麦冬、柯子养阴生津敛肺。也可用丹栀逍遥散加减。

4. 肺阴亏虚

干咳咳声短促,痰少黏白,或痰中夹血,或声音逐渐嘶哑,口干咽燥,午后燥热颧红,手足心热,夜寐盗汗,起病缓慢,日渐消瘦,神疲,舌质红,少苔,脉细数。

治法:滋阴润肺 化痰止咳

方药:沙参麦冬汤加减,可加川贝母、杏仁;潮热加柴胡、鳖甲、胡黄连,出汗多加乌梅、浮小麦;痰中带血加丹皮、藕节。

5. 脾虚咳嗽

《内经》云:"其寒饮入胃,从脾脉上至于肺,则肺寒,肺寒则内外合邪,因而客之,则为肺咳"。胃寒失纳,脾虚失运,中气亏损,肺失濡养,故咳嗽之大要聚于胃关于肺。冬令加重,至春大地回阳,咳喘减轻,此冬季喘咳当以加味附子理中汤培土生金。古人云:"天有四时,地分南北,北方冬令酷寒,饮食粗杂,损伤脾胃者居多,治肺不理脾胃,非其治也。"冬季喘咳严重,喘息有声不能平卧,痰稀喉痒,便溏溲清,倦怠无力,面目浮肿舌质淡,六脉沉细。

治法:温中祛寒 止咳祛痰

方药:附子理中汤合二陈汤加减。

6. 肺肾虚咳嗽

肺为金,肾为水,金水相生,肺肾同源。咳嗽日久,肺阴受损,有实而虚,母不荫子。"金绝生化之源,则水为涸流之纪"。久之肺虚及肾,上损及下。肾阴虚则相火上炎灼金,肾阳虚则浊阴生痰壅肺。临床见久咳不止,动则气喘,日轻夜重,骨蒸晡热,咯吐痰血,腰酸耳鸣,肺肾两虚。

治法:肺肾同治

方药:麦味地黄丸加减。肾阳虚加肉桂、附子、干姜、细辛;肾阴虚加元参、地骨皮;咯吐痰血加白芨、阿胶、藕节;痰涎壅塞加桑白皮、贝母、茯苓;久咳加紫菀、冬花;出汗多加罂粟壳、五味子敛肺定喘。

病案例举

例一:

张某,女,50岁,冬季喘咳五年之久,咳喘有声,不能平卧,痰稀喉痒,便溏溲清,倦怠无力,面目浮肿,舌质淡,苔白腻,六脉沉细。曾经常服抗菌素及氨茶碱等药,病初期疗效显著,但反复发作,药剂量逐渐加大。后三年西药治疗效果逐渐减弱,甚至静脉点滴抗生素及氨茶碱疗效甚微,近年增加痰咳则尿失禁,劳累则气短,1996年10月3日就治,诊断:肺胃虚寒型喘咳

治则:温中祛寒 止咳化痰

方药:附子理中汤合二陈汤加味。炮附子、白术、干姜、杏仁、半夏、陈皮、党参、砂仁、细辛、甘草、山药、生姜三片,水煎服4剂。

二诊:咳喘减轻,大便基本成形,饮食有所增加,守原方续服4剂。

三诊:咳喘减轻,痰少可平卧,饮食增加。嘱早服附子理中汤,晚服金匮肾气丸以巩固疗效,次年冬季再未复发。

病案二:

白某,男,55岁,1996年11月住某医院治疗,一个月疗效不显,患者咳喘十余年,冬季加重,每年住院治疗1-2次,以往住院效果显著,近几年疗效差;1996年12月10日来求服中药治疗,面色黑唇青,抬肩喘息,夜不能眠,出汗,纳差,痰中夹有少量血丝,夜尿增多,两寸脉沉细,尺脉虚大。动则气喘,日轻夜重,腰酸耳鸣。

治则:补肺肾健脾

方药:麦味地黄汤加味,麦冬5克、五味子5克、丹皮6克、茯苓8克、熟地4克、泽泻6克、山萸肉8克、桂枝10克、砂仁6克,服8剂,咳喘减轻,夜卧可平睡,但痰中有血丝,加阿胶5克、陈皮8克、薏米10克、莲子8克、人

参 6 克(炖服)、百合 8 克,上方加减出入,连服 30 剂,诸证显著好转,生活能自立。

病例三:

张某,男 41 岁,1995 年初诊,咳喘发作已有五年余,复发十余次,曾经注射青链霉素,服氨茶碱、鲁米那等西药,前几年疗效较好。近一年,复发次数增多,喘息有声,动则气急,痰稠不易咯出,恶寒肢冷,腰酸头昏,苔薄黄,脉沉细,此为肾不纳气,肺气上逆。

治则:补肾降肺

方药:苏子降气汤加减(苏子、橘红、半夏、前胡、厚朴、杏仁、桑白皮、枸杞、当归、竹茹、砂仁、川贝母)上方服 4 剂,咳嗽喘减轻,大便秘结,腹胀,以原方加苁蓉 15 克、锁阳 15 克、胡麻仁 15 克,服 2 剂后,改为金匮肾气丸调理善后。

总之,治疗咳嗽,表症用药不宜静,静则留连不解,变生转他病,故忌寒凉收敛,所谓肺欲辛。内伤咳嗽,药不宜动,动则虚火不宁,故忌辛香燥热,治咳嗽必须顾护脾胃。

七、耳聋治验一则

耳聋是指不同程度的听力减退甚至消失的一种病症。"耳聋者,声音闭隔,竟一无所闻也"《杂病源流犀烛》。

祖国医籍中,耳聋一证名称繁多。《内经》对耳聋粗略划分为"耳聋""暴聋",后世医家按病因病机不同,分为久聋、卒聋、暴聋、劳聋、风聋、虚聋、毒聋、厥聋、气聋、温聋,以及风热、肝火、痰火、气虚、血虚、肾虚等各种类型,但均未提及"药物中毒耳聋"一证之发病及治疗,近世医家也鲜有论治。笔者曾经治疗一例,因注射庆大霉素而致耳聋病家,取得较满意的疗效,现摘录于下,冀同道斧正。

闫××,男,51 岁,住院号:420。

现病史:病家于 1985 年 6 月初起感冒,体倦恶风,头身疼痛,时缓时急,缠绵不愈。遂于 7 月 6 日前往某医院求治,给庆大霉素 8 万肌注一日两次等治疗。当第二次注射后即感左耳听力减退,耳鸣时作。在注射第三次后即觉左耳不闻外声，右耳听力减退。两耳听沉重，左耳为甚，两侧后头部闷痛。耳鸣如潮，塞物虽减，减不足言。口淡不渴，小便清利，无头晕恶心，肢体困倦。经给予西药（维生素 B_6、维生素 B_1、维生素 B_{12} 等）神经营养调节之品治疗一周，诸症无减，遂于 7 月 14 日来我院求治，门诊以"耳聋"收住入院。

四诊摘要：左耳不闻外声，右耳听力显减退。耳鸣如潮，塞物虽减，减不足言。两耳沉重，左耳为甚，两侧后头部闷痛。口淡不渴，肢体困倦，面色萎黄，耳轮枯廋，耳道无堵塞或脓液外流，口唇黯淡，舌质淡紫，舌苔白滑，脉象沉缓无力。

辨证分析：病家素脾肾两亏，肾虚精亏，清窍不充，脾虚阳气不振，清气不升，运化失司，湿浊内生，故易于被邪毒所侵。邪毒外袭，正气无力抗邪外出，邪气与湿浊互结，郁闭清窍，经气不通，遂不闻外声。湿重则耳沉头闷，本虚标实则耳鸣塞物减不足言。《医贯》曰："耳鸣以手按之而不鸣，虚也；手按之而愈鸣者，实也。"脾肾虚弱，则面黄耳枯，气机郁滞，血运不畅故唇黯舌紫。舌脉均为正常湿盛之象。大低暴聋易治，久聋难医，而暴聋失治误治，则迁延为久聋。

《景岳全书》曰："耳聋证总因气闭不通耳。盖凡火邪风邪皆令气壅，壅则闭也……。凡邪盛气逆而闭者，实也；气有不及而闭者，虚也。然实闭者少而虚闭者多。凡属实邪，固令耳窍不通使，果正气强盛，断不止此也，惟经气不足，然后邪气得以杀之。此正'邪之所凑，其气必虚'之谓也。故即系实邪而病致聋闭者，亦无不有挟虚之象也。所以凡治此证，不宜峻攻……，盖恐攻之未必能愈耳，反伤脾胃，则他变至矣。若治此之证，……若无火邪，止由气闭，则或补或开，必兼辛温之剂方可通行。"故，治以健脾渗湿，补肾通阳，理气开窍治则。

处方：茯苓 15 克、桂枝 10 克、白术 10 克、甘草 5 克、菖蒲 8 克、附子 8 克（先煎）、川芎 8 克、陈皮 10 克 。

煎服：附片先煎沸三十分钟后，将其余浸泡好的群药加入共煎，沸后二十分钟取汁，余渣再煮沸二十分钟取汁共兑，分温饮服，日三行。

以上方为主，略施加减，连进 10 剂，耳鸣耳聋明显减轻，右耳听力大增，一般声音可闻，左耳旁 5 厘米处置机械手表则可闻及秒针走动声。两耳自

黄兰魁中医临证五十年学治集

感轻松，闷胀基本消除，精神好转，舌淡苔白，脉缓弱。此水湿退半，邪毒将离，脾气内虚，再以补中益气汤加桂枝、茯苓、丹参等加减治疗，再进6剂，诸症消除。一年后随访，听力正常。

方解：苓桂术甘汤为《伤寒论》汤方。本方原为伤寒吐下后，外证虽解，阳气损伤，水气内停证治。方中茯苓淡渗利湿，白术燥湿健脾，桂枝通阳化气，奏"温药和之"之功，桂枝合甘草辛甘化阳，补阳之本。附子"引补气药行十二经，以追复散失之元阳；……引温暖药达下焦，以祛除在里之冷湿"（虞博语），本品辛热，助阳补肾。菖蒲辛温，化湿开窍以聪耳，川芎味辛，疏达少阳，祛风行血，为"血中之气药"，以示"血为气之母"之意。陈皮燥湿健脾，行气消痰。全方味甘化湿，味辛通行，辛甘合用，助阳培本，共奏健脾化湿，通阳开窍，扶正祛邪之功，恰中病机，故获效乃意料之外，却也在情理之中。

按：耳聋一证，临床多见肾水亏乏，髓海空虚，或风火痰瘀阻于宗脉，耳络不通而致。本例病家系药物注射而致耳聋，虽不得由古籍中查证其发病与治疗，而近世医家治验鲜有报道。即使仅有个别论治，难得大量治验以找到规律性的方法。本案虽为一例，但笔者深悟：辨证论治、整体观念乃为悟道之法宝。临床灵活应用，则可获得满意之疗效。

八、辨治盗汗列举

临床五十年治验盗汗，初步认识到盗汗有：阴虚、阳虚、痰阻、瘀血型之别。

盗汗是由于人体阴阳偏盛、偏虚，腠理不固，汗液外泄失常所致。

1. 阴虚盗汗

成因阴虚颇多，由于阴气空虚，唯则卫气乘虚陷入阴中，营中之火血旺于外，蒸热而为盗汗，醒则气固于表，故醒后汗止。阴虚盗汗的治疗，一般以当归六黄汤为代表，当归六黄汤临床确实有效，用量不能过重。因过苦化燥伤及脾阴，脾胃伐伤，反致阴虚不复，盗汗难除。三黄轻其量，另加芡实、山药、莲子，合脉参散疗效满意。

病例：张某，女，38岁，农民，一年前有结核病史，经中西医治疗，病情缓解，唯盗汗一直未除，近一月来反见加重，闭目则汗出，服用当归六黄汤罔效。两颧潮红，头目眩晕，五心烦热，心悸失眠，舌边尖红，苔白黄，脉细数。处方：山药15克、芡实15克、麦冬15克、当归15克、生地15克、熟地15克，黄芩6克、五味6克、太子参25克、煅龙骨25克、牡蛎25克，服2剂盗汗即减，继服4剂盗汗消失，烦热亦清，继予百合固金汤及人参养荣汤加减，以善其后。

2. 阳虚盗汗

一般讲"阳虚自汗"，愚认为阳虚盗汗临床亦多。阳衰则卫虚，虚卫行于阴分，当暝之时，卫表不固，则营阴失守，腠理开即盗汗出。醒后阴行之卫气复于表，而盗汗止。临床于盗汗属阳虚阴虚之辨别，在于有火无火，阳虚盗汗，汗出清稀，皮肤清冷，伴倦怠乏力，恶寒身倦，舌质淡，苔燥白，脉细弱或濡缓。阳虚盗汗，多从治本着手，选用补中益气汤；手足冷甚加炮姜附子，平素易外感风邪者，参合玉屏风散；汗出之时，酌加固涩之品如浮小麦、五味子、煅龙牡之类。

病例：王某，女，干部、34岁，患者近三个月来，时作腹胀、泄泻，近一个月伴盗汗量多。曾用当归六黄汤，盗汗反而加剧，腹胀、泄泻不减并见纳差、眩晕。面色苍白，消瘦乏力，舌质淡白，脉虚弦。拟补中益气汤加浮小麦30克、广木香3克，服四剂后，盗汗大减，泄泻已止，腹胀减轻，再依前方加炮姜3克，继服六剂，诸症消失。

3. 痰浊盗汗

盗汗不止阴虚、阳虚一端，虚中挟实或由虚致实，亦可引起，治应兼以祛邪。湿痰涎留滞，障碍卫气内敛，入睡后卫气益虚，卫外失固，津液走泄，故而寐则汗出。临床多发生于素有咳喘、眩晕之人，汗出胸背为多，头面四肢较少，汗质稠粘，舌苔滑腻，脉象滑弦，多用六君子汤加味，伴喘咳者加山药、海浮石、苏子；眩晕加天麻、刺蒺藜、胆南星；心胸闷痛和瓜蒌薤白半夏汤。本症型一般不用敛汗之品，痰浊一去，盗汗自止。

病例：黄某，女，40岁，农民，盗汗半年，加重一月，曾服中西药，有时症状稍缓，不日盗汗加重复如故。素有咳喘病久，伴痰多胸闷，食后腹胀，白带清稀，二便如常，舌苔薄腻，脉弦滑。拟六君子汤加山药30克、炒苏子12克，服二剂后，盗汗显著减轻，续以本方加减，共服十剂，余症大减，盗汗已除。

黄兰魁中医临证五十年学治集

半年后随访,盗汗无复发。

4. 瘀血盗汗

血属阴,寐亦属阴,两阴相结,血热搏击,循阳明胃经上冲于头,则入睡汗出。瘀血盗汗多限于头颈部,或见头顶发热,心烦失眠,舌质有瘀点,脉象弦细或细涩。也有一些患者除汗之外,无证可辨,而其他治法变有无效,经用本法实施,常可效。多用活血祛瘀,舌红赤者用犀角地黄汤加桔梗、牛膝、龙骨、牡蛎,无热象用通窍活血汤加龙骨、牡蛎。

病例:刘某,女,41岁,工人,头痛盗汗40余天,四个月前因情志不遂致月经失调,经色基本正常,但见头部盗汗,给予清热利湿,滋阴,固表止汗等法,无效,按瘀血论治,用通窍活血汤加龙骨、牡蛎,服药二剂,盗汗悉除。

九、痹症辨证论治

痹症是由于风、寒、湿、热等外邪侵袭人体,闭阻经络、气血运行不畅所导致的,以肌肉、筋骨、关节发生酸痛、麻木、重着、屈伸不利、甚或关节肿大灼热、关节变形等为主要临床表现的病证。

古代医家很早就对本病作了详细的观察和记载。《素问.痹论篇》论病因说:"所谓痹者,各以其时,重感于风寒湿之气也"。论证侯分类说:"其风气胜者为行痹;寒气胜者为痛痹;湿气胜者为着痹也"。《风湿痹侯》说:风湿痹"由气血虚,则受风湿而成此病。"治疗要分清主次,适当采用祛风、除湿、散寒外,行痹应参以补血,痛痹参以补火,着痹应参以补脾补气。

1. 行痹

肢体关节酸痛,游走不定,关节屈伸不利,或见恶风发热,外邪束表,营卫失和,卫阳不足,恶风,自汗,易外感,脉浮而弱,舌淡苔白。血沉正常或增快,类风湿因子阳性或阴性。X线片提示:骨质无改变,软组织肿胀。多见为疾病初期。

治则:益气固表 祛风散寒

方药:黄芪桂枝五物汤加味 黄芪30克、桂枝10克、白芍15克、牡蛎15克、龙骨8克、枸杞10克、鸡血藤10克、杜仲10克、细辛5克、防风8克、甘草5克、茯苓10克、葛根10克、当归5克、生姜3片、大枣3个。治风先治血,血行风自灭,茯苓健脾渗湿,姜、枣、甘草和中调营。

酸痛以肩肘等上肢为主者,可加白芷、威灵仙、川芎;酸痛以膝踝等下肢为主,可加牛膝;酸痛以腰背为主,加巴戟天、淫羊藿、桑寄生等温补肾气;若见关节肿大,可投桂枝芍药知母汤。

2. 痛痹

肢体关节疼痛较剧,痛有定处,遇寒痛增,关节不可屈伸,局部皮色不红,触之不热,苔白,脉弦紧。风寒湿邪闭阻经络,而以寒邪偏盛。

治则:温经散寒,祛风除湿

方药:乌头汤加减 乌头、麻黄温经散寒,除湿止痛;芍药、甘草缓急止痛;黄芪益气固表,并能补气血通痹。

3. 着痹

肢体关节重着,酸痛,或有肿胀,痛有定处,手足沉重,活动不便,肌肤麻木不仁,舌白腻,脉濡缓,湿留肌肉,阻滞关节。

治则:除湿通络,祛风散寒

方药:薏苡仁汤加减 桂枝、薏米、川芎、当归、麻黄、羌活、防风、川乌、苍术、生姜、甘草,可加海桐皮、海风藤、桑枝;寒胜加附子,湿胜加防己。健脾除湿,祛风胜湿,温经散寒,养血活血,根据偏盛情况随症加减。

4. 气血两虚

寒湿阻经络,关节冷痛,酸楚变形,面色㿠白,乏力,心悸,气短,纳差,脉沉细,舌胖大,舌质淡苔白。血沉正常或略高,类风湿因子多阳性。X线片:关节腔狭窄,骨质疏松脱钙,脊柱可呈竹节样变。多见于病期已久。

治则:健脾化湿,益气养血,温经散寒

方药:

①藿香正气汤加味,首先健脾化湿,温运中焦,补气血生化之源。

②麻黄附子细辛汤加减,麻黄、附子、细辛、苍术、陈皮、砂仁、薏米、扁豆、枸杞、菟丝子、续断。

③黄芪建中汤加减,黄芪、桂枝、白芍、砂仁、半夏、茯苓、白芥子、苍术、牡蛎、枸杞、续断。

5. 肝肾两虚

湿浊凝筋骨型,关节肿痛,变形,肌肉消瘦,全身畏寒,局部灼热,头晕、

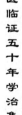

405

耳鸣、失眠、盗汗,脉沉细数,舌红或淡,少苔或白滑。血沉快,类风湿因子多阳性。X线片:关节腔变小,甚至消失,骨质硬化,囊性病变,骨质增生等症。多见于久病之人。

治则:补肝肾健脾

方药:桂附地黄汤、黄芪桂枝五物汤加健脾补肾药物,应适当补生物钙及营养药物。

6. 热痹

关节疼痛,局部灼热,红肿,得冷稍舒,痛不可触,可病及一个或多个关节,多兼有发热、恶风、口渴、烦闷不安等全身症状,苔黄燥,脉滑数。邪热壅于经络关节,气血郁滞不通,热盛伤津。热痹的发病较急,全身症状明显,邪气极易内舍,以致病情多变。

治则:清热通络,祛风除湿

方药:白虎桂枝汤加味,养胃生津,疏风通络。可加银花、连翘、黄柏清热解毒;海桐皮、威灵仙、防己、桑枝活血通络;加薏米、赤小豆祛风除湿,疏利经络;若见关节红肿,疼痛剧烈配加生地、元参、秦艽通络止痛。

总之:痹症日久,除风寒湿邪,阻经络关节的症状外,还常出现气血不足及肝肾亏虚的症状。治疗时应祛邪扶正,攻补兼施,在祛风散寒除湿的同时,加入补气益血,滋养肝肾之品,健脾胃也需占主要地位,生化之源不足,什么病也难愈。

如用独活寄生汤时可加入人参、茯苓、白芍补益气血;加杜仲、桑寄生、牛膝可以补肝肾;痹久内舍于心,证见心悸、气短、动则尤甚,面色无华,脉虚数或结代者,应益气养心,温阳复脉,用炙甘草汤加减。若病程较久的抽掣疼痛,肢体拘挛者,可配伍地龙、全蝎、蜈蚣、白花蛇等动物药物,可以通络止痛,祛风除湿的虫类药物。这些药物大多性偏温,一般有毒,用量不可过大,不宜久服,中病即止。

《素问.痹证篇》:"五脏皆有所舍,久病而不去者,内舍于其合也,故骨痹不已复盛于邪,内舍于肾;筋痹不已,复感于邪,内舍于肝;脉痹不已,复感于邪,内舍于心;肌痹不已,复感于邪,内舍于脾;皮痹不已,复感于邪,内舍于肺"。

诸痹是由营卫先虚,腠理不密,风寒湿,乘虚内袭。正气为邪所阻,不能宣行,因而留滞气血凝涩,久而成痹。

病例一:刘某,女,59 岁,系雅布拉盐池家属。因四肢关节肿痛变形已有 13 年,腰背痛,弯腰受限 9 年。于 1979 年 9 月 3 日,入院治疗,住院前在某医院住院治疗 1 个月,用西药治疗效果不显。转来住我院要求中医药治疗。

患者住盐池是含氟高区域 13 年,前双膝红肿热痛,两年后手指和踝关节肿痛。四年后腰背痛,弯腰转颈逐渐加重活动受限。关节僵硬显著,素日脾胃功能较差,纳差,多年睡眠差,已有 7、8 年。生育已有四个小孩,家务繁重,身体瘦小,乏力,每日进食不到三两,脉沉细,舌苔白黏。查体:颈前屈 35°,后伸 5°,左右旋转均为 40°,胸腰椎前屈 15°,后伸 5°,左右侧屈 10°,拾物试验阳性,用力下蹲足跟距臀部 23 厘米,两膝和左右 4、5 近端指间关节梭形变,余各系统无异常所见。血沉 10 毫米/小时,类风湿因子阳性。腰椎 X 线拍片:2~5 韧带钙化,小关节模糊,椎体前缘增生、骶髂关节迷糊。诊断为类风湿性关节炎,属于气血两虚,寒湿阻络。关节酸痛、酸楚、变形,乏力,面色㿠白,心悸气短,纳差,大便稀,出汗多,舌胖大、质淡苔白,脉沉细。

治则:健脾化湿,益气养血,温经散寒

方药:

①藿香正气散加干姜、薏米、扁豆、白芥子服 16 剂后,饮食有所增加,精神好转,睡眠时间增加较好。

②用人参养荣汤加砂仁、厚朴、枸杞、菟丝子、续断、巴戟天、芦巴子、仙灵脾加减出入服 20 剂,睡眠大有好转,饮食大增,每日进主食 6 两,还可以增加鲜牛奶 1 斤及鲜鸡蛋 1 个,精神各方面有好转,各关节痛,均有减轻。

③黄芪桂枝五物汤加砂仁、半夏、枸杞、海风藤、鸡血藤、地龙、桑枝、牡蛎等加减出入 26 剂。

④桂附地黄汤加仙茅、枸杞、巴戟天、菟丝子、续断、草叩、厚朴、扁豆加减出入,服 30 剂。

上四方剂,随症加减,治疗半年(春节在医院过)走着出院,生活自如。

为了巩固病情后配补脾肾药二剂,又服半年,疼痛基本消失,关节肿消失,右指关节梭变消失,功能恢复。颈活动度增加为前屈 35°、后伸 15°,胸腰椎前屈增至 35°,后伸 14°,左右侧屈 15°,拾物试验转阴,用力下蹲足跟可触及臀部。1978 年 3 月 20 日出院,自己行走,回家能搞家务,又活了 20 年。

病例二：陈某,女,46岁,于1979年5月5日,以全身痛,关节游走行痛已有6年。患者需扶杖而行,双膝、掌指、近端指间、踝、趾关节触痛、灼热、肿胀、屈伸不利、全身多汗,纳差,乏力,舌淡苔白,脉濡细,。血沉21毫米/小时,类风湿因子阳性。曾服过祛风胜湿药及止痛药,病情有增无减。属气血虚弱、寒湿阻络,服消痹汤加减出入10剂,关节肿痛加重,手足心热,口干纳差,脉细数,舌边尖红,血沉50毫米/小时,改用桂枝芍药知母汤加减,关节痛减去大半,膝腕指关节肿胀减轻,血沉18毫米/小时,续前方加减出入服20剂,改为黄芪桂枝五物汤加枸杞、续断、菟丝子、巴戟天、杜仲、仙灵脾、砂仁、薏米、扁豆,又服20多剂,诸症基本消失,走路已不需扶持杖。

病例三：陈某,男,52岁,职工,1991年11月11日就诊。周身关节肿痛六年余,每到冬秋两季则痛剧,四肢沉重,肢体端麻木,指、趾关节肿大增粗,双侧对称。伴畏寒恶风,气短乏力,呃逆、吐清涎,食少纳差,大便稀溏,尿频清长,舌淡胖,苔白滑,脉沉弱。化验:类风湿因子阳性,血沉、抗"o"均正常范围。辨证为脾肾阳虚之寒湿痹。

治则:补脾肾,温化痰湿

方药:附子汤加味。附子15克、人参10克、茯苓15克、白术30克、白芍15克、桂枝10克、白芥子12克、半夏10克、威灵仙15克、制南星10克。随症略加减服60余剂,诸症消失,查类风湿因子转为阴性。

按:患者病痹六年,寒湿久困,入舍脏腑,致脾肾阳虚,遂生痰饮。因此,除见到阳虚痹证外,还有肢麻节肿,呃逆泛涎等痰象。脾肾阳虚是生痰和痹证久顽的关键。故选用仲景的附子汤也正是此意,加制南星、白芥子、半夏、温化寒痰、燥湿散结以治标,取威灵仙通行经络、祛风湿、消痰积,桂枝汤调和营卫,通阳缓急,连服数10剂后,体虚康复,痰湿渐消,则病自愈。

体会:顽痹之痰,来源主要有三 1、湿邪聚痰;2、气滞津停为痰;3、脏虚生痰。这与感邪性质和病证久顽相关。其有痰者多表现为关节肿胀明显,甚则变形、僵硬。疼痛部位固定,局部和肢端麻木不仁或发凉,或发热。亦可出现皮下结节、肿块,这是痰浊聚结的特有见症。还可见眩晕、胸闷、呕恶、吐涎、舌胖苔滑等全身症状。笔者经临床反复筛选,多用南星、白芥子、半夏等温化寒痰;用天竺黄、胆南星、薏米仁等清化热痰;用据络木香等行瘀化痰,姜蚕、威灵仙等搜剔经络之痰,病顽固,上述药物重用。治痰法尚须与他法配合。如与祛风散寒，除湿蠲痹药合用，在治顽痹"邪实"上，可起到相得益彰的作用。化痰同时，佐以扶正，则能标本同治，虚实兼顾。而证见痰湿混合现象，理当痰瘀合治；见关节肿胀与拘挛相兼，则要消痰与解痉并施。这样才能使治疗具有全面性，瘀痰方能祛除。

病例四：王某某，男，15岁，学生，1975年2月17日晚右膝疼痛，无红肿。三天前两膝关节肿痛，并有怕冷、发热，次日两踝关节肿胀疼痛。昨日起双肩关节、双肘关节亦疼痛。入院检查：体温38.6℃，面色苍白、扁桃体Ⅰ°肿大，心律88次/分，律齐，心尖区Ⅱ级收缩期吹风样杂音。右肩关节压痛，但无明显肿胀，双侧膝、踝关节肿胀、压痛。白血球9300、中性70%，血沉84毫米/小时。抗"O"625单位。心电图：各导联PR间期延长为0.28秒。舌苔薄黄，脉数。

诊断：风湿热、风湿性关节炎（风湿之邪侵入脉络，郁而化热）

治则：祛风化湿 和营清热

方药：白虎汤加怀牛膝、独活、防己

服一剂体温39.4℃，踝膝关节红肿热痛，咽痛，口干，心悸寐差，舌苔薄黄，脉数。上方加桂枝10克、独活9克、羌活9克服一剂，体温38.5℃，踝关节红肿热痛稍减，便秘四日，治守前法加赤芍10克、丹皮8克、地龙30克、桑枝30克、丹参10克、枳壳10克、厚朴10克。服两剂体温退至37.7°以内，关节肿痛大为减轻，上方再服4剂，疼痛消失，行动自如。舌苔薄白，脉缓，再原方出入服8剂，3月16日出院。出院前症状消失，体温正常，心电图恢复正常。

按：关节疼痛游走不定，肿痛拒按，舌黄脉数，病属热痹，由于风湿之邪郁而化热，痹阻血脉所致。

体会：

（1）痹症，为"历节病"范畴。病因乃风寒湿三气杂至。常为风湿、湿热、寒湿同时为患。除关节痛外，常损及肝肾，阴阳气血。辨证施治时，不仅注意关节局部，更应着眼于阴阳气血，寒热虚实和脏腑之变。

（2）用药切忌单纯、大量，长期使用祛风、散寒、燥湿之剂，有伤阴之弊。故在辨证基础上须同时投以益气、养血、健脾、养阴之品。羌独活、防风、威灵仙祛风较好；附片、桂枝、麻黄散寒止痛作用较好；苍术、薏米燥湿作用

黄兰魁中医临证五十年学治集

好;生石膏、知母清热解毒作用较好;白芥子消肿作用较好。在治疗痹方中,适当用地龙、蜈蚣、白花蛇等虫类药;川芎、当归活血化瘀可提高疗效。

（3）痹病活动期大都血沉增快,可至100毫米/小时以上,血沉快多属热症或湿热证。清热利湿药降血沉,控制活动期有一定效果。

（4）本病一般病程长,故多有"阴损其阳,阳损及阴",出现阴阳俱虚,寒热错杂症候。在治疗中宜注重,阴中求阳,阳中求阴,阴阳双补的原则。补血补气,首要健脾胃培补生化之源。

（5）类风湿病由肾虚精血衰少,骨髓失充,加之风寒湿邪所致,临床上常以祛风湿散寒,活血化瘀的药物,补肝肾的热药来治疗风湿病是不够的。应扶脾养胃,使脾胃能吸收水谷精微补肾气,肾气才能运行旺盛不衰,推动血液循环,把早渗出的骨液随血液循环吸收,关节腔周围就没有异位阻塞。血液循环才能畅通,肾气得充,一身也就气血旺盛。营养全身,肌肉萎缩,肌腱痉挛,筋紧牵着关节变形,骨质疏松、贫血等症才能恢复,疾病才能得到彻底根治。

（6）顽痹症病程较长,寒湿或湿热留带,阻滞窍络,使血脉不畅,津液停聚而发生痰瘀。痰瘀形成,则反致痹症顽痰,按常规治疗很难见效。顽痹多有痰象,治痹配以治痰常有收效。

（7）治疗风湿病、类风湿、痹病类,应提高人体免疫功能和抗病能力,强化免疫系统屏障和防御能力,使机体产生抗风湿活性因子。重新修建病变关节软组织,使血脉循环畅通有力,达到穴位和经络双重互动。病人无需忌口,使营养全面吸收,能刺激人体软骨细胞合成,促使破损的关节面和溃烂的滑膜修复愈合,使关节活动自如。

十、温补脾肾法治疗慢性支气管炎

慢性支气管炎为本虚标实的疾病。本虚为肺脾肾不足。喘证,肺气肿(脾肾虚寒型),治宜温补脾肾,纳气平喘。才能恢复脏腑的阳气,各脏腑温煦、推动、气化、固摄作用才能发挥,主气司呼吸的功能才能正常。

慢性支气管炎是指气管黏膜及其周围组织的慢性非特异性炎症。临床上以咳嗽、咳痰或伴有喘息及反复发作的慢性过程为特征。病情缓缓进展,常并发阻塞性肺气肿,因反复发作,进行性加重,最终导致肺动脉高压、肺源性心脏病(肺心病)和呼吸衰竭,是危害人民健康的重大疾病之一。近年来发病呈明显上升趋势,其中以老年人多见。因此进一步探讨慢性支气管炎的中医治疗有着深远的意义。

病因病机

本病是一种本虚标实的疾病,本虚为肺脾肾不足。宗气不足是由肺吸入的清气和脾胃化生的水谷精气组成。饮食物经过脾胃的受纳、腐熟化生为水谷精气,水谷精气赖脾之升清而传输于肺。若脾胃亏虚,不能化生水谷精气,上输以养肺,从而产生宗气不足,宗气有走息道助呼吸,贯心脉而行气血的作用。而宗气不足,无以走息道助呼吸、贯脉而行气血,则肺失呼吸功能,肺内之浊气、瘀毒无以排除;宗气无以佐心贯心脉行气血,则血瘀肺之经络。肺主气之功能有赖于肾之摄纳,认为该病的发生与肾有着密切的联系。肺主气司呼吸、肾主纳气,肺的呼吸功能主要是呼吸的深度需要肾的纳气作用来维持,若肾的精气不足,摄纳无权,气浮于上;或肺气久虚,久病及肾,均可导致肾不纳气,呼吸浅表,出现动则气喘等症状。

总之,肺脾肾不足是该病的始发因素。肺脾肾不足,实指其阳气不足,阳气对人体的生理病理有着极其广泛的影响,脾无阳,水谷就不化;肾无阳,就可以导致浊阴凝聚。人体的各个脏腑、各个组织器官的一切生理活动以及精气、血、津液的化身、运行都离不开阳气的温煦、推动、气化、固摄,尤其是肾阳最为重要,所以阳气的盛衰关系到机体的强弱与存亡。

病例介绍

例一:患者、女、60岁。因咳嗽、咳痰、气喘反复,发作20年,加重半年。2008年3月7日初诊。1990年11月开始经常感冒咳嗽,每年秋冬季节咳嗽气喘加重。10天前到某医院门诊就诊,经X线胸透示:两肺纹理增粗。诊断:慢性支气管炎。曾用西药治疗,病前几年疗效较好,后几年症状有所缓解,但遇冷及劳累后病情复发。近来发作,症状加重,早晚咳嗽加剧,咳痰量多色白;静坐时感气紧,活动后咳嗽明显,纳食差,易出汗。体温37.8℃,听诊两肺底有少量干湿性罗音,舌质淡,舌苔薄微腻,脉沉而细。西医诊断:老年慢性支气管炎。中医诊断:喘证(痰湿犯肺型)。治宜调营卫化痰平喘,适当结合温补脾肾之法。药用桂枝15克、白芍10克、厚朴10克、杏仁8克、半夏10

克、茯苓 10 克、陈皮 10 克、苍术 10 克、草叩 10 克、白芥子 10 克、干姜 6 克、甘草 6 克服 6 剂,咳嗽明显减少,喘明显减轻。晚上能半卧,饮食有所增加,可户外活动,上方加菟丝子 8 克、扁豆 10 克、附片 8 克,再服 12 剂。之后,患者活动自如,无痰,饮食增加,上方加减出入又服 10 剂,临床症状基本痊愈。为巩固疗效,继服补中益气丸,金匮肾气丸各 2 盒,2 年后随访病情未见复发。

例二:患者王某,男,60 岁,2006 年 10 月 12 日就诊。患者向断咳嗽、气喘、咳痰作近 20 年。自 1996 年以来,每因感受风寒即咳嗽、咯痰发作,每年发作 4~6 次。2001 年后,病情日趋严重,咳、痰、喘每年持续 3 个月以上,稍劳则喘急。半年前因受风寒又发作,经用头孢类药物、双黄连注射液等药物,咳喘有加重趋势。就诊时症见咳嗽、气促、痰白质稀、动则喘促出汗、形寒怕冷、纳差、神疲乏力、腰脊酸楚,舌淡,脉沉细。查体:体温 36.1℃,慢性病容。胸片提示:慢性支气管炎、肺气肿。辩证属脾肾虚寒型,治宜温补脾肾,纳气平喘。药用党参 15 克、杏仁 5 克、厚朴 8 克、砂仁 8 克、枸杞 10 克,服 4 剂后复诊,自诉,药后咳嗽气喘明显减轻,恶寒亦轻,上方再服 6 剂,10 月 28 日再次复诊:咳嗽、咯痰已基本消失,行走不气急,纳食增加,腰脊酸楚亦减,病情已得控制,上方加减出入又服 6 剂,巩固疗效。嘱平素多食清淡食物,忌食寒凉辛辣及甜腻之品,预防感冒,适当运动。2007 年四月随访,自诉体质已明显改善,病情已得到控制。

体会:

《丹溪心法》曰:"气有余便是火"。《内经》云:"气不足便足寒"。因此,在慢性支气管炎的治疗中紧抓脾气、肾气之不足,临床辨证,紧密联系风、寒、痰之标实,在化痰补气的基础上,适当温补脾肾之法,能起到事半功倍之效。只有适当温补脾肾之法,才能恢复机体脏腑的阳气,尤其肾阳充足,各个脏腑的温煦、推动、气化、固摄作用才能发挥,肺脾肾之脏,主气司呼吸的功能才能正常,脾才能得到肾阳的温煦,发挥运化水谷,实现脾之升清之功效。在药用上可以选用熟附子、干姜等温补之药。附子性味辛、甘、热,归心脾肾经,具有补火助阳之功效。其性可上可下、可补可泻、可寒可热、可内可外,随其配伍之异而变化无穷,用之得当,疗效卓著,在慢性支气管炎的治疗中起着重要作用。

笔者在临床治疗慢性支气管炎的过程中，经常使用或配合温补脾肾法，不仅能使患者的慢性支气管炎急性发作得到很好的控制，并且还能增强患者的体质，从而发挥中医整体观的优势，具体机理今后还要进一步探讨。

十一、胆汁反流性胃炎治验

胆汁反流性胃炎也称碱性反流性胃炎，系指由于胆汁反流入胃所引起的腹痛，呕吐胆汁，腹胀，体重减轻等一系列表现的综合征。为临床常见消化系统疾病。多因原发或继发性幽门功能紊乱或胃切除术后引起胆汁和碱性肠液倒流入胃所致。

胆汁反流性胃炎是临床常见病、多发病。属中医学胃痛、嘈杂、呕吐等范畴。《灵枢·四时气》云："邪在胆逆在胃，胆液泄则口苦，胃气逆则呕吐"。《素问·至真要大论》云："厥阴司天，风淫所胜，民病胃脘当心而痛"。说明本病与木气偏旺，肝胆失于疏泄，肝气夹胆汁，横逆犯胃，胆胃失和有关。肝郁气滞，横逆反胃，使胃失和降，从而影响脾胃功能，导致运化失司；或肝气久郁化火，肝火犯胃，肝胃郁热，胃热蕴蒸所引起。临床表现多有烧心、口苦、嗳气、胁肋胀满，且多数患者有情志致病因素存在，其发病与肝之气机不顺畅，肝之疏泄功能不正常有非常密切的关系。本病虽在胃，但与肝、胆关系密切。肝胆互为表里，胃胆同属六腑，均以通降为顺，胆汁的生成排泄依靠于肝的疏泄。若情志不遂或手术损伤导致肝气郁结，木不疏土，胃失和降，则胆汁反流，上逆为病。治疗以疏肝利胆，和胃降逆为法。方选《景岳全书》柴胡疏肝散加减。方中：柴胡疏肝解郁利胆，香附、郁金行气解郁，疏肝利胆，陈皮、枳壳理气调中；川芎、青皮、木香行气止痛，黄芩清胆和胃；生姜降逆和胃止呕；白芍、甘草酸甘化阴，收敛胃气，调和肝脾，柔肝止痛；诸药合用，共凑疏肝利胆，和胃降逆之功。

现代医学认为，胆汁反流性胃炎多为植物神经功能失调和幽门括约肌舒缩功能障碍而引起[4]，常见于慢性胆囊炎、胆石症、幽门松弛，胃肠功能紊乱，胃大部分切除术后等患者，是由于从胆囊排入十二指肠的胆汁和其他肠液混合，通过幽门，逆流至胃，刺激胃黏膜从而产生的炎症性病变。

胆汁反流性胃炎的病因主要为胃大部切除，胃空肠吻合术后，以及幽门

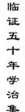

功能失常和慢性胆道疾病。[5]

临床症状为胃部饱胀感或不适,饭后加重或有胃痛、腹胀、嗳气、反酸、烧心、恶心、呕吐、肠鸣、排便不畅、食欲减退和消瘦等,严重的还可有胃出血、呕血或排黑便(柏油样便)以及大便潜血试验呈阳性的等。有些病人并无手术史,十二指肠内容物可通过关闭不全的幽门反流入胃引起反流性胃炎。胆囊切除后储存胆汁的功能丧失,胆汁持续流入十二指肠,如通过关闭不全的幽门而反流入胃,同样可以引起反流性胃炎。

参考文献

[4]戴自英.实用内科学[M].北京:人民卫生出版社,1993:1303

[5]李怀斌,张文武.消化系统急诊[M].天津科技翻译出版公司,1993:122

下篇·疑难问究

篇 首 语

　　糖尿病、心脑血管疾病、癌症等慢性病已成为当今世界的排名前三的致命疾病，是当前人类健康的三大"杀手"，严重威胁人类的生命健康。据了解，三类疾病每年造成近3600万人死亡，占全球死亡总人数的60%以上。

　　随着人类社会的发展和我们所处的环境的不断变化，这类慢性疾病越来越普遍和常见，我们与自身体内的"健康敌人"不断地上演着一幕幕惊心动魄的战斗，付出巨大的代价，也取得一些战果。但是我们依然发现新的严重疾病层出不穷，这些疾病的共同特征是它们与人体外部的细菌、病毒没有关系，而是因人体自身机能的失调或功能的下降所致。这些疾病基本上无法靠杀菌、消炎等传统的西医疗法来获得治疗。

　　癌症、糖尿病、心脑血管疾病已经成为当今社会的常见病、多发病，同时也是疑难病，种类繁多，尚没有特别有效的针对性的治疗方法，难以根治，属于三大"难症"。另外三大"难症"都属于慢性病，因此，多数患者的病情会呈渐进性发展，也跟大多数慢性病一样，它有一个较长的潜伏期，或隐匿的慢性进展期。即使已经出现症状，有时它发展到死亡还有一个较长的过程。而且，只要合理应对，一般也可有所控制，甚至逆转，至少不会迅速走向死亡。正是如此，中医在"三大难症"的治疗上具有先天的、独到的优势，利用中医

黄兰魁中医临证五十年学洽集

415

学整体观念,辨证施治,通过调节人体自身机能,扶正祛邪,对抑制病灶发展、增强机体活力、延长个体生命都有非常显著的效果。

　　本篇的主要内容主要是笔者个人近几十年来中医治疗癌症、糖尿病、高血压等"三大难症"的一些理论探究和大量的临证案例,力求用辨证施治的方法辨明病机,再结合养生理论,调、治、养结合,综合诊治,已取得良好的临床实践效果。现总结归纳出来,以期抛砖引玉。

第一章　癌症病诊治探究

　　肿瘤是一种常见病。我国每年发病人数约为160万人。癌肿瘤严重威胁着人类生命。癌症肿瘤是一种复杂、多变的疾病。科学发展到今天,随着医学技术的不断提高,不幸患上癌症的人们可以通过不同的治疗方法,来实现"带瘤生存"提高生活质量,延长生命周期。

　　目前,手术、放疗、化疗在医疗界被认为是治疗肿瘤的三大传统方法。但随着科学的发展,人们越来越能感受到,这三种传统治疗肿瘤的方法,自身存在着局限性。首先:手术治疗不能根除癌肿细胞,手术仅能切除肉眼看见的肿块。手术后仍有残留越来越多后遗症。年老体弱患者,更因为各种各样原因,不能进行手术。就算能够接受手术的部分患者,也因为手术的方法或质量等问题,出现了各种各样手术并发症。放化疗作为肿瘤另一种传统治疗方法,也有无法克服的弊端。很多肿瘤患者,正是因为承受那些放疗、化疗药物的毒副作用而倒下。严格地来说,他们并不是被肿瘤夺走的生命,而纯粹是倒在放化疗不分好坏的杀死作用上。放化疗停止后肿瘤细胞会趁机转移扩散。所以追杀术后残余的肿瘤细胞,提高机体的免疾能力,是弥补传统治疗手段之不足,防止肿瘤细胞扩散的有效途径。中草药既能防癌,又能抗癌,既能治标,又能治本,其治疗效果已得到医学界公认。

　　中医学是世界传统医学宝库中的一枝奇葩,历史悠久,内容博大精深,其药物多来自大自然,具有抗癌活性,为开发防癌症新药,提供广阔的前景。中医辨证论治是中医治疗癌症的特色,辨证与辨病结合是中医治疗疾病的精髓,根据中医学理论和各种癌症的病因、病机、对证立法、方药是中医治疗癌症和各种疾病的关键。在癌症治疗中,应贯彻以扶正培本、健脾、除疾为主。

417

第一节　中医药治疗肿瘤探讨

中医学认为,肿瘤的产生是正气亏虚、邪毒内蕴而成。正气是指人体外界致病因素的防御能力和机体生存的物质基础及基本正常活动功能。

所谓毒是指一切改变致病因素及其病理产物(湿、痰、瘀等。)五千年前《内经》中指出:"正气存内,邪不可干"。《素问·至真要大论》曰:"因其衰彰之"。《医学必读》记载:"秋之成也,正气不足,而后邪气踞之"。张景岳进一步明确论述:"凡脾肾不足即虚弱之人,皆有积聚之病"。正气亏虚,阴阳气血脏腑功能紊乱,抗病能力减弱,外邪乘虚而入,与内生的病理产物相搏而至气滞血瘀、毒聚痰结,久而成积。所以肿瘤病变的实质是本虚标志。

正气虚标志着人体免疫功能的下降、内分泌及脏腑脏器功能紊乱,人体的稳定性和抗病能力下降遇到一些致癌的物质。比如化学发现的甲醛、烷化剂类药物、苯、酒精等;物理的电离辐射、紫外线、热辐射等。长期作用于人体,使人体正常细胞发生变异、突变成为细胞。癌症是细胞中多种基因突变累积的结果。比如与肿瘤有关的抑癌基因,此基因是可以直接或间接抑制细胞增生、癌变、癌浸润或癌转移的基因,对癌基因表达起着作用。它的丢失、变异或失活等功能紊乱,细胞呈恶性生长,这也是正气亏虚的另一表现。正常细胞突变的癌细胞,蕴结于体内引起的病理变化,也就是中医所说的邪毒内蕴。

中医提出:"扶正祛邪"是肿瘤治疗的方法。中药治疗癌症有较多优势,如调节机体免疫功能,促进蛋白质合成,刺激骨髓造血,提高机体对肿瘤的抵抗力,抗衰老,不同程度的提高机体免疫力。中医倡导药食同源,从《神农本草经》以来,一直把"药食同源,药食同用"作为预防与治疗疾病的观点。合理适宜的饮食能够增加人体营养,提高抗癌药物的效果,具有"悦神爽志,以资气血"的功效。

一、用整体观念看待肿瘤,治疗肿瘤

不论什么部位的肿瘤,他们的发生都可以归结为肝的疏泄功能;肾阳的温化功能,脾胃的生化功能等失常的关系。虽然肿物在局部,实是全身发生病变。肿瘤病机特点是局部肿块坚实,五脏功能低下,即貌似强盛,实则正气虚赢,机体营养物质亏乏。癌症病大多数属虚寒性,正气虚弱,免疫功能是低下。

(1)人与自然环境的统一性。

(2)人与社会环境的统一性。

(3)诊断方面:

①三印诊断寒热虚实,假象较少:甲印和舌边的齿印(称舌印)口腔黏膜上臼齿部的齿印(称腮印)统称三印。

舌齿印即舌边缘牙齿的压痕,是体内寒凝湿聚的标志。腮齿印是口腔内两侧腮部,黏膜受齿缘压迫的印痕(甚至颊黏膜被牙齿反复咬破成为突起)。多由胃腑寒凝痰湿停滞,上阻于口腔所致。印浅者,寒湿痰轻,印深者,寒湿痰郁重。寒郁越久,齿印越深,颜色越重,(呈紫黑色)甚至咬成血泡。

总之:三印之中,以腮齿印的变化最明显,中阳虚寒的辛热可很快消失,饮食不慎,寒凉过度又可出现。甲印的变化最不明显。

②触耳:《灵枢·口问》篇说:"耳者,宗脉之所聚也"。《灵枢·邪气脏腑病形》篇也说:"十二经脉,三百六十五穴,其血气皆上于面,而走空窍"。说明耳与脏腑经络有密切联系。耳上的反应物主要指耳壳上某一部位增厚或出结节。结节亦为增厚,但边缘较清楚,质硬而固定,有的捏之疼痛,大如小蚕豆粒,小如绿豆小米粒,一个或数个,一侧或两侧耳壳出现。反应物的部位多在耳甲腔内的肝、脾、胃区。

临床上耳壳反应的出现于肝气郁滞的关系十分密切,是肝郁深久,脏腑经络中气血运行障碍发展到壅滞,蓄积不去的程度的表现。耳壳上出现反应物患者,都有明显的唇爪青紫,舌质紫暗瘀斑,舌下静脉怒张表现。肝癌病人气血瘀滞比其他疾病患者严重,肝癌的恶性程度高,患者从活期短。

③舌面裂纹主要表现是舌质的变化,有横的,也有横竖相兼的。深者如

刀刻,浅者如划痕式小皱纹。裂纹的出现是脾胃气衰,生化无源的表现。

肿瘤患者中:胃癌、胃窦癌、贲门癌舌面裂纹出现的多胃部疾病,如出现裂纹舌,说明病程较长,恶变的可能性大。

④舌下静脉怒张:暴起和增粗,颜色是否加深(青紫、蓝紫、黑紫)舌下静脉怒张明显,色紫黑是瘀血久而重。对于瘀血重的,除用活血化瘀治疗,可以用三棱针放血,点刺怒张的静脉部位(相当于舌下金津、玉液穴)。若素日痰多黏稠,心烦易怒,厌油腻,不喜热饮食,静脉怒张,是痰瘀胃,化湿为主,可用礞石滚痰丸。

肿瘤病人舌下静脉怒张者非常多见,这与体内瘀血痰凝久停有关。

⑤朱砂掌:初期在大小鱼际处朱砂样的红点,肝脏开始变大。

中期全掌红点,赤色较上更为鲜红,甚至发紫,肝脾肿大更明显。

后期全掌和十指腹面赤色渐变为紫褐色,是气滞血瘀日久,邪毒壅结,是肝病中的恶侯。

⑥甲体:甲体红润光泽为"五善"之一。体内脏腑病变可使甲体形态异常。

甲体上出现纵向条棱,严重者条棱锐利,用指甲去刮,感到有障碍,为素体虚弱,或久病体虚,肝肾阴精不足。(男多见左,女多见右)紧掐指端然后放松。看甲色恢复的快慢可以测知气血是否通畅。恢复快为血活,反之为血不活。

望甲判断骨折愈合与否。骨折若未愈合,则指甲萎缩,生长速度极慢,甲薄面色苍白,骨折愈合者,可见新甲长出。

爪甲荣枯与溃疡病有一定的关系,溃疡病严重发作时,双足大趾甲内侧颜色改变,趾甲增厚干枯,用手剥之一块块脱落;病情缓解后,爪甲恢复正常而发亮。瓜甲色泽改变可作为溃疡病发病先兆。

手掌中若有不变色硬节,是癌症先兆,大约超不过三年要患膀胱癌。

皮肤有白点三个以上与体内癌症有关系。

患者若矢气气味如中药檀香味是肝癌病的先兆。

舌质如煮熟的鸡肉一样,患癌症者预后不良。

凡肝癌病人;不管是原发,还是转移,其矢气和粪便都有类似中药檀香的气味,这是非常准确的。(这就是檀香肝)

手掌"老茧"与癌瘤症有关。手掌角化病多发生在大小鱼际隆起部,其次掌心和心指上亦可发生角化。

二、中医治疗肿瘤维系人体的精气神

肿瘤在综合治疗中，有87%的患者同时在接受中医治疗，所以中医药在现阶段治疗肿瘤，主要是治疗经西医治疗过的肿瘤患者，除了西医无法手术、放、化疗的晚期肿瘤病人外，真正在单纯应用中医药治疗肿瘤的领域在减少，在失去。有些肿瘤患者，看到患者或邻居，患肿瘤后，经手术、放、化疗后，生存期短，人财两空，或不经过手术，或者经放化疗一二次后自我感觉身体各方面损失，特别是胃气下降等副作用。前来中医药治疗，拖着疲倦身体才请中医药治疗，这时候中医药治疗难度大，因为已破坏人体的自身功能，造血机能损坏，这种情况下中医治疗疗效不太好。

1. 精、气、神就是人的立命之本

在传统中医理论中，人有"三宝"即精、气、神。《内经发挥》有言"禀天之阳动为气，本地之阴静为精，而有神存乎其间，以立性命之基，是精气神三者，合而不离也，此所谓三而成人也"。

精，泛指构成人体和维持生命活动的基本物质。《素问·金匮真言论》曰："夫精者，身之本也。"同时，精还应分为先天之精和后天之精。《灵枢·决气》曰："两神相搏，合而成形，常先身生，是谓精。"即先天之精，"谷始入于胃，其精微者，先出于胃之两焦。以灌五脏"，此所谓后天之精。

气是重要的中医概念，既可以指体内流动的精微物质，有可指脏器组织的机能，根据功能的不同，《素问·宝命全形论》有言："气者，人之根本也"。气根据功能不同可以分为元气、营气、卫气以及宗气，根据脏腑的不同还可以分为心气、肺气等。气有其自身的运动变化的规律，气化就是指生理性的气及运动变化，比如三焦气化，膀胱气化。《素问·灵兰秘典论》曰："膀胱者……气化则能出矣"，气化不利时会出现阳气不足，不能使体内气化机能畅旺，而使体内代谢不良，最常见的症状就是水肿。气机泛指功能活动，用来概括各脏器的生理性或病理性活动。最常见的病理因素就是气机失调，气机阻滞。说明脏腑在气化过程中升降清浊机能紊乱，从而产生呃逆、腹胀、二便失调等病理现象。

黄兰魁中医临证五十年学治集

神:广义指人体生命活动的总称,包括生理性或病理性的外露。狭义是指人的思维活动。《灵枢·本神》曰:"两精相搏谓之神"。《素问·移精变气论》言:"得神者昌,失神者亡"此是泛指人的生命活动。《素问·灵兰秘典论》曰:"心者……,神明出焉"中的神明,既是指思维活动。

2. 精、气、神三者的关系

精气神三者的关系非常密切,气聚则精充盈盈,精盈则气盛,此精气之互根也。《李东垣省方箴》曰:"气乃神之祖,精乃神之要,积气以成精,积精以全神,人生之本,精与气耳,精能生气,气亦生精,气聚精显则神旺,气散精衰则神去"。所以精气神一者受损,其他两者也会受到影响。

3. 精气神与肿瘤的关系

精气神的概念既可以从广义来理解,也可以从狭义理解。精即物质,气即功能,神则是人的主观精神的意义相当于现代所说的生存质量,因为它们都不仅包括生理状况,还包括了人的心理和社会状况。肿瘤晚期患者姑息治疗的意义就在于为患者及其亲人获得尽可能最好的生命质量。提高晚期肿瘤患者的生存质量,可以看作是对生命的尊重和维护,帮助患者以积极的态度生存,直至死亡。

现代医学治疗肿瘤的过程中,患者的身心都要受到不同程度的损害,例如手术之后的出血就是对人体精损害,放化疗造成的口干,咽干也是对精的损害。放化疗之后出现的放射性肺炎,放射性肠炎等,导致器官的功能损害,就是对气的损伤。而在精和气都受损的情况下,患者的精神意志也会受到打击,加上病情的折磨,死亡的恐惧,导致很多患者失去战胜病魔的信心。这些都是对患者精气神的影响。总而言之,无论是在人体内不断增殖扩散,还是在手术、放疗、化疗过程中,肿瘤本身及肿瘤的治疗都会造成人体精气神的损伤,使患者的生存质量大大在下降。中医中药在维护人的精气神方面的优势是显著的。主要体现在以下几个方面:

4. 整体观念,带瘤生存

随着人类社会的不断进步,医学模式由传统的"生物医学模式"逐渐转向"生物—心理—社会—环境的医学模式",人们对健康产生新的要求。过去的无瘤生存观念发生动摇,取而代之的是带瘤生存并提高生活质量的新概念(李艺,现代中医药治疗肿瘤的思维探究〔5〕,光明中医,2005 年,20

（6）：15-17）。中医的整体观念认为，人与环境是统一的整体，学者们多年的研究已经证实；肿瘤的发生与环境的变化及地域饮食的差异有着密不可分的联系。人体的各个部分也是一个有机的统一体，任何一个部分的变化都会对整体造成影响。当人体的某一脏器发生肿瘤病变时，并不是单一的器官受累，肿瘤细胞会随着淋巴，血液等的循环转移或直接种植到其他脏器；整体观念还强调人的精神因素与人的生理状态是统一的密不可分的整体，精神心理因素对人体产生巨大的影响，这也是"形神合一"的整体观念的中心。西医治疗因为过度追求"无瘤"、往往会矫枉过正，过度治疗。固然，无瘤生存是一种积极的治疗理想，但是这种治疗忽略了一个关键；肿瘤是一种全身疾病，并不是单独某个脏器的疾病，许多肿瘤在被发现的时候已经有了转移。《内经》中认为积症的治疗理应"衰其大半而止"。因此，对于中晚期不适合现代医学治疗的肿瘤者，用中医中药治疗，不但可以使患者"与瘤共舞"而且通过对患者的各个脏腑的功能与心态的调整的治疗，达到"形神兼存"之目的。

5. 辨证论治体现肿瘤诊疗优势

辨证论治是中医的精髓，不但全面兼顾，而且体现中医个体化治疗的优势。肿瘤的发展是一个慢性的过程，同时，肿瘤的发展也是一个动态的过程，虽然现代疗法在疗效上起到积极地治疗作用，但是对人体精气神造成极为严重的损伤。通过大量的临床实践观察到肿瘤患者大多有乏力、消瘦、食欲不振等亏虚表现，同时还有舌质淡胖肿有齿痕。

在不同的阶段，其正虚程度有轻重，气虚、气血两虚，气阴两虚，阴虚内热等不同类型的正虚表现，通过不同的辨证方法，通过扶正培本，健脾除湿等治疗，原则调整人体的阴阳，使人体阴阳达到相对平衡的状态，就是"阴平阳秘，精神乃治"。达到对症的治疗。从而恢复患者的精、气、神，改善患者的生存质量。

扶正祛邪，提高免疫，肿瘤患者全身机能处于衰弱的状态，中医在肿瘤的治疗中，提出扶正就是祛邪的说法，这种思路正是基于《内经》中"正气内存，邪不可干"的理念。现代研究表明：大多数肿瘤患者存在先天免疫功能缺陷或后天失调，导致机体防御功能下降，对外来致病因子抵御无力，对出现的异己细胞（癌前细胞或个别出现的异己细胞）未能同其监视，排斥和歼

黄兰魁中医临证五十年学治集

灭的职能,最终导致癌细胞无限制生长而产生肿瘤,(毕海清,扶正培本法治疗恶性肿瘤探究,南京中医药大学学报,2008年,24(1):(6-8)。中医治疗的特色是强调通过增强患者的正气,激发其自身抗病能力,治疗中以"人"为中心,而不是以"瘤"为中心。《伤寒论》有言:"阴阳合者必自愈",就是以患者自身的正气,祛除外邪,治愈疾病。扶正为主的方法使患者正气旺盛,体力恢复,不但维持患者的精气神,而且增强了其抗病的决心与信心。

6. 其他疗法

中医治疗肿瘤除了药物之外,还有精神调养、针刺、按摩、艾灸等方法。例如:气功可以调节精气神,针刺可以治疗疼痛;癌痛的病机虽然复杂,但大致可分为两种情况:一为"不通则痛"经络闭阻、瘀塞不通、而致疼痛;气滞、血瘀、痰湿、热毒等引起;二为"不荣则痛",气血阴阳虚损,功能失调,以致脏腑经脉失荣而发生疼痛。(钟毅、周红、张卫萍等,中医辨证论治癌痛54例【T】,安徽中医临床杂志,2001,13(6):420~422)。穴位外治疗法具有疏通经络、调气血、调阴阳平衡,通络止痛广泛用于各种癌症引起的疼痛的临床。中医中药在镇痛同时,能够帮助解决精神、心理对患者疼痛所造成的影响,改善患者的主观症状,提高患者的生活质量。

以中医基础理论为指导的中医特色疗法,减轻患者生理上的痛苦,维护患者的"精气神",更因为中药毒副作用小,减轻了患者心理上的负担,从而使不能耐受西医药毒副作用患者得到了中医药治疗的机会,大大提高患者的生存质量。

三、散寒回阳法应用治疗肿瘤

人的生命,不只是有形的躯体,而且蕴有无形的"生机"。这个生机用中医学的术语来讲,就是火和热,归结到一点就是阳气。《素问·生气通天伦》说:"阳气者,若天与日,失其所则折寿而不彰"。在阴阳的关系中,阳气是主要的。《内经》强调"凡阴阳之要,阳密乃固"阳气功能低下,火与热就不足,人体就不能抵御外邪的侵犯。

1. 寒邪的来源

人体阳气受到损伤,最严重者莫过于寒邪,阳气受伤则形成阴症。金元时代医学家王好古《阴症略列》中把"冷物伤脾"和"外感风寒"看成是阴症的外来因素。张仲景把寒邪分为外来之寒和本来之寒两种,《景岳全书·新方八阵》说:"夫寒之为病,有寒邪侵于肌表者,有生冷伤于脾胃者,有阴寒中于脏腑者,此皆外来之寒……至于本来之寒,生于无形无响之间,初无所感,莫测其因"。其实这本来之寒就是指与先天禀赋关系密切的体质情况,因此张景岳总结寒的成因说:"或因禀受,或因丧败,以致阳气不足,多见寒从中生"。

程钟龄在《医学心悟》中又把寒症归纳为"口不渴或口渴而不能饮水,喜饮热汤,手足厥冷,溺清长,便溏脉迟"。为一派阳气虚衰,阴湿内停征象。里阳虚则生化鼓动无力,表阳虚则卫外无力,在这种情况下最容易患病。

2. 寒与气郁、血瘀、痰凝的关系

寒症总的可以归于机体热量不足,生理功能减退,热证总的可以归于机体热量有余。寒型之人生理功能减退,其一系列外在表现是机体内外有害因素抵抗力低落的现象。反之热型之人生理功能亢奋,其一系列外在表现就是机体内外有害因素反应旺盛的表现。人的气血阴液,要靠阳气的推动才能运行,阳气虚则热量不够,推动力就小津液精血的运行就变得缓慢甚至停滞下来。阳气虚反过来又容易遭受寒邪的侵犯,正如《素问·举痛论》说:"寒气客于小肠膜原之间,络血至中……故宿昔而成积矣"。这样有形的症瘕,积聚就形成了。这也是体质属寒的人得肿瘤的人居多,亦是肿瘤中寒症居多的原因。

寒型体质多患痰食停滞或症瘕积聚,治疗应在活血化瘀,消食化痰药中加入温热回阳药物。清代王清任创制的急救回阳汤就是回阳化痰的典型方剂(党参、白术、附片、干姜、桃仁、红花、甘草组成)前五味药辛热回阳,甘温益气,后两味药活血祛瘀,辛温辛热药的剂量大于活血药,意思明白,就是要通过补充热量来驱寒气,使淤散气行。

痰饮的治疗,张仲景《金匮要略》指出:"病痰饮者,当以温药和之",苓桂术甘汤,肾气丸等都是通过增加体内的阳气来推动水饮的运行,从而使水液代谢恢复正常。

瘀血、痰湿、食积停留,又能阻塞气机,使气滞不行,于是痰、瘀、气、积等相互交结,久则郁而发热。再用寒药去清热,等于冰上加霜,临床一定要辨

黄兰魁中医临证五十年学治集

证施治。

高热病人很容易使人联想到清热解毒法,三印表现为寒凝则气滞血瘀,故用大剂辛热温阳药,反而高热很快消退。《素问调·经纶》说:"血气者,喜温而恶寒,寒则涩而不能流温则消而去之"。张景岳也说:"血有寒滞不化及火不归元者,宜温之,以肉桂、附子、干姜、姜汁之属"。肿瘤患者治疗,大多是温阳祛寒和活血相结合的方法,是有不同程度的效果。

3. 寒症与心、脾(胃)肾三脏关系

心为君火。脾胃是摄取后天营养的脏腑,其气属于后天之阳。肾居下焦,内系元阴元阳,其阳又为相火。人出生之后,自然要靠脾胃来源摄取后天水谷的营养。肾精的封藏也靠脾胃之气的不断补充,因此脾胃二气调和对于机体健康关系重大。而脾胃能正常完成消谷、布谷、营养全身的任务也要靠其他脏腑阳气的鼓舞。在对脾胃阳气有补充,鼓舞的脏腑中,医书多讲到命门相火,而很少提到心之君火。相火对中阳的补充,鼓舞作用是无疑的。但君火对中阳之助也是不可缺的。君、相二火在作为动力之点上是有所分工的,生育子女以相火为主,纳食进食以君火为主。从五行上讲,火为土之母;从生理功能上讲,中焦水谷精气上输到肺后,贯全身血脉要靠心阳推动,化赤为血要靠心阳的温化,因此没有心阳的作用,脾胃精气神运输就失去了功能。肾与心对脾胃功能的补充是有所偏的:肾火主要补脾土,若见能食不能化,是胃不病而脾病,治当补脾阳,尤要注意补肾中之火。心火主要补胃土,若见不能食,食之又不安然者,乃脾不病而胃病,当补心中之火。所以胃之阳虚责之心,脾之阳虚责之肾,心肾阳俱虚,脾胃之阳自然不足;脾胃阳不足,也要消耗心、肾之阳虚就形成内寒。由此可知,心、脾、胃之阳气可增而不可削。比如鼎釜之中,置诸米谷,脾胃阳虚等于炉火不旺,米谷在釜中时间虽久亦不能熟腐,补心、补肾中阳就等于炉火之中添加煤柴。

脾胃阳虚病症:饮食不化,痞满肿痛,反胃吐酸,嗳气,呃逆等。脾胃阳气不足,犹炉火中火力不旺,锅中水米难以速化,时久还可腐败变酸,所以产生上述症状。

张景岳说:"人之饮食在胃,惟速化为贵,若胃中阳气不衰而健运如常,何酸之有?使火力不到,则运化既退,则停积不行,而为酸为腐……必渐至中满痞膈泄泻等症。岂非脾气不强,胃脘阳虚之病,而犹认为火,能无误乎"。脾胃阳虚早消除寒凝散之是最有效的方法。

失眠一症,虽然原因很多,但寒郁而胃不和最为主要。如寒邪久郁胃肠而致冷结便秘(大便不通畅,有便意数日不解),胃不和则夜不安,肠不和也能不安。中焦阳气虚寒,就无力推动糟粕,久则浊气上攻于心而出现失眠。由于粪中之毒物刺激,就可全身及肛门出现瘙痒,头面及颈项部出现疮疽,此时不但要温振中阳,还要攻下寒凝积聚,才能阳气较快的恢复。

《景岳全书》中说:"凡用热药之法,如干姜能温中亦能散表;肉桂能行血善达四肢,血滞多痛者宜之;吴茱萸善暖下焦,腹痛泄泻者极妙;肉豆蔻可温脾肾,飧泄滑利者最奇;胡椒温胃和中……致附子性行,加酒无处不到,能急救回阳。至于半夏、南星、细辛、乌药、良姜、香附、木香、茴香、仙茅、巴吉之属。皆性温之,当辨者也"。用温热药时,剂量要掌握好,还要适当的阴药牵制。

4. 寒邪反喜冷或发热不退的原因及治疗

在临床上可以看到,10个指全无甲印,舌印、腮印明显的人,有的反而恶热而喜冷饮食,这并不是真正的热,可以称为本寒热症。原因是寒邪日久,气机不能流畅,清阳不能升发,寒湿郁遏而化阴火,阴火上炎故见口渴,烦热,耳聋,耳鸣,耳热,全身热而烦躁。治疗应标本兼顾,即温阳化寒湿,清火同时进行。但以温热为主,清火药佐之。

寒郁症也可出现持续较高热或长期低热不退,症见身热面赤、目红、烦躁不安或神昏、谵语、便秘溺短赤等症,口舌红苔黄或黄腻,脉弦数,此症与实热无异,但三印见10指甲印小而不全,或10指均无印,舌腮印(+)原因是脾胃阳气衰,胃不能腐熟水谷,脾不能为胃行其津液,致使脾胃之气下流,肾受脾胃下流之湿气,下窍不通,脏腑之气壅阻,这正是《素问·生气通天论》的"阳不胜其阴,则五脏气争,九窍不通"。脏腑寒湿之气郁久化为阴火,受到体内正气排斥,于是上冲,充于皮肤使全身发热,其道理和上面说的寒郁反喜冷饮的道理一样,寒邪不去,发热不减。

肿瘤治疗为了求稳,宜补不可误攻,扶正既是祛邪。

《素问·阴阳应象大论》说:"其下者,引而竭之;中满者,泻之于内"。张仲景下法用于阳明腑实和少阴急下症。金元时期张子和、李东恒,把下法用在很多疾病的治疗。如"宿食在胃脘,可下之""心下按之而硬满者犹可再下""杂病腹中满痛不止也可下之"。肿瘤病机有瘀血、痰湿、食积停滞,因病致弱,正气不能自病,是因为邪气所客,祛邪正自安。

四、攻下法祛除邪气治疗肿瘤

祛除有形邪气治疗癌症,适用于体壮的早期癌症患者。人体唯以气血流通为贵,所谓下者,所谓补也。陈痤去而肠胃洁,癥瘕尽而荣卫昌,不补之中有真补。攻肠胃之邪以疏利肝胆之气瘀血和痰是人体的有害物质,它们已经失去正常血液津液荣养人体的功能,正常血液、津液因某种原因运行发生障碍,久则成淤成痰,其最主要原因是肝疏泄功能失常。最常用的活血化瘀药物入肝的最多,如川芎、赤芍、红花、桃仁、水蛭、虻虫、牛膝等都入肝经。可知正常的血不仅与肝有密切的关系,瘀血也与肝有关。李东垣在《医学发明》中就提出:"恶血必归于肝"的理论,疏肝则活瘀利痰的道理。肝的疏泄的功能失常可影响津液的输布而产生痰饮,因此治痰也常从疏肝气入手。肝与胆互为表里,主人体一身气机的升降协调上是一致的。肝胆的病变影响脾胃病,脾胃病也影响肝胆。黄坤载说的最明:"肝气宜升,胆气宜降,然非脾气之上行,则肝气不升;非胃气之下行,则胆火不降"。利胆既是疏肝,降胃就是升脾,所以利胆降胃就是治疗肝脾。明代医学家李挺《医学入门》对于脏腑关系的论述冲破只是肺与大肠,肾与膀胱,脾与胃等有表里关系的范围。指出脏与腑之间还有另外关系。

他谈到肝与大肠的关系时说:"肝与大肠相通,肝病宜通大肠,大肠病宜平肝"。是临床经验的高度概括。

清代唐容川也提出治法:"心与肝胆通大肠"。既心病从肝治,肝病从大肠治。揭示肝胆与脾胃大肠之间的内在联系,也为肿瘤病使用下法提供依据。通大肠,降胃气不仅是攻下胃肠积滞,升脾之清气的需要,而且又是理气疏肝,消除瘀血,痰积的需要。

邪去正气才得以自复:两耳触查耳壳有结节或增厚。胃脐有压痛;便秘或便不畅,睡眠不安或梦多。脉弦紧或沉实,可以用攻下和活瘀血之法。

攻下和活淤,一般用药至胃脘,脐左右无压痛,大便通畅为止。

肿瘤病人恶心、呕吐不能进药者,可采用寒药热服、热药冷服或少量多服。也可用吴芋粉调醋制敷足心，应增加饮食营养。忌生冷粘硬物，忌绿豆。

肿瘤主要通过无氧糖酵解获取能量。糖酵解的许多中间产物被肿瘤细胞利用合成蛋白质。核酸及脂类为肿瘤的生长提供物质基础。

五、下痰法治疗肿瘤

"痰"：是一种病理产物，又是一种主要的致病因素，贯穿于肿瘤发生、发展、复发、转移全过程。(肿瘤细胞异常增殖结而成因)肿瘤痰络(肿瘤细胞赖以生存的环境) 给肿瘤血管提供生长转移必需的营养物质桥梁。痰浊内郁、阻滞气机，出现"阻、塞、滞、留"。其即是代谢的过程，又是病理变化不同程度的显现。治疗当取疏、通、散以除聚滞留。

下痰法应用既有下行作用又有祛痰之效的方药。或者将具有下行作用方药与祛痰方药合用，最终起到祛痰作用的一种治疗方法。其中包括攻下、润下、理气、散结等效果。主要药物：白芥子、莱菔子、甘遂、南星、半夏、枳壳等。代表方剂：导痰汤、二陈汤、小承气汤等。

下痰法有急下缓下之分。急下用于胃癌合并出现阻塞、危急重症之时，采用峻剂、重剂攻下，中病即止，具有"治本下痰峻下，以通为用"的特点。急下包括下痰破气、下痰破积、下痰逐水"。下痰浊除秽气，推陈出新为目的"治本下痰，除浊贯通气机，畅调脏腑为主"的特点。缓下包括下痰和中，散结、托毒、下痰软坚。

下痰法应用应遵循"因人而下"、"因病而下"、"因势而下"、"下中有收""有张有弛"的原则。

六、健脾法治疗肿瘤

中医古籍中虽无癌症之名称，但有关胃癌诸症状的描述尚有不少。如《灵枢·邪气脏腑病形篇》中说："胃病者瞋胀，胃脘当心而痛……膈咽不通，食欲不下"。《金匮要略》中描述："朝食暮吐，暮食朝吐，完谷不化，名曰反胃"。这与胃癌、食道癌、贲门癌、幽门癌情况相似。朱丹溪对"噎膈反胃"作了详细的叙述；"其槁在上，近咽之下，水饮可引，食物难入，名之曰噎；其槁在下，与胃相近，食虽可入，良久复出，名之曰膈"。对病机方面的认识，《医宗必读》论述为："积之成也，正气不足而后邪气踞之"。《外症医案》更明确提出："正气虚则成岩"。张景岳说："食入反出者阳虚不能化，…食不得下者以气结不能行"。说明正气不足，阳气不化、脾胃虚寒、气结于内、气滞、血淤、痰凝、毒聚而形成肿瘤。

按照祖国医学的整体观念出发，肿瘤是一类全身性疾病，它是机体与癌肿斗争在局部的一种表现，在邪正相争过程中，必然会使机体内部产生一系列变化，尤其是肿瘤到了晚期或者经过剖腹探查术、放化疗等攻伐疗法之后，往往更使机体内部造成严重损耗而出现阴阳气血虚损夹杂的症状，而处于不同程度的"正虚邪盛"阶段。因此，治疗首先必须从整体出发，调整机体阴阳气血，保护和提高机体的抵恶性肿瘤的异病同治——健脾法在消化道恶性肿瘤的应用。上海中医杂志 1984（12:2），所以我认为扶正健脾应为治疗晚期癌症的有效大法。但是从肺癌患者的归宿来看，病邪在整个演变过程中，一般说始终处在主导地位，在辩证论证的过程中尚需自始至终贯穿着"邪去则正安，养正积自消"的观点，故在扶正健脾的同时，适当应用攻治、化痰散结之品。我认为有效癌症的中草药是半夏、黄芪、党参、白术、茯苓能增强抵抗力，抑制癌细胞生长疗效明显。

肿瘤的发生、发展及转归，关键在于邪正双方力量的对比，取决在于胃气的盛衰。所谓："有胃气则生，无胃气则死"。若使用大剂量的"毒药"剧药"攻邪，片面追求"抗肿瘤"和速效，结果正气损伤，体质下降，病情反而急转直下，乃至束手。必须扶正保护胃气、增强免疫功能。肿瘤的发病是素有慢性病逐渐形成的。如胃癌、食道癌一般都有慢性胃病史 2~4 年，肝癌一般都有慢性肝病史 3~5 年。

肿瘤属于慢性进展性疾病，也是全身性疾病:如免疫功能低下，胃气虚弱、情绪有大的变化，饮食起居不合理。特别是忧愁思虑及长期劳累，营养不合理关系密切。虽然性质严重，但仍有较为充足的治疗机会。因此宜缓图，不宜速功。肿瘤初期很难发现，到中晚期肿瘤是多脏器损伤的全身性疾病，虚实夹杂，病机错综复杂，所以治疗做到周匝入微，全面照顾，首先要保护自己，而降低药物剂量，减少药物毒副作用，是保护胃气最重要手段之一。

七、调节升降气机治疗癌症

中焦气机升降失常是肿瘤病的重要病机之一，调节升降气机不仅能够有效地逆转肿瘤病机，而且能使脾胃升降复序，是保护胃气的又一重要体现。脾主升清，胃主降浊，两者相辅相成，协调作用，气血旺盛，肿瘤不生。若脾胃升降失常，清者不升，浊者不降，不仅仅气血生成障碍，而胃肠道的毒素，也无法及时排出体外，加之气机逆乱，郁而化火，火蒸津成湿炼液成痰。气郁尚可导致淤滞，气滞，血瘀，湿热，痰火与毒邪相互蕴结，久则必然导致正常组织恶变，而促使癌瘤恶化、转移。

补中气以抗癌，治癌脾胃是后天之根本，人体营养唯赖脾胃的健运，以腐熟水谷，化生精微，营养周身百骸。就以药物战胜病邪来说，亦须胃气以敷布药力，才能发挥它的应有作用。所以有言："安谷则昌，绝谷则危"的说法。在治疗中应注意"养阴不碍胃"，"补气不壅中"。总之，中医学认为，肿瘤的产生是正气亏虚、邪毒内蕴而成。正气是指人体外界致病因素的防御能力和机体生存的物质基础及基本正常活动功能。

所谓毒是指一切致病因素及其病理产物（水、痰、湿等）二千年前《内经》中指出："正气存在，邪不可干"。《素问·至真要大论》，曰："因其衰彰之"。《医学必读》记载："积之成也，正气不足，而后邪气踞之"。张景岳进一步明确论述："凡脾肾不足即虚弱之人，皆有积聚之病"。因此，正气内虚是肿瘤发生、发展的根本原因，阴阳气血脏腑功能紊乱，抗病能力减弱，外邪乘虚而入，与内生的病理产物相搏而至气滞血瘀、毒聚痰结，久而成积。所以肿瘤病变的实质是本虚标实。

正气虚标志着人体免疫功能的下降，内分泌及脏腑器质功能紊乱，人体的稳定性和抗病能力下降遇到一些致癌的物质，比如化学的甲醛、烷化剂类药物、苯、酒精等。物理的电离辐射、紫外线、热辐射等，长期作用于人体，使人体正常细胞发生变异、突变成为癌细胞。癌症是细胞中多种基因突变累积的结果。比如与肿瘤有关的抑癌基因，此基因是可以直接或间接抑制细胞增生、癌变、癌浸润或癌转移的基因，对癌基因表达起负调节作用。它的丢失、变异或失活等功能紊乱，细胞呈恶性生长，这也是正气亏虚的另一表现。正常细胞突变为癌细胞,蕴结于体内引起的病理变化,也就是中医所说的邪毒内蕴。

治则治法

中医提出:"扶正祛邪"是肿瘤治疗大法,但在具体的运用中必须以中医学的辨证论治原理及方法为原则,权衡扶正与祛邪之间的轻重缓急;扶正培本,扶助人体正气,培补脏腑之气、血、阴、阳不足,调整机体失衡状态,使内环境趋于稳定,增强患者体质和抗病能力,抑制癌细胞的生长,为进一步治疗创造条件。中医所言"养正积自除"。扶正培本方法很多,具体有益气健脾、益气滋肺、补肾益精、养心健脑、护肝健脾、养阴等治法。祛邪即祛除人体致病因素及病理产物。正如古人所言:"邪去正自复"。祛邪抗癌方法也很多,清热解毒、化痰利湿、活血化瘀等,有增强和调节免疫功能,可以诱导肿瘤细胞凋亡,抗肿瘤细胞转移,抑制新生血管形成,下调癌基因的表达,可能还有逆转肿瘤细胞的多药耐药性。

第二节　肿瘤的病因探究

肿瘤是机体在各种致病因素的作用下,局部组织的细胞在基因水平发生改变,导致异常增生所形成的新生物,通常形成肿块。

机体内及周围环境存在的致病因素作用于细胞的遗传物质 DNA,使基因发生突变或表达异常,导致正常细胞的遗传物质 DNA,使基因发生突变或表达异常,导致正常细胞转变为肿瘤细胞。肿瘤细胞具有异常的形态,代谢和功能,失去正常的分化成熟能力,生长旺盛,并且有相对的自性。肿瘤一旦形成,即使致癌因素不存在,仍然可持续生长,与机体不协调,危害机体健康。

传统上根据肿瘤的生物学特性及其对机体的危害性,将肿瘤分为良性和恶性两大类;但是近年的研究表明还有一类是介于良性与恶性之间的低度恶性肿瘤,被称为交界性肿瘤。良性肿瘤治疗效果较好,对机体影响较小,恶性肿瘤又称为癌症;癌症早起即可发生浸润和转移治疗效果较差,是严重危害人体健康的常见病多发病,是人类死亡率高的第二位原因。

食管癌、胃癌、肺癌、肝癌、大肠癌、鼻咽癌、乳腺癌、子宫颈癌、白血病、恶性淋巴瘤，是我国常见的恶性肿瘤是肿瘤防治的重点。其他肿瘤、畸胎瘤、膀胱癌、葡萄胎等发病率较低,危害性较小。

一、环境因素

（1）与恶性肿瘤发病率升高的环境因素有放射、化学、污染、微生物感染等。

（2）x线、放射性元素及同位素、紫外线、热辐射、石棉植人均为物理性致癌因素,其中以电离辐射致癌作用最强。辐射能使染色体断裂、易位和基因突变,从而激活癌基因或灭活抑制基因。以3.4一苯并芘为代表的多环碳氢化合物、亚硝胺类、黄曲霉素等,在化学致癌中占据重要位置,其共同特点是致癌性强,与日常生活、环境污染关系密切。

（3）在DNA病毒中,EB病毒与鼻咽癌、淋巴瘤、乳头状瘤与外阴癌、宫颈癌、乙型肝炎病毒与肝癌之间关系密切;在病毒中,人类T细胞、淋巴瘤、白血病毒与T细胞淋巴瘤白血病关系密切, 与肝细胞癌的发生关系密切。在细菌中,幽门螺杆菌与胃淋巴瘤的关系密切。在寄生虫中,华支睾吸虫与胆管上皮癌、日本血吸虫与大肠癌之间有一定关系。

二、内部因素

1. 内分泌因素
乳腺癌及子宫内膜腺癌的发生可能与雌激素水平过高有关。

2. 免疫因素
老年和儿童是恶性肿瘤发病的两个高峰年龄。老年人由于免疫功能减退, 致癌因素作用时间长。而儿童免疫功能不健全, 因而恶性肿瘤发病率高。免疫功能缺陷和免疫功能低下的患者恶性肿瘤发生的几率上升,宿主可以通过免疫机制限制消灭肿瘤。另一方面恶性肿瘤细胞可以破坏宿主的免疫系统, 保护肿瘤细胞免疫宿主免疫攻击继续生长并发生浸润转移,称之为"免疫逃避"。肿瘤抗原引起宿主的免疫反应主要是细胞免疫,有四种细胞在肿瘤免疫中起溶解肿瘤细胞的作用:T 淋巴细胞、K 细胞、NK 细胞和巨噬细胞,体液免疫在破坏或溶解肿瘤细胞方面也起着一定作用。

消化吸收的功能减弱,营养不良使癌块生长和转移,也是癌块生长和转移的第一因素。古今中外,没有一个人饥饿感强烈,而得癌症;也没有一个癌症病人饥饿感强烈,而死于癌症。顽固性厌食阶段,才能出现恶病质;只有意外的脑损害、大出血、呼吸衰竭、心力衰竭而致人死亡。

特别是忧、愁、思、怒及长期劳累,营养不合理致癌关系密切。治疗宜缓图,不宜速功。肿瘤初期很难发现,中晚期肿瘤是多脏器损害的全身性疾病,虚实夹杂,病机错综复杂。所以治疗做到周匝入微,全面照顾,首先要保护自己的"胃气"而且降低药物剂量,减少药物毒副反应,即是保护胃气的重要手段之一。

中焦气机升降失常是肿瘤的重要病机之一。调节升降气机,不仅能够有效地逆转肿瘤病机而且能使脾胃升降复序, 是顾护胃气的又一重要体现。脾主升清,胃主降浊,两者相辅相成,协调作用,气血旺盛,肿瘤不生;若脾胃升降失常,清者不升,浊者不降,不仅气血生成障碍,而胃肠道的毒素也无法及时排出体外;加之气机逆乱,郁而化火,火蒸津液或湿热阻滞,炼液成痰;气郁尚可导致血瘀;气滞、血瘀、湿热、痰火与毒邪相互蕴结,久则必然导致正常组织恶变而成肿瘤。

1977 年美国静脉高营养专家费希尔,经过十几年的观察才发现,"葡萄糖可以促使癌的生长和转移, 但是蛋白质和脂肪却可以阻止癌的生长和转移。可能是葡萄糖的小分子结构容易进入癌细胞内, 从而加剧癌细胞的无氧酵解。而蛋白质和脂肪体积大分子物质, 不能进入癌细胞的液态镶嵌结构细胞膜,反而阻止癌细胞膜的通透性、限制癌细胞的营养和生长。当然也不能排除蛋白质防止癌细胞膜的通透性, 反而限制癌细胞的营养和生长。当然也不能排除蛋白质和脂肪积大分子物质, 对于癌细胞的包裹阻止癌细胞膜的流动性,可能限制癌细胞阿米巴运动和转移"。西医给癌病人用白蛋白、人血浆、脂肪乳等也是鼓励病人吃肉和脂肪,不忌口,随便吃,这样只有癌病人饥饿感淡漠和营养不良,可以发生贫血甚至于饿死。

3. 癌基因,是癌肿生长和转移第三原因

器官的缺陷,是不易察觉的。癌症是先天性缺陷造成的,肿瘤就是细胞不正常的生长。癌症死亡的尸体内可以发现癌基因结节，这是一毫米左右的硬节。在显微镜下，可以发现成纤维细胞十分活跃，极其大量的胶原纤维，像洋葱头一样，层层叠叠地包裹着一些细胞，没有毛细血管。观察这些细胞，和正常细胞没有区别。但是，为什么这些细胞被胶原纤维紧紧裹在包围圈里呢？通过观察这些细胞核染色体发现，这些细胞的染色体，和正常细胞不一样！它的 DNA 碱基因的顺序发生了改变，这叫癌基因。因含癌基因的细胞，就是原始癌细胞，它和正常细胞不同的是，它能够分泌血管形成因子；因此必有癌基因，而且癌基因的包围圈被破坏，才能发生癌症。这是先天缺陷，没有办法。有人认为长期接触放射线或吃化学药品及环境污染等就能发生基因突变，可能事实并非如此。

癌基因是胚胎形成的，父母双方遭受放射线、化学药物、环境污染等伤害，其父母不一定得癌症，而子女可能出现癌基因。

日本长崎广岛就为例子。1945 年很多人死于原子弹的冲击波和烧烫伤，而受到核辐射的幸存者，并没有都得癌症。但他们生育的子女，都陆续出现了各种各样的癌症。

动物实验也发现，给健康的公狗和母狗吃大量肉食，同时进行小剂量的放射疗法，那么公狗母狗没有异常表现，其交配产生的小狗，表面上没有异常，这种小狗容易诱发出癌症。这说明不是基因突变而是胚胎形成的。

4. 癌前病变是癌症第四原因

癌前病变是一毫米左右的硬节，存在于癌病人的尸体和部分非癌症死亡的尸体内，在显微镜下观察可以发现包围圈已经破损，出现几条毛细血管，这些细胞不仅 DNA 基因的顺序发生改变，而且出现增生活跃，这就叫癌前病变。是营养不良、环境污染造成的各种疾病。降低消化吸收能力，常吃素食、用有毒的方法治病，使很多慢性病，如慢性肝炎、慢性胃炎、慢性结肠炎、慢性肺炎等都属于癌前病变。如用有毒的中西药、化妆品的铅霜、酒精、农药杀虫的雄黄、砒霜等。

a、粮食、菜、水果、和饮水中的农药水产品、促生剂成为该病源，造成肝脏和大脑慢性损害。

b、吸烟、乙肝、酒精、大气污染、食品添加剂剧增等对人体各脏器的慢性损害。

c、空气中传播的放射线,对人体的慢性损害。

d、经常用化学药品,对人体的慢性损害。

e、快速进食烫食物的慢性损伤。

5. 毛细血管急剧增多,是得癌症第五原因

毛细血管急剧增多,促使了癌块生长和转移,一些食品和药品,促进血管扩张和血液加快加速。无限度地吃补药、饮酒、辛辣等食物,就会出现血热妄行。如鼻热、肛门灼热、皮肤很热等这些感觉,是吃辣椒的一种体验,得了癌症病,就会促进癌组织和毛细血管急剧增多,并促进癌块的生长和转移。

三、营养因素

营养不良使癌肿块生长和转移。现代人长期接触放射线,或者长期吃化学药物及环境污染等,不仅使消化吸收能力下降,有癌基因者易发生癌症病,也造成下一代的癌基因。可能这就是现代癌症发病率逐年上升的原因。有癌基因,不一定就发生癌症,关键是在于包围圈。如果消化吸收好,营养合理,又常吃肉食及喝牛筋汤、肉汤及蛋白质高的食品,那么包围圈就不会破坏。患癌症正是因为缺乏硬蛋白,造成纤维细胞得不到制造胶原纤维的原料,包围被破坏,癌基因才能吸收组织液得到足够的营养,而活跃成癌前病变。癌前病变的细胞分泌血管形成因子,而和血管接通,得到血液供应。由此而大肆分裂繁殖,从很小的亚临床期,发展到原位癌,又到转移。但是有癌基因,而胃气好,营养好也不会得癌症病。

美国国立癌症研究所发现:"病理解剖发现,非癌症病人死亡以后,50%的尸体存在着2~3毫米的癌块。但是在生前并没有被检查出来"。也就是说,很多人存在着癌基因,但是胃气好,营养好是不会得癌症。由于目前诊断癌症的影像技术,只能查出直径超过一厘米的癌块。因此被诊断出的要比实际存在的少,也正因为许多人不知道自己有癌症,才不去胡折腾,反而保存了自己的生命。随着诊断技术的高速发展,被诊断出癌症的病人将要增加。

现代癌症要比古代多,而且逐年增加。世界各地的人们发表演说、游行示威,十分坚定地反对核辐射、化学污染。而患癌症后,又甘心情愿地接受

放疗、化疗的毒害。癌症是慢性损害损伤而引起，再用慢性损伤治疗，病人是不能再活下去。

综上所述，必须同时具备五个条件才能得癌症。

癌症块的生长是缓慢的，可分为三个阶段：

第一阶段是亚临床期：癌细胞有了血管供血，开始分裂繁殖。这是2~3毫米左右的结节，存在于癌病人的尸体内。在显微镜下观察可以发现包围圈已经完全破坏，而纤维细胞还存在。发现很多毛细血管。这些细胞的体积较大，核奇形怪状，排列混乱，而且细胞核变大，核成分裂状，这就是癌块。由于体积大小不同，临床很难发现。

第二阶段是原位癌，癌包围圈不存在，而纤维细胞存在。有极其大量的毛细血管。在那个器官生长，这就叫原位癌。

第三阶段是转移癌。癌的直径超过3厘米就要发生转移，这是癌症的可恶之处。病人胃气下降不能摄入大量的硬蛋白，不能提供制造胶原纤维的原料，手术、放化疗给人一个假象，肿块没有，其实肿块和周围的正常组织都没有了，尤其是合成胶原纤维细胞被杀死。因此残存的癌细胞失去胶原组织包围圈，其生长和转移的速度更快。有些人被治死了，这叫不治之症。有些病人挺过来，可是过些日子，癌细胞也复活，这就叫复发。原位癌和转移癌是有漫长的阶段，大约要2~20年。癌症是慢性病，其包围圈是从原密到薄弱，其毛细血管的数量是从无到有，从少到多，最后成为一个毛细血管团。

总之：不论什么部位的癌症病，它们的发生，又可归结为肝的疏泄功能、肾阳的温化功能、脾胃的生化功能等的失常。肿物呈在局部，实是全身都发生病变。肿瘤病机特点是局部肿块坚实，五脏功能低下，即貌似强盛，实则正气虚羸，机体营养物质亏乏。癌症病人多数症状属虚寒，免疫功能是低下的。

第三节 常规治癌手段的弊端

目前治疗肿瘤的药物状况更令人担忧。据统计，50%以上肿瘤患者死于严重感染及心、肝、肾功能衰竭等治疗并发症，这些令人触目惊心的数字不得不引起我们的警惕。在治疗癌症中采取以局部对抗为主的创伤性治疗方式，盲目追求最大程度的杀灭癌细胞而忽视机体自我康复功能的维护，就走进治疗肿瘤的误区。

误区一：认为手术能百分之百杀灭癌细胞。手术只能把肉眼看到的肿瘤拿掉，但对还未形成肿块的癌细胞和已经转移的癌细胞是无法切除的。过去认为手术只是破坏局部组织，但最新研究表明，手术和放化疗一样会严重破坏人体免疫功能。造成内脏损害，根本上把形成癌症病因解除不掉，造成癌细胞进一步转移和扩散。

误区二：认为放化疗能百分之百杀死癌细胞。暂时放化疗对正在繁殖期的癌细胞没有作用。另外，癌细胞的生命力极强，放化疗使一部分癌细胞基因发生突变，形成抗癌凋亡的，再用放化疗使患者生命力下降。

误区三：经过手术，放化疗后，残余的癌细胞潜伏在体内，如得不到及时正确治疗，在调养身体的同时，癌细胞也在不断地繁殖壮大。

误区四：在治疗中忽视患者的心理因素。许多患者情绪低落，加上机体功能衰弱及放化疗的毒副作用，使患者失去治疗信心，造成心理疾病，疗效大打折扣，病情进一步恶化，寿命缩短。

西药的毒副作用，在短期内是无法看出来的，经过若干年才能被发现，据我国卫生部门统计，我国每年直接死于药物不良反应的超过 19 万人之多，且或呈上升趋势。常规治癌手段的弊端列举如下。

一、手术治疗

手术治疗很有效，毒副反应不小。

1896 年，英国医生霍尔斯杰德，发现局部切除造成癌的迅速转移，因此发明大范围切除的方法，叫作无瘤手术方式，这才开始发明切除乳腺癌，局部切除癌快，造成转移，切除范围大也不彻底的。

很多学者反对用手术切除治疗癌症。1977 年，美国国立癌症研究所报告："一名患乳腺癌的美国妇女，肿块 2 厘米×2 厘米，因手术后转移，三年内手术切除 38 次，还是死亡。"

1981 年，美国癌症协会发出警告，"不能认为直径小于 3 厘米的癌块，不存在远道转移。实际上，手术创伤破坏周围组织对于癌块的包围圈。这就是为什么有些癌病人手术后,其他部位又迅速出现新癌块的原因"。

20世纪80年代,英国皇家科学院也研究发现。原位癌能够分泌一种抑制生成因子,阻止其他癌块的发生。如果切除原位癌,那么其他部位的微小癌块就会迅速生长,这就解释为什么手术切除之后又出现更多癌块的原因。因此,手术切除这种取快一时的治疗法,会造成癌的迅速转移。另外,腹部手术造成的腹腔广泛粘连,也使得病人不得不一次一次的再手术。

二、放疗

放疗在杀死癌细胞的同时,也破坏癌细胞周围圈。

1932年,居里和伦琴发现射线,西医就开始应用于放疗。很多学者反对使用射线治疗癌症。1936年德国汉堡修建一个纪念塔,上面刻着110位为了研究放射而患癌症死亡的科学家的名字。早在1938年,苏联放射专家H..H波得罗夫对于放疗产生疑问。他给23只猴子的骨内注射同位素,两年以后,有7只猴子在注射部位发生骨肉瘤。从此放射就成为诱发动物,发生癌症的一种实验方法。可怜的病人还用它治疗。

放射线对病人有肯定的伤害,放射机的房屋必须是特殊的,操作人员必须有防护设备。有些从业人员还是得癌症。这种取快一时的治疗法,会造成人体损伤。放射把癌细胞、纤维细胞、吞噬细胞都杀死。放射后出现放射性炎症,这种炎症不能痊愈,放射后半年死亡,有的一年之后,这种炎症越来越严重的。肺纤维化,会把人活活憋死。

三、化疗

化疗在杀死癌细胞的同时,也破坏癌细胞包围圈

1914年在第一次世界大战期间,德国释放芥子气毒弹,很多英军士兵死亡。英国医生发现尸体出现淋巴组织溶解,据此,发明芥子气的衍生物氮芥,这才开始癌症化疗。

1977年,美国移植专家,伯恩报告:"随访9131例肾转移,189例心脏移植的病人,为了克服排异反映,常规使用化疗药物,发现在最初的30个月当

中,竟然有 1/3 的病人发生网状细胞肉瘤,或者淋巴肉瘤"。

1978 年, 美国一个警察局报到:"化疗药物已经成为恶性杀人毒药,一些黑社会组织为了清除不可靠人员, 采取一次性大剂量注射化疗药物,使人在短期内死亡"。

化疗把癌细胞杀死, 但是把纤维细胞也杀死;癌细胞周围没有纤维细胞,就不能把喝进去的牛蹄筋汤及其他肉汤,合成胶原纤维去包裹癌细胞;于是残存的癌细胞就会疯狂的长。同时,化疗把吞噬细胞也杀死,那么谁去吃掉一堆烂肉呢? 于是病人就烂死。或者经过一段时期,好组织复活,癌细胞也复活,又分泌血管形成因子;又出现小血管,小血管又给癌症细胞提供营养,癌细胞得到营养疯狂生长,这就叫复发。

癌前病变就是慢性损伤。各种毒素, 作用于人体组织后, 首先损伤的是,保卫器官细胞的结缔组织,然后才能损伤器官细胞。如果结缔组织中的胶原纤维被破坏,而胶原纤维内部有癌基因,那么就捅了马蜂窝。接受放疗后,又出现新的癌原因。有些医生会说,放疗化疗的剂量不够,这完全是不正确的说法。因为放疗化疗制造新的癌症。

四、激素疗法

激素疗法,经常会刺激癌细胞的生成。

1889 年,有位英国医生认为乳腺是性器官,想到切除卵巢对治疗乳腺癌有好处。在 1896 年使用卵巢切除术,造成人工绝经,去治疗晚期乳腺癌,让病人生存 6 个月。使用人工绝经的方法治疗乳腺癌风行一时。切除卵巢之后,体内女性激素减少,激惹脑垂体分泌更多的促性腺激素,引起肾上腺皮质功能亢进,促进癌复发。切除肾上腺之后,经过 9 个月,癌又复发。这是因为切除卵巢和肾上腺之后, 体内的女性激素和肾上腺皮质激素全部消失;因而促使脑垂体分泌大量催乳素,催乳素有促使乳腺癌恶化。为此,再切除脑垂体,控制乳腺癌的恶化。可是,脑垂体的下丘脑是人体摄食中枢。切除摄食中枢,病人出现厌食症,就活活饿死。

到了 20 世纪 60 年代,西医发现肾上腺皮质激素能够溶解淋巴组织。因为化疗药物的发明, 就是因为毒气芥子气有溶解淋巴组织的作用, 而化疗药物的毒性太大。肾上腺皮质激素不仅能够溶解淋巴组织，而且能够增强食欲，临床实践是失望的。

癌症病人使用强的松等人工合成的肾上腺皮质激素后，食欲很好，满面红光，然后经过一段时间，癌块破溃，癌块转移，癌症病人死亡率增加。

因为肾上腺皮质激素，能够溶解淋巴组织，也破坏胶原纤维。在造成病人肌腱断离的同时，也破坏癌细胞的胶原纤维包围圈。因此目前的许多化疗方案中，依然使用强的松等。这就是许多癌症病人接受化疗之后，依然食欲好的原因。然而经过一段时期，就发生癌的复发和转移。

肾上腺皮质激素，许多化疗方案中，几乎都有，这种激素的可恶之处，就是破坏胶原纤维，同时溶解淋巴组织。使得癌细胞失去胶原纤维包围圈，也杀死吞噬细胞。这就是癌症病人，用肾上腺皮质激素后，迅速死亡的原因。

医生给癌症病人退热，防止癌症化疗反应，控制癌症病人的消瘦，然而是假象，假象过去之后，就是全面崩溃。

五、免疫增强剂

免疫增强剂在刺激免疫细胞生长的同时也刺激癌细胞生长。

1982年，瑞典的微观摄影师尼尔松，用微观摄影的方法，证实淋巴组织能够吞噬癌细胞，从而获得诺贝尔奖，也鼓舞肿瘤免疫治疗的信心。从此提高肿瘤的药物五花八门，什么都有。刺激淋巴组织活跃，能吃掉癌细胞吗？事实并非如此。

1982年8月在日本开的第三届国际肿瘤会议上，与会者明确指出："免疫药物对肺癌没有治疗作用。尽管在免疫治疗中，病人血液里的免疫指针明显好转，但是有促进癌细胞生长的副作用。因此，肿瘤的免疫治疗，存在着盲目性和安慰性。"

六、破坏包围圈

早被否定的破坏包周围圈的治疗，却当高科技崇拜。

西医很早知道，癌症的局部治疗是危险的。而且以后的各式各样的试验

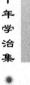

黄兰魁中医临证五十年学治集

中,例如:局部热疗、冷疗、射频、化疗等,都证明局部治疗能够造成组织坏死,能够供癌症病人发生不可逆转的器官损害而死亡。癌症本来是恶性病,你不刺激它,它生长的速度慢。

20世纪60年代,癌症病人越来越多。很多学者提出使用自然药物治疗癌症。1960年,美国癌症协会发表广告,宣布"1900—1960年,全世界的权威医学杂志,共报到1000例自然消退的癌症病人。这些人,确实经过病理,组织学诊断,也确实内有经过手术,放化疗,而是使用某些自然药物,使肿块消失。因此,应该承认,使用某些自然药物,发生癌的自然消退,是客观存在的,也是人类的位置领域"。

目前美国国立癌症研究所,英国皇家科学院,已断然否认放疗,化疗治疗癌症的作用。(西医的诊断是太棒,没有西医的诊断,中医也是糊里糊涂。)

七、自然医学治癌误区

中医等传统自然医学的民间学派一些治疗癌症的方法,也存在误区。

看见癌症病人发烧,使用苦寒清热方法,是不正确的。只能使用甘寒退热的方法,缓慢退热,必须加健胃药。

看见癌症病人有体腔积液,使用下法是不正确的。久用败坏胃气,用健脾开胃汤液,让积液气化吸收。

见癌症病人畏寒,就用干姜,肉桂等热性药物是不正确的。所以不能治疗血热妄行的药物治疗癌症。其实癌症病人营养不良而发生畏寒,喝大量的鱼汤,牛肉汤就不再畏寒。

看见癌症病人疼痛,就认为不通则痛,就用乳香,没药,麝香等促进血液循环的药物是不正确的。活血化瘀的方法,能够治疗血管栓塞,久用则促进血热妄行,所以不能治疗癌症的疼痛。癌痛病人是血热造成的,应用清热凉血的地榆、槐米之后就会好一些。

见病人消瘦,就使用人参、鹿茸等强壮药物,是不正确的。因为温补脾肾的方法,能够治疗肌肉萎缩,久用则促进肿块生长,所以不能治疗癌症。其实这些药物是促癌剂。

人言"单方治病,气死名医",但一种药物治疗癌症是不正确的。控制癌的转移却要增强胃气,喝牛蹄筋汤、牛肉汤、鱼汤控制转移的基础,才能杀死癌的小血管,而坏死肿块的吸收,靠胃的气化。

听说药酒效力大,就使用中药泡酒治疗癌症,是不正确的。因为酒精促进血热妄行,酒精是促癌剂,许多致癌物质都是溶于酒精,而被人体吸收。

看见癌症病人有肿块,就用较坚化痰的方法治疗,是不正确的。软坚化痰的药物,能够治疗良性肿瘤,久用则造成癌块的破溃,所以不能治疗癌症。海产品含有大量的高碘物质,而高碘物质是癌块的破溃剂。世界上沿海地区是癌的高发区的重要原因。

听说癌症是毒瘤,是西医说的。有些人使用砒霜、雄黄、蟾蜍、轻粉、斑毛、鸭蛋子等毒药,以毒攻毒。结果癌块小了,人也死了。1977年以后,欧美医生证实癌症就是小血管网。

有些方法更是离奇古怪。从20世纪90年代开始,有些人使用毒蛇、蝎子、蜂毒、蜈蚣毒、蚂蚁毒、蜘蛛毒、蟾蜍毒、海豚毒等生物毒素注射或叮咬方法,去治疗癌症。其实都是20世纪70年代,欧美一些医生的失败尝试。只要阅读当时的《美国医学杂志》就很清楚。

第四节　癌性发热的中医认识和治疗

癌性发热是指肿瘤本身引起的非感染性发热,是中晚期恶性肿瘤常见症状之一。长期发热会造成能量和体力消耗,严重影响患者的生活质量,应给予积极控制。

一、病因及发热机制

1. 现代医学观点

①肿瘤细胞增生和破坏非常旺盛,在细胞分裂和溶解的过程自身产生内源性致热源,刺激体温调节中枢引起发热。②肿瘤因生长迅速而缺血缺氧引起自身组织坏死及治疗引起肿瘤细胞坏死释放肿瘤坏死因子,导致机体发热。③肿瘤侵犯或影响体温调节中枢引起中枢性热。④肿瘤组织内某

些细胞合成前列腺素能力增强相关。⑤其他：肿瘤内白细胞的浸润及癌症干扰影响致热源固醇合成而引起发热；肿瘤细胞释放的抗原物质可引起免疫反应，部分肿瘤细胞产生异位激素，引起抗体各种炎性反应等。

西医治疗：现代医学目前不能完全控制癌性发热，临床以对症处方为主。如物理降温方法常用酒精擦浴、温水洗浴、冰袋降温等。药物治疗常用非甾体类、消炎镇痛药、糖皮质激素等。

2. 中医理论

癌性发热应属内伤发热范畴，其病因与患者体内有形之癌肿密切相关。癌症性发热当分虚实两端。外因六淫，内因七情，外伤等因素作用于机体，从而产生某种病理性的瘀滞或痰湿或瘀血日久引发癌症。癌肿为有形之邪，阻碍气血的运行，进而使气机瘀滞而化热，其为机体正气奋起与邪棋争的实际表现。癌肿生长与人体，损伤机体正气，产生气血阴阳虚衰，从而引起虚性发热。若经现代医学的一些治疗手段如手术及放疗、化疗等耗气伤阴也会损伤人体正气，进而引起虚性发热。

二、中医辨证论治

1. 肝气郁滞证

症见低热或潮热，并有精神抑郁，胸闷苦满，心烦喜呕，默默不欲饮食，口苦，咽干，目眩或腹中痛，肋下痞等小柴胡汤类似证。方选小柴胡汤加枳壳、莱菔子、竹茹、厚朴、陈皮等对于延长肿瘤患者生存期，提高生活质量有较好疗效。

2. 阳明腑实证

高热，多为渐热，重则神昏谵语，手足戢然汗出，舌红，苔黄燥或焦黑，脉沉实。治宜通腑泻热。主要选用调味承气汤加减。可加麦芽、莱菔子等调胃肠的药物，增强胃气，也可增强体内吞噬细胞的吞噬功能。

3. 湿热蕴结证

症见低热，午后热甚，心中烦热，胸闷脘痞，不思饮食，渴不欲饮，呕恶，大便黏滞不爽，舌苔黄腻，脉濡数。湿性黏滞，湿热相合，如油入面，应宣化气机，清热利湿。三仁汤加味，佩兰叶、莱菔子、陈皮等。

4.阴虚发热证

多见于癌症后期,午后潮热,夜间发热,不欲近衣,手足心热,烦躁,少寝多梦,盗汗、口干、咽燥,舌质红或有裂纹,舌苔少甚至无苔,脉细数。一般患者接受放疗、化疗后伤阴。治宜滋阴清热,方选用清蒿鳖甲汤加味,必须加健胃药物。

5.阳虚发热证

症见发热欲近衣,形寒怯冷神疲乏力,喜卧喜静,四肢不温,少气懒言,腰膝酸软,纳少便溏,舌质淡胖,苔白润,脉沉细无力。治以补火助阳,甘温益气之法,方选补中益气汤加味,草寇、扁豆、麦芽、干姜、附子等温中回阳,使阴寒得散,阳气来复,温运阳气,鼓舞气血生化,阴阳调和,其病自除。正气不足,则无以抗邪,阳气亏虚则虚阳外越,应用温阳益气之品,旨在"以热制热"。

6.气虚血亏证

症见发热,热势或高或低,常在劳累则加重,倦怠乏力,气短懒言,自汗,易外感,食少便溏,舌淡,苔白,脉细弱,治宜调补气血,甘温除热。临床应用黄芪健中汤加味。麦芽,扁豆、佩兰叶、砂仁、半夏等。

三、其他治疗

①按摩:补涌泉,泻劳宫。

②针灸:针刺曲池、内关、三里。

结语:癌性发热为恶性肿瘤患者常见症状,病因复杂,发病机制不太清楚,确切的治疗的方法不多。西医药治疗起效较快,但维持时间短易复发,副作用大。中医药辨证施治,维持时间长,不易复发,一般不良反应发生率低,起效较慢,顾护脾胃功能。慎用发散或苦寒泻火类药,保存患者能量,提高患者生活质量,延长生存期。

参考文献:中医杂志 2011 年 11 期 926 页

第五节 癌症防治须知

一、怎样预测自己是否得癌症

（1）久不知饥，必生痼疾。若风痨臌膈是也。

（2）趾丫痒，无痒也，病愈也。倘或不治而不痒，必生痼疾。脚癣很痒，是没有大病，也是病愈的表现。如果脚癣莫名其妙的不痒，这是发生癌症等慢性病的先兆。很多人都无法理解这个现象。然而这个先兆是千真万确的，而且在发生癌症的两三年前就已经出现。

（3）疖，小疾也，四时发之，谕之无岩。抑或无名肿毒，久不生脓，莫为无恙。发生毛囊炎，很快出现黄色脓液，说明你的抵抗力很强，近期不会发生癌症。如果皮肤感染不化脓，应当警惕癌症。

（4）使用新鲜的毛姜，涂在皮肤上，观察发泡之后是否会化脓，来预测体内是否有癌症，就是这个硬道理。发癌之前两三年，没有一个能够发现的化脓性炎症。

特别强调的是，得了痔疮就意味着身体内缺乏硬蛋白。一方面你要喝含有硬蛋白汤治疗痔疮；另一方面防止可能发生癌症。

人体的组织是有细胞和胶原纤维构成的。胶原纤维大约占人体组织的50%。人的内脏、肌肉、骨骼都含有胶原纤维，甚至连接内脏的韧带，分离肌肉的筋膜以及连接肌肉与骨骼的肌腱也是胶原纤维。因此胶原纤维对于我们人类太重要。但是只要喝肉汤就能多少补充一些胶原纤维。你如出现痔疮，就意味着缺乏胶原纤维。

吃肉没有吃进胶原纤维，或者没有消化吸收胶原纤维。胶原纤维很难被煎、炒、烹、炸、烤而分解，只有长时间的蒸煮才能被水解。

还有许多疾病，也有缺乏胶原纤维的警告。例如内脏下垂、疝气、就是内脏之间的韧带缺乏胶原纤维。

二、癌症病诊治中的注意事项

（1）因为任何疾病的诊断实在是太复杂，这就是医生越干越胆小的原因。癌症多半是多发癌，而且肿块大于三厘米会出现转移，在治疗过程中，往往都发现切除肺癌，却出现脑癌、肝癌，或者肠癌。因为治疗前的诊断不完全，而美国医生不仅每年体检全身，即便是癌症诊断也是全身。许多癌症病人，经过全身诊断，被美国医生怀疑有转移或者是多发癌，就请病人找自然医生治疗。这是美国癌症病人五年生存率达到70%的原因之一。美国医生选择病例是十分苛刻的。而我国癌症病人五年生存率只有30.9%，不到发达国家的一半。

（2）发现癌症在某个器官，还要做全身检查，因为癌症基因是多发的。

（3）癌症病人必须是终生治疗。治疗只能缓解，只能用自然药物治疗，是三分治疗，七分调养，使患者生活质量高。而根治是很难的。俗语说"大病易治，善后难医"。

（4）癌症病人膳食要合理。掌握忌口、宜食和抗癌的食物，做好食疗等辅助治疗。

三、食物保健大分类

1. 忌口的食物

①不宜吃辛辣和刺激的食物：辣椒、姜、胡椒、生姜、生葱等易造成血热忘形。

②不要过多吃壮阳的食物：狗肉、麻雀、鸽子、鹅肉、乌鸡，因为许多动物体内还有激素，猪的脖子有甲状腺，人吃易中毒。

③不宜吃高碘食物：虾、螃蟹、海带、无鳞鱼等含碘过高的食物可以造成癌块破溃。

④不能饮酒，酒类都含有乙醇，饮酒以后90%的乙醇在肝脏中氧化，极易造成肝损坏；其余的通过肝肾排出。高浓度酒还会造成口腔、食道、胃的慢性损伤，酒精可以促进有毒物的吸收，是一种促癌剂。

⑤不能吃热烫食物,不能吃坚硬食物,不能抽烟。

⑥时髦的冬虫草、人参精、鹿茸精等注射干扰素、胸腺肽等补品,这些药物能够促进患者消耗,癌症病人肿块迅速生长转移。滋阴乌龟王八海参等食品,癌症病人吃了以后,肿块就要水肿破溃。

⑦不要乱吃中药:如活血化瘀、芳香开窍软坚等中药,造成肿块的发展和破溃。

⑧不要乱吃西药:很多癌症病人把西药维生素当成强壮身体的良药,其实化学合成的维生素,有副作用,对内脏器官有损害,应吃自然的维生素,如菠菜、水果等。

⑨不宜吃烧烤的食物:木碳、煤火、煤气烧烤的食物,都含有致癌的物质苯丙芘,谁吃了都有害。

⑩有些家属认为病人活不长久,病人想吃什么就吃什么,不注意饮食结构,反而刺激肿块的生长和转移,促进病人早死。只有饮食结构合理,忌口,病人活的时间长。

2. 宜吃的食物

①可吃的食物:猪肉、牛肉、牛奶、鸡肉、鸡蛋、鸭蛋、驴肉、水果、蔬菜、黄豆、花生、瓜子等。

②牛肉汤、小米汤、牛筋汤、玉米但是一定要炖烂。

③健胃气不损伤胃气的药物和食物。

④饮食:应三高一低;高蛋白、高维生素、高纤维、低热量,多吃粗粮少吃细粮和脂肪。不能吃硬的食物,否则就会刮破食道,食道静脉会大出血。

⑤情绪要稳定:忌烦恼、悲伤、恐惧等。

3. 可能抗癌的食物

大白菜含有维生素 C 和铂元素,抑制人体对于亚硝酸铵的吸收和合成。

卷心菜含有叶酸,而叶酸对于大肠癌有辅助疗效。

长期使用菜花,可以减少得肺癌的 40%的机会。

长期使用西红柿、毛豆、豆芽菜可以减少得癌症的机会。

长期使用蘑菇可以减少乳腺癌,皮肤癌,肺癌。

鱼腥草治疗胃癌有一定的效果。

芦荟能够治疗癌症。

银耳含有抗癌糖,能够抗癌和抗衰老。

4. 垃圾食品

(1)油炸食品。

此类食品热量高,含有较高的油脂和氧化物质,经常进食易导致肥胖;是导致高脂血症和冠心病的最危险食品。在油炸过程中,往往产生大量的致癌物质。已经有研究表明,常吃油炸食物的人,其部分癌症的发病率远远高于不吃或极少进食油炸食物的人群。

(2)罐头类食品。

不论是水果类罐头,还是肉类罐头,其中的营养素都遭到大量的破坏,特别是各类维生素几乎被破坏殆尽。另外,罐头制品中的蛋白质常常出现变性,使其消化吸收率大为降低,营养价值大幅度"缩水"。还有,很多水果类罐头含有较高的糖分,并以液体为载体被摄入人体,使糖分的吸收率因之大为增高既可在进食后短时间内导致血糖大幅攀升,胰腺负荷加重。同时,由于能量较高,有导致肥胖之嫌。

(3)腌制食品。

在腌制过程中,需要大量放盐,这会导致此类食物钠盐含量超标,造成常常进食腌制食品者肾脏的负担加重,发生高血压的风险增高。还有,食品在腌制过程中可产生大量的致癌物质亚硝胺,导致鼻咽癌等恶性肿瘤的发病风险增高。此外,由于高浓度的盐分可严重损害胃肠道黏膜,故常进食腌制食品者,胃肠炎症和溃疡的发病率较高。

(4)加工的肉类食品(火腿肠等)。

这类食物含有一定量的亚硝酸盐,故可能有导致癌症的潜在风险。此外,由于添加防腐剂、增色剂和保色剂等,造成人体肝脏负担加重。还有,火腿等制品大多为高钠食品,大量进食可导致盐分摄入过高,造成血压波动及肾功能损害。

(5)肥肉和动物内脏类食物。

虽然含有一定量的优质蛋白、维生素和矿物质,但肥肉和动物内脏类食物所含有的大量饱和脂肪和胆固醇,已经被确定为导致心脏病最重要的两类膳食因素。现已明确,长期大量进食动物内脏类食物可大幅度地增高患心血管疾病和恶性肿瘤(如结肠癌、乳腺癌)的发生风险。

（6）奶油制品。

常吃奶油类制品可导致体重增加，甚至出现血糖和血脂升高。饭前食用奶油蛋糕等，还会降低食欲。高脂肪和高糖成分常常影响胃肠排空，甚至导致胃食管反流。很多人在空腹进食奶油制品后出现反酸、烧心等症状。

（7）方便面。

属于高盐、高脂、低维生素、低矿物质一类食物。一方面，因盐分含量高增加肾负荷，会升高血压；另一方面，含有一定的人造脂肪（反式脂肪酸），对心血管有相当大的负面影响。加之含有防腐剂和香精，可能对肝脏等有潜在的不利影响。

（8）烧烤类食品。

含有强致癌物质三苯四丙吡。

（9）冷冻甜点。

包括冰淇淋、雪糕等。这类食品有三大问题：因含有较高的奶油，易导致肥胖；因高糖，可降低食欲；还可能因为温度低而刺激胃肠道。

（10）果脯、话梅和蜜饯类食物。

含有亚硝酸盐，在人体内可结合胺形成潜在的致癌物质亚硝胺；含有香精等添加剂可能损害肝脏等脏器；含有较高盐分可能导致血压升高和肾脏负担加重。

四、癌症患者治疗须知

凡初诊患者，必须持有确诊证件：包括肿瘤诊断病理报告、X 光片、B 超、CT、各种化验单及其他诊断材料。

中药服法：草药煎服法、中成药、片、液剂、汤、丸剂服用法。

早、中、晚期癌症病人，中药治疗较好，自然药物，有激活增敏，提高机体抗病能力。

若无做手术，放疗、化疗不超过三次；白血球 5000 以上，血色素在 10 克左右，血小板 10 万左右，中药治疗效果较好。

若已经手术治疗，脾切除术、激光术、介入术化疗、放疗在三次以上的病人，中药治疗难度大，愈后不良，生存时间短。

若服中药后,恶心呕吐,饮食量减少,大便次数增多,乏力,体重减轻,为异常反应,应停服药物。

不能在安置电视、电脑房中卧睡。看电视不能过久,每日不超过1~2小时。可听轻音乐。

生活必须有规律:吃饭、起居有规律。一般22点上床休息。不宜吃生冷硬食物及不消化的食物,不能暴饮暴食,以免损伤脾胃功能。

戒烟酒,忌房事。

服药视早、中、晚期癌症的病情而定,一般服药时间1~2年。

食钙含量高的食物,易吃生物钙类,不宜服含化学合成钙。

饮食肉类应多喝肉汤,因肉汤易吸收消化。

不宜服损伤胃气食品和药物。(中药苦寒药物及化学药物)

智者之养生也,必须四时而适当寒暑,和喜怒而安居处,节阴阳而调刚柔。如是则避邪而至,长生久视。不知食宜,不足以生存。

五、癌症治疗中的预后不良

有严重的消化系统疾病,长期没有饥饿感的人,舌质淡红,像煮熟的鸡肉一样;没有舌苔,而且舌面光滑如镜子,那就是没有胃气。

下丘脑部患的癌症、极难生存。因为下丘脑是摄食中枢。

饮食上吃不够足量的胶原蛋白,喝不够足量的肉汤,是不能控制癌症的发展。

婴幼儿的癌症治疗效果不良,因为体内严重缺乏硬蛋白,不可能瞬间补充。

终身吃素的人,体内严重缺乏硬蛋白,是癌症的起因,也是肿块难控制的原因。

癌症病人必须避房事,如果不避房事疗效不好,因为色是刮骨的钢刀。

精神负担过重,有顽固性失眠的人,急于求成的人,机关算尽的人太聪明的人得癌症,反而误了青春性命。

有严重疾病的人:如尿毒症、心力衰竭、器官移植以后又发现癌症,必死无疑。糖尿病、肝炎、慢性肠炎,药增加胃气。腹泻病人不会造成癌块水肿。

病情越严重,越进行放化疗的病人,或者寻求仙丹妙药的人,没有治疗的余地。

长期从事放射物质和化学制造业的人，慢性中毒得了癌症不可能在短时间内调整过来，这叫雪上加霜。

拒绝忌口的患者、胡乱吃补药的人，是无法治疗的，因为破坏了有效治疗。

癌症病人吃活血化瘀的药物，促进癌细胞转移与破溃。

百岁老人得了癌症治疗无效，因为胃气很差。

转移癌在手术切除后，造成癌块疯狂的转移，没有治疗的方法。

癌症病人并发脑部转移，转移癌快直径大于三厘米，没有治疗方法。

慢性肝炎合并原发性肝癌，腹水合并原发性肝癌，治疗效果不佳。

癌症病人合并上腔静脉压迫综合征，造成脑溢血可能猝死。

胸腔积液、腹腔积液、心包积液，在短时间内造成心脏骤停。

总之，诸如癌症的疼痛，面对许多症状：失眠、胸水、腹水、心包积液、脑水肿、精神失常、癫痫、上腔静脉压迫综合征，截瘫等症状，已经没有起死回生的可能，也只能使用七分养的方法延长生命。

癌症不是轻易痊愈的疾病。存在"三种治疗无效"：形体极度瘦的，不能吃药，饮食量极少，饮食不能自己调节，治疗无效。经过手术、放化疗在三次以上的，治疗无效。骄横放纵不讲理，不听医嘱者，治疗无效。

六、肿瘤病人的养生调理经验

肿瘤患者的情志疏导和养生调理，是中医学对肿瘤病因认识的一个重要方面，以精神、饮食、运动三方面，为临床养生调理，提高肿瘤康复一个重要方面。

情志为病是中医学对肿瘤病因认识的一个重要方面，中医学认为，肿瘤的发生大都与七情关系密切。

1. 七情过度是肿瘤发生的重要原因

七情即喜、怒、忧、思、悲、恐、惊。在一般情况下属于生理功能活动的范围，如长期的精神刺激或突然受到剧烈的精神刺激，超出生理活动所能调节的正常范围。造成人体阴阳、气血、脏腑、经络的功能失调，而导致疾病的发生。《素问?举痛论》曰："百病生于气也，怒则气上、喜则气缓、恐则气下……，惊则气乱……，思则气结矣"。王肯堂在《外科准绳》曰："忧怒郁遏，时时积累，脾气消阻气横逆遂成隐核，如鳖子，不痛不痒，十数年后方成疮陷，名曰岩癌"。巢元方在《诸病源候论》曰："忧患则气结，气结则津液不宣流便噎"。张景岳在《类经》中更明确指出："噎膈一证，必以忧愁思虑，积郁而成"。总之，中医学认为，七情过度，必然导致脏腑功能失调，经络淤滞，病程日久，气血虚衰，肝郁不能疏理气机，脾湿不能运化水湿，聚而蕴热生痰。气虚不能推动血行，血必留滞而瘀。痰湿郁阻，气滞血瘀，留而不去，逐渐形成结块，久而盘结坚牢，形成岩瘤。李挺在《医学入门》中曰："郁结伤脾，肌肉消薄，与外邪相搏而形成肉瘤"。

2. 七情过度可影响肿瘤的发生、生长和预后

《素问·阴阳应象大论》曰："人有五脏化五气，以生、喜、怒、悲、忧、思恐、惊"。说明七情就是五脏的生理功能，如七情太过，必然影响五脏而生病。正如《灵枢·百病始生》篇所曰："喜怒不节则伤脏"。五脏受伤失去正常生理功能，以致形成恶性循环而诱发肿瘤，并影响肿瘤的治疗。病久正虚气弱则更是肿瘤产生和决定预后的重要因素。

3. 七情过度致癌，必治于心

中医认为，内伤七情是肿瘤形成的一个重要因素，采用中医心理治疗法，中医《养心延命灵》中谓："静者寿，燥者夭"。惊恐不安、悲观失望可引起高级神经活动、内分泌和免疫功能等多方面失调，导致预防肿瘤的能力下降，以致产生基因失控与突变。病情可以急转直下，迅速恶化，所以中医历来十分重视心理康复。

4. 养生调理

《内经·上古天真论》云："以恬愉为务，以自得为功"，是古人的名言。养生调理原则是：注意调理精神，避免恶性刺激。重视病人精神情志变化，增强病人对情感的自我控制及调节能力，可以通过疏导、分散、移情、暗示等方法消除病人的恐惧紧张心理和怨恨的情绪，增强信心，养神宁志，豁达精神养神调理之目的。根据病人性情和爱好，建议肿瘤病人适当做一些有益健康的娱乐活动。练气功打太极拳、听音乐、弹琴、下棋、书法、绘画、养花、养鸟，发挥自己的兴趣，陶冶自己的性情，使患者的生命更加充实与美好。要让病人自己体会到闲暇的生活是一份自己可以尽情享用的自由，与正常

人一样。使病人在精神生活丰富多彩做到心胸豁达,情绪乐观。

5. 饮食养生调理

民以食为天,人以水谷为本。饮食是营养机体,维持生命的物质基础。合理的饮食能增强体质,抵御外邪,而且能防病治病。《内经》云:"五谷为养,五畜为益,五果为助,五菜为充,气味合而服之,以补精益气……"在胃肠肿瘤病人的康复期,若能注意调摄饮食,就可以达到饮食养生之目的。反之,食之不当调节失宜,则可导致疾病的发生也可促进疾病的恶化。临床上根据"虚则补之""养正积自消"的中医理论,随证指导饮食。

6. 运动养生调养

肿瘤病人适当的运动不仅是身体锻炼,也是意志和毅力的锻炼,一般宜选动作缓慢柔和肌肉协调放松,全身能得到活动的运动。例如步行、练太极拳,以锻炼后感觉不疲劳为适宜,已到达运动养生之目的。

总之,肿瘤病人康复应遵循中医养生的理论和方法,注意调畅情志,注意五味和调,注意起居有常,适当体育锻炼,就可以达到精神愉悦、气血流畅、腠理致密伸屈自如、骨髓健壮、阴阳平衡、经脉柔和,达到良好的养生健身效果,从而达到防治肿瘤,提高生存质量的治疗效果。

第六节　肝　癌

肝癌有原发性与继发性之分。由于肝脏接受肝动脉和门静脉系统的丰富的血液供给,身体各部的原发癌肿皆可经过血液循环进入肝脏,亦可经由淋巴循环或直接侵袭到肝脏,形成继发性肝癌。

原发性肝癌多见于男性,男女之比约为8:1,30~60岁的患者占80%左右,在发病率越高的地区,患者的年龄越轻。

一、健脾理气法治疗原发性肝癌探析

原发性肝癌,除普查可以发现早期病人以外,前来就诊者大多为中晚期,多失去手术及治疗机会,化疗的效果不理想,且毒副反应较大。因此,对中晚期肝癌采用中药治疗已属当前的主要方法之一。

健脾理气法：

《金匮要略》云："见肝之病，知肝传脾，当先实脾"，张仲景早就指出肝病治脾的重要性。肝癌的主要症状有肝区痛、上腹胀、胃纳差、大便溏、乏力等，常表现为脾虚气滞，健脾理气方法常用，可是若单用补中健脾之法，则每现壅塞之弊，因为脾主运化，以运为贵，故运脾即寓有健脾之意。运脾的特点在于补而不滞，补中有消，对于肝癌病人的腹胀，纳差等采取疏、补结合尤为重要。肝癌的脾虚气滞属本虚、标实，因此治宜标本兼顾，于健脾方中酌加理气之品，但理气药不宜过多，用量不宜过大，否则行气、破气太过反而损伤正气，大致以八分健脾两分理气，较为适宜。

病例：潘某、男、53 岁，农民，2005 年 7 月 5 日就诊，在 2004 年因纳差、乏力伴肝脾肿大，到兰州某医院检查：肝肋下 3 厘米，剑下 6 厘米，质较硬。肝功能基本正常 AFP600n8/ml，同位素肝扫描占位病变，超声波丛状波，诊断为原发性肝癌单纯性 II 期。因各种原因没有接受西医任何治疗，回到双湾。2006 年 9 月来我所求诊，面色萎黄、上腹胀、胃纳差、肝区有压痛、大便溏、乏力、舌淡苔白薄，脉微细。证属肝木克土，脾不健运，气滞血瘀之症。法宜健脾理气，扶土抑木，兼以活血。经治疗数疗程，其症状逐渐缓解。每年服药 30 剂左右，断续服用三年。参加体力劳动则诸症加重，服药后缓解，饮食较好。后因劳累，营养缺乏，痛症有增，去兰州某医院检查救治，诊治大夫认为已属肝癌后期，该病例中药治疗效果较好，存活至今已属不易。但仍给"消癌平"一个疗程，药费一万多元，怕愚阻止，遂私下治疗，到八冶医院输液（消癌平）治疗两天后开始吐血，回头再找愚求治吐血，但已不治，不到十小时死亡。

结语：中药治疗肝癌立足于中期，兼顾晚期。实践证明，肝癌的纯虚证或实证均不存在，而在虚中加实，正虚邪实。上述三法，也不是截然分开，仅是侧重不同而已。例如在健脾理气药中酌加调气化痰药，能补中寓消，消中寓补，补不留邪，消不伤正。此外，在服药后病情有所好转或相对稳定，必须相对守方，不宜频频更方。

二、健脾法治疗肝癌一例

肝癌是指发生于肝脏的恶性肿瘤,包括原发性肝癌和转移性肝癌两种。人们常说的肝癌多指的是原发性肝癌,居恶性肿瘤的第五位。肝癌总的病程大约两年半时间,其中两年的时间都是在没有症状的早期阶段,一旦发现症状,多数病人已是中晚期,所以早期不容易被发现。前来就诊患者大多为中晚期,多数患者已失去手术治疗机会。化疗放疗的疗效不理想,且毒副反应较大,可降低患者生存质量。因此,对中晚期肝癌患者,采取保守中药治疗已是当前的主要方法之一。

《金匮要略》曰:"……见肝之病,知肝传脾,当先实脾……"。一千多年前张仲景就指出:肝病治脾的重要性。肝癌的主要症状:肝区痛、上腹胀、纳差、黄疸、恶心欲吐、大便干稀不均、小便黄赤、乏力、失眠、脾肿大、大便潜血、有时鼻出血等症状。肝癌多表现脾虚气滞型,治疗健脾调气。若单用补中健脾之法,每有雍塞之弊。因脾主运化,以运为贵,故运脾即寓有健脾之意,运脾的特点在于补而不滞,补中有消,对有肝癌病人的腹胀、纳差等症运脾尤为重要。肝癌的脾虚气滞型属本虚标实,治宜标本兼顾,于健脾方中酌加理气之品,但理气药不宜过多,用量不宜过大,否则行气破气太过,反而耗伤正气,大致以八分健脾药两分理气药较为适宜。

病案:尚XX,女,50岁,甘肃省肿瘤医院确诊:肝癌中晚期。患者于2010年初开始乏力,纳差,右胁下账,有时肝区刺痛,睡眠差,出汗,咳嗽有痰,全身如虫行皮状,就诊于永昌县医院,以外感病治疗,输液、服中药均无效。病情逐日加重,体重逐渐减轻。于2011年1月(即2010年腊月20日)奔赴甘肃省肿瘤医院检查:肝癌已中晚期,由于该院装修,无法治疗,即返回。于2011年1月31日住入武威肿瘤医院接受治疗,住院号201100001174,胸外二科,床位203-1,共住院19天,疗效不明显。患者基本情况差,每日进食不到二两,生活不能自理,需家人扶持,于2011年2月18日出院。2月20日开始接受纯中药治疗(停所有西药及所有的西医治疗)。前期每二天服一剂中药(茵陈蒿汤加减),中后期每三天服两剂中药(二陈汤加减、黄芪建中汤加减),到2012年开始每月服十余剂中药,有时停药休息。从2011年2月

20 日至 2013 年 1 月约服中药不到 300 剂,临床症状逐渐消失,身体逐渐恢复正常,饮食逐渐增加,每日进食约 1 斤,体重增加 10 公斤。2012 年永昌县医院做特殊病检查,各项检查基本正常。现在在家搞家务,干零活,带孙子,已是健康正常人的生活。

治疗原则:健脾理气

前期治疗方药:茵陈蒿汤加干姜、茯苓、桂枝、附片等;

中期治疗方药:二陈汤加白芥子、黄芪、佩兰、赤小豆等;

后期治疗方药:黄芪建中汤加阿胶、草蔻、山药等。

中药治疗肝癌,应立足于中期,兼顾晚期。实践证明,肝癌的纯虚证或实证均不存在,而是虚中夹实,正虚邪实。服药后病情有所好转或相对稳定,必须相对守方,不宜频频更方。脾为后天之本,古人云:"得谷者昌,失谷者亡。"脾健则促进蛋白质合成,提高机体抗肿瘤的免疫力。合理适宜的饮食能增加人体营养,提高抗癌药的效果,具有"悦神爽志,以质气血"的功效。饮食结构合理:饮食应定时、定量、每日要有计划地摄入足够的营养和热量,多食高蛋白、五谷杂粮。选择食用含有多种维生素及微量元素、富含纤维素、蛋白质食物以及豆类。

肿瘤必须以中医学的辩证论治原理及方法为原则。中医所言"养正积自出除。"祛除人体致病因素及病理产物。正如古人所言:"邪去正自复"。《医学必读》记载:"积之成也,正气不足,而后邪气踞之"。张景岳进一步明确论述:"凡脾胃不足及虚弱之人,皆有积聚之病"。所以,肿瘤病变的实质是本虚标实。

正气虚标志着人体免疫功能的下降,内分泌及脏器功能紊乱。人体的稳定性和抗病能力下降,遇到一些致癌物质;比如化学的甲醛、烷比剂类药物、苯、酒精等;物理的电离辐射、紫外线、热辐射等,长期作用于人体,使人体正常细胞发生变异、突变成为癌细胞。癌症是细胞中多种基因突变积累的结果。比如与肿瘤有关的抑癌基因,此基因可以直接或间接抑制细胞增生癌变、癌浸润或癌转移的基因,对癌基因表达起负调节作用。它的丢失、变异或失活等,使人的身体功能紊乱,细胞呈恶性生长,这也是正气亏虚的另一表现。正常细胞突变为癌细胞,蕴结于体内引起病理变化,也就是中医所说的邪毒内蕴。

癌症病人,若经过手术、放疗、化疗三次以上者,免疫功能损伤,若回头中医药治疗,一般无效果。若患者形体极度瘦弱,不能吃药,饮食量极少,衣着饮食不能调节者一般无良效、骄横放纵不讲理,不信中医,不听医嘱者,一般治疗无效果。

三、中医治疗肝硬化低蛋白血症 13 例

肝硬化肝功失代偿后出现低蛋白血症,在临床治疗上西医治疗为补充白蛋白的替代性治疗。而应用中医辨证用药,可有效地提高大部分患者的血浆白蛋白浓度,减轻或消除低蛋白血症所致的腹水,水肿等症状,提高患者的生存质量。

1. 临床资料

13 例均为住院患者,符合 1990 年上海全国病毒性肝炎会议修订的诊断标准。SGPT 和血总胆红素正常后出院,在院外结束疗程。男 8 例,女 5 例,年龄:男 35~63 岁,平均 51 岁;女 38~53 岁,平均 44 岁。4 例为亚急性重症肝炎后肝硬化,9 例为病毒性肝炎后肝硬化。根据 child-pugh 分类标准,将肝功分为 A、B、C 三级。治疗前肝功 A 级为 0,B 级 6 例,C 级 7 例。其中 4 例在行本疗法前服用马洛替脂片 3 月无效而改为本疗法。

2. 治疗方法

治疗开始前后均进行血浆白蛋白测定。治疗中停用对白蛋白有影响的药物和停止白蛋白补充治疗。根据中医辨证分型开药[1],每日一剂,水煎服。疗程大部分分为 3 月(其余 4 例各为:16 周、6 周、8 周、8 周),并观察伴随症状乏力、腹水、下肢浮肿。食欲:将食欲分为差、一般、良好三级,其余伴随症分为阴性、轻、中、重四级。血白蛋白分为大于 35 克/升、30~34 克/升、25~29 克/升、小于 24 克/升四级。

中医分型及治法:

(1)肝淤气滞型:以桃红四物汤加逍遥散为基础方加减。

(2)肝胆湿热型:以龙胆泻肝汤为主方加减,加健脾温胃药。

(3)脾虚湿滞型:以参苓白术散为主加减。

(4)肝肾阴虚型:以六味地黄汤为主加减。必须顾胃健脾

随症加减:腹胀加厚朴、大腹皮、大黄;腹水、下肢浮肿加车前子、猪苓、泽泻;胃纳不佳加白术、神曲、麦芽、陈皮;胸胁胀痛加枳壳、元胡、桃仁、柴胡。

3. 治疗转归

(1)疗效标准:血浆白蛋白治疗后上升大于 10 克/升为显效,5~9 克/升为有效,小于 4 克/升为无效;伴随症状减轻二个梯度为显效,减轻一个梯度为有效,无改变为无效。

(2)治疗效果:血浆白蛋白上升为显效 38%、有效 54%、无效 8%,总有效率 100%;乏力改善;显效 77%、有效 23%、无效 0,总有效率 100%;腹水消退,显效 45%、有效 55%、无效 0,总有效率 100%;下肢浮肿消退,显效 62%、有效 38%、无效 0,总有效率 100%;食欲改善,显效 69%、有效 23%、无效 8%,总有效率 92%;详见下表:

表 1 治疗前后白蛋白比较表

白蛋白量	>35g/L	30~34g/L	25~29g/L	<24g/L
治疗前	0	5	4	4
治疗后	8	3	2	0
白蛋白上升量	>10g/L	5~9g/L	<4g/L	
疗效	显效	有效	无效	
疗效病例统计	5	7	1	
比率%	38	54	8	

表 2 治疗前后拌随症比较表

伴随症及病况	乏力				腹水				下肢水肿				食欲		
	无	轻	中	重	无	轻	中	重	无	轻	中	重	良	一般	差
治疗例	0	0	7	6	2	3	5	3	0	1	10	2	0	2	11
治后例	6	6	1	0	9	3	1	0	9	3	1	0	10	3	0
疗效	显效	有效	无效		显效	有效	无效		显效	有效	无效		显效	有效	无效
疗效病例统计	10	3	0		5	6			8	5	0		9	3	1
比率%	77	23			45	55			62	38			69	23	8

黄兰魁中医临证五十年学治集

4. 讨论

低蛋白血症是肝硬化中晚期肝功失代偿的表现之一。中医认为其病机与肝脾肾的功能失调有关。肝病日久易致气滞血瘀,进而脉络瘀阻,经脉失常,导致湿热瘀阻;脾虚则不能运水化谷;肾虚则不能温运脾阳。基于以上病机,根据中医辨证分型,予以舒肝健脾补肾,活血化瘀,清利湿热,改善肝肾的血液循环,从而使肝功趋于好转,提高血浆白蛋白的水平,以治疗和预防腹水及下肢水肿的产生有十分积极的治疗意义。

第七节　胃癌的中医治疗

中医认为病因是痰、气、火三邪相杂,属痰者顽疾,痰湿内阻,阻碍气机。胃癌早期的症候特点和胃溃疡、慢性胃炎等胃病极为相似,中晚期才出现以"阻、塞、滞、留"为特点的特定症候,临床多见腑气不通或气逆而上的症状。胃癌术后多见吻合炎症、胆汁反流、幽门梗阻等病理变化,"阻、塞、滞、留",症候则进一步加重,形成噎膈;痰结积于中则表现为反胃、腹胀、呕吐、痰结积于下则主要表现为痞满便积,此皆阻滞不通之候。因此治疗以同为用,已降为和、以泻为补。胃溃疡与胃癌有关系。

一、健脾法治疗晚期胃癌探讨举例

中医古籍中虽无胃癌之名称,但有关胃癌诸症状的描述尚有不少。如《灵枢·邪气脏腑病形篇》中说:"胃病者腹胀,胃脘当心而痛……膈咽不通,食欲不下"。《金匮要略》中描述:"朝食暮吐、暮食朝吐,完谷不化,名曰反胃"。这与胃癌晚期幽门梗阻情况相似。朱丹溪对"噎膈反胃"作了详细的叙述,"其槁在上,近咽在下,水饮可引,食物难入,名之曰噎,其槁在下,与胃为近,食虽可入,良久复出,名之曰膈"是对病机方面的认识。《医宗必读》论述为:"积之成也,正气不足而后邪气踞之"。《外症医案》更明确提出:"正气虚则成岩"。张景岳说:"食入反出者阳虚不能化……食不得下者以气结不能行"。说明正气不足,阳气不化、脾胃虚寒、气结于内、气滞、血瘀、痰凝、毒

460

聚而形成肿瘤。

按照祖国医学的整体观念出发,肿瘤是一类全身性疾病,它是机体与癌肿斗争在局部的一种表现, 在邪正相争过程中, 必然会使机体内部产生一系列变化,尤其是肿瘤到晚期或者经过剖腹探查术,放、化疗等攻伐疗法之后,往往更使机体内部造成严重耗损而出现阴阳气血虚损夹杂的症状,而处于不同程度的"正虚邪胜"阶段。因此,治疗首先必须从整体出发,调整机体阴阳气血,保护和提高机体的抵抗力和免疫力,进而抑制肿瘤生长。

"四君子汤"对癌细胞有抑制作用(晚期恶性肿瘤的异病同治——健脾法在消化道恶性肿瘤的应用(上海中医杂志 1984(1)),所以我认为扶正健脾应为治疗晚期癌症的大法。但是从胃癌患者的归宿来看,病邪在整个演变过程中, 一般说始终处在主导地位, 在辩证论证的过程中尚需自始至终贯穿着"邪去则正安,养正积自消"的观点,故在扶正健脾的同时,适当应用攻治、化痰散结之品。我认为有效癌症的中草药是半夏、黄芪、党参、白术、茯苓能增强抵抗力,抑制癌细胞生长疗效明显。

病例:张某、男、64 岁,退休工人,1992 年来我所求诊。患者反复胃痛已有 20 多年,加剧半年,继之处现进行性贫血、胸闷。于 1990 年 12 月 10 日住某医院。有气管炎、高血压及冠心病病史。

检查:体温 37.3℃,贫血貌,无浅表淋巴结肿大,右下肺呼吸音减弱,肝脏不大,血色素 6.9 克,血沉 57 毫米/小时,肝功正常,甲胎球蛋白(一)。胃镜检查"胃窦部浅表小溃疡"。病理活检报告"胃腺癌 1 级"。胸腔穿刺抽出血性胸水 350ml,李凡他试验(+++),比重 1.025,红细胞 125 万,白细胞 1250,中性 40%。胸水未见癌细胞及结核杆菌,培养阴性。诊断为"胃窦部癌左侧胸腔积液癌转移"。住院期间经中医理气活血、化痰泻肺及西医药抗炎治疗,胸闷胸痛逐渐缓解,胸腔积液减少,并成包裹性。于 1991 年 1 月 28 日出院。出院后,中医中药治疗,以健脾散结为主,长期坚持使用四君子汤加味,加化痰泻肺药,如半夏 10 克、当归 10 克、黄芪 20 克、燕窝 8 克;后期加益气软坚汤:生薏米 30 克、生牡蛎 30 克、夏枯草 15 克,加减出入服药四个月,自觉无明显消化道症状,食欲中等,一般情况良好。血色素 11.5~12.3g,胃镜检查,胃窦部小弯侧可见 3 厘米×2.5 厘米高低不平粗糙面,中央约 0.5 厘米×0.4 厘米浅表糜烂。病理活检"腺癌Ⅱ级"肝功均在正常范围,x 片示两肺膈未见异常。

二、下痰法治疗胃癌

1. 下痰法的基本定义

"痰"：是一种病理产物，又是一重要的致病因素，贯穿于胃癌发生、发展、复发、转移全过程。胃癌属于痰结，基本为"恶癌"，包括"痰核"（肿瘤细胞异常增殖结合成块）、"痰络"（肿瘤血管提供生长转移必需的营养物质和桥梁）、"痰浊"（肿瘤细胞生存的环境）三部分，其中"痰浊"是胃癌发生发展的内环境，能够促进痰核，滋生痰络。由此提出胃癌本当治痰。痰浊内郁、阻滞气机，出现"阻、塞、滞、留"。其即是胃癌生长、复发、转移及其代谢的过程，又是病理变化不同程度地出现，因此，胃癌治疗当取疏、通、散以降聚滞留。

2. 下痰法的应用要点

下痰法有急下缓下之分。急下用于胃癌合并出现阻塞、危急重症之时，采用峻剂、重剂攻下，中病即止，具有"治本下痰峻下，以通为用"的特点。急下包括下痰破气、下痰破积、下痰逐水。"下痰浊出秽气，推陈出新为目的"，"治本下痰，出浊贯通气机，畅调脏腑为主"的特点。缓下包括下痰和中，下痰之三杰。

基于以上论点，下痰法是使用既有下行作用又有祛痰之效的方药，或者将具有下行作用方法与祛痰方药合用，最终起到祛痰作用的一种治疗方法，其中包括攻下、调下、理气、散泄等。下痰法应用应遵循"因人而下""因势而下""下中有收""有张有弛"。

第二章　糖尿病诊治探究

糖尿病中医称之为消渴。它是一种常见病，发病率有逐年上升的趋势，尤其是老年人发病率更高，成为威胁世界各国人民健康的主要疾病之一，已引起国内外关注。

中医在防治糖尿病方面已有两千多年的历史，从古到今积累了不少经验，这些宝贵经验至今还有效地指导着临床。近年来通过广大专家学者的共同努力，中医药在防治糖尿病方面取得很大进展，从认识上也不断深化，在防治疑难杂病的研究当中位居前列。

中医通过整体观的观察方法和辩证的治疗原则，认为糖尿病虽然属于一个独立的内科疾病，但同时又是涉及多系统、多脏腑功能损伤的综合征。由于发病原因不同，患者体质有强弱之分，病程有长短之别，环境影响各不相同，受损伤脏腑有所偏重，因而虽病症相同，而临床表现各有差异，只有通过详细的观察和灵活多变的治疗措施，才能取得良好的效果。

在饮食方面，我国传统的以粮食和蔬菜为主的植物性食物的摄入将随着生活水平的提高而减少，代之以肉为主的动物性食物的饮食则随之增加，由于这种膳食结构的改变，城市居民每天摄入胆固醇量高达400毫克，已超过世界卫生组织建议的高限，这说明我国一些大城市居民的膳食结构西方化的趋势已十分明显，进而心脑血管病，糖尿病也明显增多。特别是标志着现在社会生活方式的"三高"膳食、精神紧张以及缺乏体力活动，长年生活在低电压环境中，也正是我国大城市糖尿病呈上升趋势的原因所在。

本人积多年临床之经验，发现糖尿病及时合理的治疗，是防治糖尿病的关键所在。饮食疗法、体育锻炼是促进糖尿病患者康复的基本措施。因为社会环境和精神情志的变化对人体有着极大的影响，重视精神方面的调养，对糖尿病来说也是至关重要的一环，绝不可忽视。各种疗法之间有着不可分割的联系，起着相辅相成的作用，只有综合治疗，才能使病情趋于稳定，使健康水平不断提高，最终达到康复的目的。

不少糖尿病患者，病情久久难以控制，并发症不断发生，究其原因，固然与治疗不当有关，然而由于缺乏糖尿病自我疗养知识，不能发挥患者的主观能动性，加强自我保健和护理，这也是问题发生的症结所在。

结合自己多年治疗糖尿的临床经验，并收集整理中医刊物上发表过的专家，学者的有关文章汇编成册，供医者参考，也使患者及家属从中获得自我疗养知识，更加有效地进行自我保健，使糖尿病能尽早得到控制和治愈，这也是我编撰此篇的目的。由于时间仓促，本人水平有限，错误难免，恳请专家及读者指正。

第一节　祖国医学对糖尿病的认识

一、历代医家著述

我国历代医书汗牛充栋，卷帙浩繁，有关糖尿病的记载是极其丰富的。中医将糖尿病称之为"消渴病"，对糖尿病的认识也是世界上最早的。远在公元前 400 多年的医学巨作《黄帝内经素问》一书称之为消瘅。如《素问·阴阳别论篇》有"二阳结谓之消"；《素问·脉要精微证等》有"瘅成消中"；《素问·气厥论篇》有"心移寒于肠，肺消"；《灵枢·五变》有"五脏皆柔弱者，善病消瘅"。以及"胃热则消谷，谷消故善饥"等。不但说明消渴病，同时也指出消渴与高热量饮食及肥胖的关系。

汉·张仲景在《金匮要略·消渴小便不利淋病脉证论》说："男子消渴，小便反多，以饮一斗，小便一斗"，"趺阳脉浮而数，浮即为气，数即为消谷而大坚，气盛则溲数，溲数则坚，坚数相搏，即为消渴"。又说"趺阳脉数，胃中有热，即消谷引食，大便必坚，小便即数。"他指出消渴病的脉证，其次还提到白虎加人参汤和肾气丸对消渴病的不同治疗方法。

清隋·巢元方著之《诸病源候论·消渴候》中记载："夫渴数饮……其久病变成痈疽或成水疾"。他指出消渴病后期并发症的情况，并用导引治疗消渴。亦曰："先行一百二十步，多者千步，然后食之"。强调消渴病与体育锻炼的关系。

唐·孙思邈著的《千金方》有"治之愈否，属在病者，若能如方节慎，旬日而瘳，不自爱惜，死不旋踵……其所慎者有三，一饮酒，二房室，三咸食及面，能慎此者，虽不服药而自可无他，不知此者，纵有金丹亦不可救"。他指出治疗本病期间，必须控制饮食，以及戒酒和节制房室，都是具有实际临床意义的。

《外台秘要》中记载："肾气不足，虚损消渴，小便数，腰痛。"并指出"消渴病小便不咸而甜"为本病特征。又《古今录验》："渴而饮水多，小便数，无（有）脂似麸片面片而甜者，是消渴也"；"食多，不甚渴，小便少，似有油而数者，此是消中病也"；虽渴饮水不能多，但腿肿脚先瘦小，阳痿弱，数小便者，此是肾渴病也"。

宋·赵佶《圣济总录》中记载："消渴饮水不辍，多至数斗，饮食过人而不觉饱"。

金·刘完素《三消论》"饮水百杯，尚犹未足"；"夫消渴者，或因饮食服饵失宜……或因耗乱精神，过违其度"。

危亦林《世医得效方》（卷七）记载消渴病人甚至"小便昼夜百十行"。

《卫生宝鉴》对消渴病症状的记载也指出："夫消渴者……小便数，其色如浓油，上有浮膜，味甘甜如蜜"。

《丹溪心法》也载有："酒面无节，酷嗜炙煿……脏腑生热，燥热炽盛，津液干涸，渴引水浆而不能自禁"。

《医门法律》又说："肥而多嗜酒厚味，孰为限量哉！久之食饮酿成内热，津液干涸……愈消愈渴，其膏粱愈无已，而中消之病遂成矣"。

明·徐春甫著《古今医统》（卷五十二）戴思恭著的《秘传证治要秘》（卷八）说："三消，小便既多，大便必秘"；"三消，小便不臭反作甜气"。

《景岳全书》说："上消者，渴症证也，大渴引饮，随饮随渴，乃上焦之津液枯涸，故云其病在肺……中消者，中焦病也，多食善饥，不为肌肉，而日加

465

消瘦,其病在脾胃,又谓之中消也。下消者,下焦病也,小便黄赤,如淋如浊,如膏如脂,面黑耳焦,日渐消瘦,其病在肾,故又名肾消也"。

宋元以后医家根据消渴病的多饮、多食、多尿三个主症,划分为上、中、下三消,如上消属肺,偏重多饮,中消属胃,偏重多食,下消属肾,偏重多尿,这些有助于临床的辨证施治。

《圣济总录》又说:"原其本则一,推其标有三"。指出消渴症虽有上、中、下三消之区别,而病因则一,做出纲领性的归纳。

清·程国彭《医学心语》说:"治上消者宜润其肺兼清其胃;治中消者宜清其胃兼滋其肾;治下消者宜滋其肾兼补其肺"。上消清胃使胃火不得上炎于肺,中消滋肾者使相火不能灼胃,下消清肺者滋上源以生水道理。

上述各学家说,对本病的认识是比较深刻的,指出消渴病的三多症,特别提出小便不咸而甜。在发病机理上与肺、胃、肾三脏有关,具有其科学性,并提出消渴病某些并发症,为痈疽疮疡、水肿等,为我们研究糖尿病提供宝贵的资料。

二、糖尿病病因

1. 机体内在因素

糖尿病与遗传密切相关,也可以说是一种遗传性疾病,但遗传的不是糖尿病本身,而是对糖尿病的易感性。若先天不足,禀赋羸弱,肾精亏虚,五脏失于肾精濡养而柔弱,气血皆虚,病变在肺、脾、胃、肾,尤以肾为主要,肺脾肾是互相影响。据近代对孪生儿的研究,Ⅰ型糖尿病中共显性(即两个孪生子均患糖尿病)50%,而Ⅱ型中达90%以上,提示与遗传有一定关系。

2. 饮食不节

长期过食肥甘醇酒,致脾胃运化失职,积热内蕴,化燥耗津发为消渴。《素问·奇病论篇》谓:"此人必数食甘美而多肥也,肥者令人内热,甘者令人中满,故其气上溢,转为消渴"。因肥者味厚,助阳生热,甘者性缓,留而不散,热积于中,上烁津液,津伤则口干舌燥,而成消渴。

又如喻嘉言所说:"肥贵之人,醇酒厚味,不知限量,日久酿成内热,损耗津液,由于津液干枯,所以求济于水,但水入尚不能止渴,致愈消愈渴……"。

由此可知,饮食不节,过食膏粱厚味,是导致消渴病的重要原因之一。

3. 情志失调

悲哀、恼怒,长期精神刺激,导致气机郁结,进而化火,消烁肺胃阴津而发为消渴。《灵枢·五变》说:"怒则气上逆,胸中蓄积,血气逆留,髋皮充饥,血脉不行,转而为热,热则消肌肤,故为消瘅"。又如《儒门事亲》说:"消渴一症,如果不减嗜欲,或不节喜怒,病虽一时治愈,终必复作"。

临床观察,凡情志抑郁,精神受到较大刺激的糖尿病患者,由于肝的疏泄功能失调而使病情加剧,血糖亦随之升高。若情绪逐渐稳定,肝的疏泄功能逐渐正常,血糖也会随之趋于下降。由此可见,情绪稳定,保持肝的疏泄功能正常,是促使糖尿病病情稳定的重要因素。保持乐观稳定的情绪,对糖尿病人来说是十分重要的。另外一方面来说,肝糖原的生成、分解、氧化转变以及糖质异生作用,都是在肝脏内进行的。不少糖尿病患者,兼有慢性肝脏疾患,肝的疏泄作用发生障碍,治疗中疏肝效果较好。

4. 劳欲过度

素体阴虚,复因房事不节,劳欲过度损耗阴精,导致阴虚火旺,上蒸肺、胃而发为消渴。由于肾气不足,固摄无权,小便频数,津液大量下渗膀胱,而流失体外;肾阴亏损及肾阳亏虚,温煦无力,不能化气行水,蒸腾上布,故口干咽燥,发为消渴。正如《千金要方》云:"消之为病……盛壮之时,不自慎惜,快情纵欲……肾气虚竭……此皆由房事不节之所致也"。《外台秘要·消渴消肿》篇说:"房事过度,致令肾气虚耗,下焦生热,热则肾燥,肾燥则渴"。

5. 脾胃失调

脾胃功能失调是导致糖尿病的主要因素。《素问·脏气法时论》曰:"脾病者,身重善饥"。《医学衷中参西录》曰:"糖尿病……其证起于中焦,是诚有理,因中焦萃病,而累及脾也。盖萃为脾副脏"。糖尿病的发生与脾胃功能失调关系密切的认识,在现代被大多数学者所认同。脾主运化,胃主受纳,脾升胃降,共同承担着水谷精微的运化,吸收和输布等功能。脾气散精,使水谷精微上输于肺,下达于肾。如脾气不足,水谷精微不能运行,肺肾两脏皆失充养,可导致肺燥肾亏;而体内中的糖、蛋白质、脂肪等物质属于中医理论的水谷精微,这些物质的运化和输布依赖于脾胃功能的正常运转。糖尿病的代谢紊乱,正是脾胃运化失常的表现。

6. 其他因素

除上述五种因素外,还有其他一些因素,亦可诱发消渴,如孕妇生产巨大婴儿而耗伤大量津液气血;又如感冒发烧或腹泻,均可耗伤体内津液,使阴津耗伤,气血受损;或因创伤及手术而损伤气血,脏腑失养,功能失调,亦可发生糖尿病;或因操劳过度,思虑伤脾,耗伤心脾;或因突发事件惊恐不能自持,精神过度紧张;或因父母患有糖尿病,而有遗传因素;或因长期服激素类药物,或过服辛温性燥药物,损伤津液,损伤阴血者;等等原因不一一列举。

综上所述,饮食不节,情志失调,房事过度,从而脾胃功能失调,是导致消渴病的主要因素。(饮食不节而伤脾(胃),情志失宣而伤肝,房事过度而伤肾。)

临床实践证明,要治愈消渴病,务必慎饮食,戒愤怒,远房事。一定要做到饮食清淡,莫食膏粱厚味及辛烈刺激之物;情绪稳定,清心寡欲,精神内守,惜气存精,虽病而无碍,自可无他。若不减滋味,不戒嗜欲,不节喜怒,病已而复作,患者不可不慎。

第二节　糖尿病的中医辨证治疗

中医认为糖尿病是一种全身性疾病,而不是只属于某个脏器本身疾病,因此在治疗上采取辨证施治,从整体观念出发,根据不同类型,采取不同的治疗方法,滋阴补肾,或健脾益气,或清肺胃之热,或益气生津,或疏肝解郁,或活血化瘀等不同的治疗方法,而补其不足,抑其有余,使受损的脏腑功能逐渐恢复正常,使偏颇的阴阳保持相对平衡,从而达到阴平阳秘,精神乃治的目的。

一、养阴清热法

养阴清热法是中医治疗糖尿病常用大法。糖尿病初期以阴虚燥热为特点,而以阴虚为本,燥热为标,阴虚有主要责之于肾。二者互为因果,阴愈虚燥热愈盛,燥热愈盛阴愈虚,而病变重在肺、脾肾,而以肾为关键。《石宝秘录》说:"消渴之证,虽有上、中、下之分,其实皆肾水不足也"。《临证指南医案》又云:"三消一证,虽有上、中、下之分,其实不越阴虚阳亢,津涸热淫而已"。可见阴虚阳亢,津涸热淫,大多与肾水不足有关。

血糖升高,使细胞外渗透压增高,致使细胞内脱水,可见烦热口渴,口干唇燥,初期因脱水而消瘦。血糖降低,细胞内脱水好转,口渴感消失。中医滋阴可缓解津亏口渴症状,改善体液渗透压及细胞内脱水,本身就有直接降糖的作用有关。

阴虚临床多表现为阴津不足,咽干舌燥,口渴喜饮,五心烦热,骨蒸潮热、盗汗,舌红无苔,脉细数等。

1. 肾阴虚

腰膝酸软无力,头晕目眩,健忘,或潮热盗汗、耳鸣、足跟痛、牙疼或松动,遗精等。女子经闭烦渴思饮,少寐健忘,舌质红、无苔或少苔,脉细数或虚浮而数,阴虚阴不恋阳,阳气外越则浮,脉数而无力。

治则:滋阴补肾

方药:六味地黄汤加女贞子、鳖甲、龟板、知母、地骨皮。

【注】糖尿病因虽有多端,然肾阴亏虚者居多,肾不藏精,易产生阴虚燥热,酿成本病。以治肾为本,故治疗本病多以六味地黄丸为基础方,服之多效。

2. 肺阴虚

咳嗽无痰,或痰少而黏,或痰中带血,口干咽燥,声音嘶哑,潮热盗汗,手足心热,烦渴多饮,午后颧红,失眠,舌红少津,少苔,脉细数。多因久病体弱或肺失清肃,邪热久恋损伤肺阴。

治则:滋阴、补肺、润肺

方药:六味地黄丸加川贝母、知母、元参、百合,痰多加陈皮、半夏、杏仁、紫苑等。

【注】糖尿病并发症常见肺结核,而肺阴虚者亦属多见。本属肾气亏虚,累及肺,造成肺阴亦虚,故肺肾同治。糖尿病并发肺结核者,临床常较严重,病情较难控制。肺结核病可使人体代谢进一步紊乱,从而糖尿病恶化,糖尿病的代谢紊乱又会使结核病进一步发展,二者相互影响,是母病及子、子盗母气之故。

3. 脾胃阴虚

口干舌燥,大便秘结,舌红少津,食欲减退,脘腹胀满,无苔或舌苔剥脱,身倦无力,身体消瘦等。

治则:健脾益气,滋养脾胃之阴

方药:参苓白术散加味、北沙参、黄精、花粉、玉竹等。

【注】糖尿病就其阴虚,在很多方面与脾胃虚弱症状极为相似。脾胃阴津不复,水谷精微不能正常输布;津液之正常输布,有赖脾胃之气的推动。故滋阴养脾胃之阴,同时健脾益气,即治疗脾胃阴虚之常,亦为治疗糖尿病气阴两虚之良法。

4. 肝阴虚

两目昏花,目干涩,夜盲,视力减退或白内障失明,筋脉拘挛,或肢体麻木,头昏目眩,胁肋疼痛,急躁易怒,月经量少或经闭,脉弦细等。

治则:滋补肝血

方药:用黄连阿胶汤加味,可加柏子仁、枣仁、牡蛎、钩藤、五味子、当归、茯苓、石明、鸡血藤、佛手、郁金等药。

5. 心阴虚

多表现为心神不宁,心悸心烦,失眠而惊,头晕健忘,少寐多梦,五心烦热,面色潮红,盗汗,口干,舌尖红,舌质偏红,舌苔薄白或无苔,脉细数等。

治则:滋阴养血,宁心安神。

方药:柏子仁、酸枣仁、天冬、麦冬、生地、元参、丹参、五味子、远志、生龙牡、黄连、浮小麦、白芍、当归、朱砂。

【注】心阴虚系肾阴虚同时并见,故治疗心阴虚时多用滋心肾之药,佐以清心泻火之法,如补心丹,麦味地黄丸等。

二、补气扶正法

补气扶正法也是治疗糖尿病最常用的大法。糖尿病与遗传有关系,显示先天不足,即元气虚;疲倦乏力气虚也"人过四十肾气始衰"之说。《灵枢·五变篇》云:"五脏皆柔弱者,善病消瘅"。

气是指构成人体和维持人体生命活动的精微物质,如水谷之气、呼吸之气等,二是指脏腑组织的生理动能,如脏腑之气、经脉之气等。但二者又是相互联系的,前者是后者的物质基础,后者是前者的功能表现。

气根本在肾,来源于肺、脾,升发疏泄与肝,帅血贯脉而周行于心,气具有推动、温煦、防御、固摄和气化的作用。人体的生长发育,各脏腑、经络的生理活动,血的运行,津液的输布,都要靠气的激发和推动,如气虚则推动作用减弱,可发生血行淤滞、代谢功能等各种病变。气虚固摄作用,表现对血液、精液、尿液的控制,可导致遗精遗尿等。年老体弱,久病以气的无力升举为主要的糖尿病,应补气扶正,常用四君子汤之类加味,扶正重点放在补气上。

三、燥湿祛痰法

《素问·奇病论》中:"……消渴之以兰,除陈气也"。多数糖尿病人肥胖"肥人多痰"。脾为湿土,脾虚失运,水湿内生,如饮食不当,多饮茶酒,油腻荤腥,五辛甜物(甘伤脾)均使脾生湿,过食生冷水果,损伤脾阳,脾阳不振,水湿不运则生痰,湿与热兼,产生湿热,湿热相搏,血热内湿,清气不升,浊气不降,发为消渴。另外消渴病医者多以养阴清热为主治疗,迭进寒凉清滋之品,寒凉多有碍胃腻脾之弊,阻遏脾气升发,清阳不升,浊阴不降,则脾湿愈甚,进一步造成中阳虚馁。这种消渴病因与湿邪相兼,多缠绵难治,若欲生津润燥反助湿伤脾,若欲燥湿健脾太甚,则又易损伤阴津,使烦渴加重,相互矛盾,其之甚为棘手。

临床表现为纳差食减,胃脘胀满不舒口淡黏腻,舌苔多白腻,脉濡无力,大便溏薄,或干燥,身倦乏力。

因脾喜燥而恶湿,脾困中阻不运,故治宜健脾燥湿、温运中阳,治以胃苓汤加减,若舌质胖嫩脉虚,是湿困之外更加脾虚,宜用参苓白术散,以健脾祛湿或用三仁汤加减,宜加藿香、苍术、干姜、桂枝等,祛湿作用尤卓,湿邪既解,脾阳得伸,湿邪既去,则胀满不舒,纳差食减,苔腻便溏均能消除。津液得以上布,浊水得以下行,则口渴多尿自减,寒湿得以温化,下肢肿胀,痰多亦能消除。

四、补肾固精法

《诸病源候论》指出："房事过度,致令肾气虚耗,下焦生热,热则肾燥,燥则渴,肾虚又不得制水液,故随饮小便"。张仲景在《金匮要略》中云："男子消渴,小便反多,以饮一斗,小便一斗,肾气丸主之"。赵献可在《医贯》中说："故治消之法,无分上中下,先治肾为急"。当代医者振声主张"三消同治,以肾为本"。滋阴润燥,壮水以制阳光,阴阳互根,阴病及阳,温补肾阳,阴中求阳,尤当予以重视,用金匮肾气丸合桃核承气汤,治疗老年糖尿病效果好。

肾阳虚,老年人肾气衰退等因素均可导致肾阳虚,面色晄白,精神萎靡不振,畏寒肢冷,头晕耳鸣,腰膝酸软,舌质淡胖,舌苔白滑,脉沉无力,小便清长,阳痿等。应温补肾阳,采用"益火之源,以消阴翳"的原则。桂附地黄丸加肉苁蓉、补骨脂、枸杞、巴戟天、淫羊藿。肾阳虚兼有精不足者,采用"形不足者,补之以气","精不足者,补之以味"原则,酌加紫河车(研细)鹿茸(研面)冲服,以填补精血,酌加人参、黄芪以温阳益气。

【注】诸脏之阳全赖肾阳的温煦,诸脏之阴全赖肾阴的濡养,故肾阴、肾阳为诸阴、诸阳之本。肾气之虚损,关系到诸脏功能的盛衰及人体生命活动的能力,故称肾为"先天之本","生命之根基"。本病日久,阴损及阳,肾阳亦虚,人体脏腑功能低下,机体出现虚弱衰退之征象,临床常用金匮肾气丸,或用三因鹿茸丸,对消渴后期肾阳不足,小便无度,或饮一溲二,尿量多于所饮,面色黧黑,阳痿神疲,脉象沉细虚无力等肾阳亏虚之症,用之多效。

五、疏肝理气法

两千年前《灵枢·五变篇》中就有论述："怒则气上逆,胸中积热,血气逆流,髋皮充肌,血脉不行,转而为热,热则消肌肤,故为消瘅"。清代名医王九峰亦认为:"经以二阳结为之消,有上中下之别……良由过用神思,扰动五志之火,消灼真阴,精血脂膏津液……"。

1. 肝气郁结

是肝失疏泄的常见表现,抑郁或急躁易怒,两肋胀痛,厌食呕吐,嗳气不舒,胸脘痞闷,口苦、舌红苔薄,妇女痛闭,月经期乳房胀痛。疏肝理气,解郁;逍遥散、柴胡疏肝散化裁应用。

肝郁气滞日久,损伤肝经阴血,造成肝之阴血不足,如两目干涩,目昏内障可酌用四物汤,补肝散、杞菊地黄汤加减应用。

【注】糖尿病的发生与情志不舒,精神抑郁有关。现代医学证明,情志抑郁,精神刺激,会造成内分泌功能紊乱,促使血糖升高,多种应激物质的增加。因此美国约翰·考尔维尔医学博士指出:"情绪紧张是引起糖尿病的主要因素之一"。中医根据"木郁达之"的原则,顺其肝木条达之性,用逍遥散加味以疏肝解郁,理气活血来进行治疗,往往收到理想的治疗效果。

2. 肝阳上亢

肝乃风木之脏,易动而喜舒。如怒气伤肝、风阳上扰。水不涵木,木火上冲,皆可引起肝阳上亢。头疼目眩,失眠多梦,燥躁易怒,眼红赤,耳鸣,面部烘热,口燥咽干,渴欲饮水,苔黄或少苔,脉弦数,妇女月经量少,一般后期大便干。滋养肝肾,平肝潜阳,用滋水消肝饮(《医宗卫任篇》)生地、山芋肉、茯苓、山药、丹皮、泽泻、当归、白芍、柴胡、山栀、枣仁(即六味地黄丸加味)。

【注】肝阳上亢,多属本虚标实之症,治疗以滋补肝肾治其本,平肝潜阳治其标。治疗不适,易发生脑血管意外,造成终身残废。

六、健脾益气法

《灵枢·本脏篇》曰:"脾脆善病消瘅"。《素问·脏气法时论》云:"脾病者身重善饥"。明代,赵献可在《医贯·消渴论》中云:"脾胃既虚,则不能敷布津液故渴,其纵有能食者,亦是胃虚引谷自救"。

现代医学胰腺的生理功能来看,胰腺可以归到祖国医学的脾胃范畴。食物中的糖、脂肪、蛋白质等三大营养物质,必须经过由胰腺外分泌腺分泌的胰淀粉酶,胰脂肪酶,胰蛋白酶的化学消化后才能被机体吸收利用。如果胰腺外分泌腺这三种消化酶功能失常,导致三大物质消化吸收障碍,机体得不到足够的营养物质供养,就会出现气血生化之源不足的脾虚表现。胰腺内分泌也证明与胃肠的消化吸收有关。

1969 年,医学家提出在肠和胰岛之间存在着一种"肠——胰岛轴"。正是因为存在"肠——胰岛轴"物质经消化吸收以后,才能引起足够量的胰岛素分泌,以保证这些被吸收的物质能量及时的转运,进入组织细胞贮藏利用。由此可以知道,胰腺既能分泌各种消化酶帮助物质消化以利用吸收,又能分泌胰岛素帮助物质转运进入组织细胞贮藏利用,这正相当于中医的脾主运化功能。

脾消化吸收水谷津微的功能可相当于胰腺外分泌的部分功能。各种消化酶是实现其他作用的物质基础之一;脾运化水谷津微到五脏六腑,以营润周身的功能,可相当于胰腺内分泌腺的部分功能,胰岛素是实现其作用的物质基础之一,脾虚则胰腺分泌胰岛素的机能紊乱而产生糖尿病的各种症状。

脾阳虚:脾阴虚日久,阴损及阳,亦会造成脾阳不振,过食生冷肥甘,过用寒凉药物,导致脾阳不振,运化无权,面色少华,纳少腹胀,中脘觉冷,泛吐清水,喜热饮,肌肉瘦削,四肢不温,舌淡,苔白,泄利清谷,妇女白带多而清稀,舌质淡嫩,舌苔薄白,脉象沉细无力。

治则:温中健脾,兼益肾阳

方药:理中汤加党参、白术、干姜、甘草、茯苓、山药、黄芪、肉桂、附片、扁豆、薏米、补骨脂,淫羊藿等。

脾阴虚:食欲不振,无苔,口唇干燥,燥渴引饮,手足心热,大便秘结,身倦无力,身体消瘦等。

治则:健脾益气,滋养脾胃

方药:参苓白术散,加北沙参、黄精、花粉、玉竹等

【注】糖尿病就其阴虚来看,在很多方面与脾胃虚弱症状极为相似,脾胃阴津不复,水谷津微不能正常输布。津液之正常输布,有赖脾胃之气的推动。故滋养脾胃之阴,同时健脾益气,既为治疗脾胃阴虚之常,亦为治疗糖尿病气阴两虚之良法。

七、活血化瘀法

《金匮要略》"病人胸满,唇萎舌青……脉微大来迟……口干燥而渴……是瘀血也"。清·唐容川在《血证论·发渴篇》中述:"瘀血发渴者,以津之生,

其根在肾……有瘀血则气为血阻,不得上升,水津固不能随气上布"。

糖尿病瘀血产生的机制与并发症有密切关系:

(1)病理机制为阴虚火旺煎熬津液,引起血液黏滞,运行不畅而致瘀,即所谓"阴虚血滞"。

(2)阴血亏虚,气无所附,导致气虚,气虚血运无力而致瘀,即所谓"气虚浊留"。

(3)元气精血虚,久之造成血脉失流疏,即"久病致瘀"。

(4)由阴虚开始,久则阴损及阳,阳虚生内寒,血脉不温,"寒凝血瘀"。

(5)阳虚寒凝致瘀,《素问·调经论》所云:"寒独留则血凝泣,凝则脉不通"。

现代医学研究认为糖尿病患者,血纤维蛋白裂解物,血小板第Ⅳ因子活性,血浆游离血红蛋白测定等于正常人相比有明显升高,并与糖尿病的程度代偿有关,另外血小板聚集功能和血小板黏附率增加,纤维蛋白原溶解能力下降,红细胞聚集性增强,变形能力下降,血液处于高凝状态。

糖尿病气血瘀滞多见于中后期,一些患者前期亦有呈现气血瘀滞现象,气血瘀滞是糖尿病并发症发生的关键。

由于阴虚燥热而灼炼津液,耗伤营血,使血液黏稠度增高,营血运行缓慢。到中后期,阴损及阳,多呈脾肾虚衰,肾虚则不能藏精,精从浊生,脾虚则不健运,水谷精微不能分清浊而被充分运用,造成脂质代谢与糖代谢紊乱,血脂在利用过程中不能被正常吸收而过剩,进一步造成胆固醇、甘油三酯、B脂蛋白明显增高,导致血液高凝状态,大小血管均有不同程度的病变发生。再者,由于肾气不足,关门不固,精微大量流失体外,元气也随之损耗。正气虚弱,鼓动无力,血运迟滞,造成"久病必虚","久病必瘀"的病理机制。

总之,阴虚、燥热、气虚、脾肾虚衰等因素是造成气血瘀滞的重要原因。

血瘀是大小血管病变的必然结果。由于血液呈高凝状态,黏稠度增高,血行不畅,大则造成心血管、脑血管以及下肢血管病变,则造成肾小球基底膜增厚,微血管内皮细胞增生,也是造成糖尿病肾病及视网膜病变的主要原因,这些并发症会给糖尿病患者带来严重后果,目前,活血化瘀治疗糖尿病,可以直接或间接起到纠正糖、脂肪和蛋白质代谢紊乱作用,是糖尿病的治疗的新途径。

治疗上初期以养阴清热,生津润燥为主,兼补气、活血化瘀,六味地黄汤加生地、元参、麦冬、黄芪、花粉、当归、丹参、赤芍。

治疗后期应温补脾肾,兼补气活血化瘀为主,运用六味地黄汤加党参、白术、桂枝、黄芪、当归、川芎、红花、丹参、陈皮、益母草、附片、生姜、大枣等。

总之糖尿病日久必然造成血瘀,血瘀又是形成多种并发症的主要因素。采取活血化瘀疗法既能改善因糖尿病而引起的毛细血管基地增厚,微血管内皮细胞增生等病变,又能增加血流量,改善微循环障碍。适当增用补气药物可扶助正气,推动血液循环,增强气行、血行之效,并有助于加强胰岛素外周作用而使血糖下降。

八、泻下润燥法

阴津亏损燥热内生是消渴病发生的基本病理。长期过食肥甘醇酒厚味,辛辣刺激食物,损伤脾胃。脾胃运化失司积于胃中酿成内热,消谷耗液,致肠燥津枯,大便燥结或便秘不通。刘河间在《素问病机气宜保命集·消渴论》中指出:"治中消,热在胃而能食,小便赤黄,微利之则愈"。吴鞠通说:"津液不足,无水舟停"。张锡纯《医学衷中参西录治消渴方》中分析:"中消承气汤,此须细为斟酌,若其右部之脉滑而且实,用之尤可,若其人饮食甚勤,一时不食即心中怔忡,见脉象微弱者,系胸中大气下陷,中气也随之下陷,宜用补中益气之药,而佐以收涩之品与健脾补肾之品,拙拟升陷汤后有治验之案可参观。若误用承气下之,则危不旋踵"。如《张氏医通·消瘅》曰:"渴象误作火治,凉药乱投,促人生命"。

消谷善饥,苔黄口臭,大便硬,脉滑,重按无力,系胃热伤阴,宜调味承气汤,玉女煎等加减。

方药:熟大黄、炙甘草、芒硝、寸冬、生石膏、熟地、知母、黄连、石斛、元参、牛膝

【注】调味承气汤,治疗实热在中焦的证候,和胃缓下,效果较好。

九、以酸胜甘法

《素问·奇病论篇》云："此人必食甘美而肥也,肥者令人内热,甘者令人中满,故其气上溢,转为消渴"。《素问·脏气法时论》云："肝欲散,急食辛以散之,用辛补之酸泻之"。甘过胜可以伤脾土,而酸可胜甘,临床上治疗可以加用一些酸性药物如:山芋、五味子、五倍子等可以增加疗效。

十、温肾法

消渴病用附子、肉桂等热药首创于张仲景,后世的赵献可、张景岳等加以发挥推崇。赵献可在《医贯·消渴论》中有详细的阐述:"盖因命门火衰,不能蒸腐水谷,水谷之气,不能熏蒸,上润乎肺,如釜底无薪,锅盖干燥,故渴,至于肺也无所禀,不能四布水精,并行五脏,其所饮之水,未经火化,直入膀胱,正谓饮一升溲一升,饮一斗溲一斗。试尝其味,甘而不咸可知矣。故用附子、肉桂之辛热,壮其少火,灶底加薪,枯笼蒸溽,槁禾得雨,生意维新"。李用粹在《证治汇补·消渴》中亦说:"久病应滋肾养脾,盖五脏之津液,皆平乎肾,故肾则气上升而肺润,肾冷则气不升而肺枯,故肾气丸为消渴良方也"。金匮肾气丸,意在微微生火,以鼓舞肾气,取"少火生气"之义。方中补阳药与补阴药并用,即《景岳全书·新方八阵略》曰:"善补阳者,必于阴中求阳,则阳得阴助,而生化无穷;善补阴者,必于阳中求阴,则阴得阳升,而泉源不竭"。《杂病源流犀烛·三消源流》曰:"确然审命门火衰,然后可用桂附,若由热结所致,咽立毙矣"。

总之糖尿病的实质是本虚标实,病初其病理机制多表现为阴虚燥热,热盛则阴益虚,逐致阴愈虚,热愈盛;热愈盛,阴愈虚的恶性循环。热盛不但伤阴耗津,而可戕伐元气,即所谓壮火食气。病程愈久,津气耗伤愈加严重。临床所见阴虚内热,烦渴引饮,误认为是实热火盛所致,作三焦猛热医治,投以凉药愈清愈热,愈滋愈渴小便频,烦渴加重。究其原因糖尿病为本虚标实之证,若注意治标,而忽视治本,则本愈虚,标愈实,燥热愈烈,津液愈涸,元气愈伤,阴不恋阳,正气多易散失,不但病情痼结难解,病情亦多缠绵难愈。

故要充分认识到糖尿病本虚标实的病理特点，治疗时不但要养阴润燥澄其源，而且要扶正固本清其流，即所谓"正本清源，补虚泻实"的治疗原则。补虚即补正气之虚，泻实即泻燥热之邪实。清热养阴的同时一定要加用大量的健脾补气药物，使祛邪而不伤正，滋阴而不腻胃，补气不但能够生津，而且也能布津，有利于津液的化身与输布。

若频频饮水而渴不止，是脾肺气虚所致，脾虚则运化失司，肺虚则津液不布。若过服寒冷损伤元气，以致肾失统摄，脾失运化，肺失制节，水液输布失常，中阳不运，水湿停滞中脘，故喘满腹胀不适者，（渴尿反甚，此乃纯阴无阳，阳不化气则津不升）气虚提摄无力，则精气下流，元气亦随之耗损，是以渴饮反甚，小便频之故。应急投理中汤加桂枝、云苓、苍术、泽泻、藿香、厚朴则渴尿均减。

糖尿病在发病过程中虽有阴虚燥热，气阴两虚，阴阳俱虚，气血瘀阻等各个不同阶段，然而正气不足，元气匮乏却始终表现于病的始末。随着糖尿病程日久，正气损伤愈加严重。临床常见元气虚乏之证；如头晕、耳鸣、肢困乏力，身倦懈怠，不耐疲劳，少气懒言，面色不华，心悸气短，虚汗易出，脉虚无力，舌淡少苔等症。故扶正固本，健脾益气为治本之法，在不同阶段均须配合应用补气药物，即糖尿病初期也不例外，不必泥于养阴清热之窠臼，应以益气养阴为基本治疗方法。单纯采用降糖清热祛邪药物效果不佳，重用养阴补气药则效果明显，降酮效果尤为突出。

糖尿病日久阴损及阳，多呈现脾肾阳虚，在温补脾肾之阳的同时，须益气药物的辅助，辛温助阳药物同益气药物同用，可引起温阳益气作用，使阳气更加壮旺振奋，展化气机，加强气化，促使阴津的化身。如若脾肾虚衰，肾不藏精，脾失健运，精从浊生，多呈现气血瘀滞现象，在使用活血化瘀药物的同时，加用补气药物，可扶助正气，推动气血运行，以增强气行血行之效，有利于活血化瘀药物发挥作用。纵观历代治疗消渴病名方，如《金匮要略》之白虎加人参汤，《沈氏尊生》之玉泉散，《医学衷中参西录》之玉液汤，《三因极一病症方论》之鹿茸丸，《医宗金鉴》之莲花饮等，这些著名方剂均用参芪补气药物，取其益气升阳，统摄气化之功，收其大补元气补益脾肺气虚，而获生津止渴之效。清代陆养愚常用人参黄芪升麻为煎剂，并吞服肾气丸（加益智仁）治消渴，可谓匠心独具，，开创升提气虚之先河。

补气药一般用于脾肺气虚。补气之药以扶正固体,对于改善机体正气不足尤为重要,在防止、延缓和改善糖尿病中后期并发症方面亦有其积极意义。

治疗糖尿病,贵在运用中医基本理论,坚持中医思想之法,从整体观出发,以阴阳为纲,全面分析病情,绝不单纯拘于一方一药,而是根据证候变化达到灵活机动,用药如用兵,处方如用人,兵之用,在除冠;药之用,在除邪,其事虽异,其理则同。虚虚实实,真真假假,只有随机应变,才能达到不拘于法,而从容于法度之中,师古而不泥古,从而在实际诊疗中达到预期效果。

第三节　糖尿病常见并发症

糖尿病是一种病因较为复杂的由多种原因引起的慢性病,以中医脏腑辨证来说,各个脏腑均能波及,其病因以阴虚为本,燥热为标,互为因果,相互影响。由于阴虚燥热耗伤津液,煎熬营血。金元·李杲曾指出:"消者,烧也……熏蒸日久,气血凝滞"。这种阴虚火旺,煎熬气血津液,势必引起血液黏滞,营血运行不畅。另外糖尿病患者喜食肥甘厚味及辛辣刺激食物,容易阻滞气机,瘀久化热,胃燥乏津,精微耗散,津不自生,故《血证论》说:"胃中燥结则津不生",亦可导致气滞血瘀。

病程较久可由气阴两虚,转为阴阳俱虚,津液进一步耗伤正气更加虚弱,导致推动无力,血行迟滞,血脉更加瘀阻,血液黏稠度更高。血液高黏状态随着病程日久,病情进一步加重而且日趋严重,这种血液高黏状态是形成血管和神经并发症的主要因素。由于血黏度升高,微循环障碍组织进一步缺血缺氧,日久便产生各个脏器功能失调,导致多种并发症的产生。临床常见并发症有:胸痹心痛(心血管病,冠心病)、中风(脑血管病、脑血栓、脑梗塞、脑溢血)、坏疽(下肢血管病、闭塞性脉管炎)、肢体麻木疼痛(上下血管病、神经病变、末梢神经炎)、痈疽、疮疖(皮肤感染)、肝阳上亢(高血压)、肾阳虚泛水肿(糖尿病肾病)、眼底病变(白内障、视网膜炎、眼底出血)、肺痿(肺结核)、脾虚泄泻(植物神经紊乱、肠胃功能紊乱)以及糖尿病合并肝病(慢性肝炎、肝硬化)等。糖尿病并发症多为本虚标实之证,本着急则治其标,缓则治其本,或标本兼治的原则,必须将糖尿病加以控制,血糖下降至理想水平。中药能提高患者的抗病能力,提高免疫功能,使代谢功能得以加强,是治疗糖尿病各种并发症的最基本的治疗方法。并发症如不能及时治疗或迅速加以控制,不但影响糖尿病的治疗,而且易使病情恶化,常是病人致伤致残失去劳动力或引起死亡。糖尿病患者许多组织器官物质代谢和功能失调,体质变弱,抗病能力低下,一旦发生并发症,病情较难控制,治疗难度大。

对并发症的治疗,应以预防为主,并积极治疗糖尿病调整饮食,使体内代谢恢复正常,适当锻炼,增强体质。根据中医脏腑辩证论治,以阴阳平衡,调和气血,疏通经络方法,便能增强疗效,且较为稳妥。

一、胸痹心痛(心血管病、冠心病)

心血管病为糖尿病并发症最为严重的疾患,约占糖尿病人死亡原因的70%以上中医认为该病多由心阳不振,气血失和,运行不畅,瘀血内阻所致。临床表现:胸闷憋气、阵发性心痛、心悸、气短、面色苍白、倦怠无力、畏寒肢冷、失眠、多汗、舌淡质嫩。苔白润或腻、脉沉或结代。为正虚邪实或虚实相兼、以虚中夹实为多见,治以温通心阳宣通脉络。行气豁痰为法,方用《金匮要略语译》栝蒌薤白白洒汤、栝蒌薤白半夏汤、枳实薤白桂枝汤主之,人参汤亦主之。茯苓杏仁甘草汤、薏苡附子散、桂枝生姜枳实汤治之、九痛丸等方加减化裁用之,酌斟加生龙牡、黄芪、山芋、阿胶、炙甘草、草叩、山药等,应温运健脾益肾,或用醋蛋疗法(小米醋一斤、生鸡蛋5个,将鸡蛋打破去皮,加入米醋一斤搅匀,二日后加蜂蜜半斤,搅匀停一天后,即可服用。每次一调匙,温水适量,日服二次。

总之,糖尿病人的高凝状态是造成血栓形成的主要因素,也是猝死的重要原因之一。平人短气多半属实,胸痹短气,多半为阳气先虚。糖尿病、血脂及糖化血红蛋白的增高,均是促使血液黏度增高的重要因素。血脂高,以甘油三酯升高为主,甘油三酯高与血管并发症有关。糖尿病分型各个不同时期,都轻重不同地存在着血瘀现象,血瘀贯穿糖尿病的整个过程。据临床报道,糖尿病初中期宜养阴清热兼补气活血,后期宜健脾益肾,益气温阳兼活血化瘀,在辨证论治的基础上,益气药加适量的活血化瘀有利于症状的改善和痊愈。

二、中风（脑血管意外）

中风是脏腑气血亏损，忧思恼怒，饮酒过度，房事不节等皆可诱发本病。若肾精亏损，肝阳上亢，气血上逆，损伤脑络，发为厥逆；或平素心气不足、络脉空虚、痰湿内阻、闭阻脑络所致。糖尿病人一般有高血压、动脉硬化者易发生脑出血或脑血栓形成，临床以脑血栓形成多见，发生脑出血者较少，即便发生其症状亦较非糖尿病之脑出血患者为轻，这是因为糖尿病病人血小板凝聚机能增强，血液有不同程度的凝固现象，以致在微血管中发生血栓及栓塞，由于血凝机制的亢进，抑制了脑血管的破裂和出血，此外糖尿病时激素调节机能异常，生长激素增多，兼血小板凝聚黏附性增高，胰高血糖素增多使纤维蛋白原增加，血液黏稠度增高局部血流相对缓慢。这些因素均有利于血栓的形成，糖尿病患者并发脑血栓形成较为多见，所以控制血糖、降低血脂是防治脑血管病的重要措施。

缺血性脑血管病，急性期以涤痰活血、祛风为主，常选用下方：

半夏9克、制胆南星6克、陈皮9克、茯苓15克、竹叶15克、当归9克、川芎9克、赤芍9克、生地5克、蜈蚣3条、全蝎9克、石菖蒲9克。

缓解期以活血益气，通经络为主，方取补阳还五汤，八珍汤以及刘氏地黄饮等加减。气血偏虚、血压不高常取下方：

八珍汤加牛膝10克、黄芪30克、地龙12克、寄生12克、桂枝9克、杜仲12克。

言语蹇涩不清，血压不稳宜用下方：

生熟地各15克、山芋肉9克、茯苓12克、石斛9克、石菖蒲9克、远志9克、地龙12克、怀牛膝15克、天麻15克、寄生12克、钩丁12克、石决明30克、郁金9克、枳实9克、半夏9克。

三、糖尿病肾病

糖尿病肾病是糖尿病微血管病变的一种，主要病变在肾小球基底膜增厚。肾病早期病变是可以逆转的。糖尿病恶化直接影响肾脏病的恶化，最后死于尿毒症。

糖尿病肾病临床表现为出现蛋白尿和肾功能减退,肾病严重后,临床上方出现高血压、浮肿、贫血、酸中毒等,这时血肌酐测定常可达5.6毫克/天,当血肌酐高达8~9毫克/天,意味着病情已发展到严重肾功能衰竭。

中医认为糖尿病后期,阴损及阳,脾肾阳虚,脾失健运,肾失封藏,阳虚气化无权,不能制水,由于膀胱气化失司,造成水湿泛滥,致成水肿。治以温补脾肾之阳,化气行水之法。方用金匮肾气丸、真武汤、加益母草、车前子、牛膝、桑寄生、黄芪等,附子用量一般应在15克至20克。多在24小时之内尿量增加,水肿开始消退。上述疗法对清除蛋白尿、增加肾小球过滤及肾血流量,以及对肾功能的修复均能起到一定作用。

晚期以温肾泄浊为主,治疗慢性肾功能衰竭方用:黄芪、仙灵脾、茯苓、车前子、大黄、附片子、白术、菟丝子、川连、半夏、丹参、桂枝、党参、白芍等。用上法若仍未能取效,说明邪实水壅,单用一般温阳利水法,则不易见效,此时须用峻下逐水法,可用《金匮要略语译》栝蒌瞿麦丸(栝蒌根二两、茯苓三两、薯蓣三两、附子一枚、瞿麦一两、五味研末炼蜜为丸,梧桐籽大,饮服三丸一日三次、不效,增至七八丸,以小便利,腹中温为知),逐水邪不易伤正,水肿即可消退。肾功能多可改善。若水肿未完全消退,可暂用金匮肾气汤加黄芪、党参、白术、车前子、牛膝、桑寄生等,服药数剂后,水肿可逐渐消退。

糖尿病肾病分期

糖尿病肾病是糖尿病的主要慢性并发症之一,也是糖尿病的主要死亡原因。据国外报道,1型糖尿病中死于肾功能衰竭者占40%~50%。糖尿病肾病一般分5期:

第一期:早期增生高滤过,此期特点是肾脏增生、增大与高滤过(即肾小球滤过率增加)。尿蛋白排出增加,可因活动而加重。此期以胰岛素治疗可部分逆转。疗效并不理想,用中医药治疗效果是比较理想。

第二期:肾脏有病变,临床无明显征象,尿蛋白排出正常,体力活动使尿白蛋白增加,休息后恢复。肾穿刺活检肾小球基底膜增厚。肾小球滤过率仍有增加。

第三期:隐匿型糖尿病肾病,临床称糖尿病肾病前期,主要表现是尿白蛋白排出异常升高。约五分之一患者血压增高,肾小球滤过率仍高于正常或正常。发展至此期糖尿病须有 10~15 年。

第四期：症状性糖尿病肾病，即临床糖尿病肾病。本期特点是蛋白尿（持续性尿蛋白，且用常规方法即可检出，尿蛋白>0.58/24 小时）肾小球滤过率下降，高血压与水肿。

第五期：终末期肾衰，一般在糖尿病程 20~25 年后开始出现氮质血症，以后病情进展高血压，水肿恶化，血尿素氮、肌酐等代谢产物明显潴留，最后进入尿毒症期，并出现低蛋白血症。此期病人有时需要血液透析。疗效甚微，使肾脏萎缩，病人寿命缩短。此期用中医药治疗比透析疗效好。

糖尿病病人有时发现尿中有较多泡沫，这可能是因为合并糖尿病肾病，使尿中出现较多的蛋白质之故；如放置一段时间后出现较多的泡沫，则可能是外界的细菌分解尿糖产生所致。如新鲜尿液中含有大量泡沫，则要警惕是否糖尿病病人泌尿道有产生杆菌的感染。

如何早期诊断糖尿病肾病：运动试验、肾脏形态学检查、肾功能和其他化验检查、肾组织学检查、眼底检查。

四、眩晕

眩晕（糖尿病合并高血压）基本病理机制，多由肾精亏、肾失封藏、致使肾阴不足，阴不育阳，水不涵木，造成上盛下虚，肝阳上亢。临床表现眩晕，急躁易怒，失眠多梦，面色潮红，腰膝酸软，口干口苦，四肢麻木，舌红少苔或苔黄燥，脉弦细数。治则：滋补肝肾、潜镇肝阳。方药：镇肝熄风汤、天麻钩藤饮加减。

若肝肾不足、头晕目眩、视物昏花、肢体麻木、腰膝酸软、亦可用杞菊地黄汤加减。

糖尿病后期，阴损及阳、发展阴阳俱虚。由于阳不化气，肾阳虚馁，脾失健运痰浊中阻，水谷不能变为精微反成脂浊，清阳不升，浊阴不降。临床多表现为下肢颜面浮肿，面色㿠白，肢冷神疲乏力，便溏，纳差，舌质淡嫩，脉沉细无力，尿蛋白呈阳性。治疗以温补脾肾、兼温阳化气利水为法。方药：金匮肾气汤加味。

糖尿病高血压一般分以下几型：

（1）伴糖尿病肾病的高血压,又称糖尿病性高血压。是指在糖尿病肾病进展过程中合并的高血压。

（2）不伴糖尿病肾病的高血压,多见于 II 型糖尿病,多属原发性高血压,多见于中老年肥胖者。

（3）伴糖尿病性动脉硬化的高血压,这种高血压是由于动脉硬化所致,如果肾动脉进一步硬化,可能造成肾动脉狭窄,引起肾血管性高血压。

（4）伴糖耐量异常的内分泌性高血压,见于嗜多铬细胞癌、柯兴氏综合征、肢端肥大症、原发性醛固酮增多症等。

（5）伴体位性低血压的卧位高血压,是由于糖尿病植物神经病变,正常的循环反射消失,站立时末梢血管收缩性减低,产生直立性低血压,从卧位到立位时收缩压下降>1.35Pa(10mmhg)。

糖尿病患者中高血压患病率远较非糖尿病患者为高,且发生得早,男女均随年龄增长而增高。另外一方面, 由于糖尿病对血管病变的影响助长了高血压患者发生视网膜病变,脑血管病变、冠心病、心力衰竭和肾硬化等危险性,故高血压伴糖尿病者比不伴糖尿病病者的死亡率也成倍增加。

五、脱骨疽（下肢血管病）

糖尿病合并下肢血管供血不足者,占糖尿病患者 20%~25%左右,发展为闭塞性脉管炎,下肢缺血早期,肌肉因气血阻塞,筋脉失养引起下肢行走一段距离后,感到乏力、劳累,小腿或大腿痉挛抽筋疼痛,出现跛行症状,停止行走,或稍事休息及局部按摩搥打后,即可使病症缓解。下肢缺血进一步发展,则引起休息痛,疼痛可从臀部向足部放射,疼痛常在夜间加重,故称休息痛。个别患者亦有大腿内侧围绕生殖器疼痛者, 多因肝脉失养肝郁气滞,亦有白间发生者。

下肢进一步缺血,上肢亦发生者但较少见。气血阻滞,筋脉失养,而发展为下肢坏疽,即患肢疼痛发凉,苍白,腘动脉及足背动脉搏动减弱,甚至消失足趾发凉发黑,局部先是呈水泡样破溃、流水、久不收口、甚至局部溃烂露骨。

本病多由肝肾不足,心血亏损,血脉运行不畅营卫气血运行失调,或寒邪客于经络气血凝滞，使阳气不能运行于四肢末梢而发生此病。糖尿病足坏疽，多发生于 50 岁以后，60~70 岁者，更为多见。现代医学认为该病多与寒冷、营养不良、磷脂代谢、内分泌失调有关，一般多认为由于交感神经机能紊乱，肢体中小动脉发生痉挛，进而内膜增生肥厚，管腔狭窄闭锁引起组织缺血，进而发生溃疡坏死。或者由于病人的末梢神经损害，而致无痛性坏疽，此外感染创伤常可以加重此病的进展，预防坏疽的发生：一是注意保暖，每天温水洗脚；二是预防外伤。外伤不易愈合，易溃烂久不收口。

治则初期以清热解毒，益气养阴，活血通络为主，方用仙方活命饮加减。

后期治则以养阴活血，解毒镇痛为主，方用四妙勇安汤合阳和汤加减。

气血虚加黄芪 30 克，党参 15 克，虚寒甚加附片子 9 克，肿胀加益母草 30 克，车前子 10 克、苍术 9 克、黄柏 9 克，另外有中药煎剂浸泡治疗糖尿病性趾端坏死方法：当归 15 克、川芎 15 克、赤芍 15 克、桃仁 12 克、红花 12 克、桂枝 15 克、附片 15 克、艾叶 15 克、黄芪 30 克、丹参 15 克、制乳香 10 克、制没药 10 克、干姜 9 克、透骨草 30 克用水 3 千克、煮沸 30 分钟、将药液倒入盆内，待温度降至能忍受程度。将患足放入药液浸泡，使药液浸泡 20 分钟，每日二次浸泡，10 次为一疗程。

该方共奏活血化瘀，温经散寒止痛，消肿益气生肌之功。可使血管扩张，血流加快，改善肢端血液供应，促使局部病灶愈合。

针灸治疗下肢肢端坏疽。取穴足三里、阳陵泉、绝骨、三阴交、解溪等穴。针后用艾条灸 20 分钟，或用远红外线治疗器照射 20 分钟，亦有温经散寒，回阳通脉之功。

六、糖尿病视网膜病变

视网膜病变是糖尿病并发症眼病最常见的一种。这种视网膜病变与病程有明显关系，据有关资料统计，病程 10 年者约 50% 有视网膜病变，病程 15 年以上有 80% 有视网膜病变，视网膜病变的发生与糖尿病控制好坏有直接关系。

糖尿病肾病，视网膜病变同属糖尿病微小血管病变，肾病与视网膜病变有密切关系，几乎所有肾病而蛋白尿阳性患者，视网膜均有不同程度的改变。预防视网膜病变发生，即积极防治肾病，在没有视网膜病变之前治疗糖尿病的同时，服用滋阴补肾药物，不但对糖尿病有利，而且对预防糖尿病肾病和视网膜病变均有良好的预防作用。以个人经验来说：长期服用六味地黄丸或麦味地黄丸及杞菊地黄丸对治疗糖尿病引起的并发病；如糖尿病肾病、高血压、视网膜病变、均有较好的预防治疗作用。

微血管栓塞与血小板凝集，红细胞聚集，微小血栓的形成均可引起上述组织的血流停滞，造成缺血缺氧，无论对肾脏或视网膜来说都将带来严重后果。

根据中医辨证论治的原则，糖尿病的病理基础是阴虚燥热，阴虚为本，燥热为标，互为因果。阴虚则精亏津少，燥热则灼伤营血，并由于阴虚燥热而壮火食气，使本来五脏匮乏，正气不足的机体，正气损耗益甚，因此使血液黏滞度增高，气虚推动无力，血液运行更加迟缓，瘀血内阻进一步加剧，瘀阻眼络，气血阻滞，易使血液外溢，造成离经之血，这就是眼底出血的原因所在。瘀血内阻也是造成视网膜病变的病理基础。

治疗糖尿病性视网膜病变，首先采用滋阴补肾，肾精充足则能润泽五脏，以防止燥热内生，而不致煎熬营血，故用六味地黄汤以滋补肾阴。肝肾阴虚，不能制约肝阳，也是肝阳上亢的主要原因，因此选用杞菊地黄汤加首乌、当归、白芍、生地、天麻、钩藤、牛膝、女贞子等滋补肝肾之品，对于降低血压预防视网膜病变的发生有重要作用。糖尿病人因肝阴不足，肝血失养，造成两目干涩视力减退，服用上方从肝论治，往往获得明显效果。

"肝开窍于目"，"肝为刚脏"性喜条达，肝气郁结造成肝的疏泄功能失常，导致肝血瘀滞，容易导致目络血液外溢，对视网膜病变极为不利，因此采用舒肝解郁加活血化瘀之逍遥散加味如丹参、丹皮、赤芍、生地等对防止眼底出血有良好作用。

徐春甫在《古今医统》中说："行血治法，为治目之刚"。治疗视网膜病变时斟加活血化瘀药实不可少。

采用上述疗法同时，酌用一味田三七，可收活血化瘀止血之功。增殖性视网膜病变，造成眼底出血，用止血药，愈止愈瘀，愈瘀则病情愈重。选用田三七既可止血又可活血，使瘀血去而新血生达到"止而不瘀，活而不破"的双重效果。

【附】眼底出血,宁血复明汤,对各种眼底出血疾病均有效,(《河南卫生报》)李纪源方:白芍 20 克、连翘 20 克、白茅根 20 克、丹皮 12 克、生地 15 克、茜草 12 克、藕节 15 克、旱莲草 12 克、当归 10 克、女贞子 10 克、川芎 4 克、甘草 4 克、焦地榆 10 克、三七粉 3 克(冲服)。可配合维生素类药物用。

七、阳痿

糖尿病病人发生阳痿者比较多见,在中老年糖尿病患者中,患阳痿不举者,约占半数以上。病因:糖尿病血管病变的末梢循环障碍,其次为神经病变的植物神经功能障碍、性腺系统的障碍,如性腺功能,特别是睾丸素的分泌功能低下,睾丸变软有不同程度的萎缩现象。中医认为糖尿病本身是由于肾精亏损,元气虚馁而诱发本病的,由最初的肾阴亏损而逐渐发展为肾阳不足,进一步下元亏虚,引起命门火衰,肾阳虚乏,使阳痿不举,废而不用。

治则:滋补肾阴,温补肾阳兼活血化瘀。

方药:金匮肾气丸(汤)加减。

枸杞 15 克、巴戟肉 10 克、淫羊藿 9 克、仙茅 9 克、鹿角胶 15 克、当归 9 克、丹参 15 克、菟丝子 15 克、白芍 15 克、紫河车 15 克、狗肾一对可以汤剂,或焙干研面炼蜜为丸,每丸 9 克,日服 3 丸。针灸治疗阳痿效果较好,特别是在针刺的基础上加用艾条进行温灸,可加强疗效。

取穴:气海关元足三里三阴交肾穴命门次髎腹背可交替取穴,针后用艾条灸 30 分钟。

八、糖尿病并发泌尿系感染

糖尿病并发泌尿系感染多为膀胱炎或肾盂肾炎,女性尤多比正常人高 2~3 倍。临床表现为发热、寒战、血尿、尿频尿急、尿道痛、尿意不尽、腹胀、恶心、呕吐、午后低热、尿色混浊、眼睑浮肿、下肢浮肿等。

治则:清热解毒,分清通淋。

方药:八正散加味:加黄柏 15 克、连翘 15 克、脾虚加党参 15 克、白术 12 克、云苓 15 克、陈皮 9 克、赤小豆 15 克、益智仁 15 克、肾虚加菟丝子 12

克、枸杞 15 克、金樱子 10 克、地肤子 9 克,寒战高热加柴胡 9 克、黄芩 10 克、小便混浊加萆薢9 克,血尿加大蓟 9 克、白茅根 15 克。

若脾气亏虚,后天失养,或肾气失固,精气外泄,日久阴损及阳,阳气匮乏,造成脾肾双虚,临床见面色㿠白,颜面及下肢浮肿、腹胀、肢冷、食欲不振、大便溏薄、有蛋白尿者小便少、腰酸痛、舌质淡、舌苔薄白、脉沉虚缓等。

治则:温补脾肾,行气利水。

方药:金匮肾气汤合实脾饮加减。

九、糖尿病并发胆囊炎

糖尿病病人由于代谢紊乱,易发生胆汁郁滞及排泄障碍,胆囊收缩差,胆汁易发生滞留沉积,因此并发胆囊炎以及胆结石症较为多见。病人胆囊增大,收缩功能低下,痛觉下降,胆囊发生感染或穿孔时,常无明显症状,临床称之为"糖尿病的神经性胆囊",一旦感染严重时,死亡率较高,应引起足够的重视。

中医认为:由于肝郁气滞、情志怫郁或肝胆受热邪侵袭,或过食油腻肥厚食物,湿热结于肝胆以致影响肝胆的疏泄功能,致使胆汁分泌发生障碍,临床常出现胸肋疼痛、腹胀不舒、食饮不振、口苦、呕吐等症。治疗常用清肝胆,化湿热的方法。常用菌陈蒿汤、大柴胡汤加减。

十、糖尿病并发肺结核

中医治疗以滋阴补肾,健脾清肺为主,对肺结核或糖尿病都有利。肺为气之主,肾为气之根,肺虚及肾,母累其子,肾虚及肺,子盗母气,肺结核也影响糖尿病的稳定治疗,二者相互影响。可肺肾同治,方药即:六味地黄汤加知母、贝母、百部、沙参、太子参、当归、白芍、红花、元参、甘草。

十一、糖尿病患者中龋齿

糖尿病患者中龋齿、牙周炎发病率高,而且一旦发生其进展迅速,经常牙龈肿痛,或局部溃疡,久治不愈,易造成牙齿松动、脱落。糖尿病总以肾精不足,肾气亏损为本。因肾主骨生髓,肾藏精,精能生髓,髓居骨中,能滋养骨骼,所以肾精充足,则骨骼生化有源,骨骼得到髓质的充分滋养,而坚固有力。所以牙齿也有赖于肾精的充养,肾精不足,则牙齿枯槁、动摇、容易脱落。糖尿病牙齿疼痛、动摇乃脱落与肾精不足有关,"齿为骨之余",治疗当以滋阴补肾为主。愚常用六味地黄丸(汤)加生地、知母、牛膝等,治疗糖尿病齿痛龋齿取效颇佳。若单用清热消炎中药,或挟用抗生素类药物时不易取效。

十二、糖尿病并发神经病变

糖尿病并发神经病变是糖尿病常见的并发症。周围神经病变,多为对称性,以下肢为多见。典型表现为双下肢对称性远端感觉异常,常为自发性疼痛,有麻木感,针刺感,烧灼感,于夜间或寒冷时表现明显。糖尿病先病为本,神经病变为标,标本相从病情复杂。治疗常须标本同治,若舍本治标则本末倒置,实难奏效。

临床常见烦渴多饮,小便频数,大便燥结,消谷善饥,身体瘦弱等症。继而出现肢体疼痛麻木,下肢痿软等骨髓或周围神经病变。古书有痿躄记载,《内经》有"燥生痿躄"之说。其病因多由燥热伤津,精气输布失常,筋脉失养有关。治疗滋阴补肾,生津润燥兼益气活血法,不可单用舒筋活血药物,以防燥热伤津而治标伤本。临床常用人参白虎汤、增液汤、六味地黄汤、酌加黄芪、玉竹、牛膝、当归、丹参、鸡血藤、川断、寄生等。

糖尿病后期,阴损及阳,阳不化气,阴寒内生。临床多见脾肾亏虚,脾失健运,运化失司,水谷精微多变为脂浊,气血瘀滞,脉道阻塞,筋脉失养;肾阳不足,温煦无力,气化不足,小便清长或淋漓失禁,阳痿不举四肢厥逆,痿软无力等。治疗以温阳健脾,滋阴补肾兼补命门,益气固本为法。临床用金匮肾气汤加人参、鹿茸、黄芪、巴戟天、肉苁蓉、枸杞、当归、白芍、白术、云苓、川断、牛膝。

糖尿病本属五脏亏损,津伤气损。初期虽阴虚燥热,较为多见,然病久必虚,日久阴损及阳,阳虚气弱,脾肾亏虚更加突出。温补脾肾之阳,兼益气活血实为治本之法,常须阴中补阳,使阴生阳长;同时养阴莫忘补气,气足阴津才能布散而不致流失。糖尿病后期不但阴津不足,而阳气亦虚,因此常在补阴药中,加用党参、黄芪、桂枝、附片、生姜等辛温助阳药物,不但对糖尿病的治疗有益,而对于并发症神经病变的治疗也功效著卓。

现代医学对周围神经病变可用维生素 B1 B2 B6 或复合 B 等肌注,可做辅助治疗。

十三、糖尿病并发泄泻

糖尿病并发泄泻(植物神经病变)胃肠道功能紊乱较为常见,临床表现为食欲不振,厌食,恶心或有吞咽困难等,还常有腹泻便秘交替发作。肠胃功能紊乱多在中后期出现,一般属气阴两虚或阴阳俱虚患者,因病久津液被灼,元气损伤,脾胃亏虚。胃主受纳,有腐熟水谷之功,脾主运化,可将水谷转化为精微而输布周身。久病虚损易虚其脾阴,脾阴不足又可致胃液枯涸,临床多见食少纳差,厌食腹胀,便溏或秘结。治当滋润脾阴,补气化津。治以参苓白术散酌加北沙参、葛根、麦冬、黄芪、花粉、生麦芽、太子参等。

糖尿病日久,脾肾阳虚较多见,肠胃功能紊乱更加严重,腹胀纳差,便溏,脉虚无力,舌淡嫩,少苔,身倦无力,精神萎靡不振,脾虚泄泻,久久不愈。临床常用理中汤、四神丸(汤)合金匮肾气丸(汤)等加减应用,疗效较佳。

十四、糖尿病性膀胱病变

糖尿病性膀胱病变属于中医虚证。主要是消渴病日久阴损及阳,一般多发生在阴阳两虚阶段。病机多由真阴亏损、耗伤津气、肾精虚衰、精不化气、常导致膀胱气化无力。糖尿病日久阴损及阳,肾阳虚衰,温煦无力,膀胱气化功能失司,成为重度癃闭。治疗:主要是振奋元阳,温补肾气,促使膀胱气化功能进一步恢复。临床常用金匮肾气汤加味进行治疗。加黄芪 30 克、白术 12 克、猪苓 9 克、白芍 15 克、生姜 12 克、当归 10 克。

针灸治疗本病一般能够取得良好效果。取穴:气海、关元、三阴交、肾俞、膀胱俞并深刺会阳(尾骨旁开 5 分处)及中膂俞,使针感直达少腹及尿道口为佳。其中气海、关元、肾俞、三阴交针后用艾条灸20分钟,针灸上述穴位可温补元阳,通利下焦,并能振奋肾阳,以加强膀胱的气化功能。

糖尿病酮症酸中毒是糖尿病常见的急性并发症,易发生于1型糖尿病或II型糖尿病患者,在胰岛素治疗突出中断或减量,以及遇有急性应激情况时(例如各种感染、急性心肌梗死、脑血管意外、手术、麻醉、妊娠与分娩),体内糖代谢紊乱加重,脂肪分解加速,使酮体生产超过利用,以致酮体在血液内堆积,表现为血体增加,尿酮体阳性,称为糖尿酮症。如酮体进一步积聚,蛋白质分解,酸性代谢产物增多,血 pH 值下降,则产生酸中毒,即称为糖尿病酮症酸中毒。糖尿病酮症酸中毒需要紧急治疗。当糖尿病患者有以上诱因而使糖尿病症状加重,或出现食欲减退、恶心、呕吐、腹痛等。应立即去医院就诊查血糖、血酮和尿酮体。值得注意的是,有些糖尿病酮症酸中毒患者无明显糖尿病病史, 也就是说, 这些病人是因发现糖尿病酮症酸中毒而使糖尿病得到确诊。

临床大多数病人而无昏迷,仅表现为较轻的中枢神经功能障碍,目前又称糖尿病非酮症高渗状态。基本特点是糖尿病伴严重高血压(血糖可高达44.8~133.44mmol/L(800~2400mg/l)高渗透压状态(有效渗透压>320mosm/L,正常为 2803~00mosm/L)及脱水,而无明显的酮血症。多见于糖尿病病情很轻或未明确诊断的患者。发病年龄多为年龄及中年人,患者多有肾功能不全或心力衰竭。诱发因素有:感染、脑血管意外、心肌梗死、烧伤、手术,饮用大量含糖饮料及输注葡萄糖等。糖尿病非酮症性,高渗性昏迷的死亡率高于糖尿病酮中症酸中毒。

尿酮体阴性亦不能完全排除糖尿病酮症。因为肾功能严重受损时,由于肾循环障碍,肾小球滤过率下降,尿糖和尿酮体可减少甚而消失,此时诊断必须依靠血酮体检查。

糖尿病需与有些疾病鉴别

许多病理情况下都会发生糖尿病耐量减低而表现糖尿病(为继发性糖尿病),需加以鉴别:

1. 肝脏疾病

肝病患者糖代谢异常较常见,空腹血糖一般低或正常,但糖耐量降低。肝脏病人因肝脏储藏糖原的能力减弱, 糖异生及胰岛素灭能减弱, 会影响血糖调节。肝炎病毒可累及胰岛素 B 细胞而发生糖尿病,但大都是可逆转的,仅少数因胰岛素损害严重而致永久性糖尿病。

2. 慢性肾脏疾病

主要由于胰岛素在肾脏中灭能减弱,以及有尿毒症时胰岛素受体不敏感而影响糖代谢;或因钾离丢失使细胞内缺钾,影响胰岛素释放而致糖耐量减退。还可因肾小管对葡萄糖吸收功能障碍而出现肾性糖尿病。

3. 应激状态

急性感染、中毒、烧伤、心肌梗死、失水、缺氧等应激状态下,由于脑——垂体——肾上腺轴等使肾上腺皮质激素及髓质激素分泌增加, 产生拮抗胰岛素作用,致使血糖上升,糖耐量减低。

4. 内分泌病

肢端肥大症;柯兴氏综合征(皮质醇增多症);嗜酪细胞瘤;甲状腺功能亢进症;胰岛 a 细胞瘤;胰岛 D 细胞瘤。

第四节　糖尿病的辅助疗法

一、糖尿病人宜练气功

"气功"是一种练气的功法,是我国特有的一种健身术,也是防治疾病的一种有效方法。

所谓"气",根据中医理论,主要是指人们呼吸的空气和人体内在的"元气"。所谓练气就是指锻炼人体内部的"元气"。"元气"是指人体对疾病的抵抗力,对外界环境的适应力和体内的修复能力。祖国医学认为人体的"元气"是维持身体健康,预防疾病的重要因素,"正气内存,邪莫能干",意思是人体只要正气存在于体内,元气充沛,病邪就不能侵入。因此十分重视锻炼元气,以预防疾病,维护身体健康。糖尿病主要是由于肾气亏损,而肾气也是元气的组成部分,肾气不足也造成元气虚弱,抗病能力低下。由于元气不足,造成五脏亏虚,肾不藏精,脾不藏荣,脾失运化,进一步造成心脉失养,营血不足,肺失制节,肾失统摄,上渴下消,而消渴之症成矣。糖尿病人也多与情态失调有关,情态不舒,肝失条达,五脏之气错乱,也是糖尿病发病因素之一。因为练气功可使紊乱的气机趋于平静。练功时入静状态就是大脑皮层处于抑制状态,依靠这种内抑制过程的保护,是过度兴奋而致机能紊乱的皮层细胞有可能得到复原,使顽固的病理性兴奋转入抑制状态,为健康的恢复创造有利条件。

智能气功这一名称体现了气功的全部作用。它涵概气功祛病延年、健美身心、增益智慧、开发潜能的全部效应。十多年来的实践也证明,智能气功各方面显著的成绩。

智能气功的特点:

(1)有特殊的理论体系——混元整体理论。

(2)有一套系统的功法:包括动功、静功和静动功三种练法。三种练法要经过外混元、内混元、中混元这一从初级到高级功过程。智能动功分为外混元、内混元、中混元三个阶段六步功法。

第一步功为棒气贯顶法,属外混元阶段。

第二步功为形神庄,练形神混元。

第三步功为五元庄,练脏真混元。二、三步功同属内混元阶段。

第四步功练中脉混元。

第五步功练中线混元。

第六步功返本归元,或称浑化归元。四、五、六、步功同属中混元阶段。

上述六步动功根据人体不同层次的生命活动而安排。人之生命活动在不同层次进行。人的皮肤、肌肉、血管、五脏、骨骼、细胞等都有膜络。不练功的人,体内混元气主要运行于膜络,与大自然进行气的交换亦主要在膜及皮肤等浅表层。第一步功捧气灌顶法练外混元,就是把人的上述固有功能强化起来,使与大自然进行气的交换的通道更为畅通,从而使人体浅表层之混元气与大自然混元气混而为一,它着重于在人体外面去混合。通过练这步功引动内气外放,外气内收,把外界混元气更多摄入体内。这不仅可增加体内混元气,还可提高人体混元气纯度,同时可以具有发放外气治病的功能。由于加强了膜的功能,感觉器管敏感起来,还可以出现看气、透气、意识感知等特异功能。但外混元阶段气主要运行于人体浅表层,运

黄兰魁中医临证五十年学治集

行于膜络等组织疏松的部位，气的流量和力量并不强，出现的功能也有限。需明确的是，练外混元功成，以保证人的正常生命活动的进行，仅此已完全可以祛病强身。（应参考：简明智能气功学（修订本）庞明著，北京邮电学院出版社。）

二、糖尿病的针灸疗法

针灸治疗糖尿病已有悠久的历史，可追溯到公元前700年。据记载齐国的太医对肺消瘅使用灸足少阳脉口方法进行治疗（《史记》卷一百五十》，《史记·扁鹊仓公列传》（卷105、280页）也有灸治糖尿病的医案，《甲乙经》也载食不充饥灸三里，消渴小便数灸两小指等。古代治疗消渴多用灸法，而且强调多壮数灸，如《千金方》记载"消渴喉干，灸胃脘百壮，下俞百壮"，《大病易灸伦》有"消渴急灸关元、气海二百壮"。嗣后历代对糖尿病的针灸治疗，积累丰富的经验。

七十年代后，国内外用针灸治疗糖尿病更为普遍。世界其他国家如日本、朝鲜、美国、罗马尼亚以及国内外均有成组病例治验报告。绝大多数是在药物治疗基础上配合针灸治疗，显效率高达75%，治疗方法多用针法，日本偏重于灸法。多数报告中提到针灸后血浆胰岛素增高，三多症状消失较快，临床症状减轻。它与饮食疗法、运动疗法一样，可普及与糖尿病的治疗。

取穴

（1）治疗原发性糖尿病常用穴：脾俞、中脘、肝俞、三焦俞、足三里、三阴交。欧美国家很重视三阴交等脾俞穴位的降糖作用。日本针灸临床研究会指出，治疗糖尿病的主穴为脾俞、中脘、肝俞等罗马尼亚学者研究指出，三阴交对许多内分泌腺都有作用，进而调节胰岛素的分泌。日本寺泽宗典等研究指出，针刺曲池、地机等穴能引起胰岛分泌亢进。

我国从临床治疗已证明，针刺可能影响 B 细胞的葡萄糖受体，提高其对血糖浓度变化刺激的敏感性，从而使胰岛素提前分泌或分泌增加，而改善某些糖尿病患者的症状。

辨证配穴治疗：烦渴多饮、口干者加肺俞、承浆，多食易饥、便结者加胃俞、丰隆、阳陵泉、支沟；尿多、腰痛、耳鸣、心烦、潮热、盗汗者加肾俞、关元、中极、复溜、京门、三阴交、内关等。

并发症取穴:视网膜病变取太阳、风池、睛明瞳子髎。

视神经病变:球后、百会、三阴交、合谷、太冲。

周围性多发神经炎(下肢)取太冲、阳陵泉、足三里、丰隆、绝骨、三阴交、阳辅、阴陵泉。

男性性功能减退及女性月经紊乱:取关元、气海、足三里、三阴交、次髎、肾俞、命门。

皮肤或外阴瘙痒取曲池、委中、三阴交、血海、曲骨、会阴等穴。

糖尿病便秘取气海、中脘、天枢、足三里、阳陵泉、支沟穴。

糖尿病腹泻取:气海、关元、阴陵泉、脾俞穴,针后加灸,疗效较好。

手法:

以针刺得气为指标。早期患者体质较好,用中等或强刺激,晚期患者体质较差,用温和刺激或弱刺激。针后加灸,一般留针 15~20 分钟。

糖尿病就总体来说,属于虚证范畴,以补肾虚为本,脾、肺燥热为标。针灸取穴补肾、健脾、清肺为主,以多选用保健穴、强壮穴为主,如肾俞、脾俞、肺俞、命门、中脘、足三里、地机、三阴交、气海、关元、曲池、内关等穴。上述俞穴均有强身、保健、补虚、益气等作用,均为治疗糖尿病的主要穴。总之糖尿病针刺以补法为主,灸法为主,疗效较好。

一般认为针灸首先是作用于神经系统,即通过兴奋迷走神经和抑制交感神经,而调节植物神经功能,纠正内分泌紊乱,恢复胰岛组织的正常功能;其次是针刺作用于中枢神经,促进胰岛素分泌,以达到治疗糖尿病的目的。针刺作用不仅限于胰腺内,还有较强的胰腺外作用,针刺后可增加靶细胞的受体数目,刺激末梢组织利用葡萄糖的一个重要作用。对血液流变学的观察中发现,针刺还可以促进细胞解聚,降低血液黏滞性,以改善组织和血管的血液供应。间接调节糖代和脂代谢紊乱,如对心血管病变有较大作用。针刺治疗糖尿病的机理并非某一系统的单一效应,涉及神经、血管、体液等多方面。

三、糖尿病的按摩疗法

糖尿病患者适合按摩疗法,按摩疗法可以扶正祛邪,调整阴阳,通经活络, 调和气血易学易用。糖尿病是一种慢性疾患, 也包括多个脏腑功能失调,其中以肾气虚衰为本,以肺胃燥热为标。此外肝失疏泄,脾失运化,心火上炎与本病发生亦有直接关系。总之多表现为正气虚衰,阴津不足。治疗重点是益气养阴。益气者益脾气助运化之功,以固后天之本;养阴者,养肾之阴,滋下焦之水源以降妄炎之火,使水升火降。因此治疗当以治脾肾为主,兼治其他脏腑。

根据个人临床经验,糖尿病患者尤其适合按摩腹部、背部以及上肢大肠经、心经、下肢脾经、肾经等穴。因为背部及腹部均属背俞穴是五脏六腑之气输注于背部的一些特定穴位, 腹募穴是脏腑之气聚集于腹部的一些特定穴位。推拿按摩背俞穴与腹募穴,对调整脏腑功能有较好疗效。按摩上下腹部以肚脐(神阙穴)为中心,可按顺时针方向按摩数十次,然后按逆时针方向按摩数十次,在揉按过程中,可时而加入震颤手法。经过按摩后,可减轻嗳气吞酸,腹部胀满,使胃部排空,滞留的食物进入小肠,并促进肠内积存的大量秽气排出,减轻腹胀气滞等症。根据实验研究:按摩腹部确能引起胃肠功能发生一系列改变,表现为胃肠蠕动加强,分泌功能活跃,腹部瘀血情况减轻,有助于系统功能的加强和改善。

摩腹疗法:是一种自我按摩法,主要对腹部进行有规律的特定按摩。腹部是血气生化之所,摩腹既可健脾助运而直接防治脾胃诸疾, 又可培植元气,使气血生化机能正常旺盛,而起到防治全身疾患的作用。

在隋代京墨先生所撰《神仙食气金柜妙录》的"治万病诀"中已有"摩腹"之内容。唐代可马承祯《服气精义论》中对"摩腹绕脐"疗法有更详细的论述。记载至清代的吴尚先《理论骈文》保健按摩疗法和其他气功疗法中,亦多采纳摩腹疗法内容。

操作方法;坐式卧式,闭目视腹部,自然呼吸。双手叠掌置脐下腹部,男子左手掌心贴腹,右手覆左手上;女子相反,以脐为中心,两手绕脐,由小到大。男子先按顺时针反向做螺旋式转摩 36 圈,最大一圈的边缘,上至肋弓,下至耻骨联合，当最后一圈，叠掌于剑突下时，作 S 形转向，如太极图阴阳转换线般转至逆时针方向，然后由大到小，再摩转 36 圈，最小一圈，叠掌回至原处。女子则先逆时针方向由小圈转摩至大圈 36 圈，经阴阳转换线向后，再顺时针方向由大至小至小摩 36 圈，全过程约需 6~10 分钟。摩腹毕，可起身散步片刻。

本法主要防治脾运不健，消化不良，水谷积滞，腹胀中满等疾病。对慢性胃炎、胃黏膜脱垂、胃下垂、胃神经官能症、肠功能紊乱、慢性结肠炎、习惯性便秘、糖尿病等也有良效。脾胃健运，则元气充足，故本疗法亦可用作全身性疾病的辅助治疗。

【注】本疗法操作时须匀速、缓慢、柔和、轻松自然，应在食后半小时进行，不宜空腹进行。本疗法以调理慢性病为主，需持之以恒，日久方能显效，不可操之过急。

摩肾坐疗法，是一种自我按摩疗法，以按摩肾区为主，促进肾区气血流注，从而防止由于肾气虚衰引起的各种病症。糖尿病之起因肾精耗损，肾气虚衰；而糖尿病后期并发症肾病之出现，也多由于肾阳虚衰而引起之糖尿病肾病，固在按摩肾堂可起到补肾活血通络之作用。

操作方法：每日早晨起床和晚上临睡前，坐于床上，两足下垂，宽衣松带，舌舐上腭，闭目内视头顶两手掌心置肾俞穴处。以鼻慢慢吸气，同时提肛，吸满后闭气不息，同时两手上下摩擦肾区各 120 次以上，多多益善。闭气之极则慢慢放气，同时放松全身。临睡前作毕即可卧睡，早起时作毕，则小憩片刻后起床。

本疗法主要用于防治肾气不足所引起腰酸腰痛，尿频遗尿，尿失禁等，亦可用于肾虚阳痿、早泄、遗精以及腰肌劳损等，糖尿病亦可辅助治疗。可作为终身保健疗法。但用于治病，须坚持数月方能显效，不能指望一蹴而就。

四、糖尿病的体育疗法

体育锻炼是治疗糖尿病的一个重要手段，古今中外医疗实践的经验都证明，适当的运动是治疗糖尿病的一个好办法。我国隋代的巢元方《诸病源候论》认为："先行一百二十步，多者千步，然后食之"。唐代王焘在《外台秘

黄兰魁中医临证五十年学治集

要》里也主张用运动预防糖尿病。他说;"不欲饱食使卧,终日久坐……人欲小劳,但莫久劳疲极,亦不能强所不能堪耳"。"食毕即须步行,令稍畅而坐"。可见用散步方法防治糖尿病,在我国已有悠久的历史。

临床观察证明,体育锻炼对糖尿病治疗有许多好处。其中最主要的是,体育锻炼可以增强体质,可以解除紧张的精神状态,使人的思想开朗,精神愉快,有利于健康的恢复。肌肉活动能增加摄氧量,从而血中脂肪的利用率增加,血浆甘油三酯下降,高密度脂蛋白水平升高,增进全身的新陈代谢,减少心血管并发症,使冠心病、脑动脉硬化的合并症发病率减少。

体育运动可以使糖尿病患者过高的血糖量减少,从而减轻糖尿、多尿等症状。同时,进行适当的运动可以减少胰岛素的用量,还可以减轻患者的自觉症状,改善呼吸功能,消除关节疼痛,皮肤发痒和便秘等症状。

肥胖型糖尿病病人,在饮食控制的基础上,进行适当的体育锻炼,不但可以减肥,而且可以保持正常体重。

体育锻炼可促进葡萄糖渗入细胞,使肌细胞摄取葡萄糖的能力增强。另一方面在肌肉活动时,在肌肉周围产生类似胰岛素作用的物质,促使细胞对血糖的摄取,从而降低血糖,减少尿糖。

另外体育锻炼还能增加人体对胰岛素的敏感性,运动可以使胰岛素受体的结合率增加,减少胰岛素的需要量,可以使血糖下降,而且使受体结合的代谢反应增强。

总之,体育锻炼对糖尿病患者是十分重要的,不可或缺的,也是糖尿病人不可缺少的治疗方法之一。减少降糖药的用量,促使血糖下降,增加抗病力,是健康状况维持长久。凡是能够长期坚持体育锻炼的糖尿病患者,精力都比较充沛,很少有并发症的出现。从事脑力劳动的糖尿病患者,体育锻炼更是一项重要措施,减少降糖药的用量,促使血糖下降,增加抗病力,使健康状况维持长久。

糖尿病人体育锻炼应注意事项

(1)一般来说糖尿病人的体质都比较弱,因而不适于大运动量来进行锻炼,不宜做剧烈的运动,适宜做比较轻微柔弱的活动,如太极拳、广播操、散步等。剧烈活动可诱发糖尿病病情加重,导致酮体出现。

(2)体育锻炼应持之以恒,而且要有规律,每天按时进行早睡早起应吃早餐后锻炼。

（3）重型糖尿病患者，只可做散步等轻微活动，千万不可过量活动，以免使病情加重。特别是视网膜病变的患者，活动过度可引起眼底出血，而双目失明。

（4）并发心脏病、肾病的糖尿病患者，依据身体条件，在室外适度散步，逐渐恢复健康。

（5）在感冒发烧，以及其他重度并发症的情况下，不可进行体育锻炼，适当休息有益于健康的恢复，否则易使病情加重。

（6）冬季锻炼时要注意保暖，防止受凉感冒。

体育锻炼好处甚多，难以叙述，但还应该注意的是，它只是辅助治疗手段之一，还必须有乐观的生活态度，配合药物及饮食治疗。这样互相配合，相互促进，才能达到体育锻炼的效果。

糖尿病患者运动"四宜五忌"，一时强弱在于力，千秋胜负在于理。四宜：运动强度宜适中，运动宜每日坚持，运动宜餐后进行，运动宜户外进行。五忌：血糖控制欠佳，忌运动；较重糖尿病，大血管并发症时忌运动；严重糖尿病，眼底病变时忌运动；严重糖尿病，肾病时忌运动；发现感染等应激情况忌运动。

五、糖尿病的饮食控制与饮食疗法

1. 糖尿病的饮食控制

中医认为糖尿病的发生，与长期嗜食肥甘与醇酒厚味，损伤脾胃有关。脾胃损伤、运化失职，酿成胃热，灼伤津液，消谷善饥，烦渴多饮，病发消渴。糖尿病后期，脾胃功能进一步衰弱，运化功能失司更加明显，患者消瘦、纳差、便溏、腹胀等一系列消化功能失常现象更加突出。在脾胃功能较差的情况下，一方面用药物来调理脾胃，一方面适当控制与调节饮食，就显得很有必要.控制饮食，不使其加重脾胃负担，使其有休养生息的机会，有利于各脏腑功能逐渐恢复。倘若过分进食，在脾胃功能日趋衰弱的情况下，势必加重各脏腑组织负担，促使胰岛素组织过多地分泌胰岛素，这犹如涸泽而渔，超负荷的工作者难以持久，势必精疲力竭，加速胰岛及其他功能的衰竭。在此

黄兰魁中医临证五十年学治集

情况下节食是完全必要的。

但节食一定要适当，不可过分节食，若过分节食反而有害。有些患者误认为节食越多越好，每日进主食不超过三两，这样会适得其反，由于过分节食，碳水化合物供应不足，不能促进体内脂肪正常代谢，脂肪分解过盛，氧化燃烧不全，进一步出现酮尿。若体内葡萄糖偏低，将会加速肝糖元及肌糖元分解，使体内代谢失衡，身体更加瘦弱；营养不足，造成脏腑功能更加虚弱，体质下降，抗病能力减弱，脏腑功能低下，对药物的吸收作用也会随之下降，药物在人体内只是起到有限的作用。因此脏腑功能的盛衰，决定药物效能的好坏，而饮食疗法又决定体质的强弱。

中医认为五味各有所归，即所谓五味入五脏，这就要求糖尿病人的饮食调配不能单一，而要全面。饮食多样化，富有营养，才能满足身体的需要。消渴病属于慢性消耗性疾病，必须不断地补充营养，以供体内大量耗能的需要。要粗细粮搭配，五谷杂粮，各种菜蔬及新鲜果品、禽蛋肉类，都要全面补充。糖尿病人，高蛋白、低脂肪、含丰富纤维素，主食和蔬菜，尤为重要。《素问·脏器法时论》说："毒药攻邪，五谷为养，五果为助，五畜为益，五菜为充，气味合而服之，以补益精气"。这就是说，临床上除运用药物攻治疾病外，还必须利用谷、肉、果、菜等食物以补益精气，营养身体，增强抗病能力，才能确保健康。

2. 糖尿病人饮食疗法

我国是四大文明古国之一，在食疗方面积累丰富经验，特别是对大量动植物的性味、归经、功能主治等有全面的研究和记载，例如早在两千多年前的《黄帝内经》就说："饮食有节，若使过之，伤其正也。"我国劳动人民当时就知道饮食要有节制，不要过分进食，以防损伤人体正气。又如《吕氏春秋·尽数篇》曰："大甘、大酸、大苦、大辛、大咸，五者充形则生害矣。"即过食酸、辛、甘、苦、咸者，对身体就要产生危害而发生疾病。又曰："凡食，无疆厚味，无以烈味重酒，是以谓之疾首。食能以时，身必无灾。凡食之道，无饥无饱，是谓五脏之葆"。这就是说：饮食不过分食用丰盛而肥腻的食物，不要过食辛辣及烈酒，否则即是致病的开始。若能按时定量进食，身体一定能健康无病。

金元四大家之一的朱丹溪，主张阴长不足，阳长有余论，在饮食禁忌上提倡"茹淡成荤"，也颇有见谛。他说："山野贫贱，淡薄是谙，动作不衰，此身常安。而富家骄养之家，有子多病，是因过食膏粱之味。天所赋之谷、菽、菜、果自然中和之味，有食人补阴之功。安于中和之味者，心之收，火之降，且不纵口可以养德。而偏厚之味者，欲之纵火之胜，反伤人阴精，并败尔德"。这就是说，食物在烹调上，不宜烧炙爆炒，辛辣甜滑。食味宜清淡，不宜厚味，好酒腻肉，湿面油汁皆能伤脾耗阴，阴虚难降则气郁成痰，厚味皆所忌。如今人的生活过于富裕或贫困，造成营养过剩或不良，通过饮食，均可导致糖尿病发病，由此可见饮食是造成糖尿病的重要诱发因素。适当控制和调整饮食是控制糖尿病的重要途径。对糖尿病人来说，许多患者因饮食不当而发病，反过来从某种意义上说，从饮食上加以控制和调整，又会起到相当重要的治疗作用。

糖尿病患者，如果仍大吃大喝，无所顾忌，这对消化系统无疑是超负荷工作，等于是"鞭打瘦牛"，超过它原有的承受能力，只能加快胰岛及消化道功能的衰竭，使病情进一步恶化。

如果能及时而合理地控制调节饮食，可使病情趋于稳定，有利于糖尿病的康复。但是控制饮食一定要适度，要因人而异，不能千篇一律，有些人本来食量就很大，身体很健壮，患糖尿病，一下子减了很多，就感到吃不消，对身体不一定有好处。

临床观察证明高纤维膳食可以降低饭后血糖，改善葡萄糖耐量，减少胰岛素的用量。为此适当增加主食，增加食物纤维的进量，以天然食物为来源，保持传统的生活方式，粗粮细粮搭配，脂肪也以植物油为主，适当增加一些动物蛋白。应适当补充蛋白质、维生素和矿物质，对促进代谢功能具有重要意义。适当吃些瘦肉、奶制品、豆制品，以补充植物蛋白为主，这样既可增加营养，也可防止过分消瘦。并可防止并发症的冠心病、心脑血管疾病、高血压的出现。

对于老年患者，适当增加一些高蛋白、低脂肪、清淡而富有营养的食品，这样既可补充蛋白质的需要，又不致使血糖、血脂、胆固醇升高，既有利于肠胃的吸收，而又无腻膈滞胃之弊。

水果味道鲜美，色泽鲜艳，适当选用一些含糖较低、果汁丰富、酸味较浓、凉甜可口、有助消化的水果，如鸭梨、广柑、桃、苹果等，于饭后品尝一

黄兰魁中医临证五十年学治集

枚,多清热养阴,生津止渴,但不能多食,多吃易升高血糖。水果含多糖类物质,其中果糖、果胶约占一半,这些物质不容易消化吸收,因而不宜多食。

糖尿病本属虚证,多属五脏匮乏,阴津不足。《内经》有"虚则补之"以及"形不足补之以味"的论述。糖尿病人的饮食一定要多样化,主食粗细粮搭配,五谷杂粮均可调配。豆类和瘦肉、蛋、禽、奶,适当补充蔬菜、水果(包括干果)亦不可少。脂肪以素油为主。上述四类食品,必须搭配合理,应保持各种营养素之间的平衡,以取长补短,相互补充。总之,食品多样化,是获得营养全面的必要条件。糖尿病人除不食糖及甜食外,食盐用量也不宜高,饮食要清淡而富于营养,做到定时定量,保持其规律性,最好少参加宴会,外出生活规律容易被打破,亦应注意。

总之,糖尿病人的饮食疗法,对病情的控制、身体的恢复至关重要,要科学搭配,持之以恒。

六、饮食疗法的渊源

中医药学在几千年来同疾病作斗争的历史过程中,积累非常丰富的食疗经验,并逐步形成许多宝贵的关于食疗的学术思想与专著。如《内经》"五味入口……以养五气,气和而生,津液相成,神乃自生"。并提出"药以祛邪,食以养之……"的论点。唐代《千金要方》中记载食物约有 150 种之多,并强调:"食能排邪而安脏腑,悦情爽志,以资气血"。并认为能用食平疴,释情遣疾者才堪称"良工",又说"夫为医者,当需先洞晓病源,知其所犯,以食治之,食疗不愈,然后命药"。

我国自古就有"医食同源"之说,人们通过长期实践认识到许多食物可以药用,许多药物也可以食用,这就是食疗法产生的基础。

特别是糖尿病饮食疗法被列为治疗糖尿病三大疗法之一。糖尿病的发生在很大程度上与饮食失调有关,当今社会生活水平不断提高,高脂肪、高蛋白、高碳水化合物的摄取,打破原有的生活格局,增加肠胃负担,造成体内代谢失调,影响脏腑功能正常进行,成为造成糖尿病发病因素之一。因此强调食物疗法的重要性,对糖尿病的防治有其重要意义。临床经验证明,许多糖尿病患者,病情不易稳定,血糖居高不下,并非医药之过,实乃饮食失当所致,如果合理地调配饮食结构,病情会趋于稳定以致好转。

在古人论述的基础上,根据个人经验,在众多的食品当中,选择一些对糖尿病有益的品种,供糖尿病患者参考选用。做到治疗与食疗相结合,从而战胜疾病,使身体康复。

第五节　糖尿病足的诊疗探讨

糖尿足是指下肢远端神经异常和(或)不同程度的周围血管病变相关的足部感染,溃疡和(或)深层组织破坏的严重糖尿病并发症。笔者在临床治疗起着一定的经验介绍如下:

一、病因病机的认识

糖尿病足属于中医学"消渴""血痹""脱疽"范畴。是先天禀赋不足,饮食失节、劳欲过度、五脏柔弱是消渴病的主要病因病机,消渴日久,气阴耗伤,燥热内生,脾胃虚弱、痰湿不化、血行不畅、筋脉失养,湿热下注而致肢端坏疽;或因外界邪毒侵袭,瘀滞脉络,痰久化热,热毒、内蕴,皮肉渐腐,发为脱疽。本病属本虚标实之证,本虚以气,血,阴,阳为主,标实则有血瘀,痰湿,湿热,热毒之不同。但瘀血阻络是贯穿各阶段的基本病机。即如《圣经总录·消渴门》云:"消渴者……久不治,则经络壅滞,留于肌肉,变为痈疽"。

二、中医辨证论治

长期临床经验,根据糖尿病足的特点,病情发展规律及病机特征,总结出糖尿病足的治疗方法,现将其介绍如下:

1. 益气活血法

此法用于气虚血瘀症候的初期糖尿病足类者,症见足部麻木刺痛,痛有定处,足部皮肤无明显变化,有轻度的深浅感觉障碍,行走时有踩棉花感,舌质淡或暗,舌底脉络瘀滞,舌薄白,脉细或涩。辨证为气虚血虚瘀,治以益

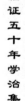

气活血。药用四君子加味：加山药 15 克、川牛膝 15 克、水蛭 15 克、红花 9 克、鸡血藤 15 克、苏木 15 克、桂枝 10 克。

此方妙在于水蛭和苏木，《医学衷中参西录》云："水蛭，味咸，性平，善入血分，破瘀血而不伤新血，有利而无害也。其破瘀血者乃此物之良能，非其性之猛力也"，《本草经疏》云："苏木，咸主入血，辛能走散，败浊淤积之血行，能祛一切凝滞留结之血，"《医学启源》云："苏木破死血"。用量多在 15 克左右。水蛭用量多在 10~15 克之间比较合适。配合四君子汤中，有补中寓泻之法，共奏补气行血之妙。

2. 健脾化痰化湿逐痰

此法用糖尿足初期脾虚湿胜的糖尿病足患者，症见神疲乏力，患足麻木或偏疼痛，头重如裹，喜睡，便溏，舌质淡，舌体胖大，苔滑或腻，脉弦滑。治以健脾化湿，化痰逐瘀。药用香砂六君子汤加减，白扁豆 10 克和红花 10 克，有浮肿可加用泽兰 10 克、益母草 10 克、泽泻 10 克利湿化痰。

3. 补肾行血，滋阴清热

此法用糖尿病足病程中期有阴虚火旺，瘀血阻络症候的患者，症见患足暗红肿胀，疼痛剧烈，昼轻夜重，伴见腰膝酸软，渴不欲饮，大便秘结，舌红或绛红，少苔，舌下脉络迂曲，脉弦细而数，治以滋阴清热，补肾行血。《血证论·消渴篇中》云："瘀血发渴者，以津之生，其根在肾，有瘀血则气为血阻，不得上升，水津因不能随其上升是以消渴"的论述，认为瘀血发渴以知柏地黄汤加减治疗之。药用：生地 10 克、生山药 10 克、山茱萸 10 克、丹皮 10 克、茯苓 10 克、泽泻 10 克，丹参 10 克、赤芍 10 克、知母 6 克黄柏 5 克。若潮热盗汗加地骨皮 12 克、制鳖甲 20 克、玄参 10 克、桂枝 10 克、枸杞 10 克。

4. 清热解毒，苦寒直折

用于糖尿病足病程急性期热毒炽盛的患者，轻者患肢皮肤潮红，肿胀发热，疼痛，局部有小的溃疡或坏疽，重者伴有高热，患足严重肿胀，皮色红肿或发暗，发黑或者患肢破溃，脓液较多，且有恶臭味，舌质红或绛，苔黄腻或黄燥而厚，脉洪数或滑数，治以清热解毒，苦寒直折，佐以活血化瘀，药用五味消毒饮加减；金银花 20 克、连翘 15 克、冬葵子 15 克、牡丹皮 15 克、川牛膝 15 克、白芷 15 克、地丁花 10 克、菊花 20 克、蒲公英 20 克、当归 15 克、花粉 15 克、三七 3 克。若疼痛甚者加乳香 10 克、生没药 10 克。瘀血较重，患肢皮肤暗红或紫斑者加赤芍 20 克、鸡血藤 20 克,可加生黄芪 30 克。寒凉过度易伤及脾胃阳气,加适当健胃药,稍有大意则病情急转直下,由热转寒,由实转虚,故用药中病即止,以防冰伏之患;同时对于皮肤下已经形成脓肿的部位及时切开引流,对于坏死组织要彻底外科清除,既减少毒素的吸收,又能促进血气的流通,促进患肢的恢复。

5. 清利湿热,化瘀排毒

此法用于糖尿病足急性期,湿热毒盛的患者(湿性坏疽)。临床表现为患肢皮肤红肿溃烂,且向周围皮肤扩散较快,流暗红色腐臭脓液,疼痛剧烈,跌阳脉搏动减弱或消失,足端暗红甚至发黑,常有烦躁壮热,口渴呕恶,纳呆便秘,尿黄浊,舌红苔黄腻,脉滑数等症,治以清利湿热,化瘀排毒。药用四妙勇安汤合仙方活命饮加减,穿山甲 10 克、元胡 12 克、砂仁 9 克、黄连 9 克、藿香 12 克、佩兰叶 12 克,疼痛剧烈者可适当加三棱,莪术。同时需及早清除坏死组织,加托里透脓药物,以免毒素过度吸收感染蔓延扩大。

6. 温阳散寒,养血活血

此法用于糖尿病足患者因消渴日久,阴损及阳,阳气亏耗,阴寒内盛,血因寒凝,阳不外达四肢者,症见患肢麻木冷痛,足部皮肤苍白触之冰凉,夜间即遇寒加重,跌阳脉搏动减弱或消失,步履不稳,或趾端紫暗,局部病灶腐烂,但脓水不多,腐肉干枯,甚至局部漫肿,舌嫩或紫暗,苔白或滑润,脉沉迟而细。治以温阳益气活血养血,佐以化瘀,药用:阳和汤加减,肉桂 3 克、炮姜 6 克、白芥子 6 克、鹿角胶 9 克、赤芍 6 克、当归 10 克、黄芪 50 克、桃红 10 克、穿山甲 10 克,疼痛者加制川乌 6 克、细辛 6 克、全蝎 10 克、大蜈蚣两条、生乳香 10 克、生没药 10 克、川牛膝 6 克,下肢紫暗加鸡血藤 20 克、水蛭 20 克,熟地 20 克。

7. 益气养血,托腐生肌

此法用于糖尿病足恢复期,因久病正气耗伤,气血亏虚,难以鼓邪外出。症见精神倦怠,低热,心悸气短,自汗,不思饮食,面色萎黄,患者肢疼减轻,疮口脓液清稀,疮面经久不愈,溲清便溏,舌淡有齿痕,苔腻,脉沉细无力。治以益气养血,托腐生肌。药用黄芪桂枝五物合八珍汤加减,生黄芪 30 克、桂枝 12 克、当归 5 克、党参 20 克、茯苓 20 克、白术 15 克、熟地 10 克、白芍 10 克、川芎 9 克、陈皮 6 克、天花粉 15 克、鸡血藤 20 克、炙甘草 6 克;腰膝酸软,低热盗汗加枸杞 15 克、女贞子 15 克、补骨脂 15 克、龟板 20 克,兼形寒怕冷,小便清长者,加肉桂 6 克、淫羊藿 10 克、鹿角胶 10 克,痛甚加乳香 10 克、没药 10 克、白芨 6 克。

8. 重视外治,辩证用药

应用的最佳时机在发病初期,症见趾端发凉,麻木疼痛,肤色变暗,感觉障碍或有轻度的红肿热痛,症状邪在脉络,尚未深入。外治法更易直达病所,驱邪外出。洗方治疗散寒止痛,温经活络。常用药物:生川乌、生草乌、鸡血藤、苏木、当归、透骨草、罂粟壳、皂角刺、蟅虫、水蛭、金银花、连翘、赤芍、细辛、花椒、川芎、忍冬藤、元参、川牛膝、败酱草等药物。选药根据辩证也应以君臣佐使,药不能复杂量不能过大,一般不超过 10 味药,一般 5~10 味药,以药物共煎取药液 2000~3000 毫升在药物刚煎好时可以用蒸汽熏蒸,待药液温度降至 40℃左右后,浸泡患足 1~2 次,每次浸泡 20~30 分钟左右,每剂药可连续使用 1~2 天,以充分利用,一般外洗 10~15 天既有明显疗效。

对于足部坏疽久治不愈,局部分泌物多,久不敛口,并患有低蛋白血证者应补充必需蛋白质、氨基酸、白蛋白等,促进疮面早日愈合,在创面的处理上严格无菌换药。

9. 治未病膏

《备急千金要方》言"治之愈否,属在患者。若能如方节慎,句月而瘳,不自爱惜死不旋踵……其所慎有三,一饮酒、二房事、三咸食及面"。消渴病的善后调息非常重要,因此糖尿病足的治疗和预防当从无并发症时开始。糖尿病治疗必须是长期,综合而全面的,医患必须密切配合才能预防和降低糖尿病足的发病率,降低糖尿病患者发病率,才能降低糖尿病足的发生率和致残率、致死率。嘱患者戒除烟酒,适当运动,保持情绪豁达,思想开朗,增强战胜疾病的信心,主动调整生活方式,进行有效的自我护理。

结语:糖尿病足是不同于普通足部溃疡,坏疽的疾病,是发于糖尿病微血管、大血管、神经病变的基础上合并感染的严重病变,治疗难度大,致残率高。近年来,中医药治疗糖尿病足的优势逐渐显现。糖尿病足临床症状复杂多变,既有全身症状,也有内科方面的表现,又有局部外科方面表现。因治疗糖尿病改变微循环,膳食合理,营养要跟上去,内服外治并重,从而达到扶正祛邪,标本兼治的目的。

第六节　糖尿病的阳虚本质探讨

一、糖尿病阳虚本质

糖尿病是临床常见病、多发病,传统以来人们将糖尿病归属于中医"消渴病"范畴,"阴虚燥热"已成为人们对其病机认识的一种思维定式。治疗上多以滋阴清热为法,然疗效并不理想。笔者结合几十年,临床经验并查阅相关文献,认为糖尿病等同消渴症,阳虚是糖尿病发病的始动因素,并贯穿于疾病的始终。

1. 消渴病与糖尿病的相关性探索

自近代张锡纯提出:"消渴病即西医之糖尿病"的观点后,后世医家多把消渴病等同于糖尿病。这样简单的等同缩小消渴病所包含的疾病范畴。消渴病以症状命名,临床上无论外感病,内伤病在其发展过程中都可能出现口干多饮,消瘦乏力等消渴症状,因此,单纯从其病名或有关症状的描述来看,消渴可涵盖许多病症。从现代医学的角度来讲,糖尿病、尿崩症、甲状腺功能亢进、神经性口渴及多种原发或继发性内分泌失调的病症均可能出现消渴症状,而糖尿病仅仅是诸多疾病其中之一。另外一方面,随着人们对糖尿病认识的日渐深入,糖尿病所涵的范围也逐渐扩大并超出消渴病的范畴。

现代医学对糖尿病的诊断依赖于实验室检查,只要血糖增高均可诊断为糖尿病。目前临床上许多糖尿病患者并无"三多一少"等消渴症状,甚至部分患者不仅无消渴症状,连尿糖检测是阴性,只是血糖超过正常值。这部分患者,按中医辨证,难以确诊为消渴病,然而,从现代医学的角度来看,糖尿病是客观存在的。由此可见古代文献中所论述的,消渴病和现代的糖尿病两者存在交叉关系,但绝非是等同关系。

2. 阳气乃安身立命之根本

中医学历来强调阴阳平衡,《素问·生气通天论》曰:"夫自古通天者生之本,本于阴阳","阴平阳秘,精神乃治,阴阳离诀,精气乃绝。"我们所谓的阴阳平衡,并不是阴与阳等量奇观的一分为二,是在有主导情况下的相对平衡。我们认为人体生命的活动始终存在着阳主阴从的关系,在阴阳动态平衡中,阳气的变化是起主导决定作用。从宇宙学的角度来看我们生活在太阳系,地球上的季节变化,生命的孕育,生长和成熟均依赖于太阳,引申到《周易》即乾为统帅"大哉乾元,万物资始,能为大",而对于坤的论述则是"乃顺承天",其意思是说,阳为统辖,阴为顺承。《易纬·乾凿度》指出:"气者生充也","夫有形生于无形"。而后句话同样出现在《老子》里。以上论述强调有形之物生于无形之气,阳气是促进万物生长变化的根本所在。自《内经》而降,历代医家对阳气在人体的主导地位都有论述,《素问·生气通天论》指出:"阳气者,若天与日,失其所则折寿而不彰,故天运当以日光明"。明·张景岳《类经附翼》云:"阳之为义大矣。夫阴以阳为主"。清·郑钦安《医理真传》云:人之所以立命者,在活一口气乎。气者阳也......可知阳者阴之主也。"可以看出,人体各种功能活动都是阳气功能的体现,阳气实为安身立命之根本,故养生治病宜时刻固护阳气,不可妄加戮。

3. 脾肾阳虚是糖尿病及其慢性并发症的主要病机

①脾气(阳)虚是三消不显的糖尿病的主要病机。临床观察发现,现代多数糖尿病患者三消症状不明显,虚证候居多。其因由在于人们生活方式的改变,如高脂、高糖饮食,休息息作不规律,竞争压力增大,久坐少动等均是引起脾胃损伤的重要因素,人们性喜凉茶,冷饮等等寒凉之品,尤易损伤脾阳。脾虚则气少,气少日久必阳虚,"气虚为阳虚之渐,阳虚为气虚之甚"。正如张景岳《景岳全书·卷五十》所云:"气不足便是寒,寒盛阳必衰。""糖"在中医学中应属"水谷精微"的范畴。现代医学认为,糖尿病存在胰岛素的相对和绝对不足,葡萄糖在组织被利用减少是发生高血糖的主要原因。从中医学的整体观念而言,人体饮食中营养物质的消化、吸收和利用,是一个全身多脏器参与的新陈代谢过程,而脾的"散精"起着至关重要的作用,正如《素问·经脉别论》所云:"饮入于胃,游溢精气,上输于脾,脾气散精......"。脾气虚弱,脾不散精,则水谷精微输布障碍,糖、脂肪等水谷精微不能转换为人体所需的能量,聚而成形,堆积于血管,脏腑、筋膜。表现为高血糖、高血脂、肥胖等一系列代谢紊乱症状。《内经》云:"阳化气,阴成形",今脾阳虚不

运,则痰浊、水饮、湿毒、瘀血等有形之邪丛生,随气机升降出入,阻滞脏腑肢节脉络,因而变证百出。可见,脾气(阳)虚是促进糖尿病及其慢性并发症的主要病机。

②脾肾阳虚是消渴病及其变证的主要病机。《素问·生气通天论》明确指出:"凡阴阳之要,阳密乃固","阳强不能密,阴气乃绝",由此可以看出,阳虚失于固摄、封藏、津液,精微物质的流失,才是致病之本。肾主封藏,为阳气之根,脾主统摄,为阳气之源,肾失封藏,脾失统摄是消渴病之根由。

(1)肾虚致消《素问·六节藏象论》云:"肾者,封藏之本也"《灵枢·本脏》指出"肾脆,则善病消瘅",指出肾虚是本病的发病原因。唐·王焘《外台秘要·返效不可部李郎中消渴方一首》曰:"消渴者,原其发动,此则肾虚所致,每发即小便甜","腰肾既虚冷,则不能蒸于上,谷气则尽下为小便也,故甘味不变。"明确指出肾阳亏虚是导致消渴尿甜的根本原因。《景岳全书·卷十八》亦曰:"无论上、中、下三消,宜急治肾,必使肾气渐充,精血渐复,则病自愈。"以上所论,在一定程度上反映这些医家对本病属阳气亏虚证的认识。肾为先天之本,藏真阴真阳,为水火之宅,肾火蒸化肾水,以滋阴五脏之阴,使之滋润而不燥,水火相济,阴平阳秘,生化无穷,而无消渴之虑。若肾阳亏虚,命门火衰,不能蒸化阴液,发为燥渴;真阳浮越,不能潜藏,虚火炽盛发为本病。

(2)脾虚致消:晋·王叔和《脉诀》提到:"脾胃虚,口干饶饮水、多食肌亦虚",宋·赵佶《圣济总录·消渴门》指出:"土气弱不能制水,消渴饮水过度"。明·赵献可《医贯·消渴论》提出:"脾胃阳虚则不能敷布津液故渴",清·李用梓《证治汇补·消渴》云:"脾胃气衰,不能交媾水火,变化津液而渴者"。进一步阐明脾虚不能散精与消渴的关系。清·林佩琴《类证治裁·三消论治》云:"小水不臭反甜者,此脾气下脱,症最重。"脾主运化升清散精,脾虚不能为胃行其津液,水谷精微不能化气,阴火郁中,则消谷善饥;脾虚不固,津液精微因多尿而大量流失,兼之清气不升,故消渴;脾虚气血化生无源,则肌肉失于濡养而消瘦乏力。可见,脾虚亦是消渴病的重要病机。

本人在50年的临床中,已认识到阳虚是糖尿病患者的重要病因。并运用温阳法治疗糖尿病疗效较好。肾为先天之本,脾为后天之本,两者生理上互相滋生,病理上也互相影响,若治疗不当,过用寒凉滋腻药品,过食生冷

黄兰魁中医临证五十年学治集

食物,或劳逸失常,或久服西药,或房事不节,或年事渐高等,均耗伤脾肾阳气,终使阳气大虚,五脏俱弱,正虚邪盛,在糖尿病中后期,脾肾阳虚加重,阳气温煦、气化、推动功能减退,以致血脉不利,水液不化,气机不畅,终使痰浊、瘀血、水饮、湿毒等病邪丛生,因而变证百出。晚期,由于阳虚不能化阴,加之精微物质(尿糖、尿蛋白等)不断流出,出现阴阳两虚重证。

4. 阴虚燥热为标

糖尿病患在发病某一阶段表现为"三多一少"等阴虚燥热症候。一般来说,早期明显,而中后期不多见。套用消渴病机来阐述糖尿病,"阴虚燥热"病机,滋阴清热法广为运用。几十年的临床实践证明效果并不理想。药即对症病情缠绵难愈,致残致死者众多。有些患者症状一时缓解、病情反复迁延不愈埋下祸根。阳气乃安身立命之瑰宝,难得而易失,既失则难复、若常年累月用大队寒凉药伐损;阳气即损,则生气耗散,故《素问·生气通天论》云:"阳气者,若天与日,失其所,则折寿而不彰。"

由此,可以推断阴虚燥热实为标象。部分患者开始阴虚燥热症状为主,延及中后期始出现阳虚症状;部分患者开始即以气虚阳虚症状明显,延及后期出现阴阳两虚症候。实为阳虚日久损及阴,阳虚不能化生阴津,另一方面阳虚不固,精微物质从小便流失过多,以上种种均以阳虚为本为甚,阴虚燥热为标为缓。

《内经》云:"阳气者,卫外而为固也"。阳虚不能卫外,则邪气外袭而伤寒;阳虚不能固摄,阴精流失而发消渴。若脾肾统摄无碍,糖蛋白等精微物质,不能从小便流失。阴虚燥热为甚,缘由机体在患病早期都有代偿能力差,虽然阳气已虚,但在代偿机制下甚至有些症状还表现为"亢进"征象,如多食的症状,不能误以为胃火作祟,是脾阳虚的早期表现,阳气虚衰燥扰不宁,故消谷善饥,这是"引谷自救",是脾虚的假象;同时脾肾亏虚,统摄无权,精微物质(糖、蛋白)从小便流失,导致阴精的亏损,阴虚更助燥热;此外痰湿、气郁、瘀血等无形之气,有形之邪阻滞,郁久化热,热久化燥。延至疾病中后期,随着阳气耗散加重,阳虚的真本质凸现,出现阴阳两虚症候。

综上所述:不论糖尿病表现为何种形式,阳虚均是致病之根本,阴虚燥热皆为其标象。疾病的不同阶段,标本缓急不一,故症状复杂多变。早期本病多以阴虚燥热标象明显为急,其本阳虚不甚为缓;而到中晚期,阳气亏虚渐甚,阴虚燥热渐轻。所以在糖尿病的辨证中,要谨记糖尿病的脾肾阳虚的基本病机,四诊合参,先别阴阳,然后再辨阳虚之初期,后期,未病先防,既病防变。

参考文献:贾成祥.中医"阳主阴从"的文化基因探源[J].中国中医基础医学杂志,2007.13(2)98~99

二、附注:水谷的代谢

水谷的代谢离不开胃的受纳腐熟,小肠的泌别清浊,脾的散精,肺的通调,肾的蒸化等相互协作。

人体的正常生命活动是阴阳两个方面,保持着对立统一的协调关系的结果。

人发生疾病的原因就是阴阳失调。其中表现形式很多,可归纳为阴或阳的偏盛偏衰,以及对另一方面的累及等,共可以为阳盛、阴盛、阳虚、阴虚四大类。

糖尿病主要表现为血糖非正常性持续升高,血糖属于中医学概念中的"水谷精微"。高血糖只是机体不能正常利用水谷精微的表象之一,不是糖尿病的核心问题。结合《内经》"阳生阴长,阳杀阴藏"理论,就能看出该病的本质为水谷精微不化,不为脏腑组织所利用,其即为"阴不藏",阴不藏于脏腑则阴变,或化为尿浊而出,或化为瘀热浊毒损伤机体。阴不藏的关键是"阳不杀",阳不杀是因为阳不足,即五脏皆柔弱,此处之阳应系指元阳,元气,人体能源利用的原动力。元气对机体具有推动、激发、鼓舞的功能,可以推动水谷精微进入五脏六腑、四肢百骸、筋肉关节、激发和鼓舞脏腑组织利用水谷精微,从而营养自身并发挥自身功能,维持机体生命活动。

治疗糖尿病不能忽视阴阳互根互生的特性,消渴病有阴虚的一面,但它的本质为阳不生阴,阳不化阴"治病必求于本"的要求,关键在于扶助元阳,且注意阴中求阳,从而阳杀阴藏,阳生阴长,脾肺输布功能恢复,脏腑组织对水谷精微的利用加强,糖尿病的所有问题都可以随之解决,症状消失,血糖恢复正常,瘀热浊毒,消解并发症被阻断。

三、几点说明

（1）本文所论糖尿病的治法，除用于糖尿病之有三消症状者外，也适用于非糖尿病而三消症状的尿崩症，可以辩证选用。对于糖尿病而未见三消症者，只要症合，亦可选用。

（2）苍术配玄参，降血糖；黄芪配山药，降尿糖，系施今墨先生的经验，许多人认为治消渴病，不宜用辛燥的苍术。据施今墨先生云：用苍术治糖尿病以其有"敛脾精"的作用，苍术辛燥但伍玄参之润，可制其短而用其长。根据1936年经利彬、李登旁等研究：①在临床上，在辩证的基础上，单用苍术配玄参治疗隐性糖尿病，获得降血糖的满意疗效。黄芪配山药降血糖，是黄芪的补中益气升阳及紧腠理的作用与山药益气阴，固肾精的作用，二药相配互相协同，益气生津，健脾补肾，涩精止遗，防止饮食精微的漏滞，使尿糖转为阴性。此外，如用单位黄芪30克煎汤代茶饮，对某些糖尿病人消除症状及降血糖、尿糖均有殊效。据药理研究，黄芪有降血糖作用。②给家兔口服黄芪，可使血糖明显下降；黄芪有防止肝糖原减少，增强毛细血管抵抗力，防止毛细血管脆性及通透性增强；③黄芪对于肾上腺素有对抗作用。我们虽然未查到有关山药降血糖的实验研究报告。但用山药治疗糖尿病则已有之，有人单以山药为主食治疗糖尿病而取效。总之，上述两个对药，一气一阴，一脾一肾（苍术健脾，玄参滋肾；黄芪补脾，山药益肾），从先后天二脏扶正培本，降血糖尿糖，确有卓效。

其本方中所以选用增液汤、六味地黄汤。白虎加人参汤是因为三个方均从肺、脾、肾三脏滋阴养培本、清热益阴。但我认为方药的作用，是通过对人体全身机能的协调作用的结果，必须在辩证的基础上，运用基本方或两个对药，才能达到治疗糖尿病的目的。

（3）在临床实践中，发现许多糖尿病人舌象暗，有瘀症，尤其冠心病，脉管炎而合并糖尿病的病人，用活血化瘀法治疗，收到一定的疗效。根据现代医学认为糖尿病有特异的细小血管症及部分糖尿病人的胰腺血管有闭塞不通的病理现象，将活血化瘀法适用于糖尿病的治疗是一条重视的途径。

（4）凡过去长期用过胰岛素的患者，中药治疗所需时间一般较长，服中药而要逐步减量,渐至停服。

(5)采用上述诸方法治疗糖尿病,对于三消症状消失较快,但对血糖、尿糖恢复正常所需的时间较长。最少要服三四十剂,最多的服一百多剂,增加大药量,以冀速效,结果适得其反,产生胃痛的作用,如何进一步提高速效,尚待进一步研究。

(6)对于糖尿病合并其他慢性病,按照轻重缓急,辩证与辨病相结合,再加两个对方,可以取效。

参考资料

①刘寿山. 中医研究文献摘要. 科学出版社,1820~1961

②全国中药药汇编. 民卫生出版社

③中医临症基础. 人民教育出版社

第七节　消渴病治疗病案列举

消渴病历代医学根据临床特点,有按传统的上、中、下分证治疗,尚不完全符合临床实际。故首先明辨主证,据病情变化视其阴阳盛衰而调之治疗效果较满意。

病例一:刘某、女、39岁、干部,1989年8月30日初诊。身热心烦,口渴思饮半月余。病初自以为天气炎热有关,但至今尚未好转。且逐日增甚,大渴不止,一昼夜约饮三暖瓶左右水,喜进冷餐,舌质鲜红,脉滑大而数。检查:血糖18.3mmol/L,尿糖(++++)。辨其脉证,属肺热津伤证,以清热润肺,生津止渴。方用白虎汤加人参、花粉、扁豆、山药、枳壳服6剂,口渴减轻。一昼夜约饮水两暖瓶,身热已除。以上方加减出入服16剂,诸症消失,复检查,血糖6.11mmol/L,尿糖(++),嘱其适当运动,注意饮食结构,调摄精神,再上方适当加减,续服10剂,再作检查,血糖6.11mmol/L,尿糖(—)。病告痊愈。随访一年,未见复发。

注:本案为肺热伤津,小便频数,气息促,大便多干燥,用上方效果良好。

病例二:刘某、女、34岁、教师,1986年5月10日初诊,近日来食欲增加,且虽多食亦不解饥,饮水量逐日增多,且多饮亦不解渴,每昼夜进水四暖瓶，小便短赤，大便燥结，舌苔黄燥，脉滑而数。检查：尿糖（+++）血糖11.26mmol/L。证属中血燥热，予增液承气汤加牡蛎、花粉服6剂，大便已不燥结，上方去芒硝加山药、莱菔子、旱莲草又服16剂，自觉诸症减轻，检查血糖12.76mmol/L，尿糖（+），嘱其注意饮食调节，原方适当加减出入，又服24剂，再做检查血糖6.11mmol/L尿糖（—）病告痊愈。随访一年，未复发。

注：无水舟行，养阴增液，消胃热则愈。

病例三：黄某、男、51岁、工人。1985年6月7日初诊。患糖尿病已5年，经中西药物治疗病情好转，然体力终未恢复正常。近两个月更觉腰膝酸软，睡眠差，周身无力，夜卧盗汗，口渴欲饮而量不多。舌质淡红，苔白而滑，脉细而数。检查：血糖12.26mmol/L，尿糖（+++）证属肺肾虚衰，用六味地黄汤加五味子6克、黄芪20克、牡蛎15克、龙骨8克、党参10克、枸杞10克、桂枝8克、砂仁15克冲服，服16剂，诸症缓减。上方去党参，再服20剂，周身已有力气，并能坚持工作，复查血糖6.11mmol/L,尿糖（—）。继于原方加减出入改配磨药服3个月，以善其后。后随访，病情仍处于稳定中。

注：病为肺肾虚衰，滋补肾阳，润肺止渴。

病例四：张某、男、65岁、工人，1987年9月7日初诊。该人禀赋素丰，喜食肥甘，患糖尿病已两年。曾用降糖灵D860、优降糖等药物，效果不显。现证小便清利而数，入夜尤甚，尿有余沥，上浮泡沫、腰膝酸软、四肢清冷、足跟作痛，精神欠佳，体重较发病前减轻十一公斤，舌淡苔滑，脉沉微弱。检查：血糖15.16mmol/L，尿糖（+++），酮体（+）。辩证为肾阳亏耗，命门火衰，予右归饮加味：山药10克、枸杞10克、山萸肉10克、肉桂6克、附片子6克、甘草6克、熟地15克、杜仲10克、覆盆子10克、巴戟肉10克、菟丝子15克、砂仁6克（冲服），服20剂，尿频减轻。续予原方加减出入服30剂，诸症好转。血糖降10.26.mmol/L，尿糖（++），酮体（—）。唯腰膝酸软不减，原方加仙灵脾、川续断、寄生、肉桂各10克，服30剂，体力渐增加，精神亦佳。检查：血糖6.11mmol/L,尿糖（—），酮体（—），嘱适当运动，原方改配服磨药，以巩固疗效。随访四年，病未再复发。

病例五：王某、男、现年65岁，河西堡镇，农民。主症：神疲乏力，视物模糊。体重减轻，四肢麻木，有时刺痛，腰膝酸软，夜尿频多，皮肤瘙痒。脉虚弱无力，舌淡无苔。2006年3月28日通过检查而诊断为糖尿病。空腹血糖

15.6mmol/L,尿糖(+++)。服西药降糖药半年,无明显效果。

2006年9月1日前来就诊,为肾气亏虚,肾精不足,有肾而损及肺、脾、胃、肝,饮食不节,情绪失调,劳欲过度等因素。

治则:益气养阴方药:临床常用六味地黄汤加减,加黄芪、党参、白术、肉桂、枸杞、黄精、益智、牡蛎加减出入服20剂,诸症减轻,病情稳定,泄泻再未复发。

<注>由于时代不同,生活环境变迁,病情也有变化。目前典型"三多一少"消渴病患者减少,老年患者症状隐匿。脾土虚衰,治温肾健脾,常用金匮肾气汤,合附子理中汤,或四神丸等加减应用,疗效良好。(中药治疗期间,必须停服西药降糖药)

病例六:患者王某、女、62岁。患糖尿病已十年,续断一直服降糖药。病初大便多燥结不通,近年来随着病情发展,大便反溏泄不止,日行十余次,少者六七次,大便溏薄或清稀如水,时感腹隐痛而下坠,肠鸣则泻,泄后少安,粪便经多次常规检查及细菌培养均为阴性,虽经住院多次治疗,腹泻始终未愈,三多症状不甚明显,查空腹血糖15.7mmol/L,尿糖(+++)。患者面色苍白,神疲乏力,自觉心慌气短,口苦口臭。素日喜食热饮,若饮食不当,若遇寒冷刺激,则腹泻加剧,喜卧懒言,动辄气喘,脉沉虚,两尺尤甚,舌质淡嫩,舌苔薄,微黄而润。

是肾阳虚,脾失健运,中气下陷,固摄无权。

治则:温补脾肾,益气升阳,固涩上泻。

方药:熟地15克、云苓12克、泽泻9克、丹皮9克、山萸肉9克,生山药15克、桂枝9克、附子9克、党参30克、白术15克、甘草9克、黄芪45克、补骨脂9克、吴芋3克、五味子9克、柯子9克、肉蔻9克、升麻9克、柴胡9克、芡实15克,生姜三片,大枣五枚。

针灸取穴:中脘、气海、关元、百会、足三里、阴陵泉、三阴交、脾俞、胃俞、肾俞。

腹背交替选用,并用艾条灸30分钟,10次为一疗程。上方服12剂,针灸一疗程,腹痛下坠基本消失,腹泻减为每日3、4次,大便由清稀转为溏便,心悸、气短、乏力等症状亦明显减轻。病已好转,照原方再服20余剂,针灸两个疗程,大便已成形,每日2、3次。两目视物较前清晰,口苦口臭大减,自感身体有力,能操持一般家务劳动。查空腹血糖 7.32mmol/L,尿糖(+)顽固性腹泻已告痊愈。嘱常服金匮肾气丸及参苓白术散巩固疗效,随访半年,病情稳定,泄泻未见复发。

按:糖尿病后期,致使脾肾阳虚,命门火衰,温煦无力,脾胃阳虚,运化失司,清阳不升,阴寒下迫,多见腹泻便溏。治当温肾健脾,常用金匮肾气汤合附子理中汤,或四神丸等加减应用,疗效良好(服中药停服一切治疗糖尿病西药)。

病例七:张XX,男,55 岁,1999 年 8 月下旬初诊。

往昔不多喝水,今春至夏,口燥喜饮,炎夏旅游江南、豫、陕等地,遍身皮疹,粒粒如粟,昼夜出汗淋漓,常致口干、心烦、饮水解渴,日辄十余磅,小便频数量多,饭量如常,身体逐渐消瘦。新秋回金昌,气候逐凉爽,皮疹未治而消失。惟多饮,多尿症竟无改变,疲乏无力,体重逐降。检查尿糖(+++)血糖 15.6mmol/L,脉沉细数,舌尖红,苔薄腻。大便干不利。

治则:健脾益肾,滋阴清热

方药:参苓白术散加减,丽参 15 克,白术 15 克,山药 20 克,芡实 15 克,扁豆 15 克,莲籽 10 克,天花粉 15 克,山萸肉 10 克,五味子 6 克,牡蛎 15 克,甘草 5 克。

二诊:连服 10 剂,,尿糖(++),血糖减为 10.5mmol/L,口渴减轻,大便利,不甚干效不更方,原方继服。

三诊:上方加减出入服 40 余剂,尿糖(+),血糖 7.8mmol/L,原方加减入出。

四诊:又服 20 余剂,近日检查尿糖四次,完全阴性。患者精神面貌已趋正常,舌尖略红,间有夜眠易惊,心悸配磨药,以金匮肾气汤加健胃补肾药如草蔻、枸杞、益智仁、巴戟肉、陈皮、黄精、淫羊藿、苍术等。共磨细末,每日二、三次,每次 10 克,以巩固疗效。随访两年后,病无复发。

<注>患者在炎夏酷热,体阴被蒸,漏汗缘于腠理发泄,盛暑挟湿,脾阳不运,渴尿乃是气化失调。热盛营耗,烦渴饮水自救,精随尿漏,营养不充则身瘦。

根据笔者临床所见,一多症单见者少,二多症并见者或三多症俱见者多。《中医内科学》说:"应以三多证状的孰轻孰重,作为辨证施治的标志。"

此说近理,颇有遵从价值。本例以口渴多饮,多尿如脂为明显症状,是上消、下消二多症并见之重证。病者饭量始终正常,形体日渐消瘦,无多食善饥之症,是湿重遏脾,脾阴尚未大耗,故消谷善饥之中消症状不显。治法:用健脾益肾为主,辅以润肺、化湿、清热、生津立效。养胃生津、化湿清热、津液充沛,而运化功能正常,节制房事,封藏各得其宜,病斯愈矣。

病例八:张某,男,51岁,工人,1999年7月18日初诊。

自诉,多食多饮多尿,身体消瘦两月余。两月前,食量倍增,日主食二斤以上,尚有饥饿感,日饮五、六热水瓶(5磅)水,尿频而多,每夜排尿五至六次,但无尿急、尿痛;形体消瘦,发病前体重83公斤,两月内骤降为71公斤。经医务所治疗无显效,遂转兰州军区医院治疗。经检查,空腹血糖为10mmol/L,尿糖(++++),确诊为糖尿病。应用降糖药物,控制饮食等疗法,效果不显。来诊时,患者精神萎靡,神疲乏力,头晕目眩,大便干燥,体重继续下降,舌红少苔,脉细数,属气阴两虚,阴虚为主,兼阳明燥热之症。治当滋阴益气清胃润燥。处方:生地20克、山药20克、茯苓16克、泽泻10克、黄芪30克、丹皮10克、知母10克、天花粉10克、生石膏15克,水煎服六剂。

7月25日二诊:服上药后,口干渴减轻,尿量减少,精神稍振,饮食略减。颈部发生疖肿多处,脉舌如前,治守原法,原方加赤芍10克,蒲公英20克,水煎服6剂。

8月12日三诊:服药后诸症大减,大便已不干燥,查空腹血糖降至6.11mmol/L,尿糖降至(++),苔薄白,脉弦细。原方加丽参10克,当茶饮,去生石膏、知母。加苍术10克、枸杞10克、草蔻10克、扁豆10克、厚朴8克、巴戟肉10克、苁蓉10克、金樱子8克。上方加减出入服六十余剂,空腹血糖6.11mmol/L,尿糖阴性。饮食量呈下降为每日1斤,但无饥饿感,体重增加至78.5公斤。又嘱服原方三十余剂,以巩固疗效。随访四年,至今再未复发。

<按>叶天士《临床指南医案》说:"三消一证,虽有上、中、下之分,其实不越阴亏阳亢,津涸热淫而已。"可见本病的重点在于阴亏阳亢,故治则多采用滋阴、润肺、清胃之法。方药则以六味地黄汤、人参白虎汤等随证加减为主。本病机虽为阴虚阳亢,但久病阴损及阳,肾阴亦虚时,也可用金匮肾气丸。

病例九:宋某,女,40岁,某造纸厂工人。

患糖尿病25年,1995年自感双足热痛,遇热痛甚,下肢肌肉逐渐萎缩,

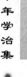

黄兰魁中医临证五十年学治集

曾在某医院诊为"脉管炎",经西药治疗效果不佳。随后足痛逐渐加重。1996年又就诊于医专二附院,查血糖13.3mmol/L,病情未能得到满意控制。2000年2月,病情加重,双足趾部分溃烂,步履艰难,"三多"症状明显,查血糖15.6mmol/L,尿糖(+++),随入某院住院治疗,住院近一个月,出院时血糖14.2mmol/L,尿糖(+++),双足红肿溃烂无明显好转,慕名前来我诊所就诊。患者口干欲饮,舌质淡嫩,舌薄白,小便频数,消瘦乏力,大便干结,腰酸疼痛,脉沉细无力。右足红肿溃烂地方较多,左足稍轻,夜间疼痛加重,有时彻夜难眠。患者为气血亏虚,血脉闭塞,筋脉肌肤失养,发为坏疽。

治则:温肾壮阳,补气养血,清热解毒,活血通络。

药方:生地15、熟地15克、云苓12克、泽泻10克、丹皮10克、山萸肉10克、生山药15克、党参30克、白术15克、甘草10克、黄芪45克、桂枝9克、附片6克、苁蓉15克、干姜10克、当归10克、白芍15克、川芎8克、丹参15克、双花15克、连翘10克、蒲公英15克、地丁15克、元参15克、地龙12克。

配组方:每服药剂量药味不能超过20味,以病情变化加减应用。

针灸:阳陵泉、足三里、三阴交、绝骨、太冲,针后用艾卷灸20分钟,每剂冲服鹿茸8克。

二诊:服上方20剂,针灸3个疗程,患侧疼痛逐渐减轻,红肿有所消退,溃疡面逐渐缩小,后有上方基础上根据症状酌加五味子、牛膝、益母草、红花、鹿角胶等又服30剂,针灸3个疗程,红肿基本消失,溃疡面完全愈合,反感足趾时有微痛,查空腹血糖84mg%,尿糖(±)病逐愈告。

<按>本病是由于肝肾不足,心血亏损。血脉运行不畅,营卫失调,或寒邪塞于经络,致使气血凝滞,阳气不能达于四末,筋脉肌肤失于濡养及阳气温煦,而发为坏疽。西医则认为该病多由寒冷,营养不良,磷脂代谢紊乱,内分泌失调等有关。一般多认为该病由于交感神经机能紊乱,肢体中小动脉发生痉挛,进而血管内膜增生肥厚,管腔狭窄闭锁,引起组织缺血,进而发生溃烂坏死。中药、针灸配合治疗,共奏补肾健脾,活血化瘀,温经散寒,回阳通脉,清热解毒,消肿止痛,益气生肌之功。可促进血糖而得到满意控制,活血化瘀药又可降低血液黏滞度,改善微循环,从而改善神经组织的营养及功能的恢复,有利于病灶愈合。

结语:治疗糖尿病,贵在运用中医的基础理论,坚持中医的思想方法,从整体观念出发,以阴阳为刚,全面分析病情应着手于肺、脾、肾三脏,而脾胃气机升降为人体气机升降的枢纽,两者升降相因,共同完成食物的消化、吸收、转输、排泄过程。在整个消化过程中,肝主升发,肺主肃降,心火下降、肾水上升、肺主呼气,肾主纳气等功能,均配合脾胃的升降运动。以完成新陈代谢,充分体现脾升胃降在整体气机升降出入中发挥的重要调衡作用。

在治疗过程中,绝不单纯拘在治疗过程中,绝不单纯拘于一方一药,而是根据证候变化达到灵活机动。用药如用兵,处方如用人。兵之用,在除寇;药之用,在除邪,才能达到不拘于法,而从容于法度之中,师古而不泥古,从而在实际诊疗中达到预期效果。

第八节　糖尿病验方精选

一、名老中医糖尿病治验

1. 施今墨治疗糖尿病经验

他认为糖尿病虽有热在肺、胃、肾之分,其病机则为阴虚燥热,病本在肾,所以标虽有三其本一也。他认为本病因乃火炎于上,阴亏于下,水火不既济所致。对属虚热者,他习用白芍、五味子、生地、熟地、麦冬、乌梅、元参等药,酸甘化阴,生津补液,且能除热。并在此基础上配伍两个对药,即黄芪与山药,苍术与元参。实热者,当以三黄石膏之类为主方,邪实正虚者,佐以西洋参(或北沙参仿)人参白虎汤意;二阳结热蕴毒盛者,又常用绿豆衣与薏米仁为伍;渴饮无度者,习用增液汤合生脉散加石斛,饮一溲二者,宜用黄精、玉竹、山萸肉、枸杞子、肉苁蓉、菟丝子、续断、熟地之类;糖尿病属虚寒者,急应予服壮阳、补虚、固脱、填髓之剂,习用下方:上方加紫油桂24克(切碎蒸汁兑入,不可火煎),鹿茸粉3克(另装胶囊分两次随药送服)黑附片18克、桑螵蛸9克、巴戟天9克、破故纸9克、覆盆子9克、金樱子9克、炙甘草9克、山萸肉12克、大山参12克、淮山药30克、芡实30克、野于术

黄兰魁中医临证五十年学治集

15克。

附施老验方：

方1：生黄芪30克、茯神10克、白蒺藜12克、淮山药24克、寸冬10克、白薇6克、枸杞15克、五味子10克、怀牛膝15克、元参15克、苍术6克、瓜蒌根6克、瓜蒌6克引鸡鸭胰各一条，煮汤代水煎服，治疗糖尿病。

方2：玄参90克、苍术30克、麦冬60克、杜仲60克、云苓60克、生黄芪120克、枸杞90克、五味子30克、葛根30克、二仙胶60克、熟地60克、淮山药120克、山萸肉60克、丹皮30克、人参60克、玉竹90克、冬青子30克、共为细末，另用黑大豆2斤，煎成浓汁去渣，共和为小丸，每日6克，口服3次。适于血糖，尿糖均高者。

方3：葛根30克、花粉90克、石斛60克、玄参90克、生地90克、麦冬30克、天冬30克、莲须30克、人参30克、银杏60克、五味子30克、桑螵蛸30克、菟丝子60克、破故纸60克、山萸肉60克、西洋参30克、何首乌60克、生黄芪120克、淮山药90克、女贞子60克。共研细末，金樱子膏600克合为小丸，每日3次，每次6克。适于上下消多年不愈者。

方4：莲子肉60克、芡实60克、党参60克、熟地60克、红参60克、天竺黄60克、桑葚子60克、苁蓉60克、山萸肉60克、云苓60克、黄精60克、西洋参30克、杭芍60克、黄柏30克、生黄芪90克、共为细末，雄猪肚一枚，煮烂如泥，合为小丸每日3次，每次服6克，适于中消。

2. 徐景藩教授治疗老年性糖尿病经验

目前对于老年糖尿病的诊断和发现较过去早。由于时代不同，生活环境变迁，病情也有变化。目前典型"三多一少"消渴病患者减少，很多老年糖尿病患者以神疲乏力，视物模糊，体重减轻，四肢麻木刺痛，腰膝酸软，夜尿频多，皮肤瘙痒等为主要症状，有的甚则表现为中风偏瘫，肢端坏疽，胸痹心痛，雀目内障等，可通过检查而诊断为糖尿病。特别是老年患者症状隐匿，且多肥胖之体。中医认为其发病原因虽有饮食不节，情志失调，劳欲过度等因素，但根本原因在于肾气亏虚，肾精不足，由肾而损及肺、脾、胃、肝，其根在肾。临床以气阴两虚型最为多见，偏于阴伤则可兼燥热，偏于气虚则可兼湿浊，且常无口渴多饮，多食等。临床亦可有肺虚型表现为口干不欲饮，不思纳食，或腹泻便溏，舌淡、苔白腻，脉濡。缘由饮食不节、药物寒凉滋腻等所致脾虚失运，津液不化，内聚痰湿；同时病变发展，痰湿内蕴，流注经脉，气血瘀滞导致瘀血内阻，临床并发血管神经病变，高血脂症等均由此而产生。同时气属阳，气阴两虚进一步发展耗气伤阳，阴损及阳均可导致阴阳两虚，老年糖尿病后期可见此型。

处方用药治肾为本，益气养阴为重点。临床常用六味地黄汤加减，气虚加黄芪、党参、白术、肉桂；阴亏津液明显加入枸杞、黄精、玉竹、麦冬、天花粉之类。用药时注意阴阳两顾，重用滋阴生津药，少佐肉桂，以阳引阴，阳中求阴。对于肺胃燥热伤津者，立法应取白虎人参汤、玉女煎、玉泉散之意。目前此型已少见，且用药时石膏一味不宜长服。气虚夹湿则酌加苍术、生薏米、陈皮、茯苓，痰湿内蕴加半夏、全瓜蒌等；

湿热下注可选用知柏地黄丸加味；后期阴阳两虚型则用肾气丸进退。并发眼部疾病而视物模糊，应用滋肾养肝法，多用杞菊地黄汤，明目地黄丸加减，亦即肝肾同源，滋水涵木之法。

3. 岳美中治疗糖尿病经验

老年性糖尿病，肺燥胃燥，肾阴虚表现很突出，久病也可阴损及阳，常见肾阴虚衰和阴阳俱虚。岳老常以六味地黄汤加石膏、附子，每剂石膏用 9 克，附子用 4 克，视病情按比例适当递加附子、石膏，以附子推动石膏发挥作用。糖尿病人皮肤生疮的很多，常久治不愈，岳老经验，鹿茸每次服 1.5 克，即可生效。此方岳老曾自己用过，确有较快收口和止痒功用，加蛤蚧尚可降血糖。

拟方：生地 120 克、天冬 60 克、红参 60 克、首乌 180 克、胎盘 1 个或河车粉 60 克，共为细末，炼蜜为丸，每丸 10 克，早晚各服 1 丸。缓补其本，久服可获良效。宜于老年体虚弱，热症不甚明显，气阴两虚病人《临床验集》。

4. 章真如治疗糖尿病经验

章老强调辨治本病不能偏离气能生津，气能固阴这个原则。在治疗上主张三消同治，或上下同治，或阴阳同治，自拟"气阴固本汤"：

黄芪 15 克、山药、花粉、生地、熟地、麦冬、地骨皮各 10 克、生牡蛎 20 克、苍术、云苓、葛根各 9 克、五倍子、五味子各 6 克，以益气养阴为主，兼以清热固肾。

二、古今验方精选

方一（李可，《河北中医案验选》1982）

方药：黄芪 24 克、狗脊 24 克、龙骨 24 克，白术 9 克、防风 9 克、茯苓 9 克、泽泻 9 克，麦冬 15 克、山萸肉 15 克，牡蛎 30 克。

用途与用法：用于糖尿病，尿糖阳性兼高血压者。每日 1 剂，水煎服。

方二（刘远清《刘远清临床经验选》1983）

方药：生地 30 克、山萸肉 30 克、山药 30 克、麦冬 30 克、茯苓 9 克、丹皮 9 克，泽泻，附子 9 克、桂枝 9 克，沙参 15 克，天花粉 18 克。

用途与用法：用于糖尿病阴阳两虚。证见口渴欲饮，小便频数量多，随饮随尿，混浊不清如膏如脂，五心烦热，头昏耳鸣，空腹血糖，尿糖升高等。每日 1 剂，水煎服分 3 次温服。

方三（董德懋，《新中医》）

方药：生地 10 克、当归 10 克、白芍 15 克、防风 6 克、桑枝 15 克、怀山药 10 克、怀牛膝 10 克、茯苓 10 克、川桂枝 6 克、地龙 10 克、独活 6 克、炙甘草 5 克、黄芪 15 克。水煎服

用途及疗效：用于糖尿病合并多发性神经根炎。

方四（关幼波《中药杂志》）

方药：生黄芪 30 克、仙灵脾 15 克、白芍 30 克、生甘草 10 克、乌梅 10 克、葛根 10 克，加减肺热者可选加生石膏、川连、石斛、天花粉、玉竹、麦冬、沙参；夜尿频数者选加川断、破骨脂、五味子、菟丝子、芡实、鹿角胶；气血虚者选加党参、黄精、当归、生熟地、白术、山药、首乌、阿胶，水煎服。每日 1 剂。

用途：用于糖尿病，宜长期服用，随病情变化而加减。

方五（赵炳南《赵炳南临床经验集》）

方药：生地 10 克、熟地 10 克、当归 10 克、黄芪 10 克、天冬 6 克、麦冬 6 克、桃仁 6 克、红花 6 克、天花粉 10 克、黄芩 6 克、升麻 3 克，水煎服。

用途：用于糖尿病并发皮肤瘙痒。这是由于肠胃燥热淤积，水液不能滋润皮肤所致。

三、其他治疗糖尿病效方

（1）黄芪六一汤：炙黄芪 30 克，甘草（半生、半炙）50 克。共研细末，开水吞服。每次 6 克，每日 2 次。适用于糖尿病并发疮、疽、疖、阴部多汗瘙痒。（《太平惠民和剂局方》）

（2）七味白术散：白术 30 克、茯苓 30 克、人参 30 克、甘草 40 克、木香 7 克、藿香 15 克、葛根 30 克研细末，每服 10 克，每日 3 次。适用于糖尿病日久，小便甜者。（《六科准绳》）

（3）菟丝子丸：菟丝子、鹿茸、附子、肉苁蓉、桑螵蛸、五味子、牡蛎、鸡内金，水煎服，每日两次；或炼水丸如梧桐子大，每服 20 丸，每日三次。适用于糖尿病肾阳虚小便多者。（《世医得效方》）

（4）黄芪汤：黄芪、生地、麦冬、瓜蒌根、茯苓、五味子、炙甘草。水煎服，每日两次。适用于上消糖尿病口干口渴者。（《医部全录》）、炙甘草 6 克、枸杞子 6 克、杜仲（姜制）6 克、肉桂 6 克、制附子 9 克水煎服，每日 1 剂，口服 2 次。适用于消渴病神疲乏力，腰酸腿软，阳痿遗精，下肢浮肿者。（《景岳全书》）

（5）玉泉丸：天花粉 45 克、干葛根 45 克。人参 30 克、麦冬 30 克、乌梅肉 30 克、茯苓 30 克、甘草 30 克，生黄芪 15 克、炙黄芪 15 克。（《沈氏尊生方》）

（6）合沉汤：熟地 90 克、山萸肉 60 克、麦冬 60 克、元参 30 克、车前子 15 克。（《石室秘录》）

（7）引火升阳汤：元参 60 克、熟地 30 克、麦冬 30 克，山萸肉 12 克、巴戟天 12 克，肉桂 6 克、五味子 6 克（《石宝秘录》）。

（8）四味一鸡方：公鸡一只，芡实 30 克，白扁豆 30 克、益智仁 30 克、薏米 30 克（《经验方》）。

（9）降糖丸：红参、茯苓、白术、黄芪、葛根各 5 份，黄精 10 份，大黄、黄连、五味子、甘草各 1 份（《中医杂志》，1983 年，10 期）

（10）三黄消渴汤：炒黄芪 15 克、党参 12、苍术 9 克、元参 15 克、黄连 6 克、黄芩 9 克、黄柏 9 克、栀子 9 克，当归 12 克、生地 15 克，川芎 10 克、赤芍 10 克、茯苓 12 克，生龙骨 30 克、牡蛎 30 克（《经验方》）。

（11）五汁玉泉丸：黄连 30 克、天花粉 30 克、葛根 30 克、人参 30 克、五味子 30 克、生地 30 克、乌梅 30 克、当归 30 克、莲子 30 克、甘草 30 克(《回春方》)。

（12）玉女煎：生石膏 15 克、知母 15 克、牛膝 15 克、熟地 9 克、麦冬 6 克、水煎服，每日两次。适用于糖尿病胃热阴虚，牙痛齿松，口舌生疮，燥热口渴等。(《景岳全书》)

（13）沙参麦冬汤：沙参、麦冬、天花粉、玉竹、生扁豆、生甘草、冬桑叶，水煎服，每日两次。适用于糖尿病燥伤肺胃、津液亏损而咽干口渴等症。(《渴病条辩》)

第三章　高血压诊治探究

第一节　高血压概述

高血压病是以体循环血压升高为原发性重要临床表现的常见病，细动脉玻璃样变性为病变特点，晚期发生心脏肥大，肾颗粒性萎缩，脑出血等严重并发症。高血压病常与动脉粥样硬化症合并发生，成为多种心脑血管病（脑卒中、心绞痛、心肌梗死、主动脉夹层动脉瘤等）的常见病因。

正常成人血压为 140mmHg/90mmHg。当收缩压等于或高于 21.3KPa（160mmHg）舒张压高于 12KPa（90mmHg）而低于 12.6KPa（95mmHg）时，两项中符合一项即可诊断为高血压。约 95%的高血压的病因尚不明确，因而称为原发性高血压，或称特发性高血压；少数（约 5%）高血压病因明确，如慢性肾小球肾炎、柯兴氏综合征所引起的高血压，称为继发性高血压。收缩压高于 140mmHg，而低于 160mmHg，舒张压高于 90mmHg，而低于 95mmHg 可诊断为临界高血压。

原发性高血压病因不明，可能与下列因素有关：①遗传因素，约 95%高血压病患者有家族史，现在已发现高血压病患者家族成员伴有血管紧张素基因的变异；②钠盐摄取过多；③吸烟；④精神紧张，焦虑、恐惧；⑤年龄因素，随着年龄增长高血压发病率升高。高血压病是多种因素综合作用的结果。发病机理复杂，神经中枢功能失调，内分泌、肾、体液调节紊乱，多基因遗传缺陷可能均参与原发性高血压的发病。

一、引发高血压病的主要因素

高血压病是一种常见病、多发病。因为高血压病有它的好发人群。通过流行病学调查和实验研究,目前认为高血压患者机率与下列因素关系密切。

(1)性别与年龄:女性在更年期以前,患高血压的比例较男性略低。但更年期后则与男性患者发病率无明显差别,甚至高于男性。

(2)生活习惯:大量临床实践表明饮食结构对高血压、中风的发生、发展有着重要的影响,而合理调整饮食结构对预防高血压有重要的意义。比如过多吃咸的食物者易患高血压病,而喜食五谷杂粮、蔬菜水果者患高血压比例低。另外,低蛋白、高脂肪的膳食习惯也是高血压的危险因素。近年来有关膳食结构与血压调节之间的有关研究较多,而比较多的研究证实过多的钠盐、大量饮酒。膳食中过多的饱和脂肪酸或不饱和脂肪酸与脂肪酸比值过低,均可使血压升高,而膳食中有充足的钾、钙、优质蛋白质,可防止血压升高。还有研究表明有经常熬夜习惯的人易患高血压病,甚至发生中风,而生活习惯井然有序,平素早睡早起者患高血压的比例低。

(3)工作压力:随着文明社会的不断进步,竞争也越来越激烈。人们生活节奏越来越快,各方面的压力也越来越大,随之人体将产生一系列的变化。其中,体内的儿茶酚胺分泌增多,它们会引起血管的收缩,血压的升高,心脏负荷加重。从消除这种过度紧张是治疗高血压的基础。但并不意味着人们只适合于长时间的全日休息,而要结合自己的实际情况,适当安排工作,轻松愉快地与家人在林荫道、小河边、公园散步,也可以在工作之余,适当提高自己生活情趣,培养某些业余爱好:如栽花、养鸟、钓鱼、欣赏音乐、吟诗作赋等对绝大多数人都是适宜的。

(4)性格:性格与血压也有密切相关,暴躁情绪急躁者血压往往偏高,性情温和,处事不急者,血压往往稳定。实际上,性格、情绪微妙的变化,会引起内分泌的变化。比如说一些促血管收缩的激素在发怒、急躁时内分泌旺盛,而导致血管收缩的变化继而引起人体血压的升高。若长期如此,将会导致高血压病的形成。

(5)家族因素(遗传因素):许多临床调查资料表明,高血压是多基因遗传。在同一家庭高血压病患者集中出现,不是因为他们有共同的生活方式,主要是因有遗传因素存在。遗传性高血压患者有两种类型的基因遗传:①具有高血压病主因,随年龄增长必定发生高血压。②具有高血压副基因,这些人如无其他诱发高血压的因素参与则不发病,但目前如何以形态、生化或功能方面检测出这些遗传因素,还是很困难的。所以,如果家族中有高血压病患者,家族成员均应该定期测量血压,以便早日发现、早日预防、早日治疗。

(6)体重因素:体重与血压有高度的相关性,有关资料显示。超重、肥胖者高血压患病率较体重正常者要高2~3倍。前瞻性研究也证明,在一个时期内体重增长快的个体,其血压增长也快。我国的人群研究结果无论单因素或多因素分析,均证明体重指数偏高,是血压升高的独立危险因素。

(7)吸烟:现已证明吸烟是冠心病的三大危险因素之一。吸烟可加速动脉粥样硬化,引起血压升高。据测吸两支烟10分钟后由于肾上腺素和去甲肾上腺素的分泌增加,而使心跳加快,收缩压和舒张压均升高。吸烟者易患恶性高血压,且易死于蛛网膜下腔出血等急、危、重症,而且烟叶中尼古丁影响降压药的疗效,所以在防治高血压的过程中,应大力宣传戒烟。

(8)饮食中蛋白质的多少对高血压和中风的发生也有一定影响。饮食实验,发现高盐饮食能使血压升高,高蛋白饮食有对抗高血压升高的作用。这主要是高蛋白饮食能促进尿钠的排泄,还能增加血管的弹性。

总之,不少医学家认为,药预防高血压和中风就要从注意饮食着手,少吃高盐饮食,多吃一些含钾饮食或含钙饮食,比如骨头汤和骨膏、土豆、水果和蔬菜等。还要吃适量的脂肪和高蛋白食品如豆制品、奶制品。尤其是要增加一些含硫氨基酸的蛋白,比如鱼、肉类等。

二、高血压病人应注意事项

所谓高血压是指血液在血管内流动,对血管壁产生的侧压力,是一种以动脉压增高为特征的疾病。

高血压病的发生和发展与高脂血症密切相关。许多高血压病患者伴有脂质代谢紊乱,血中胆固醇和甘油三酯的含量较正常人显著增高,而高密度脂蛋白含量则较低。另外一个方面,许多高脂血症也常合并高血压,两者呈因果关系,但何为因何为果,目前尚不十分清楚。

(1)要加强生活和饮食管理,控制热量摄入,适当增加活动量。进食热量过多,多余的热量就以脂肪的形式储存在体内,使血脂和血压升高,所以应以限制脂肪为主,不吃甜食,可适当吃鱼、豆制品、禽类、蔬菜等。每餐不可过多不可暴食,晚餐要少吃。多吃富含钙、钾的食物;如紫菜、海带、土豆、豆制品及菇类等。以促进体内钠盐的排泄,调整细胞内纳与钙的比值,降低血管的紧张性,维护动脉血管正常的舒缩反应,保护心脏。

适度运动,能有效地增加内源性热原质,增加身体热度,加速体内脂肪、糖和蛋白质的分解,有利于冲刷血管壁上的沉积物,又可使血脂分解加速,从而防止高血压、高血脂症,延缓各脏器的衰老。所以应坚持锻炼,但老年人应以散步、慢跑、打太极拳为主,不宜剧烈运动。

(2)患者吃盐应适量。有学者发现高血压与盐敏感有关,部分盐敏感者有钠泵基因突变,这种突变呈显性遗传,而有些人吃盐多却不发病谜底,因此对食盐敏感性高血压患者来说,减盐是重要,而非食盐感性高血压患者,过度减盐可影响糖和脂肪代谢。一般每日食盐量掌握在 5 克以下, 对二者都不致产生明显影响。

(3)烟酒对高血压和高脂血症均属促进因素。患者应断然戒烟戒,酒以不喝为好。

(4)在使用降压药时,要考虑到对脂质代谢可产生不良影响,从而成为动脉硬化的促进剂。如利尿降压药有这种作用,血管紧张素转换酶抑制剂,钙离子拮抗剂对脂质代谢也有影响。

(5)经降压治疗高脂血症未见好转,同时存在冠心病危险因素时,应配伍应用治疗高血脂症药物。

(6)少吃动物脂肪,动物脂肪含胆固醇量高,可加速动脉硬化,如肝、脑、心等应少吃。

(7)宜多吃含优质蛋白和维生素的食物。如鱼、牛奶、瘦肉、鸡蛋及豆制品。

(8)多食钙食物。美国医学专家认为,高血压患者每天坚持摄钠高钙食物,能使 2/3 左右的人受到明显的降压效果。含钙的食物很多,如奶制品、豆制品、芝麻酱、虾皮、海带、骨头汤、黑木耳、核桃、沙丁鱼、鸡蛋等含钙丰富。

（9）应食生物钙，吸收率高。

（10）忌长时间看电视：电视辐射可致血压升高，且情节紧张电视剧，可使人情绪激动，甚至诱发血管意外。

（11）不能过度兴奋，避免过度紧张、兴奋，以免情绪激动，交感神经兴奋，血液中儿茶酚胺增多，血管活性物质增加而血管收缩，血压升高，引起脑溢血。

（12）不宜过多改变生活习惯，不宜频繁或长时间接待客人，以免增加疲劳，诱发其他疾病发生。

（13）不宜久坐：久坐慢性病发病较高，可致头疼、失眠、肺气肿、驼背、痔疮、便秘、动脉硬化、高血压加重、冠心病复发。

（14）饮食不宜过饱、过饥，宜食易消化饮食，可能心脑血管病相对减少。

（15）不宜过度疲劳：工作、生活、学习等过分繁忙劳累；不能用力过猛包括搬动重物，用力排便以及体育锻炼过量等，两者都会引起血压升高。饱餐和进食过分油腻的食物能使血液中的脂质一下子增多，血液循环加快，血压突然升高，诱发中风病的发生。

（16）中老年人对气候变化的适应能力差，因此要加强御寒和防止中暑、防中风发生。

三、高血压的预防

限制盐的摄入（小于6克），控制热量摄入，控制体重，适量运动，防止情绪紧张激动。预防高血压要从现在开始，从儿童开始，从小养成良好的饮食习惯、运动习惯、生活习惯、健康心理习惯，这就是以健康生活方式为主要内容的一级预防。

健康的生活方式是："维多利亚宣言"指出的"健康四基石"，用四句话表述：合理膳食、适量运动、戒烟限酒、心理平衡。

西药类降压药，都无法从根本上治疗高血压，只能单一的减少血液循环容量，扩张血管，减少血管收缩压力等治疗手段暂时降压，从而导致血管内垃圾堆积，损伤肝肾，肝为排毒之盾，肾为生命之根。肝肾损伤必然会导致患者出现早衰症状，成为高血压患者多发脑卒中、心梗和其他并发症。严重影响患者的生活和生存质量，甚至导致寿命缩短，因此高血压死亡率居高不下的根本原因。

讨论：

高血压是以体循环动脉血压增高为主要表现临床综合征，是最常见的心脑血管疾病。长期高血压可影响心、脑、肾等器官的功能，最终导致这些器官功能衰竭，它是最常见的心脑血管疾病。尽管人们对高血压的研究或认知有很大提高，相应的诊断或治疗方法也不断进步，但它迄今仍是心脑血管疾病死亡的主要原因之一。

高血压的治疗方法包括药物治疗和非药物治疗，非药物治疗适用于任何高血压患者，主要有以下几个方面：①合理膳食方面限制钠盐摄入，首先要减少烹调用盐，每人每天以不超过6克为宜。②减少膳食脂肪，补充适量蛋白质，多吃素食和水果，摄入足量的钾、镁、钙。限制饮酒酒精摄入量与血压水平及高血压患病率呈线性相关，高血压患者应戒酒或严格限制。③减轻体重方面：体重增高与高血压密切相关，高血压患者体重降低对改善胰岛素抵抗、糖尿病、高脂血症和左心室肥厚均有益，可通过降低每日热量及盐的摄入，加强体育活动等方法。高血压病治疗上，中药治疗不良反应小，安全可靠，价位低廉，尤其在防治靶器官损害减少，并发症方面有着相当的优势。

高血压病是一种独立的疾病，许多疾病如急慢性肾炎、肾盂肾炎、甲状腺功能亢进，嗜铬细胞瘤、柯兴综合征原发性醛固酮增多症等，都可能出现血压升高的现象。但由于这种高血压是继发于上述疾病之后，通常称为继发性高血压或原发性高血压。原发性高血压，约占高血压病人的90%以上。其发病原因目前尚不完全清楚，临床上以动脉血压升高为主要特征，但随着病情加重，常常使心、脑、肾等脏器受累，发生功能性或器质性改变，亦发生高血压性心脏病、心力衰竭、肾功能不全、脑出血等并发症。

第二节　浅探高血压病的中医病机

中医学中无高血压病病名，但对本病却早有认识，从病症分布角度认为高血压病应归属为"眩晕"、"头痛"等病症范畴,现就高血压病的中医病机进行如下探讨。

一、高血压与肝肾关联

历代文献中皆有记载,《素问·至真要大论篇》曰:"诸风掉眩,皆属于肝",《素问·标本病传论篇》曰:"肝病,头目眩,胁支满",指出眩晕、风眩(高血压病)与肝相关。《灵枢·海论》篇说:"髓海不足,则脑转耳鸣,胫酸眩冒"。《灵枢·卫气》篇曰:"上虚则眩",阐明高血压与肾虚脑窍失养有关系。至元代朱丹溪提出:"无痰不作眩"的观点,其在《丹溪心法·头眩》中如此阐述:"头眩,痰挟气虚并火,治痰为主,挟补气药及降火药,无痰不作眩,痰因火动;又有湿痰者,有火痰者"。明代张景岳提出:"无虚不作眩"之说,其在《景岳全书·眩晕》中曰:"故在丹溪则曰:'无痰不能作眩,当以治痰为主兼用他药'余则曰:'无虚不作眩,当以治虚为主,而酌常治其标'孰是孰非,余不能必,始引经义表大意如此,尚俟明者正之"。虞传刚提倡:"瘀血致眩"的理论。叶天士在《临证指南医案》中提出;"水亏不能涵木,厥阴化风鼓动,烦脑阳升,病斯发矣"。

二、水火既济与高血压

水火既济即水火互济,顾名思义水火相互制衡,水得火温不能寒冽,火得水滋不致亢旺;心主火,肾主水,心肾相交即为水火互济,两者名异而义同。

人体生理之火,可分为三,君火、相火、命门真火。命门真火即元阳,位居肾中;为人一身之阴阳之根本,诸火之根,为人体生命之火,其由先天之精所化,受后天之精所养,生生不息,为人身性命之根本,故不患其盛,惟患其衰。

君火与相火乃相对而言,"君"是指最高主持者"火"是事物生长与变化的最高主持者和动力。

相火是在君火指控下具体完成自然界诸多生命之生长化收藏等活动的

生理之火,处于臣使之位。

相火起源于命门真火,为水中之火,得命门真火之温充,真水之涵养,以为生生不息之运用。

赵献可在《医贯·内经十二官论》中曰:"生理状态下,真水充,命门元气得以蓄养,则相火自强。"此外,君火得到相火的补充才能保持旺盛,发挥主司神明的生理功能。由此可知,相火、君火皆根于命门,这一点毋庸置疑。

关于君火与相火的关系可以从下两个方面去理解:

其一,君火以明,相火以位。君火主神明,为发号施令者,而非行动者;相火代君行令,为禀命者,是实际运作者,在生长化收藏的生命活动中,主司"长"的作用。如张景岳言:"是以君火居上,为日之明,以照天道。故于人也属于心,而神明出焉。相火居下,为源泉之温,以生养万物。故于人也属肾而无阳蓄焉。"

其二,相火补充君火为之本,君火调控相火为之神。相火不断补充君火,以维持君火的生理功能,君火以相火为根基;君火不断调控相火的敷布,使基上达三焦,下引真水,激发命门,整合五脏,以维持人体的各种生命活动。张景岳云:"清以火象证之:如清轻而光焰于上者,火之明也;重实而蕴蓄于下者,火之位也。明即为之神,无明则神用无由以着;位即明之本,无位则光焰何从以生?故君火之变化于无穷,总赖此相火之载根于有地。虽分之则一而二,而总之则二而一者也。"

水火互济中的火是指前面提到的君火,相火与命门真火,水是指肾中之真水,由先天之精所化,藏于肾中,受后天之精所养。水津的布散,赖于相火的蒸腾汽化作用。在心肾相交的过程中,水火之间相互资助,相互制约,营造人体生命活动的根本前提,是人体气机升降的重要组成部分。

相火在肾中命门真火的温养与真水的滋养下产生。肾中之相火又称龙火,龙潜深水,水盛则腾,为人身生机之所在,相火易起。其性善动,为人体生命活动提供动力。通过相火的蒸腾温煦作用,真水随相火开始沿三焦通道上腾于肝胆,并寄附于肝胆。寄于肝胆之相火被称为雷火,雷声雨中,雨大则雷厉,得肝阴之长养,肝气之升发而敷布至心包。在此过程中,真水与之相火伴行,两者汇于心包,而心包又内通于心火(君火),相火代心用事,一方面相火补充君火之本,使君火不衰,同时随相火律行而至真水之资济心阴制君火,使君火旺而不亢,另一方面,君火调控相火敷布为之神,使相火成为一身阳热之源,在君火的司控下,相火上温肺金,发挥肺之宣发肃降之能;外暖四肢百骸;内入血脉以推动气血运行。

如清代邹鹏在《本经疏证》中云:"盖肺不得肝胆之阳上畅,则无以使阴下归,复其升降之常。"其中的肝胆之阳"即为肝胆中寄附的相火"。通过君火的调控和太阳寒水,少阳胆气的潜降作用,相火由三焦道路而布散,得以下温五脏六腑,一部分深潜入水以温肾中之真水,使肾水不至寒冽,潜入水中之相火,再次得到命门真火的温充与真水的滋养,进入下次循环。如《医贯》中言:"肾为先天之本,寒水之脏,其气化正常亦赖相火温煦"。一部分下温脾胃,益火补土,实现脾胃运化之能"脾之能食,全借相火之无形者"。

肝肾之阴精充盈,则雷伏龙潜于其中,自无相火上僭之患。各种原因导致肝肾之精血亏损,水不涵木,木不滋荣,阴不涵阳,龙雷之火不能潜藏则水涸龙腾而起,水火失济,相火用事,翕疾而动,火亢动风,血随气逆,血随风激,循经鼓动血脉,气血逆乱而见血压陡升。正如朱丹溪在《相火论》中所言:"相火易起,五性厥阳之火相煽,而妄动矣,火起于妄,变化莫测,无时不有,煎熬真阴,阴虚则病,阴绝则死。"赵献可在《医贯》中云:"平日不能节欲,以致命门火衰,肾中阴盛,龙火无可藏身之位,故游于上而不归。此火不可以水灭,不可以湿伏,为当温肾之药从其性而引火归元。"此外,相火根于命门真火,命门火衰日久,必致相火虚衰,浮游于上下不能下潜肾水,失其温煦蒸腾汽化之能,阴液不化,反盛水饮痰湿之邪,清阳不升,浊阴不降,气机升降失常,阻塞脉道经络,气血失和,循行受阻,脑络血脉阻塞,从而导致血压升高。水火失济,君火不明,相火失位。五志过极化火,君火亢盛,君火不明则调控失司,从而引动相火,两火相并,一方面可耗损真水;另一方面可鼓动气血逆乱,血脉贲张,血压暴升。

总之:水火失济,相火妄动,鼓动血脉贲张,气血逆乱;或相火虚衰,水寒湿盛,阻塞脉道,导致气血失和,供求失衡而致。

治疗针对水亏火自盛者,可采取滋阴降火法,火衰不归元者当采用益火之源,纳火归元法;火衰湿盛者,脉络阻塞者当用益火化湿通络法;君火不明,相火失位者,宜用泻心宁君法。

参考文献：

[1]朱震亨.丹溪心法[M].赵建新点校.天津科学技术出版社,1994:1196

[2]张景岳.景岳全书[M].李志庸点校.北京:中国中医药出版社,1999年:895~1095

[3]赵献可.医贯[M].北京:人民卫生出版社1964:2

[4]朱震亨.格致余论[M].天津:天津科学技术出版社,1994:934~935

三、脾胃与血压

脾胃学说是中医理论中的一个重要部分，调治脾胃是中医临床上的一个重要措施。《内经》"胃气为本"，"得谷者昌，失谷者亡"，"五脏六腑皆禀气于胃"，金元时代的李东垣（1180—1251，河北省保定人）创作了著名的"脾胃论"，奠定"脾胃学说"的基础。他认为内在的元气是人身最重要的健康因素，元气的产生则全在脾胃。同时，他又肯定地说，如果没有脾胃虚弱的内在因素，则虽有外邪，也不能侵入人体而发病。如明代张景岳（1563—1640）在脾胃病的治疗方法方面，有新的见解，李东垣只强调五脏有病，当治脾胃，而张景岳认为"安五脏即所以治脾胃"。叶天士（1666—1745）创立滋养胃阴法，他认为李东垣的脾胃论，只重视了脾而忽略胃，重视温补而忽略滋补。脾为脏而属阴，胃为腑而属阳。脾喜燥而恶润（湿），胃喜润（湿）而恶燥。李东垣的补中益气，升阳益胃等法，只可用之于脾的阳虚气弱，寒湿犯中等证。叶天士滋养胃阴法，为脾胃学说增添一个新的篇章。

赵献可在他著的《医贯》中说："饮食入胃，犹水谷在釜中，非火不熟，脾能化食，全借相火之无形者，在下焦蒸腐，始能运化也"。形成了以"先天说"为基础的"补脾不如补肾"的学派。张景岳有精辟的论断，他说："水谷之海，本赖先天为主，而精血之海，又必赖后天为之资。……凡先天有不足者，但得后天培养之功，亦可居其强半"。清人石寿棠（芾南，著《医原》）更具体的阐述这个论点，"胎为薄弱，先天不足者，人不得而主之，又恃调摄后天，以补先天之不足，若是者胃气不尤重哉。重胃气非即所以重肾气哉"。这些话充实脾胃在人身重要性的理论，为"脾胃学说"又进一步巩固了基础。

中医的脾胃,是指的"消化系统",不是现代解剖学中的那个脾胃。

脾与胃的功能,主要运化水谷,益气、生血、统血几种,这些功能的获得,是"脾"与"胃"的生理功能进行的结果。

脾胃发病之后,可以传变它脏,转变的方式有三类,即是:经脏相传,经络相传和脏腑相传。另一方面脾胃发病之后,又可产生病理产物,如痰饮、食积和瘀血的等病。《灵枢·五味篇》中说:"胃者,五脏六腑之海也,水谷皆入于胃。"所谓水谷,即指食物而言。胃司受纳,脾司运化,一运一纳,化生精气,可以给五脏六腑供给充足营养。

脾胃的升和降的矛盾统一的作用,才能产生生理机能。如朱彦修说:"脾具坤静之体,而有乾健之运,故能使心肺之阳降,肝肾之阴升,而成天地交泰矣"。这是说整个五脏之间,具有升降作用,心肺属阳而必须下降,肝肾属阴又必须上升,这种升降的枢纽则在中焦的脾胃。有了这种升降作用,才能完成正常的生理功能(天地交泰)。叶天士说:"脾宜升则健,胃宜降则和。"说明脾胃的健运,必赖于"升降"。

脾升和胃降,升就是升清气,降就是降浊。清就是指食物中的精微之气;降就是指食物中的糟粕。程杏轩在《医述》中有一段话:"食物入胃,有气(精微之气)有质(糟粕),……得脾气一吸,则胃气有助,食物之精得以尽留,至其有质无气,乃纵之使去,幽门开而糟粕弃矣"。脾脏吸取精微之气之后,则脾气散精上归于肺。幽门开了之后,则将糟粕从大小肠,膀胱排出于体外。喻嘉言在《寓意草》中说:"中脘之气旺,则水谷之清气,上升于肺,而灌输百脉;水谷之浊气,下达于大小肠,从便溺而消"。

脾胃之间升降作用的发生,有赖于它们之间的阴阳相互作用矛盾统一。如周慎斋说:"胃气为中土之阳,脾气为中土之阴,脾不得胃气之阳则多下陷,胃不得脾气之阴则无转运"。在临床胃气不降的便秘可用淮山药等滋养脾阴的药物有效。脾气不运的,可用草豆蔻等温化胃阳的药物取效。

升降反常的病理现象:胃气不降则糟粕不能向下传递,在上则发生噎膈胀,在中则发生脘胀,嘈杂等症,在下则发生便秘、下痢。不降反升则发生呕吐、呃逆、反胃;病在血分,发生吐血等症,甚至引起食积的病理产物发生。

"脾居中土",位于五脏的中心,和各个脏腑关系最为密切,脾胃有病,很容易影响其他脏腑,其他脏腑有病也很容易影响到脾胃。脾胃不能正常

535

运化,必然影响到能量的产生,对整体的健康不利。

心主血脉是取资于脾胃的供养。心血不足,可产生怔忡、心悸、恍惚、健忘、失眠多梦等证,均与脾虚不能生血应以养心血则愈。

如心火太旺者,可致令足阳明胃发生燥病。一个久患心火亢旺,夜不安寐的病人,可发生胃气燥热而大便燥结不通。这种病证,如通其燥结是不能根治,必须用黄连泻心汤等方,泻其心火,失眠等症状消除而大便亦自通畅,此为"母能令子实"。"子能令母虚"如阳明燥结之证,可灼伤心阴而心火偏亢。温热病热入中焦,高热,口渴或大便闭结,可发生神昏谵语等心火偏亢症状,用大承气汤釜底抽薪下其燥结则神志自然清晰,心阴自复而心火不亢旺。在热退之后,发生怔忡、心悸、脉细数,心阴不足之证,必须用大剂养血宁心之剂才能痊愈。

脾胃与肾脏的关系比较复杂

若肾水不致泛滥成灾,必须有充足的胃阳,胃阳足才能制水,但胃之燥土过盛,又能灼伤肾阴,就是土乘水,应清热滋阴滋其肾阴。这可用于高血压病。如冯瞻楚在《冯氏锦囊》中说:"水不得土借,何处以发生,土不得水,燥结何能生物,故土以承水柔润之法,木以承土化育之成,补火者,生土也,滋水者,滋土也。"因此脾胃运化和肾水、命火都有关系。火固能生土而盛则脾胃燥,水固能滋土,而太盛则脾胃湿。如水肿、头眩晕之病,多由于阳虚阴盛,故治疗应"益火之源以清阴翳";高血压病多有阴虚阳盛,故治疗应"壮水之主以制阳光,益火之原以消阴翳"。高血压病多阴虚阳盛,故治疗这些疾病都和脾肾两脏关系密切,如不分清阴阳水火,则用药不能恰到好处。

肾虽藏精,而精得来源于脾胃。肾精必须有脾胃的滋养,才能生生不息;如果脾胃的运化失职,不能益气生血,而肾精的来源亦不足,而出现肾虚,如腰酸膝软、脱发、耳鸣、牙齿松动等一系列未老先衰的症状。

五脏有病,时间久就会影响到肾;各脏器都有阴阳;五脏六腑的阴都有肾阴来供给,五脏六腑的阳都有肾阳来温养,所以人们把肾比喻为生命的根本。

脾湿生痰,若肺、脾、肾三脏气化运行失常,水液停聚而成。清人喻嘉言他说:"……若五津不并行……一有瘀蓄,即为江河回薄之处,秽莝从积,水道日隘,横流旁溢,自所不免"。湿热逗留气分,郁而生痰,以及痰热浊邪,内蒙古包络清窍,出现谵语,烦乱、神昏、猝然昏倒等。痰涎上逆头脑、眩晕、偏正头痛、口眼蠕动、耳鸣、不眠、痰涎阻闭经遂,气血不能营贯则手足麻木血压升高,治宜降逆导痰,可用导痰汤加红花、菖蒲、竹茹、白芥子、姜虫等。

总之,高血压病初期起病时与肝、脾相关,继而影响到心肾,最终导致心、肝、脾、肾俱损的病理变化,主要是心、肝、脾、肾的气血阴阳失调。病理因素不外乎风、火、痰、瘀、虚五端,属于本虚标实证。水火不济,相火妄动,鼓动血脉贲张,气血逆乱所致。或水火不济,相火虚衰,寒水湿盛阻塞脉道,气血失和所致。

古曰:"诸风掉眩,皆属于肝",包括厥逆、头痛、振颤、眩晕、手足麻、猝然昏倒、不省人事的"大厥"、"血菀于上,使人薄厥"。

高血压发病主症:振颤、眩晕、手足麻等症,总之本病与肝、肾、胃的关系多,与肝之阴阳失调尤有密切关系。金元医家有风、火、痰之说,亦离不开先内伤阴之一主因,各条观之。肝肾阴阳失调,肝肾阴虚和肝阳上亢,化生出现变化的多种变病。

高血压病:三分治疗,七分调理;不能紧张、急躁忧虑,充分的睡眠和适当的锻炼,忌食肥甘咸盐,应清淡饮食。肥胖者应适当控制饮食热量,减轻体重。

高血压分为肝肾阴虚、肝阳上亢、心阴虚心阳亢、肾阴阳两虚、心阴阳两虚及内风等类型。

针刺治疗

主穴:曲池、足三里、血海,头痛加风池,头晕加印堂,失眠加神门。

耳针疗法,主穴:降压沟、心、神门等穴。

第三节 高血压的辨证施治

高血压是一种以体循环动脉压(收缩压和舒张压)升高为特征,可伴有心脏、血管、脑和肾等器官功能性或器质性改变的全身性疾病。临床可表现为头昏胀痛、眩晕耳鸣、心慌烦躁、四肢麻木、失眠多梦等症,本病属中医学

黄兰魁中医临证五十年学治集

"眩晕"、"头疼"等范畴。其病机是阴阳平衡失调,病位在肝肾、脾胃。

舒张压持续超过 90mmHg,不论其收缩如何,均为高血压病;舒张压持续在 85~90mmHg 列为高血压可疑。正常人的收缩压会随年龄的增长而增高,但 40 岁以下收缩压不能超过 140mmHg,40 岁以后年龄每增长 10 岁,收缩压可增高 10mmHg。

愚在 50 余年的临床工作中,治疗高血压病例比较多,这些高血压患者岁数最大有 80 岁左右,最小的 15 岁左右;历年来中老年和中青年患者人数逐渐增多。在这些患者中,除有部分青少年因不知患有高血压病没有服过降压药以外,我接诊约上铬高血压患者中患者中,他们都不同程度地都服过各种不同类型的降压药,服药患者达 93%,服药年限短则半年,长则 5~20 年,服药量随着服药年限逐年增大药量。若暂停服用降压药,血压马上升高,且比初服降压药时的血压更高。临床观察发现,长期服降压药的患者,虽然血压有所控制,但长期伴有乏力、出汗多、全身浮肿、嗜睡不精神、胃胀纳差、咳嗽、心悸、头眩晕,甚至伴随糖尿病、血栓性疾病等其他并发症等。

一、肝阳上亢型

素体阳盛,发为眩晕、头疼、头昏胀,烦躁易怒、失眠、喜冷怕热,长期忧郁恼怒,气郁化火,使肝阴暗耗,风阳升动,上扰清窍、面红、目赤便秘、舌红、苔薄黄、脉弦滑。肾阴素亏,肝失所养,致肝阴不足,发为眩晕。

病例:张 XX,男,45 岁,公务员,有高血压病史,服降压药三年。经常加班加点写材料,头疼眩晕,此症状逐年加重。2001 年 3 月前来医院就诊。血压 160/90mmHg,心率 90 次/分。初服降压药效果显著,服降压药后,血压一般保持在 130/90~120/80mmHg 之间。近两年服用降压药后疗效不明显。刻诊:面部潮红,性情易怒,急躁不安,少寐多梦,出汗多乏力、口苦胃胀,纳差,视力下降,记忆力减退,大便干,全身轻度浮肿,舌质红、苔黄,脉弦细数。

治则:平肝潜阳、滋养肝肾。

方药:天麻钩藤饮加减

处方如下:天麻 8 克(每天用芹菜一两,豆腐二两,天麻 8 克,同煎吃菜喝汤),钩藤 10 克、焦杜仲 10 克、珍珠母 10 克、草蔻 8 克(捣细冲服)、厚朴

10克、枳壳6克、石决明10克（先煎10分钟）、茯苓10克、夜交藤10克、神曲10克、（煅）牡蛎10克、阿胶4克（冲服），上方加减出入煎服12剂后血压130/90~120/80mmHg，心率78/分，头眩晕痛减轻一半。饮食有所增加，出汗减少，浮肿已消失，感觉全身轻松，心情好转。为巩固病情，续服人参归脾丸两个月。2002年随访，血压120/80mmHg，大便正常，诸症基本消失。

二、气血亏虚型

久病不愈或失血过多之后，耗伤气血或者脾胃虚弱，不能运化水谷，生化之源不足，至气血虚清阳不振。脑失所养，阵发性头眩晕，动则加剧，唇甲不华，心悸少寐，饮食减少。

病例：刘XX，女，57岁，干部，患高血压病12年，服降压药10年。2002年11月17日来诊所就诊，服降压药后血压150/100mmHg，心率120/分。经常肚脐周围痛约有两年，胃痛一年多，大便稀半年。每日大便2~3次。早晨五点左右泄泻有一年多时间。服各种西药降压药交替服用，中药断续服用多年。头疼眩晕加剧已有半年。近两个月头疼眩晕严重不能忍受，头疼时眼珠有向外凸突感。每晚睡眠2~3小时，梦多，易醒，性情易怒，烦躁不安，体重逐年下降，脉弦而无力，舌苔白粘。

治则：补气血健脾胃

方药：黄芪建中汤加味

黄芪20克、桂枝10克、抗芍10克、半夏10克、苍术10克、夏枯草10克、（煅）牡蛎10克、苡米10克、干姜5克、苏梗10克、天麻6克（冲服）、甘草6克、荷叶10克（冲服）、扁豆10克、山药10克、台乌10克、枸杞10克、阿胶4克（冲服）上方加减出入服8剂。血压120/90mmHg，心率65/分，头眩晕减轻，全身轻松，眼不胀突，大便比较正常，睡眠好转，肚脐周围痛减轻，头脑比较清楚。12月25日复诊上方去天麻、夏枯草、干姜改为6克，服16剂，大便成型。血压110/70mmHg，心率66/分，体重增加1千克，每晚睡眠8小时无梦，饮食增加一倍，性格温和，精神好转。2003年1月再诊为巩固病情。拟十全大补汤加黄芪20克、扁豆10克、半夏10克、山药10克、桂枝10克、益智仁10克、牡蛎10克、浮小麦10克，上方服8剂。2003年3月13

日,再诊。嘱每日中午饭后服人参归脾丸 15 粒,晚饭后一小时服六味地黄丸 15 粒,坚持服两个月后复查诸症痊愈,血压基本正常。

三、肝肾阴虚型

肾为先天之本,藏精生髓。久病伤肾或操劳过度、劳累导致肾精亏耗,少寐多梦耳鸣乏力,头眩晕,上下俱虚,舌质红,脉细数无力,健忘。《灵枢·海脏论》篇说:"脑为髓海"、"髓海不足,则脑转耳鸣,胫酸眩晕,目无所见……"。

病例:王 XX,女,58 岁,个体经营者。2005 年 10 月 17 日就诊。高血压病史 10 年,服各种降压药已 10 年,服降压药后血压 160/90mmHg,心率 90/分,心律不齐。(就诊前输降压药液体六天)。在住院期间诊断心脏主动脉硬化,室间隔对称性增厚,顺应性减低。患者主诉"恶梦多睡眠差多年,心前区经常不舒服,心慌气短,胸中懊恼,胃胀纳差,睡眠时心前区不适加重,全身中度浮肿,出汗多,性情急躁易怒,有慢性胆囊炎病史。手足心发烧,脉弦硬,舌红无苔,口唇紫绀。

治则:补肝肾、健脾胃、止汗

方药:三甲复脉汤加减

力参 10 克(另煎当茶饮)、九地 6 克、阿胶 4 克烊化、鳖甲 6 克、煅牡蛎 10 克、龙骨 8 克、白芍 10 克、桂枝 10 克、浮小麦 10 克、山药 10 克、澄茄 10 克、半夏 10 克、薏米 10 克、苏梗 10 克、竹茹 4 克,服 4 剂(降压药停服一半,原三片,现服一片半)。10 月 23 日复诊服上药后,头眩晕减轻,气短胸闷好转。血压 125/75mmHg,心率 77/分,效不更方,续服上方四剂,诸症减轻病情稳定。

注:高血压病人,病程长,服降压药时间长,药量大、因扩张血管久,体液消耗大,则血管弹性逐渐变差,心脑功能受损,气血耗伤,累及心脏,脾胃功能减弱,故治疗难度较大。只有辩证治本,疗效得以巩固。

四、痰湿阻中型

嗜酒肥甘,饥饱劳倦,脾胃运化失司,以致水谷不能化为精微,聚湿生痰,痰湿阻中,清阳不升,浊阴不降,引起眩晕。胸闷恶心,食少多寐,湿痰偏盛,日久可痰瘀化火,形成痰火为患则眩晕。

病例:赵XX,女,63岁,农民。2006年5月10日就诊。高血压病史10余年,服调换各种降压药已10多年,不服降压药时血压200/140mmHg,心率90/分,心音低钝。胃反酸7~8年,每日泄泻在4~5次,泻物不消化,有黏滞物,泄泻已有6~7年(常服土霉素、氟哌酸、痢特灵等止泻消炎药,疗效不显),脱肛、痔疮已有五年。慢性咽喉炎三年、胃炎四年,饮食尚可。舌苔白腻,脉弦而无力。

治则:燥湿祛痰,健脾和胃

方药:半夏天麻白术汤加减

半夏10克、苍术10克、天麻6克(另包)冲服、陈皮10克、茯苓10克、生姜6克、白术10克、山药15克、薏米10克、白芥子10克、扁豆10克、甘草6克、佩兰叶10克、伙香10克、肤毛6克,服四剂。5月17日复诊,血压160/105mmHg,心率85/分,大便每日3~4次,头眩晕减轻,胃酸好转,续服上方6剂。6月1日再次复诊,血压140/100mmHg,心率80/分。诸症好转,为了巩固病情嘱每日早晚服藿香正气丸15粒。中午饭后1小时服二陈丸15粒,续服一个月多年恙病痊愈。

注:脾虚生痰,痰气上攻头脑眩晕。清阳不升,浊阴不降则血压升高,治病求本,除去病因,血压自降。

五、肝胃虚寒型

高血压之眩晕,非独肝阳升扰所致,亦有属肝胃虚寒,浊阴上逆所致,以温暖肝胃,降逆治眩晕。

病例:王XX,男,55岁,农民。1999年11月就诊。高血压病史十多年,血压一般200/140mmHg间断性服用降压药,疗效不显著。头疼而巅顶重痛,

黄兰魁中医临证五十年学治集

头皮麻木而指甲按不知痛痒。两目迎风流泪,四肢麻痹无力,神疲肢倦。烦劳头疼增剧,肢怯寒甚。受寒则胸腔隐痛,口淡涎多,喜热饮食,纳差饮食逐年减少,或呃逆吐酸,大便稀溏日 2~3 次。面色晦暗轻微浮肿,声音低重浊,大便色淡黄,尿短浊不清,舌质淡暗润滑,脉弦迟。服温药则舒服。喜食热饭菜,细细思脉证,与《伤寒论》吴茱萸汤证较为合适。

《伤寒论》原文 243 条:食谷欲呕,属阳明也,吴茱萸汤主之;得汤反剧者,属上焦也。

309 条:少阴病,吐利,手足逆冷,烦躁欲死者,吴茱萸汤主之。

378 条:干呕、吐涎沫,头疼者,吴茱萸汤主之。

治则:温暖肝胃,降逆治眩晕

方药:吴茱萸汤加味

吴芋 9 克、力参 9 克、生姜 12 克、半夏 10 克、苍术 10 克、茯苓 10 克、扁豆 10 克、海蛸 6 克、苏梗 10 克、蒿本 10 克、白芷 6 克、草蔻 6 克(冲服)、代赭石 10 克、(先煎)服 6 剂后血压降为 160/110mmHg。头顶仍痛,续服 12 剂血压降为 150/90mmHg,效不更方续服 16 剂,血压稳定在 140/80mmHg。诸症悉除。

注:患者年高体胖,显著脾湿壅聚之质。以头疼、干呕、吐涎沫,尤以巅顶冷痛,为阴盛格阳,虚阳上扰所致。虚寒属阴,盛于脾胃,阴大于阳。阴的凝聚性引起人饮停聚胃中,胃失和降、吐清冷涎沫。弱势的阳得升温性、动性不足,上不能达于巅顶,头部经脉因其阴得凝聚性,静性而阻滞,导致巅顶冷痛;内不能升散津液,使心神不宁,实际上是由脾胃局部反应层次形成的减弱性失调的症候。

本人揣测,此类高血压病,是阳气不升,浊阴上泛,引动肝气上逆所致。该方温中补虚,降逆行痰。后加半夏、苍术、草蔻、扁豆健脾温胃,交通上下取于温中之意,去大枣之黏腻之药,加蒿本、辛温,厥阴引经药也,善治巅顶痛。

六、心肾阳虚型

精神不振,颜面苍白无华,面部及周身轻度浮肿,眩晕,肢冷畏寒,自汗恶风,易外感,语声低祛,气短乏力,动则气喘,胸闷掣痛,心悸气短等证。

病例：王XX，女，53岁，干部。患者于1995年做子宫切除手术后，偶有一段时阵发性发热出汗、畏寒，但未介意。1998年2月某日骑自行车摔倒，发现血压偏高，血压波动在160~170/100~110mmHg之间，眩晕，左侧头疼，右半身麻木。四肢酸困无力等症。经当地某医院住院治疗后好转。同年8月某日，突然头眩晕眼黑，心慌气短，胸闷胸掣痛，恶心出汗，四肢逆冷，言语蹇涩，急往某医院就诊，血压190/120mmHg。诊断为：高血压、心脏病。经治疗一个月后好转出院，但仍然经常眩晕心悸，疲乏无力。右侧肢体、头面及舌根麻木，不能坚持工作。常服降压药以稳定血压，且易患感冒，近来因感冒而引起血压升高。1999年反复住院多次治疗，病情仍无好转。2000年元月来诊所就诊，患者形体胖，颜面苍白无华，全身轻度浮肿，步履艰难，眩晕，自汗恶风畏寒，经常居室不敢外出。血压160/110mmHg，脉沉细微。舌苔淡白舌质青。手术后伤元气，而致心肾阳虚。心阳不振，心悸气短，头晕目眩。肾阳虚则温煦之力弱，卫阳不固，因而形寒肢冷。阳虚气化无力，水津布散受阻，则气血难行，则有肢体麻木，而且虚浮，小便不利，脉涩不畅，血压增高。

治则：温心肾之阳，补卫气之虚。

方药：附子汤加味。

人参10克（另之煎汤当茶饮）、附片10克、生姜6克、黄芪20克、炒白术10克、茯苓20克、桂枝10克、白芍10克、当归5克、仙灵脾10克、川芎5克、怀牛膝8克、服8剂后复诊时小便增多，浮肿渐消，头晕、畏寒亦减轻。但血压无明显变化。药已对症，仍守前方法。自2000年元月开始服上药，加减出入不大，共服200余剂，诸症状消失。血压稳定在130/80mmHg左右。面色红润，精神复原，2001年5月恢复工作。随访两个冬春，前症未见复发。

注：《伤寒论》304条：少阴病，得之一二日，口中和，其背恶寒者，当灸之，附子汤主之。

305条：少阴病，身体痛，手足寒，骨节痛，脉沉者，附子汤主之。

真武汤证与附子汤证药料只差一味，症候皆为阳虚，但前者重在阳虚水饮，故有头眩、心悸、小便不利等症，后者重在阳虚外寒，纯寒无饮，故有背恶寒，身体痛，骨节痛等症；前者去参而用生姜，旨在温阳以散水气，后者用参而去生姜，旨在温补以壮阳气。

患者阳虚外寒，经脉凝滞，纯为阴大于阳，优势的阴沉凝性，静性引起经

黄兰魁中医临证五十年学治集

脉凝滞,而出现身体虚寒诸症,弱势的阳得升温性、动性不足,不能温煦四肢百脉,故恶寒怕冷,阳虚阴盛主要表现在经脉躯体,是单纯性减弱整体反应性失调症候。

询以前所服中药,多为活血化瘀、清热降压之剂,服西药降是对抗性治疗,投之无效而病反加重,以其不中病机。近代论高血压病,阴虚阳亢者居多,阳气虚衰者很少。究前治疗不效之因,囿于此论。此病以补气壮阳,兼于补血之品,疗效显著。

七、枢机障碍型

因人体的生理,主要就是靠这个阴阳升降出入,维持正常生命活动。而一旦升降出入异常,一切相关疾病就会发生。升降出入就靠开合,开合通百病,开合的作用是由枢机的转动来维系的。因此,调节枢机便能调节开合,调节开合便能调节出入。所以枢机对整个机体来说,真可谓触一发而动万机。《伤寒论》少阳主枢,负责调节开合,如果开合没有问题,你很难发现枢机的毛病。枢机要发挥正常的作用,它有一个重要条件,就是必须流通畅达。因为枢机是在转动中来调节开合,如果枢机不转动了,那就产生疾病。相火上炎,抑遏则易生亢害。使少阳得功能不正常发挥,进而产生郁结、抑遏,是血压升高的重要原因。

病例:张XX,男,46岁,经商。2004年10月就诊,半年前出现头脑胀痛,自以为体健,而未重视。到社区医疗站测量血压时血压180/115mmHg,失眠,终日心烦急躁,口干而渴,脉弦紧而数,舌苔薄黄,中部干而渴。

治则:调节枢机,疏解郁结

方药:柴胡加龙骨牡蛎汤加减。

柴胡10克、黄芩10克、生大黄6克、茯苓10克、桂枝6克、龙骨30克、清半夏10克、生姜6克、甘草10克、生磁石30克(先煎),大枣三枚,服六剂,头胀痛减轻,但仍心烦躁口渴;原方加麦冬15克,栀子6克,服六剂。脉素缓和,舌生津液,睡眠好转,血压140~150/90~95mmHg范围。继续服上方14剂,诸症痊愈。

注:本例病除头疼主症外,心烦不宁,急躁失眠是重要病症。《伤寒论》

107条云:"伤寒,八九日,下之,胸满烦惊,小便不利,谵言,一身尽重,不可转侧者,柴胡加龙骨牡蛎汤主之","烦"。"惊"二字不可忽视,烦恼、急躁、失眠等症,高血压,精神障碍,均可参考选用。除去原方铅丹,改用磁石镇固守神,诸郁解散,少阳枢机转运有序。由郁结而形成的高血压病,自然会随之降。烦惊为烦躁惊悸,属肝胆经症。

体会:

(1)中医药治疗高血压,可以停服西药降压药和其他药物,纯用中药治疗效果也会比较满意,高血压并发症很少出现。

(2)服降压药时间长者,中医药治疗效果较未服降压药病人疗效较慢。

(3)中医药治疗高血压病,不能被西医"高血病"框死。一想到高血压病,就离不开平肝熄风,平肝潜阳等镇降功用的中药。而这些药物是不会使血压降下来的。中医治疗任何病,都要辩证施治,辨病。如一派阳虚、水饮、气血虚、肾虚,一定要分清本末主次,病因解除则血压慢慢下降。

(4)高血压病患者应忌过饥过饱、暴食、暴饮贪杯、长时间看电视看电脑打游戏;不宜过度兴奋、过度疲劳、骤然改变生活习惯,不宜久坐;青壮年、学生不能过食生冷食物及饮料。

(5)饮食宜清淡为主,多食豆制品及蛋白质含量高的食物,宜多食生物钙。

第四节　心脑血管疾病

一、心脑血管疾病浅识

所谓心脑血管疾病是一大类疾病的总称。其主要指冠心病、中风和高血压等。冠心病的全称是冠状动脉粥样硬化性心脏病,临床主要表现为心绞痛、心肌梗死、心力衰竭和猝死。中风主要是指脑动脉硬化,造成脑的血液循环发生故障,导致出血性中风(包括脑溢血、蛛网膜下腔出血)及缺血性中风(包括脑血栓形成和脑梗死等)。中风发病率和死亡率目前在老年病中占首位,即使病后存活,也有80%左右留下痛苦后遗症如脑瘫、失语、吞咽困难、痴呆等。影响病人的生活并给病人及其家庭、社会带来极大危害。高血压病人由于长期持续地血压升高，影响病人工作和生活质量，更为严重的它是造成心、脑、肾等重要器官损害的罪魁祸首。例如脑溢血的主要诱因是高血压的急剧波动所致。

（一）心脑血管疾病的基本病因

1. 高血脂

心脑血管疾病的基本病因是动脉粥样硬化，而引起心脏血管疾病的最直接的原因是高血脂。当血脂（主要指胆固醇和甘油三酯）超过正常值限时，就称为高脂血症，它是富裕生活带来的恶疾，它对人体的损害是在不知不觉中进行的，并且是全身性的。可怕的是由此引起的一系列心、脑、肾的损害。它的发展步骤是这样的：高血脂症→血管硬化→血压增高→心脑供血不足→心脑血管意外（及中风或冠心病）。冠心病、脑中风、高血压、老年痴呆、糖尿病等老年性心血管疾病，都可能合并高血脂症。因此，预防高脂血症和动脉硬化，应是我们特别关注的焦点。

很多高脂血症病人，认为自己没有什么症状，也没有不舒服的感觉。因而采取无所谓的态度，忽视调节血脂的治疗。在日常生活中也不注意科学饮食和运动。任由高血脂状况自然发展，不加以控制，一旦病情加重，造成的损害往往是不可逆转的。因为血脂越高，形成的时间越长，造成血管内壁沉积物就越多。就像水壶里的水垢一样慢慢地，一层一层地沉积在血管内壁上，一般二十岁左右的年轻人就有已经开始形成这种沉积物。甚至有些儿童从十多岁就开始。这种沉积物在医学上被称为粥样硬化斑块。一般人在成年后，由于这种沉积使动脉血管平均每年狭窄 1%~2%，十几年或几十年后，由于粥样硬化板块长期积存的作用，阻隔血管对营养物得吸收。血管营养状况每年愈下，使血管慢慢变硬、变脆、变窄、失去弹性。而且，这种不良作用还能引起高血压病或加重高血压的程度。当血管的截面积的 50% 被挤占后、心脑血管供血不足的症状就十分明显，以至于头晕、头痛、憋气时有发生。当血管的截面积被堵住 90% 以上，就可以认为这条血管被完全堵塞，如果治疗不及时就会发生偏瘫等严重后果。这就是"三高"人群为什么容易得中风的原因。

这时，单独使用扩张血管药物只对正常血管起作用，而对病变血管无太大作用,或反而使其产生盗血现象;如果联合使用溶栓药还可能造成栓子脱落,出血和重新栓塞,因在激活人体纤溶系统溶解陈旧性血栓的同时,也激活凝血系统,产生大量结合凝血酶,使新的血栓生成。从而可能导致旧血栓未除净,新血栓又生的恶性循环;而病变血管切除球囊扩张,内支架管,只对某一段病变血管暂时有效,并容易发生斑块破裂与病灶性出血,使病情反而加重。

临床研究证明只有用有效改善血液质量,消除动脉粥样硬化的危险因素,逐渐溶解粥样斑块,并修复受损内皮细胞,以软化血管,疏通管腔,恢复弹性,才能真正达到治疗血管病的目的。

2. 肥胖和血脂异常

随着物质条件的极大丰富,社会上肥胖人群占整个人群 15%,肥胖和其他心血管病危险因素(包括高血压高血脂和糖尿病)之间有明确的流行病学联系,这大大地增加肥胖人群的心血管病危险。首先,肥胖和高血压病患者患冠心病的危险为正常人地 2~3 倍。猝死的危险为正常人的 7 倍。肥胖可能是引起高血压的最重要的不可以改变的危险因素。

肥胖与高血压关系研究观察例数超过 100 万人,其中超重中年人(40~60 岁)可能患高血压人数比正常体重者高 50%,其患病危险是同龄正常体重的 2 倍。在超重青年人中与高血压有更显著地关联。

研究发现,年龄在 20~75 岁超重美国人,高胆固醇血液症的相对危险是非超重者的 1.5 倍;在 20~45 岁超重者中,是非超重者的 2 倍。

随着腰围的增加,心血管病的危险因素发生的可能显著增加。无论任何年龄,躯体脂肪过多都可能增加死亡率,控制腰围为基础的体重控制方案,可能比单纯控制体重更加有用。

3. 血液黏滞与高血压

血黏滞度的改变常伴随着血管口径的改变。血黏滞度也是构成外周阻力的一个因素。由泊肃叶定律可知,血流阻力与血液黏滞度成正比。凡使血液黏滞度增加的因素,都有可能增大外周阻力,而血压升高,心肾负担相应加重。

红细胞的数量和性质的变化是影响血液黏滞度的主要因素。红细胞数目增多,红细胞的比容增大。例如,多血症和失水患者的血黏滞度增大,从而引起血压升高。在某些病理情况下，红细胞聚集性的增加，也是使血液黏滞度增高的重要因素。血浆中纤维蛋白原浓度的异常增加，会使血浆黏滞度升高，进而引起血黏滞度增加。这些因素都能改变外周阻力而影响血压。因此，血液黏滞度的状况与血压有一定的关系。

（二）血栓的预防

（1）控制血压：大量研究表明，高血压不仅促使心、脑、肾血管的损害，也促使动脉硬化的发生和发展。故有效地控制高血压是防止脑血栓发生的重要环节。血压过高常是发生出血性脑血管病的直接诱因，但血压降得过低也是脑血栓形成的诱因之一。故不可在进入安静状态前如夜寝之前服用过量降压药物。

（2）控制血脂：高血脂，尤其是低密度脂蛋白增高，常是动脉粥样硬化症的又一重要发病因素。因此，要使高密度脂蛋白与低密度脂蛋白之间保持恰当的比例。除平时注意控制高脂肪、高胆固醇饮食外，高血脂症患者应积极接受治疗。

（3）降低血黏度：血液黏度、血液浓度、血液聚集性和血液凝固性的异常增高或增强，也是脑血栓的发病因素之一。故针对有高黏滞血症的患者应采取预防性治疗措施。如平时多饮水，采用血液稀释疗法，饮食疗法等。

（4）积极治疗某些相关疾病：尤其积极地治疗可发生脑血栓的各种原发病，以减少发生血栓的可能性。如动脉粥样硬化症、感染性心内膜炎、风心瓣膜病、心律失常、糖尿病、脉管炎等。

（5）注意饮食：养成低盐、低动物脂肪、节制食量的饮食习惯。忌食辛辣、多食蔬菜水果、豆制品、牛奶制品等。平时可以在饮食中添加一些具有保健作用的天然植物品。

（6）调节情志：过于激动、紧张、忧郁常是本病发病的精神因素。因此，要注意调理情志，放松思想包袱和情绪，不使五志过极。保持心情舒畅，调节阴阳平衡，使气血畅达、脉络通和，是预防本病的重要措施之一。

（7）劳逸结合：起居有常，作息有规律，不可过劳或过逸均是保持健康的重要因素。适度的文体活动，如练气功、打太极拳等不仅可以避免身体肥胖，也可保持身心健康，这些对于预防高血压和动脉硬化都十分有益。

二、心绞痛

在冠状动脉供血较差的基础上，任何可增加心肌氧需要量的情况均可引起心绞痛，如心率的增快，收缩压的升高以及左室舒张末期的升高期等。心绞痛发作时，表现为左室收缩力与收缩速度的降低，喷射速度减慢、左室收缩压的下降以及心搏量与心排血量的降低，但左室舒张末期血容量有所增加。左室造影术也显示发作时左室壁收缩的不协调或部分室壁收缩减弱、不收缩或反常膨突。卧位型心绞痛的发生可能与心脏交感神经兴奋或冠状动脉灌注减少或静脉血流量增加引起心室腔直径的增大（早期左室衰竭）有关。是由于心肌急性暂时性缺血，缺氧造成的临床综合征。表现为心前区疼痛，并向左肩、左臂放射。常与情绪激动、体力活动、暴饮暴食等诱因有关。

心绞痛是由于心肌耗氧量暂时超过了狭窄的冠状动脉的供血供氧能力而发生的，由于代谢产物堆积，刺激心脏交感神经末梢，信息经颈下段、胸上段交感神经节及相应的脊髓段，进入大脑后，在相应的脊神经分布区域产生不适感，使患者憋闷。

心绞痛，多见心脉痹阻。《素问·痹论》说："心痹者，脉不通"，寓有闭塞不通之意。胸痹的病症，似包括心绞痛在内，因胸中阳气不得廓散，不通则痛，当然胸痹也可以引起心痛及短气的症状。胸痹随因胸中大气下陷，阳虚不运，久而成痹，但不能概括所有的心痛短气证。有因痰湿困脾；因有寒邪瘀滞；有因气阻血瘀；所以治法也应按病因而异。尽管冠心病以血瘀为其共性，但其各自的特殊性在辩证方面更不能不予考虑。因心痛即为血行不畅，还会出现心气虚损等。它的病情和性质却不能一概而论。其痛多突然发作，胸廓常有缩窄感、绞痛心悸，呈锥刺状，甚则憋闷欲绝。但心绞痛又往往和胸闷、气短、心悸怔忡等症状交织在一起，其舌质多黯紫或淡红，边有瘀点，苔少，脉形弦涩有力。心痛是主症；有形寒肢厥、自汗、乏力、腰酸、眩晕、大便溏泄等症，这都和心功能不全带来的气血虚损分不开。常用通补兼施治疗。常用黄芪五物汤，或以补阳还五汤，或用瓜蒌薤白半夏汤，或用独参汤加健脾半夏，山药、扁豆、藿香、附片等。在此种病情不徒事活血化瘀，仅能取效一时,愈破结则心气愈虚。

三、猝死

（1）青年猝死（马凡氏综合征）：患者全身结缔组织,主要是胶原和弹性组织异常。病人特征是四肢指趾细长,关节松软灵活,多有音乐、体育特长,但40%~60%的伴有心血管畸形,其中以主动脉瘤为常见,多在剧烈运动后因主动脉瘤破裂而死亡。美国著名女排运动员海曼就死于此症。

（2）婴儿猝死：又称婴儿猝死综合征,是婴儿在夜间熟睡时发生的突然意外的死亡。出生1~4个月内的婴儿发病率较高,男婴多于女婴,冬季多见。

（3）无症状猝死：又称青壮年急死综合征或睡眠急死症,多于夜间发生,晚餐过饱、情绪激动、手淫、急性出血性胰腺炎是导致猝死的常见原因。

（4）过劳猝死：指发生于过于劳累或剧烈体育运动之后的突然意外死亡。心肌炎、冠心病、严重心瓣膜病、心内膜炎、心包疾病是这类猝死的病理基础,多表现在左心衰竭、排血不足而引起的心源性休克。

（5）房事猝死：指在性交中或性交后（包括手淫）发生的突然死亡。原有高血压、冠心病等患者,过劳后性交、酒后性交、过饱后性交、婚外性交的过度紧张、追求性高潮而滥用"春药"引起的"超负荷性欲",都是引起房事猝死的原因。

（6）毒气猝死：指人在短时间吸入大量一氧化碳、二氧化碳、硫化氢、氯气、沼气后所发生的突然死亡。

（7）外伤内出血猝死：指由于外力引起内出血休克而造成的突然死亡。

（8）药源性猝死：指因口服或注射药物后所发生的突然死亡。常见有过敏休克猝死,如青霉素、链霉素、普鲁卡因等西药过敏性休克猝死。

总之,猝死不至以上几种原因,现实生活中,过敏源较多,死亡人亦多。

四、盗血综合征

在人体内,如果某一动脉部分或全部闭塞后,其远端的压力明显下降,即可产生一种"虹吸"作用,通过动脉血管的侧枝从邻近血管窃取血液,会出现该血管供血区域供血不足的一系列症状,在医学上把这种症状称之为"盗血综合征"。临床上较为多见的有以下几种。

(1)锁骨下动脉盗血综合征:锁骨下动脉是供应脑、脊髓.胸背、上肢等部分血液的主要大血管。当它在分出供应大脑血液的大动脉前发生大部或全部闭塞时,由于虹吸作用,引起患侧椎动脉血液逆流,另一侧动脉血液也被部分盗取过来,进入患侧锁骨下动脉供应上肢,以致产生脑部和患侧上肢的缺血症状。

(2)颈内、外动脉盗血综后征:左右颈内动脉是供应脑部和眼睛血液的主要血管。当一侧颈内动脉闭塞时,另一侧颈内动脉或椎一基底动脉的血液会代偿性供应。如果另一侧的血液供应本来就不佳,此时再分出部分血液供给对侧,就会产生供血不足的现象。病人常有眩晕、头痛、走路不稳、眼花、听力减退、头枕部疼痛等症状。

(3)椎一基底动脉盗血综合征:椎动脉是一支供应脑部血液的主要血管。当它发生闭塞时,特别是左右两侧椎动脉闭塞时,一般可以通过血管网络从颈内动脉系统"盗血。如果脑内血管网络健全,脑动脉又无弥漫性疾病'病人可无症状。如果颈内动脉的血液供应本身有问题,不能满足椎动脉盗血时,则病人可出现轻度偏瘫无语等脑供血不足的症状。

(4)大脑半球动脉盗血综合征:此种较少见,它可发生脑血管畸形,脑肿瘤以及脑梗死急性期不适当的治疗时,局部脑组织血液被盗窃而产生一系列精神神经症状。

五、耳纹与冠心病

加拿大心脑病学专家帕斯特奈克和萨米指出,耳垂上的斜线纹可能是冠心病患者的外在征兆。他们在美国加拿大进行调查表示,耳垂斜线皱纹分为三度:Ⅰ度皱纹不明显,看上去像一条细线;Ⅱ度皱纹较明显,深度达1毫米;Ⅲ度皱纹非常明显,深度超过1毫米,并有一条平行的皱纹存在。60岁以下的人一侧或两侧耳垂上若有Ⅱ度斜线皱纹,很有可能患冠心病;若有Ⅱ度皱纹存在,大多数是心肌梗死患者。

六、中风

中风是一类疾病的统称。这类疾病发病急骤，以突然间昏倒在地，不省人事，或突然间发生口眼歪斜，语言不利，半身不遂等为特征。从现代医学的观点来看，中风就是脑血管意外。它的本质是脑部动脉或支配脑的颈部脉发生病变引起局灶性血液循环障碍，进而导致的急性或亚急性脑损伤。

中风最常见的症状就是病人出现程度不同的语言、运动、感觉功能障碍，以运动功能障碍为主者中医称之为半身不遂，俗称偏瘫。

中风的病因很多，一般可以分为以下几种：

（1）高血压、脑动脉硬化症：是最常见最主要的中风病因，以年龄大的病人为多。

（2）脑动脉瘤和脑血管畸形：常见于较年轻的病人。

（3）各种血管炎：包括结核性、风湿性动脉炎，结节性红斑狼疮性动脉炎、寄生虫性动脉炎和钩端螺旋体病等。

（4）各种心脏病：如风湿性心脏病、先天性心脏病、心力衰竭、心肌梗死、心房颤动等。

（5）血液疾病：如白血病、血小板减少性紫癜、红细胞增多症、血友病等。

（6）代谢障碍：如糖尿病、酸中毒、碱中毒、尿毒症等。

（7）其他：如颅内感染，脑外伤，铅和一氧化碳中毒等。

诱发中风的因素：是指可以促使中风突然发生的因素。它贯穿于老年人的日常生活当中，一一列举有几十种之多。有关调查显示，约有60%的中风病人可以查到诱因，如生气、劳累、饱餐、用力过猛，饮酒、激动、排便、停用降压药等。归纳起来包括气候变化，情绪激动，用力过猛，饮食不节等。

中风与气候变化有关，冬秋季比夏季好发。这是因为冬天天气冷，血管收缩，血压上升，而夏季天气转热，血管扩张血压下降的缘故。但是夏季中暑，出汗增多也会促发中风。老年人对气候变化的适应能力差，因此要加强御寒和防止中暑，防中风的发生。情绪激动也会使血压突然升高，引起中风。所以，生气、吵架、恐惧、兴奋都可成为诱因。为预防中风，老年人要学会自我控制。过度疲劳是指工作、生活、学习等过分繁忙劳累；用力过猛包括搬动重物,用力排便以及体育锻炼过量等;两者都会引起血压升高,成为中风的诱因。饱餐和过度饮食过分油腻的食物使血液中的脂质一下子增多,血液循环加快,血压突然上升,因而可导致中风的发生。

总之,老年人要保持规律的生活方式,避免引起血压升高,以有效地预防中风。

中风康复重点

限制钠盐的过多摄入。饮食应以清淡为主,少吃咸食,吃盐过多,会使血管硬化和血压升高,每天吃盐应以 5 克以下为宜。

少吃动物脂肪,动物脂肪含胆固醇量高,可加速动脉硬化。如肝、脑、心等应少吃。

戒烟少酒,有烟酒嗜好的高血压患者,会因烟酒过多引起心肌梗死、脑中风。

宜多食钾食物,钾在体内能缓冲纳的危害,其含钾食物有:黄豆、小豆、番茄、西葫芦、芹菜、鲜蘑菇及各种绿叶蔬菜;水果有橘子、苹果、香蕉、梨、猕猴桃、柿子、菠萝、核桃、西瓜等。

宜多吃含优质蛋白质和维生素的食物,如鱼、牛奶、瘦肉、鸡蛋及豆制品。

钙食物,美国医学专家认为,高血压患者每天坚持食入高钙食物,能使2/3 左右的人受到明显的降压效果。含钙的食物很多,如奶制品、豆制品、芝麻酱、虾皮、海带骨头汤、黑木耳、核桃、沙丁鱼、鸡蛋等均含钙丰富。

应食生物钙,吸收率高。

第五节　心脑血管病中医药治疗探讨

心脑血管病是个大类疾病的总称。其主要指冠心病,全称是冠状动脉粥样硬化性心脏病。是现代医学的病名。中医学中虽无此名,但根据其临床表现及特征,应归属于中医学"心痛""厥心痛""真心痛""心痹""胸痹"范畴。心痛之名首先见于《内经》如《素问·标本病传论》有"心病先心痛"之谓,《灵枢·五邪》有"邪在心,则病心痛"之论。《灵枢·厥病》把心痛严重,并迅速造成死亡之者,称为"真心痛",谓"真心痛,手足青至节,心痛甚,旦发夕死,夕发旦死"。此证的临床表现与冠心病急性心肌梗死和猝死颇相符合。

在《灵枢·邪客篇》说:"心者五脏六腑之大主也,精神之所舍也"。因其为精神之所含,在《灵枢·本神篇》又提到:"所以任物者谓之心,心有所忆谓之意,意之所存谓之志,因志而存变谓之思,因思而远慕谓之虑,因虑而处物谓之智"。所以称它为脏腑之主。它所以有此能力,在血液循环的过程中,亦必须获得各脏腑的健全合作。若失去这个条件,双方都要受到影响,即互相发生相近的病痛。各种病变凡能危及血液循环的,自然要牵及心的痛感。所以在治心脏病的诊治中,必须顾及发病起因的主要脏腑。据我临床五十年,初步探索治疗心脏病方法分述如下:

一、中医诊治心脏病之法

1. 宜痹通阳法

适应于冠心病肾气虚或阳虚,心痛发作时疼痛症状不重,素有高血压病多年服降压药,一般血压150~160/100mmHg,体乏无力,畏寒胸闷,气短自汗却较明显,心率一般90次/分左右,遇寒邪则症状加剧,脉虚无力。此属气虚阳亏痹阻心脉。用保元汤加味。药用:人参、黄芪、肉桂、桂枝、川芎、怀牛膝、牡蛎、浮小麦、草蔻、桑叶、甘草、焦杜仲等,还可加生脉饮以助阳复脉。

2. 活血化瘀法

适应于心胸痛如刺绞、痛有定处,心痛甚者可见舌质紫暗及瘀斑,口唇紫绀、胸闷、面色苍白、浮肿,由于血运失常,回流障碍,壅塞淤积加之血中代谢废物瘀滞,遂使络脉充胀,体液渗出而致肿胀。用"去菀陈痤"法治疗,疏导血液中之陈腐淤积,使血流畅快,而非攻法。结合"开鬼门"发汗;通窍"洁净府泄膀胱"以利下窍等法,可退水消肿。治宜活血化瘀,通脉止痛方宜用血府逐瘀汤加减:当归、红花、桃仁、赤芍、生地、枳壳等,若有寒凝、气滞、气虚、血虚,应加温阳桂枝、黄芪或人参或党参,应掌握益气活血,气为血之帅,气行则血行。

3. 行气解郁法

适应于心胸憋闷、心绞痛的发作常因情志抑郁不畅,或忧思恼怒而引发或加剧者。素日心绞痛不典型,但发作却较频繁,兼有胸肋脘腹胀闷,走窜疼痛,脉多细弦。此证多由于郁闷伤感,肝失条达不畅,使脉络滞而不行,母病及子,气滞心胸所致。治宜行气解郁,通络止痛。用柴胡疏肝散合枳实薤白桂枝汤加减:药用:柴胡、香附、郁金、枳实、厚朴、瓜蒌、薤白、陈皮、草蔻、藿香,适当加黄芪。

4. 化痰宣痹法

适应于素有痰饮停于心胸,窒塞阳气,阻滞脉络而痰浊较甚者,证见胸闷重而心痛轻、恶心、纳呆、咳唾痰涎,喘息短气,脉滑。由于痰性粘腻,阻于心胸,滞于血运,甚至痰瘀互结,故在祛痰的同时宜加入活血化瘀之品。方用瓜蒌薤白半夏汤加味:方用:瓜蒌、薤白、半夏、茯苓、陈皮、桔梗、石菖蒲、丹参、红花等。若痰浊化热,痰热互结,阻滞心阳者,可用小陷汤合温胆汤加减。

5. 补气养血法

气与血同出而异名,血为阴,气为阳,阳生于阴,阴生于阳,此即阴阳互根之意,无气则营血不足,营血不足则胸中冷,血者气之体,气者血之用,气为血之帅,血为气之母。补气即能养血,养血亦可益气。故补气养血,不可分割。证见心悸气短,胸闷,心痛隐隐,盗汗失眠。头晕目眩,肢倦乏力,脉虚细、结代或促,有时可见严重心律不齐。治宜益气养血滋阴复脉:用炙甘草汤加减:炙甘草、党参亦可用人参、生地、桂枝、生姜、黄芪、茯苓、当归。笔者常用去阿胶,恐其壅滞其血行加麻仁、枣仁镇静作用明显,若心脾两虚,胸闷痛,心悸不甚重,睡眠及休息欠佳而心悸加重者,用归脾汤加减,若属缓慢性心律失常,可用生脉散合麻黄附子细辛汤;若快速性心律失常用生脉散加胆南星、牡蛎、浮小麦等。

6. 益气养阴法

适应于冠心病心肺气阴两虚而病情多处于稳定期。症见心悸不宁,胸闷隐痛,绵绵不休,时轻时重,短气自汗,活动后尤为明显,神疲乏力、心烦、失眠多梦,舌红少津,脉虚细或虚数。用生脉散为主方,以其益心气,固少阴、复心脉。必须加入健脾胃之药:如砂仁、扁豆、麦芽、桂枝等。

7. 平肝柔肝法

适应于冠心病心肾阴虚,肝阳上亢而见血压偏高者。心与肾相互为用,

555

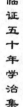

肾不能运精于心即心功能虚衰，肾不能运转于肝则不能柔肝养筋，致筋膜焦瘁，血管渐硬，故补肾养肝法治疗胸痹之一大法，证见两尺脉无力，胸闷、心悸、头晕、耳鸣、腰痠、腿软、面黯虚烦，少寐或见高血压等症。宜用天麻钩藤饮，或投瓜蒌薤白主方加杞菊地黄丸可久服。若再见脉结代，心悸（或见心房颤）则用炙甘草汤。若阴虚阳亢可宜用天麻钩藤饮。

8. 芳香温通法

适应于冠心病、心绞痛、心肌梗死而胸闷，心痛发作甚时，首选芳香温通之品。芳香温通剂以成药为宜，常用有冠心苏合丸、速效救心丸等，可迅速缓解疼痛。芳香温通药物大部分含有挥发油，通过口腔黏膜吸收迅速具有扩张冠状动脉，解除血管痉挛，能保护急性缺血性的心肌，改善心肌供血，从而能迅速缓解心绞痛。

9. 心胃同结法

心胃关系密切，胃为水谷之海，故人体之热产于胃，集于脉，附于血，籍心阳之鼓荡，充沛于周身。所以脉以胃气为本，有胃气则生，无胃气则死。半日不食则气少，一日不食则气衰，七日不食死矣。胃寒则血凝，胃热则血浊。血凝则血衰，阳微而卫外之功能减退。血浊则血之流通不畅，血中之代谢物质陈腐游积，亦均影响健康日久成痰，故心与胃相互依赖，相互影响，心胃同治一法在临床上应予重视。

胸痹、胸中气塞短气，症属实者宜橘枳姜汤加减，若证见胸中气塞，动则气短心悸，病兼在肺而无胃肠症状者，则改用茯苓杏仁甘草汤加减，胸痹心中痞气，气结在胸，胸满胁下逆抢心，证偏虚者宜人参汤加味，胸痹食后腹胀满，证虚者宜厚姜半夏甘草人参汤加减，下利呕吐者吴茱萸汤加减治之。

二、病态窦房结综合征诊治实例

1. 病态窦房结综合征

病态窦房结综合征包括在中医心悸、怔忡、胸痹、昏厥等症中，在辩证的基础上应用虚者补之的原则治疗本病，颇获疗效。本证多由心阳不振，心的搏动力弱，即心阳气微，不能鼓动血行畅流。通常脉象迟或结为其特征或迟脉兼见沉细，反映出一系列阴证，属内脏阴寒气血衰。然而困难的是，心动过缓可与心动过速交替发作。属虚寒者,心率和血液流变均较慢;若心动过速,则脉搏相应增快而转为数脉,数脉中见细涩虚软,沉取无力,即不应误诊为心经热实证。张景岳曾指出:"数脉之病,唯损最多,愈虚则愈数,愈数则愈危,岂数皆热乎? 若以虚数作热,则万无不败者矣。"在结合舌诊方面,舌质多为暗淡,舌苔胖嫩,或兼齿印,若阳损及阴,则见黄白苔,或舌绛少苔,中有裂纹。在辩证时,尤其要抓住"阴胜则寒"这一病机实质,注意到心阳虚是综合征的病情关键,而以胸闷、心悸、气促、体倦、头昏、喜暖恶寒等症作为诊断依据。治疗上调整心率不能忽视升阳益气的原则, 既要直接重视心阳的恢复,也要间接照顾肾为血脉运行的资始,脾为脏腑生化之源,运用"劳者温之"、"虚者补之"、"寒者热之"等治则,不仅温通心阳,而且通过补肾阳,大大调动体内先后天内在因素,从而有利于气的畅旺,达到标本兼顾的目的。"益火之源,以消阴翳"。常用方有保元汤、右归饮、麻黄附子细辛汤、真武汤、归脾汤加附片、仙灵脾、九地、川芎。

按:真阳不足,阳不胜阴,则脉迟《诊家枢要》云:"迟为阴胜阳亏之候,为寒,为不足",故"益火之源以消阴翳"之法疗效满意。

有高血压病史,心跳缓慢,心悸头晕,胸闷胸痛神疲肢冷,纳差,便溏、自汗、舌胖淡紫、苔薄白、脉迟涩,偶有结代,心率 50/分,心律不齐,每分钟约有两次早搏。证属心脾气虚,瘀血内结。治宜益气活血,补益心脾,方用黄芪桂枝五物汤加减,加党参、陈皮、丹参、川芎、当归、降香、山楂、浮小麦等。

若心悸心慌、胸闷烦躁、口干咽燥、睡眠差梦多、四肢不温。畏寒气喘,舌红苔薄白、脉沉细,心率每分钟 48/分左右。是心气不足,心阴亏耗,阴阳失调,益气育阴,多见阳虚气虚。真阴不足,阴血亏损,心阴亏虚,阳损及阴而导致虚阳外越,阴虚阳亢,阳虚血衰的复杂征候。应用炙甘草汤合六味地黄汤加减较好。

若心动过缓,每分钟 40/分,心慌心悸,头昏重浊,胸脘痞闷,四肢不温,神疲嗜睡,颜面浮肿,食少便溏,口中发腻,苔白腻而滑,脉濡缓。思虑伤脾,胸阳不振,阳气不能通达四肢,阴血不能温养四肢所致。《证治汇补》云:"人之所主者心,心之所养者血,心血一虚神气失守,神去则舍空,舍空则郁而停痰,痰居心位,此惊悸之所以肇端也"。治宜:益气健脾,通阳化浊。考虑补中益气用之较合适,可加厚朴、伙香、白芥子、苍术、桂枝等健脾药较适应。

557

2. 补益法治疗病态窦房综合征

病态窦房综合征,包括在中医心悸、怔忡、心痹、昏厥等证中,在辩证的基础上,应用虚者补之治疗本病,颇获效果。

病例一张XX、女、51岁,某厂职工。患者1999年春起病,突然晕厥,半年来已发5次,一瞬即醒,常有眩晕,心悸心慌,脉搏慢。因症状加重于10月份住某院治疗,当时最慢心率46次/分。心电图示:窦心动过缓,窦性心律不齐,窦性静止。阿托品实验后见:窦性心律不齐;结性逸搏;最快室性心率88次/分。诊断:病窦(慢心率)住院20余天,病情好转出院,心率改善不多。出院不久又反复,同年12月去门诊,症如上述,还有食欲不旺,神疲乏力,面色、爪甲、皮肤㿠白无华,畏寒踡卧、舌胖苔白,脉细沉迟(脉搏44~50次/分)属脾胃虚寒。气血双亏,故而㿠白无华;食少神疲,脉象细沉,乃生化不良所致;胸中阳气郁痹,则胸闷心悸;清阳不升则眩晕,脑中缺血及晕厥;气以运血、血以养气,气虚无以鼓励血脉,故心搏缓慢。治以温中补虚,养血和血,结合温经扶阳,助其动力。

处方:当归10克、赤芍8克、白芍10克、桂枝10克、炙甘草6克、麻黄5克、製附子6克、细辛3克、九地8克、砂仁6克(冲服)、干姜6克、大枣三枚、红糖2克(冲)(即麻黄附子细辛汤加桂枝汤加赤芍当归九地砂仁)

二诊:服药一周,脉搏增加(52~68次/分)症状好转,食欲尚差;阳气渐有转机,是鼓励之萌始,气血久虚难复,继原方稍有量变动,以一鼓作气推动血运。

三诊:再服2周,脉搏稳定,休息时56次/分,平均脉搏60~64次/分,症状若失,饮食增加。脾胃生化之机得复,宗气有源,心脏鼓动有力,血运乃得畅遂,原方去麻黄、附子、细辛,加党参15克,白术15克,以加强益气补中。

四诊:又服2周,症情,脉率稳定无改变,足证停用温经扶阳药无影响。因久虚之体,续以原方略作增减,调理两周,脉率定在64~70次/分,心电图示:窦性心律,血色素由原来7.2克升至10.6克。随访一年,无反复。

注:本例中药治疗一月余,其心律改善较为明显,特别是三诊后除去兴奋心阳,温运血行之麻黄附子细辛汤,而脉率稳定不减,症状消失,足证明脾胃中虚不足,血液亏损,营卫之气衰弱,不能与吸入之清气汇合以贯注心脉而行气血。因此,血无以生,气无以运,心搏缓慢,故以当归建中汤

之温中补虚,养血和血贯穿于始终。经心胃同治后或获效较捷,并得以稳定巩固。

三、慢性心衰的中药治疗

中医学认为,慢性心衰的形成是由于心脏长期受累,心气亏损,阴血不足,久虚不复的结果。"心主血脉",心脏的功能依赖于心气的鼓动与心血之充盈。心气虚损无力运血而血行瘀阻,心血不足则血脉不充使血行不畅;而阴血互生,心血虚则心阴亦亏,此时患者之血瘀为气血少,阴液不足所致。现代医学治疗效果较好,但远期疗效及预后差,特别是在不同病因的心衰患者中某些强心药的使用受到一定限制,因此治疗老年心衰可谓标本兼治疗效好且安全。

笔者采用益气温阳、活血利水之法治疗该病,选用参脉饮使阳气内守,温运血脉;二可防止温阳化气之药物辛温而伤阴散气。

现代研究,补气药黄芪是治疗心衰的有效药物,能增强心肌收缩力,并具有一定的抑制心肌肥厚的作用,减轻心室增重的程度。"血不利则为水",用活血化瘀为主,利水为辅,活血用红花、丹参、益母草、扩张肾动脉,增加肾小球滤过率,促进水液代谢。桂枝、甘草温通心阳。诸药合用,共奏温通心阳、益气养阴、活血化瘀、利水消肿之效。

四、中医药治疗胸痹心痛

冠心病是"冠状动脉粥样硬化性心脏病"的简称。是由冠状动脉(一支向心脏本身供血的主要动脉)。粥样硬化,导致心肌缺血缺氧而引起的心脏病。属于中医"胸痹","真心痛","厥心痛"等范畴。《金贵要略.胸痹心痛短气病脉证论》曰:"夫脉当取太过不及,阳微阴弦,即胸痹而痛,所以然者,责其极虚也。今阳虚知在上焦,所以胸痹心痛者,以其阴弦故也"。本病的一般发病与高血压、高血脂、糖尿病、肥胖症、脑力过度疲劳、体力活动少、家族遗传及吸烟等因素有关。

临床上最常见的类型是心绞痛和心肌梗死。多在40岁以后发病,男性多于女性，脑力劳动者多于体力劳动者。心绞痛是指急性暂时性心肌缺血缺氧而引起的发作性胸痛为主的综合征。发作时病人感到心前区胸骨处阵发性憋闷疼痛。疼痛常放射至左肩，左臂前内侧直至小指与无名指。一般疼痛 1~5mm，也有持续 15mm 者，轻者微休息，安静几分钟后可以自行缓解。重则舌下含化硝酸甘油即可缓解。有些老年人常常症状不典型，有的反感胸部隐痛，憋闷或压迫感，或过度疲劳感等，这是老年人敏感性降低缘故。若走路顶风、寒冷刺激，情绪激动、体力劳动（或运动）过度，或饱餐之后出现胸部憋痛症状，应首先考虑心绞痛。

病因病机：

胸痹的发生与禀赋不足，年老体虚，邪气外侵，饮食不节，情志失调等多种因素有关。病机以正气亏虚、水饮、秽浊、痰瘀、气滞、寒凝等邪气积聚心脉为特点。胸痹的发展分为早、中、晚三个阶段，早期气血阴阳亏虚是病机根本；中期痰饮、秽浊、气滞、血瘀、寒凝是胸痹病机演变的重要过程；晚期邪气积聚心脉是胸痹病机的最终环节，三者紧密相联系。

辨证论治：

本病本虚表实、虚实夹杂，发作时期以表实为主；缓解期以本虚为主的特点，治疗补不足，损有余。本虚宜补，权衡心之气血阴阳之不足，兼见肝、脾、肾之亏虚，调补阴阳补气血，调整脏腑之偏衰，应重视补心气，温心阳；标实当泻，针对气滞，血瘀、寒凝、痰浊而理气、活血、温通、化痰、活血通络，理气化痰。

1. 寒邪内盛

症见胸闷胸痛，遇寒更甚，喘息、咳唾、短气、舌苔白、脉沉迟。胸阳不足，阴寒凝滞，痹阻气机所致。治宜通阳散结，方用栝楼薤白白酒汤可加桂枝、香附子、丝瓜络、郁金以加强通阳散寒，行气宽胸之力。若胸痛彻背，背痛彻心，痛剧而无休止，身寒肢冷，喘息不得卧，脉沉紧或沉细者，是阴寒极盛，胸痹重症，温阳散寒止痛。方用乌头赤石脂丸：蜀椒、附子、干姜、赤石脂、乌头做丸，掌握好剂量，不能过量。《医述》卷十二引喻嘉言曰："故知胸痹者，阴气上逆之候也。仲景微则薤白白酒以通其阳，甚则用附子、干姜以消其阴"。若症见胸中痞闷疼痛，时缓时急，苔白腻，脉濡缓者，是寒湿滞留。治宜温化寒湿，方用薏苡附子散。以薏苡仁化湿；附子温阳而化湿之力。

2. 痰浊壅塞

胸中闷塞而痛,咳嗽痰白,短气喘促,甚则喘不得卧,苔滑腻,脉濡缓。是由于痰浊壅塞胸中,胸阳受遏,气机运行不畅所致。治宜通阳化痰,降逆泄浊。方用瓜蒌薤白半夏汤加减。若胸中气寒痞满疼痛,胁下逆枪心是痰浊痹阻胸阳,气逆不下之象。治宜通阳散结,化痰下气。方用瓜蒌薤白桂枝汤加味以薤白、桂枝通阳散结,瓜蒌、枳实、厚朴下气化痰。

3. 肝郁气滞

症见胸部闷胀,攻窜不定,善太息,或痛连两胁,嗳气不适,甚则疼痛不能转侧,脉弦苔薄。因情志怫郁,肝气上逆于胸中所致。治宜疏肝理气,宽胸止痛。方药:桂枝枳实汤加味桂枝、枳实、生姜、陈皮、柴胡、川芎、当归、砂仁疏肝理气止痛。

4. 瘀血停着

症见胸部窒塞而痛,痛如锥刺,痛常有定处,舌紫黯或有瘀斑,脉涩。因瘀血留滞或久痛入络所致。治宜活血化瘀为主。方用失笑散加味。丹参、砂仁、檀香、陈皮、活血化瘀,行气止痛。也可用血府逐瘀汤加减治疗,活血不能伤气。

五、温通胸阳解胸痹

缓慢性心律失常是多种原因引起的窦房结功能衰退,起博功能障碍,或因窦房结,心房、心室结及房室束病变致传导功能障碍,使窦房结的兴奋激动不能如期下传所致的病症。常见于冠心病、病毒性心肌炎,以往对其病机的认识,多数认为是心肾阳虚,常用心宝丸(由洋金花、人参、肉桂、附子、鹿茸、冰片、人工麝香、三七、蟾蜍组成),但临床发现部分患者服用后会出现口干舌燥牙龈肿痛,大便干燥等虚不受补的现象,部分患者还会出现血压升高。笔者临床对此类病人常采取温胆汤合瓜蒌薤白半夏汤温通胸阳,通阳开痹,通过温阳气使由于寒湿阻遏及痰凝瘀血等痹阻之阳气宣通畅达,收到了良好效果。

关于温通阳气法

最早用温通阳气法治疗胸痹者当属汉代张仲景他在《金匮要略.胸痹心

痛气短病脉证并治第九》篇中论述"胸痹心中痞,留气结在胸,胸满,胁下逆抢心,枳实薤白桂枝汤主之;人参汤亦主之"。因胸痹发病机理是阳微阴弦,上焦阳气虚衰,胸阳痹阻,气机郁滞,当急以枳实薤白桂枝汤温通胸阳,通阳开痹,病势较缓时用人参汤温中益气,扶助中阳。则阳气振奋,阴寒自散。叶天士发展了仲景通阳思想,提出"通阳不在温,而在利小便",后世医家多从温病过程中湿热之邪困阻阳气,治疗须宣畅气机,通利小便,以使阳气通畅方面进行释义。其实通阳利小便是叶天士启发后学之一端,通阳之法还有宣肺、运脾、渗湿之法,而通阳不在温而在利小便"也并不仅限于湿热郁遏所致者。

缓慢性心律失常发作时以胸部窒闷而痛为特点,或胸痛彻背,背痛彻心,心中痞气,胸满咳喘,痰黏不爽,肢体酸楚,沉困乏力,舌淡暗苔白腻,脉沉伏或弦滞。相当于中医学的"胸痹"病,多因胸中阳气虚衰日久痰浊内停,乘虚入侵阳位,胸中阳气被郁,痰浊蒙蔽心窍,心气运行受阻而出现脉率缓慢,可应用通阳法治疗。这也是通阳法在内科杂病中的具体应用,

关于温胆汤

胸阳虚衰所造成的心脏传导受阻是导致严重心动过缓致心衰的主要因素,而在心阳虚衰基础上导致的血瘀,痰浊、水饮等邪气郁伏,更会导致胸阳痹阻,形成恶性循环。当此时方用温胆汤合瓜蒌薤白半夏汤较好,因临床多数患者伴有心悸胆怯,顽固性失眠。《内径》中"心中澹澹大动","心惕惕如人将捕之","心如悬若饥状"等形象的描述本病心胆气虚的特征。

《素问。六节脏象论》云:"凡十一脏皆取决于胆"。《医学入门》载:"心与胆相通,心病怔忡,宜温胆汤"。张景岳:"少阳属木,木易生火,故邪之盛者,其本在胆,其表在心,表者标也"。胆为清净之府,心中有神明所藏,也喜清净,不能为痰瘀之浊相扰。

温胆汤出自《千金要方》有半夏、陈皮、枳实、竹茹、甘草、生姜六味药组成,主治"大病后虚烦不得眠",并且指出其病因是"胆寒故也",寒者温之,故方中生姜,陈皮用量独重。宋代陈天择之《三因极一病证方论》即用《千金要方》原方加茯苓、大枣、生姜,由原来的四两减为五片,指征不再说是"胆寒",而说是"气郁生涎(痰),变生诸证",主治也扩充为"心胆虚怯,触事易惊,或梦寐不详,或异象惑......或短气悸乏,或复自汗。四肢浮肿,饮食无味,心

虚烦闷,坐卧不安"。这一调整,遂使温胆之性由温而平,临床运用也更广泛。

后世所沿用的温胆汤大都为《三因极一病证方论》的温胆汤。方中半夏、陈皮、茯苓、枳实、甘草燥湿化痰和胃降逆,使气降则痰降。竹茹清热化痰,除烦止呕,使痰热清则无扰心之患。瓜蒌薤白半夏汤能使胃气下降,脂浊下泄;通达腑气,扩展宗气;温运心气,畅通心脉,全方共奏温通心阳,化痰开窍,宣通胸阳气。此方功能可以长期改善症状,延长生命。

第六节　心悸分类辩治

刘渡舟认为:心悸分两端,心虚失养,心被邪干两大类,心阳虚、心阴虚。心之气血阴阳俱虚之分别;后者则或伤于惊恐,或为痰热扰心,膈饮犯心,水气凌心之差异,临证时当辨证施治,方得获取良效。

一、心阳虚类

1. 阳虚作悸

心属火脏,上居于胸;胸为阳,火为阳,两阳相合,故心有"阳中之太阳"之称。由于阳气主动,阴气主静,故心脏不息的搏动,从生到死,莫不以阳气而为先决条件。因此,心主血脉与神志,也无不与阳气的主导作用有关。如若离开了阳气,心就停止了搏动。而血脉不流,神志消灭,也是不言而喻。

为此,凡是由于各种原因,而伤及心之阳气,诸如治疗上的发汗过多或者过服苦寒之品,而内伤阳气;或因年老阳虚,以及禀赋素弱等,皆可发生心阳虚的心悸证。

心阳虚心悸的特点:即仲景所谓"心悸下,欲得按者。"中医理论:"喜按为虚,拒按为实",今望其喜按之象,则心虚之证一目了然,而无可非议。同时还伴有呕吐,与体疲无力,少气懒言等现象。其脉缓软无力,有时也呈结象、舌质淡、而舌苔薄白,治当甘温扶虚,以补心胸阳气,方用桂枝甘草汤:

桂枝 12 克、炙甘草 6 克。

2. 阳虚心悸烦躁

若以上阳虚心悸,而有兼见烦躁不安等症,乃是阳虚而心神不潜敛的反映。治应补心敛阳,镇静安神,方用:桂枝甘草龙骨牡蛎汤;桂枝6克、炙甘草6克、龙骨12克、牡蛎12克。

3. 心悸烦躁手足厥冷

夫阳脉虚之心悸,若下使肾阳亦虚,兼见烦躁而手足厥冷,脉沉舌淡者,则少阴上下皆虚。治当心肾同温,上下兼顾,方用茯苓四逆汤。

茯苓12克、人参6克、炙甘草6克、附子12克、干姜6克。心阳虚而阴邪亢盛者,证见手足发冷,胸满气短,尤以入夜为甚而窘及万分,非氧气而不能解者,每于上方加桂枝9克、生姜9克、大枣7枚,减干姜,服之多效。

4. 心悸气冲胸咽

上述阳虚心悸,亦可见兼见气从少腹而上冲胸咽,面翕热如酒醉状,头脑为之眩晕的,则为阳虚于上,阴乘于下所致。其脉促无力,舌质淡嫩水白。当温补心阳,纳气归根,方用苓桂味甘汤。

茯苓12克、桂枝10克、五味子10克、炙甘草6克。桂枝配甘草则温补心阳,桂枝配茯苓则下气消阴;桂枝配五味子则潜阳于下,而使龙归大海,其气自敛。

5. 心悸呃逆

阳虚的心悸,亦可伴发呃逆之证。这种呃逆,为心肾两虚,肾气不潜所致。然呃逆之发,有的气从下来,中口作声而出;亦有气呃至半及胸而还,不能冲口而出,这时则使人憋闷殊甚、痛苦莫可言论。治应心肾两温,纳气归根,方用都气汤:熟地30克、山萸肉10克、山药10克、丹皮6克、泽泻6克、茯苓6克、肉桂6克、五味子6克。(即用六味地黄汤以滋肾水;加肉桂与水中补火,以温阳气之虚;加五味子酸收,则敛气归根,以摄气冲)

二、心阴虚类

1. 阴虚作悸

劳神少寐,或用心不息,而阳用过极,或因情志火内伤其阴,则心失阴血之养。阴不制阳,阳气浮动,血脉不调,心律不齐,而发生心悸。口舌生疮,脉细数,舌红少苔。治宜滋补心阴,凉血清热,方用补心汤加味。

生地 12 克、玄参 10 克、丹参 10 克、天冬 6 克、麦冬 10 克、柏子仁 10 克、当归 10 克、枣仁 10 克、远志 6 克、茯神 10 克、党参 10 克、桔梗 3 克、朱砂粉 1 克(另分冲)、五味子 3 克。

若心阴虚而火动者,口舌烂赤,舌光红无苔,可先以黄连阿胶鸡子黄汤,泻南补北,以消心火之炎。续用补心汤滋养心阴,其效颇验。

2. 阴虚阳亢

阴虚之心悸,而继发厥阴心包风阳发动,证见心中憺憺大动,头目眩晕,行路不稳,耳鸣如蝉,肢颤手麻,心烦少寐,脉细而弦,或代结象,舌光红似锦无苔。治当滋阴补血,平熄风阳,方用三甲复脉汤加味:龟板 15 克、牡蛎 15 克、鳖甲 15 克、麦冬 20 克、生地 30 克、草蔻 10 克、阿胶 10 克、白芍 12 克、炙甘草 12 克、麻子仁 10 克。

三、心之气血阴阳虚类

1. 心脾气血两虚

由于思虑过度,或在亡血之余。心脾气血两虚,不能奉养心主,发为心悸,伴有周身无力,饮食不佳,精神恍惚,甚或健忘等症,脉濡缓无力,面、舌色白而天然不泽。治当温补心脾,气血两顾,方用归脾汤加味。

2. 心之阴阳两虚

心阴阳两虚,继发于各种心脏病中,亦可发于虚人受邪,内震心宫,而脉来结代,心脏动悸不安。或见少气而咳,大便秘结,心神慌乱,不能自主等象。治当益气补血,阴阳双补,方用炙甘草汤。

四、邪扰心动悸类

1. 因惊作悸

若一旦突受惊扰,则脉浮气乱,心主不能自持,而发为心悸。特点:心悸不安,胆小善畏,睡则梦多,惊叫而醒,身出虚汗,六脉弦而数,舌苔薄白而润。治当安神定悸,补心养正为先,方用朱砂安神汤。

2. 痰热扰心作悸

气郁不畅，积久化热生痰，痰热相结，犯胆扰心，发为心悸之变。证见口苦，呕吐，心悸且烦，胆小善畏，或单见"三幻"症状（即幻见、闻、觉），脉弦而舌苔白腻为验。治当清热化痰以定惊悸，方用温胆汤加味。

3. 水气凌心作悸

是水阴之邪上犯心阳的一种病变。特点是气从少腹上冲心胸，而心悸胸满，短气作咳，头目眩晕，脉沉弦，舌苔水白，而质淡嫩。治当温阳气之虚，以消阴寒之邪气，方用苓桂术甘汤。

邓铁涛：治疗心阳衰瘀水停，扶赢治本重温阳。气虚、阳虚愈重，导致血瘀，水停愈甚；反之，血瘀水停加重，更加耗散阳气，从而形成恶性循环，使病情不断加深。

补虚治本为主，重在温阳。临床表现以心气虚为主者，常有心悸怔忡，气短乏力，面白神疲，或纳呆便溏，舌苔淡白，脉细弱或结代。用四君子汤加黄芪或五爪龙，配入少量桂枝，当归或枣仁。黄芪可加强益气固表作用，且可强心利尿；少佐桂枝，取其补少火以生气，与灸甘汤合为治心阳虚。若出现肢冷畏寒，面黯汗泄，脉微细或迟虚，散涩等阳气虚衰症候，常在原方再加桂枝，熟附子，或用四逆汤加人参，益气温阳强心，以防阳气虚脱。若卫阳不固，汗出如注，随投参附、四逆而汗出仍不止者，应重用黄芪以补气温阳固表，并助参附之力；并用煅龙骨、牡蛎，重镇潜阳以敛汗。

若见心悸怔忡，头目晕眩，颧红烦热，夜烦不安，或见咳痰咯血，此多为阳损及阴，或气阳两虚或阴阳两虚之证。以生脉散加味，如沙参、玉竹、生地、女贞子、旱莲草、仙鹤草之属，可用西洋参或红参须。使虚热一消，当酌加益气扶阳之品。

寓补于泻，中病即止

对于风心病瘀血，水饮之标实证，必须在扶阳固本的基础上治疗，仅能在上述补虚方药上加味，以免虚其所虚。心痛怔忡，面色暗黯，唇甲紫绀，或咯血，或肝脏肿大，舌青紫，脉结代或散涩，均为瘀阻心脉或肺、肝之象。临床证常用《类症制裁》之桃红饮（桃仁、红花、当归、川芎、威灵仙）。其中当归令其散血，可酌加丹参，两者相合，活血中有养血生血作用。

风心病心衰,水饮泛滥引起水肿,在益气扶正的基础上加五苓散、五皮饮之类,以利水消肿。若病情重,出现气急喘促,怔忡烦躁,此乃心肾阳气大虚,水气射肺凌心,恐有阴阳欲脱之虞,当急以独参汤合真武汤浓煎频服,温阳益气,利水解危。

在补气温阳中,邓氏喜欢稍佐以行气药,如枳壳,橘皮之类,使之补而不滞。对利水与消瘀,强调中病即止,切勿过急过猛或应用重剂。利水过快易伤阴,祛瘀过剧多耗血破血,对病情有弊而无益也。

奚凤霖溯源竟委,法取建中。

虚里是心脏的搏动区,心主血脉,所以称谓之宗气。《医门法律》中说:"上气之虚,有胸中宗气之虚,故其动之应手者无常耳;乃知无常之脉,指左乳下之动脉而言;有常则宗气不虚,无常则宗气大虚,而上焦之气始恹恹之不追也"。虚里部位的某些异常搏动,乃心脏的速率与节律不正常,是功能性或器质性的心脏病变之确证。心律失常的发病机理,不越两端,一为"宗气不下,脉中之血,凝而留止",而导致经遂不通,血行失常,相当于冲动传导失常所引起。二是"惊则心无所底,神无所归,志无所定,故气乱矣。"亦称"气乱而脉病",致阴阳不交,调节失常,相当于冲动引起(原失常)。然而两者之间既有区别,又可互为用。

过缓性心律失常

最常见为窦性心动过缓,亦见于房室连接处异博节律。

1. 益气升消法

适用于上气不足,心肺气虚之证。症见脑空,眩晕、耳鸣、掉淫欲仆或猝然晕厥,并有短气似喘、心悸、胸闷、舌质不胖、脉迟或损脉,败脉。治法:益气升陷汤(《医学衷中参西录》)主治。或加人参、参芪补中以培后天、山萸肉酸收耗散之阴阳,以防气之涣散。

2. 益气温中法

适用于宗气不足,脾胃虚寒之证。症见心悸眩晕,腹部冷痛,呕吐泄泻,虚烦劳热,肢体虚倦怠,四肢不温,舌体淡胖,苔白,脉迟而软或损脉,或脉结代等。治法:益气温中,在脾用人参汤或加桂枝,以通阳祛寒;或加附子,多用附子理中丸、益脾温肾。在胃用小建中汤,以补虚建中,加黄芪名黄芪建中汤,加强益气温中;加当归名当归建中汤(《千金翼方》)兼以养血和血。

3. 温阳化饮法

适用于脾肾阳虚,水饮不运之证。胸胁满闷,心悸、眩晕、短气而喘,或腰膝痠软,水肿尿少,舌淡紫色,苔腻白滑,脉迟而滑。治法:在脾用苓桂术甘汤以健脾温化痰饮。

4. 温经散寒法

适用于阳虚,外受寒邪之证。症见怕冷,肢青或微发热,头晕、头疼、脉反沉迟等。治法:助阳散寒,用麻黄附子细辛汤用之。可与建中汤合用。

阴寒内感,阳气衰微,四肢逆冷。恶寒蜷卧或呕吐下利,大汗亡阳,舌质淡胖紫色,败脉。亦可见数疾脉,尾漏结脉则又宜回阳救逆,主用以四逆汤,病势缓后仍守建中。

过速性心律失常

常见为窦性心动过速,预激症候综合征,非阵发性房室连接区性(室性)心动过速,房颤扑伴规则的 2:1 房室传导等。

益养心脾法

心脾两虚,气血不足之证,治宜健脾益气补血养心,用归脾汤。

心脾气虚,阴津不足者,可用生脉散合甘麦大枣汤,亦未离顾护中气既然。

第七节　治疗心脑血管疾病常用方剂

一、医圣张仲景方类

1. 瓜蒌薤白类方

治胸痹、喘息咳嗽唾,胸背痛气短或胸痹为诸方组。

《灵枢·本藏篇》云:"肺大则多饮,善病胸痹,喉痹逆气"。这和胸痹短气证极类似。诸病源候总病论云:"胸痹之候,胸中幅幅如满,噎塞不利,习习如痒,喉里涩,唾燥,甚者心里强痞急痛,肌肉苦痹,绞急如刺,不得俛仰,胸前皮皆痛，手不能犯，胸满短气，咳唾引痛、烦闷、汗自出，或彻背膂，其脉浮而微者是也"，这是对胸痹心痛短气病较细致的描述，陆渊雷云："古书所称胸痹心痛，以心胸部特异感觉为主，赅括心绞痛，及大动脉之炎证瘤证。然心绞痛及大动脉之炎证瘤证，系不治之病，本篇诸方所治，乃胃神经痛，肋间神经痛，及食管病耳"。我们在临床上多参考。

《金匮要略语译》胸痹心痛短气病脉证治第九

1条：师曰："夫脉当取太过不及，阳微阴弦，即胸痹而痛，所以然者，责其极虚也。今阳虚知在上焦，所以胸痹心痛者，以其阴弦故也"。

凡是病人的脉象，不是偏于太过，便是偏于不足，太过是实证，不足是虚证。例如患胸痹心痛的脉搏，轻按在浮部，往往是微弱的，但按到沉部，便出现弦急的形象，揆其所以然的道理，总不外是阳气虚弱的关系。正由于上焦胸腔的阳气虚弱，所以阴邪便侵胁到心胸部，而出现胸痹心痛脉阴脉弦急等脉证出来。

脉太过则病，不及亦病，故脉当取太过不及而候病也。阳微，寸口脉微也，阳得阴脉，为阳不及，上焦阳虚也。阴弦，尺中弦脉也，阴得阴脉，为阴太过，下焦阴实也。凡实阴之邪，皆得以上乘阳虚之胸，所以病胸痹心痛。胸痹之病，轻者，即令之胸满，重者，即令之胸痛也。脉分阴阳，有的指浮或沉部位，浮为阳，沉为阴，有的指左右手，左为阳，右为阴，则有指尺寸，寸为阳，尺为阴，在临床上都有一定的实用价值。尤以用在浮沉部左右手的经验，更为切实。弦脉，素问阴阳别论云："鼓阴阳胜急曰弦"。伤寒论云："脉浮而紧者，名曰弦也"。弦者，状如弓弦，按之下移也。"因此，弦脉不一定指为阴脉，只是脉搏出现的紧急现象。

2条："平人无寒热，短气不足以息者，实也"。《金匮要略语译》

假如一健康情况较正常的人，没有发热恶寒的外感，但呼吸突然出现频数而喘息的，这是里实证。

尤在泾云："平人，素无痰之人也，无寒热，无新邪也，而仍短气不足以息，当是里气暴实，或痰、或食、或饮，碍其升降之气而然，盖短气有从虚宿痰而来，有从新邪暴遏而来者，二端并痞，此为里实无疑，此审因察病之法也"。短气，成无已明理论云："短气者，呼吸至数，而不能相续，似喘不摇肩，似呻吟而无痛者是也"。陆渊雷云："短气胸痹一证，于此言其属实者，以下文胸痹诸方,多用瓜蒌、枳实、厚朴等攻破之药故也"。

3条:"胸痹之病,喘息咳唾,胸背痛,短气,寸口脉沉而迟,关上小紧数,栝蒌薤白白酒汤主之"。

患胸痹痛病,出现气呼吸短促而喘息、咳嗽、唾痰,胸部和背部疼痛等症,诊察其脉搏,寸口的脉,按到沉部,搏动率还极迟慢,关脉的体象虽然细小而紧急,搏动率要比寸口稍快一点,这是心胸部阳气虚弱,脾胃部阴寒气滞的象征,可以用栝蒌薤白白酒汤通阳气消阴翳。

胸中,阳也,而反痹,则阳不用矣,阳不用,则气上下不相顺接,前后不能贯通,而喘息、咳唾,胸背痛、短气等证见矣。

总之:阳虚气滞:寸口脉沉而迟,关上小紧数,喘息咳唾,胸背痛,短气(1、2)治疗:栝蒌薤白白酒汤。

气滞痰盛:"胸痹不得补,心痛彻背"。治疗:瓜蒌薤白半夏汤(4)(瓜蒌实一枝,薤白三两。(半夏半升,白酒一斗)。

痰挟水气:气结在胸"胸痹心中痞,留气结在胸,胸满,肋下逆抢心"治疗:枳实薤白桂枝汤主之、人参汤亦主之(5)(人参、甘草、干姜、白术各三两)温服。

饮邪兼痰:"胸痹胸中气塞、短气"。治疗:茯苓杏仁甘草汤主之。据枳姜汤亦主之(6)(茯苓三两、杏仁五十个、甘草一两,煮取五升,温服一升,日三服。)

寒湿:"胸痹缓急"。治疗:薏苡附子散主之(7)(薏苡仁十五两,大附子十枚,二味,杵为散,服方寸匕,日三服)

阳虚湿惑:"心中痞,诸逆心悬痛"。治疗:"桂枝生姜枳实汤主之"。(8)(桂枝三两,生姜三两。枳实五枚三味,以水六升,煮取三升,分温服)

阳衰:"心痛彻背,背痛彻心"。治疗:乌头赤石脂丸主之。(9)蜀椒一两(一法二分)乌头一分(炮)附子半两(炮一法一分)干姜一两(一法一分)赤石脂一两(一法二分)五味。末之,蜜丸如桐子大,先食一丸,日三次(不知,稍加服)

寒盛气结:九丸痛。治疗:九种心痛(附子三两(炮)生狼牙一两(灸香)巴豆一两(取皮心,熬研如脂)人参。干姜、吴茱萸各一两)六味。末之,炼蜜丸如桐子大酒下,强人初服三丸,日三服,弱人二丸。善治卒中恶,腹胀痛,口不能言，又治连年积冷流注心胸痛，并冷肿上气，落马坠车血疾等皆主之，忌口如常法。

2. 炙甘草汤证

《伤寒论》177 条：伤寒，脉结代，心动悸，炙甘草汤主之。

本条为邪尽之后，气血两虚之证。主症：脉结代、心动悸。气短，失眠。是气血不足（心）阴阳两虚。产生脉结代的原因有三：气血不足，血瘀，痰阻。有形质之血，瘀、痰属阴，而气为五行属阳。当气虚时，阴大于阳，阳（气）的升散性，动性不足，阴（痰、瘀等）的凝聚性、静性居优势，致使血瘀、痰阻，血流通过不利而引起脉结代。如气血俱虚，阴阳呈均势地减弱，无力以完成升降运动的连续性，亦可出现脉结代。临床上因阴阳不足而脉结代者，其脉无力而虚，常伴心动空虚，少气，短气；属血瘀者，多有心前区刺痛，脉兼涩象，舌有瘀点；属痰阻者，多心区闷满不舒，苔白滑腻。至于气短则为心气不足所致；失眠则为血不养心，心神不宁引起。

炙甘草汤方：

炙甘草 12 克、生姜 9 克、人参 6 克另煎服、生地黄 20 克、桂枝 9 克、阿胶 6 克（冲服或烊化）、麦门冬 15 克（去心）、麻仁 15 克（原半升）、大枣 12 枚（原 30 枚），上九味，以清酒 1400 毫升，水 1600 毫升，先煎八味取 600 毫升、去渣，内阿胶烊尽，温服 200 毫升，日服之。一名复脉汤。

笔者经验，在应用本方时，当根据病证，偏阴虚，或偏阳虚进行加减。如偏阳气不足，表现神疲懒言，少气短气，舌淡，脉缓弱，可加大桂枝量，加健脾药物如草蔻、厚朴；偏阴虚，表现面潮红，急躁，舌瘦小红绛，脉细可加五味子、枸杞、山药；挟血瘀，表现心前区时有刺痛，舌紫或有瘀点，脉涩可加川芎、桃仁、枳壳之类；挟痰湿，表现舌苔白滑而腻，可加瓜蒌、法夏、藿香、佩兰叶，适当减轻原方补血类药物的量剂。

注：本方可广泛治疗各种原因引起的心律失常。如：收缩过早搏动、冠状动脉心脏病及主动脉硬化、冠心病频发室性早搏，认为偏气阴两虚疗效较好。

冠心病、高心病、风心病、肺心病，只需见脉结代、心悸动者，均可加减采用。

本方对青盲、内障、视惑、瞳神干缺、翳陷、目妄见、云雾移睛、神气枯瘁

黄兰魁中医临证五十年学治集

等均有效,其应用标准:①眼部症状,在外障方面红肿痛羞明流泪等刺激症状比较轻,病变进行较缓但病程长、难愈;在内障及青盲方面,除视物模糊外,并多併有痠楚疼痛,不能久视等感觉,病变发展亦慢,但后果严重。②身体较消瘦、衰弱、苍老。③舌苔,主要表现淡白而润,淡红少苔,或淡红而中光绛。④脉为沉细、沉迟、细弱或结代、头晕目眩、体倦乏力,时时心跳,怕冷、多梦少寐或失眠。

笔者认为,是由于本方具备阴阳调节的三个特性:即固本性,二相性和整体性的缘故,所以针对性大,而专一性小。今人用方而大大超过医圣当年规定范围并有效的原因所在。

二、其他方类

1. 生脉散

生脉散(又名生脉饮),出自李东垣《内外伤辨惑论》是益气、扶正、生脉的有效方剂。历代医家常用于气阴两虚诸症。

方中人参大补元气,麦冬养阴生津,五味子敛肺止汗,三药相合有益气复脉,养阴生津之功。现代实验研究证明,本方有增强冠脉血流量,改善心肌供血降低心肌氧耗量,改善心肌代谢,提高心功能,其强心升压及抗休克作用尤为显著。临床上对冠心病、心肌梗死、心源性休克、心力衰竭的治疗都有较好的效果。

2. 保元汤

保元汤出自明·魏桂岩《痘疹全书博爱心鉴》为治男女气虚之总方,适应于虚损劳倦,元气不足。《医宗金鉴》云:"保元者,保守元气之谓,方中黄芪保在外之气,甘草保在中之气,人参保上、中、下、内、外一切之气,诸气治而元气足矣,加肉桂以鼓动肾间动气"。现代研究证明,冠心病患者口服保元汤后,在心率不变的条件下,心脏每博射血分数都有明显增加,心泵功能得到改善,心泵功能越差,受调整的幅度越高,并对阳虚患者的外周循环,有着积极的调节作用。现代多用于治疗冠心病属气虚或阳虚者。

3. 血府逐瘀汤

血府逐瘀汤出自清·王清任《医林改错》由四物合四逆散加桔梗、牛膝而成。配合当归、生地、活血养血,使瘀血去而不伤血;柴胡、枳壳行气解郁,使气行则血行;桔梗载药上行,使药力发挥于胸;牛膝通利血脉,引血下行;甘草缓急,通百脉以调和诸药。诸药相合具有活血祛瘀、行气止痛之功。王氏用本方治疗胸中血府血瘀及由血瘀引起的各种疾病达19种之多。其对后世应用活血化瘀治疗冠心病有指导意义。愚认为临床应用活血化瘀治冠心病不能久服,久服者伤血,方中应加健脾养血药物。

4. 冠心Ⅱ号

冠心Ⅱ号出自北京地区防治冠心病协作组:由丹参、川芎、红花、赤芍、降香组成现代新创的名方之一。借鉴血府逐瘀汤等活血化瘀良方的经验,并根据辨证上辨病相结合的原则,为冠心病而创立的,主要用于冠心病、心绞痛证属血瘀者,有近期和远期疗效。现代实验研究证明,冠心Ⅱ号能扩张冠状动脉,增加冠脉血流量,降低心肌耗氧量,对抗急性心肌缺血,抑制血小板聚集,增强纤维蛋白的溶解酶系统活性,降低血清总胆固醇等作用。

第八节　治疗冠心病的常用药物

活血化瘀药在治疗冠心病上使用最广,因冠心病患者都存在不同程度的瘀血证,而心绞痛又为常见症状,根据中医"痛则不通"及"久痛必瘀"的理论,用活血化瘀药以祛除瘀阻,疏通脉道,已达到"通则不痛"的目的。其中丹参活血祛瘀,能养血安神,是养血活血代表药《妇人明理论》:"丹参一物而有四物之功,补血生血功过归、地;调血敛血,力堪芍药;逐瘀生新,性信芎劳。"

1. 川芎

功能活血行气,祛风止痛,为血中之气药,其力上升,下降、外达,内透无所不至。《本草求真》云:"气郁于血,则当行气以散血;血郁于气,则当活血以通气;行气必用芎、归,以血得归则补,而血可活,且血之气,又更得芎而助也"。

2. 元胡

《本草纲目》谓:"元胡,能行血中气滞,气中血滞,故专主治一身上下诸痛,用之中的,妙不可言"。其镇痛功效十分显著。《炮灸论》有"心痛欲死,急觅元胡"之说。

3. 当归

能生血,养血活血之主药,又能宣通气分,使气血各有所归。《本草正》云:"当归,其味甘而重,故专能补血,其气轻而辛,故又能行血,补中有动,行中有补,诚血中之气药,亦血中之圣药也"。

4. 人参

治疗冠心病益气常用,大补元气,固脱生津,兼安神增智,为补药中极品。《本草经疏》谓:"人参能回阳气于垂危,却虚邪于俄顷,其主治也,则补五脏,盖虽有五,以言乎生气之流通则一也,益真气,则五脏皆补矣"。人参在补益药中使用最为广泛,以人参为主组成的著名方剂甚多,如益气固脱之独参汤、回阳固脱之参附汤、益气复脉之生脉散,益气温阳之保元汤等,多用于冠心病的治疗及心力衰竭和休克的抢救。对急性期的治疗,现代多采用注射液,以迅速起效。现代药理研究证实,人参有强心,抗心肌缺血,抗休克,扩张冠状血管,抑制血小板聚集,降血脂及抗动脉粥样硬化等作用。

5. 黄芪

益气固表,兼能利水消肿,灸则补中益气,治内伤劳倦及一切气衰血虚之证,为补气要药,若大气壮旺,则气滞者行,血瘀者通,痰浊者化,此即"大气一转,其结乃散"。黄芪同人参则益气,补中益气汤之谓;同当归则补血,补阳还五汤之谓;同白术、防风则固表止汗。黄芪临床应用比较广泛,不仅用于气虚,而且对血瘀气滞,痰瘀交阻或阳虚为主的冠心病患者,可与他药配伍用,但用量宜大,多用在30克以上,若恐滞腻加陈皮少许佐之。现代药理研究证实,黄芪有强心作用,能显著提高左室收缩功能,能改善心肌收缩性能,缩小心肌梗死面积,减轻心肌损伤;扩张冠状动脉,增加冠脉血流量;抑制血小板聚集和对血小板聚集有明显解聚作用。

6. 党参

功能补中益气,主治脾胃虚弱,气血两亏,体倦无力,常替代人参,但力薄弱。药理研究证实,党参有强心作用,能增加冠心病患者的左室收缩力,增加心泵出量,并对心肌缺血有保护作用;可抑制血小板聚集,降低血液黏度,防止血栓形成。

7. 甘草

补脾益气,缓急止痛,兼调和诸药,炙甘草通脉,利血气,养心复脉,治心律失常时,用量宜重,可用 15~20 克或以上,恐其滞纳排钾,可加茯苓、泽泻佐之。《本草正》谓:"甘草,味至甘,得中和之性,有调补之功,故毒药得之解其毒,刚药得之和其性,表药得之助其外,下药得之缓其速;助参、芪成气虚之功,随气药入气,随血药入血,无往不可"。药理研究证实,甘草有抗心律失常作用。

此外常用药还有宣痹通阳药瓜蒌、薤白、桂枝、芳香开窍的麝香、苏合香、石菖蒲;及养阴麦冬、解表药物葛根等。瓜蒌,甘寒滑润,既能宽胸涤痰,又善利气散结,能使肺气清肃助心行血,为历代医学治胸痹之要药。仲景治结胸有瓜蒌薤白类方:结胸有小陷胸汤,瓜蒌与黄连。半夏并用。瓜蒌与薤白、桂枝并用。药理研究证实,瓜蒌有明显增加冠状动脉血流量,增加心肌收缩力,保护缺血心肌等作用。薤白辛温润利,通阳最捷,兼能行气活血,早在《灵枢·五味篇》就有"心病者宜食薤"的记载。且有抗心肌缺血,抑制血小板聚集,降血脂的药理作用。桂枝,发汗解肌,温通经脉,又善通心阳,能扩张血管,调整血液循环。麝香,功善开窍辟秽,通络散瘀,为兴奋性回苏药,能通诸窍,引药透达。药理实验证实,麝香能改善急性心肌缺血,增加心肌血流量,降低血黏度,改善血小板最大聚集体,提高心功能,是一种安全有效的治疗冠心病、心绞痛药物。苏合香,开窍辟秽、豁痰开郁,并能止痛。有中枢兴奋作用,其开窍辟秽功效与麝香相似,而力稍逊。主要用于冠心病、心绞痛,有扩张冠状动脉,增加冠脉血流量,降低心肌耗氧量,减慢心率,抑制血小板聚集等药理作用。

8. 石菖蒲

开窍豁痰,理气活血,专功通阳开闭,善治心腹冷气。《重庆堂随笔》云:"石菖蒲,舒心气,畅心神,怡心情,益心志妙药也。清解药用之,赖以祛痰秽之浊,而卫宫城,滋养药用之,借以宣心思之结,而通神明。"药理实验证实,石菖蒲有扩张冠状血管,增加冠脉血流量,抑制血小板聚集,抗血栓形成等作用。

9. 麦冬

功善养阴润肺,清心除烦,益胃生津。《本草正义》云:"麦冬,其味大甘,

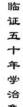

黄兰魁中医临证五十年学治集

膏脂浓郁,故专补胃阴,滋津液,本是甘药补益之上品,凡胃火偏盛,阴液渐枯及热痞伤阴,病后虚羸,津液未复皆为必用之药"。麦冬用于大队温药之中,取其强心作用,又可监制辛温太过,是组成生脉注射液,炙甘草汤中的重要的药物。现代又有生脉注射液等制剂。药理实验证实,麦冬有增加心肌收缩力,增加冠脉血流量,抗心律失常等作用。

10. 葛根

是目前临床治疗冠心病,心绞痛的常用药。代表制剂有葛根片,心血宁片,普乐林注射液等。葛根有扩张冠状动脉,增加冠脉血流量,降低心肌耗氧量,抑制血小板聚集,抗心律失常及降压等药理作用。

第九节　心脏病拾零

一、护心主生脉,宁悸重桂枝

(1)外感邪舍于心,解毒护心为要:病毒性心肌炎,一般多由感受时邪或时病之后,外邪传及于心,心虚失常所致。临床表现心悸怔忡,气短乏力,胸闷胸痛,食欲减退,脉细数而促或伴结代一系列症状。各种心律失常,如频发过早搏动(二联律、三联率)及房室传导阻滞、心动过速等。治疗必须见微知著,防微杜渐,不能囿于一般时感治疗而贻误病机。

若感邪之初,及早采用补心气或益心阴并加用解毒祛邪之品,将对心肌炎有预防作用。人参败毒散用人参之妙,非徒扶正以资汗源,且寓有护心之深意。加减葳蕤汤中用玉竹,其意亦然,热病易耗伤津液,病毒性心肌炎以心阴虚最为常见。

病毒性心肌炎,心律失常,以生脉散为主方加玉竹、柏子仁、琥珀镇静解毒,甘草清热解毒。胸痛加汉三七,郁金化瘀通络,合欢皮理气疏肝。应加健脾药草蔻、厚朴等。

(2)复心阴通血脉,桂枝需要大量:心动过缓,总有心阴不足,心脉不通使然,一般均有心悸怔忡,胸闷气短,头晕目眩,甚至昏扑,脉细缓无力,或细涩,或浮缓等见证。重用桂枝有效从 10~20 克,用之心率正常,或有口干舌燥时,将已用的量酌减 2~3 克,续服以资巩固。

（3）病毒性心肌炎,心房纤颤,风湿性关节炎:关节肌肉疼痛,心肌胸满,舌白,脉促或促结并见,背部时有畏寒。为心阳不足,寒湿外客,予桂枝去芍药加附子汤。

窦性心动过缓、多发性室性期前收缩,头晕恶心,麻木气短心悸,心前区痛,呼吸刺痛,呼气时胸中有空虚感,疲乏无力,失眠多梦,舌苔薄白,脉弦滑而结,诊为心阳不足,痰郁气结,应温阳散结,宽胸化痰。

处:瓜蒌 15 克、薤白 9 克、半夏 9 克、桂枝 12 克、白芍 10 克、陈皮 9 克、厚朴 9 克

（4）冠心病,心房纤颤,胸满胸痛,心悸心烦,腹满胁痛,疲乏无力,四肢憋胀,头晕脑涨,脉沉缓而涩:气血俱虚为本,气滞血瘀,湿郁不化为标。

处方:白术 10 克、苍术 15 克、黄芪 30 克、当归 10 克、党参 10 克、夜交藤 30 克、生地 10 克、丹参 30 克、三棱 10 克、莪术 10 克、薄荷 3 克、柴胡 10 克、黄精 10 克。

（5）奔豚夹心悸:心律失常（肝脾肿大者）（中医之积聚证）高血压病 10 年以上,高血压性心脏病二三年,中医药平肝潜阳,滋阴降火之品,不但头晕不减,血压不降,反而出现一股热气从腹上冲,冲至胸则心烦心悸恐怖,至咽喉则呼吸困难,至头则痛,头热汗出,汗出后即突然面色苍白,四肢厥冷,40 分钟以后自动消失,每日发作 1~3 次不等。心电图 ST 段下降,T 波倒置,右束枝传导阻滞,并曾一次出现Ⅲ度传导阻滞。舌质淡白而润,脉弦涩不调。心阳不振,水气凌心,温阳化水降冲。

处:茯苓 15 克、桂枝 9 克、白术 6 克、甘草 9 克服 10 剂。诸症大部消失。

（6）心动过速:心悸阵阵发作,3 次/日,腰酸腰痛,舌质淡,苔薄白,脉沉细弦而迟大。肾阳不足,心阳虚衰,水气上冲之奔豚。

处方:生地 9 克、山药 9 克、五味子 9 克、茯苓 9 克、泽泻 9 克、丹皮 9 克、麦冬 9 克、附片 9 克、肉桂 9 克、白芍 9 克。

即:桂附地黄汤去山茱、麦冬、五味子、白芍合方。

（7）风湿性心脏病:二尖瓣狭窄与闭锁不全、功能性子宫出血。美尼尔氏综合征,慢性胃炎、缺铁性贫血,脾大,即:经常头痛头晕,失眠健忘,胃脘

疼痛,身痛腰疼,心悸气短,疲乏无力,浮肿尿少,纳呆食减,行动困难,稍受精神刺激或稍感劳累时,即腹部悸动,逆气上冲,冲到胸即心悸汗出,面色㿠白,肢厥脉微,血压下降而突然神志不清,需抢救才能脱险。面色㿠白无华,消瘦神疲,翻身均感困难,手心热而肢反冷,舌质淡,苔薄白,脉沉细弦时见结象,诊断:阴阳气血俱虚,中气不足,肾水上犯之奔豚:应益气养血,温中降逆,十四味建中汤加减。

即:党参 10 克、白术 10 克、茯苓 10 克、当归 10 克、白芍 10 克、川芎 10 克、生地 10 克、附片 10 克、肉桂 10 克、黄芪 15 克、半夏 10 克、麦冬 10 克、苁蓉 15 克、甘草 10 克、生姜 3 片、大枣 5 个。

（即桂附八珍汤加半夏、麦冬、苁蓉）

心动悸为心之阴阳俱虚,心下悸为水停中焦,脐下悸为肾水上冲,心中悸为脾胃虚寒,气血不足的病位指证。

庞安时《伤寒总病论》例述有:"诸动气在心腹,上下左右不可发汗",临床诸多心律失常者,常有自感动悸之有在心下、心中、脐下、心前区等的不同,照仲景之辩论,心中者建中法,心前区者用疏肝法,脐下者用温补肾气法,心下悸者用温阳利水法,多见奇效。

二、奇效良方之冠心病 10 方

1. 冠心病,心肌缺血

红人参西洋参陈皮各 3 克麦冬黄芪各 10 克日一剂

2. 冠心病,胸闷胸痛,(心电图提示心肌缺血)

丹参 15 克、瓜蒌 15 克、葛根 15 克、白芍 15 克、桂枝 9 克、枳壳 9 克、红花 6 克,日服一剂。同时服冠心苏合丸一粒×2/日。

3. 冠心病

瓜蒌壳 30 克、茯苓 15 克、降香 15 克、丹参 15 克、川芎 15 克、白术 15 克、陈皮 9 克、半夏 9 克、竹茹 9 克、枳实 9 克、薤白 9 克、红花 9 克、桂枝 9 克。日服一剂。

4. 冠心病

丹参 40 克、党参 15 克、生地 15 克、黄精 15 克、玉竹 15 克、瓜蒌 15 克、川芎 15 克、红花 15 克、薤白 15 克,檀香 10 克、甘草 10 克,三七粉 3 克(分 2 次冲服)。

5. 冠心病

黄芪 50 党参(或人参 15)丹参 2 克、五味子 2 克、当归 20 克、酸枣仁 20 克、川芎 15 克、枳壳 15 克、郁金 15 克,日一剂。

6. 冠心病

太子参 30 克、丹参 30 克、白术 15 克、茯苓 15 克、陈皮 12 克、赤芍 12 克、麦冬 12 克、半夏 9 克、五味子 9 克、甘草 6 克,日服一剂。

气虚明显加党参、黄芪各 20 克;

阳虚加淫羊藿 15 克、桂枝 15 克;

痰湿偏寒加远志 10 克、南星 10 克;

偏热加瓜蒌 10 克、葶苈子 10 克;

心悸明显加柏子仁 15 克、炒酸枣仁 15 克、生龙骨 15 克、生牡蛎 15 克;

阴虚加何首乌 10 克、沙参 10 克、黄精 10 克;

阳亢加牛膝 15 克、罗布麻 15 克。

7. 冠心病

丹参 40 克、黄芪 30 克、党参 25 克、川芎 25 克、赤芍 20 克、当归 15 克、五味子 15 克、麦冬 10 克、红花 10 克

合并自发性心绞痛,心烦加茯苓 33 克,香附 20 克,黄芩 15 克

心绞痛,出冷汗舌淡加附子 30 克(先煎 50 分钟、)茯苓 30 克、龙骨 25 克、桂枝 15 克。

收缩压高去五味子 50 克、麦冬 50 克、加磁石 50 克、生石决明 25 克、罗布麻 40 克。

舒张压高去五味子 25 克、麦冬 25 克、加旱莲草 25 克、女贞子 25 克。

室性早搏去党参、加红人参 15 克、酸枣仁 50 克、茯苓 20 克、桂枝 10 克。

胸闷不适加枳实 30 克

8. 冠心病

(1)黄芪 10 克、党参 10 克、当归 10 克、川芎 10 克、红花 10 克,日一剂。

(2)丹参 20 克、全瓜蒌 20 克,茯苓 10 克、陈皮 10 克、半夏 10 克、莱菔子 10 克、枳壳 10 克、檀香 6 克、甘草 6 克,日一剂。

（3）蒲黄 10 克、五灵脂 10 克、菖蒲 10 克、当归 10 克、桂枝 10 克、赤芍 10 克、茯苓 10 克、远志 10 克,大枣 12 枚,日一剂。

9. 冠心病,胸痛,咳嗽,舌苔黄

黄连 10 克,合欢花 20 克、沉香 5 克、附子 3 克、远志 15 克、丹参 15 克、茯神 15 克、郁金 15 克、陈皮 15 克、灯心 15 克。

10. 冠心病

瓜蒌 60 克,百合 30 克、党参 30 克、苏子 30 克、牡蛎 30 克,柴胡 15 克、黄芩 15 克,蜀椒 10 克、郁金 10 克、乌药 10 克、五味子 10 克、甘草 10 克。

三、防中风验方

说到防中风,我这里还有一个拿手的药方,是我治疗中风近 30 年的一个经验方。

沙苑子 15 克、龟板 15 克、菟丝子 15 克、赤芍 15 克、红花 15 克,丹参 30克。

这个方子可以补肾、活血、通络、降脂、降压、抗动脉硬化,基本上把导致中风的多种危险因素都考虑在内了。这个方子还有这么一点好处,它不用熬。你到药店把这些药买回来后,把它们磨成粉,装成胶囊。每天吃 2 次,每次吃 6 克,非常省事,效果又非常好。

四、养心定志汤

组方:太子参 15 克、茯神(或茯苓)10 克、煅龙骨 10 克、石菖蒲 10 克、远志 10 克、丹参 10 克、桂枝 8 克、炙甘草 5 克、麦门冬 10 克、川芎 10 克、延胡索 10 克。

功能:益心气,补心阳,养心阴,定心志。

主治:冠心病。

用法:水煎服,每日一剂。

方解:冠心病属胸痹、心悸、真心痛范畴。多见于老年患者,临床常呈现心动悸,脉结代,心绞痛,疲倦乏力,胸闷气短或烦躁汗出等证候,乃本虚标实之为病。本虚则心气不足,心阳虚损,心脉失养,心志不宁;标实则气滞血瘀,痰饮阻滞,故治疗宜标本兼顾,以治本为要。本方系以定志丸、桂枝甘草汤、生脉饮加丹参、川芎、延胡而成。是治疗冠心病之通用方。太子参益心气,苓佐参调心脾;菖蒲、远志通心窍以定志;龙骨镇静以安心神,其意有"补心强志"之功。桂枝、甘草辛甘化阳以补心之阳;麦冬养心阴;再加丹参、川芎以活血化瘀,延胡索理气止痛。总和标本同治,治本为先。

加减:胸闷憋气,胸阳痹阻较甚者,加瓜蒌、薤白各 10 克;心痛剧烈,痛引肩背,气血瘀滞者,加金铃子 10 克,三七粉 3 克(另冲服);心烦易怒,心慌汗出者,加浮小麦 10 克,大枣 4 枚;若高血压性心脏病,亦可用此方去龙骨,加决明子、川牛膝、杜仲等;肺源性心脏病,去川芎,加银杏、天冬、生地、杏仁等。

五、丹参绿茶饮治冠心病

原料:丹参 9 克,绿茶 3 克。

用法:将丹参制成粗末,与绿茶一同放入杯中,用沸水冲沏,代茶饮用,每日 1~2 剂。

功能:活血化瘀,清热利湿,除烦止痛,用于冠心病、心绞痛、高脂血症等。

六、中医治疗冠心病偏方三则

益气活血汤

用料:党参(人参)15 克、麦冬 12 克、五味子 8 克、瓜蒌皮 15 克、桂枝 8 克、丹参 15 克、川芎 15 克、赤芍 15 克、莪术 15 克、红花 10 克。

功能:温阳益气,活血通脉。

主治:冠心病心绞痛(胸痹心痛)

养心定志汤

用料:太子参 15 克、茯神(茯苓)10 克、菖蒲 10 克、远志 10 克、丹参 10 克、桂枝 8 克、炙甘草 5 克、麦门冬 10 克、川芎 10 克、五味子 6 克、延胡索 10 克、龙骨 15 克。

用法：水煎服，每日一剂

功能：益心气，补心阳，养心阴，定心志

猕猴桃

处方：鲜猕猴桃适量

用法：可洗净吃，可榨汁饮用，常食有益。

功效：防癌，降血脂。

主治：高血压、心血管疾病，肝脾肿大。

七、治疗冠心病食疗三方

冠心病食疗方1：丹参18克、红花6克、川芎6克、降香6克、栝蒌24克、赤芍10克、薤白10克、清半夏10克、郁金12克、黄连3克。日一剂，分温三服。主治冠心病。

冠心病食疗方2：党参（人参）15克、麦冬12克、五味子8克、瓜蒌皮15克、桂枝8克、丹参15克、川芎15克、赤芍15克、莪术15克、红花10克，温阳益气、活血通脉。主治胸痹心痛（冠心病心绞痛）。心气虚衰，心功能不全者，上方加温阳强心的制附片、黄芪、刺五加、万年青，去瓜蒌皮；心阳不足，心动过缓者，上方加强心助阳的制附片、麻黄、细辛、鹿角片；心气不匀，心律不齐者，上方加强心调心律的苦参、万年青、当归、珍珠母；心肾两虚者，上方加补肾助阳的仙灵脾、仙茅、巴戟天、杜仲；血瘀阳亢，血压偏高者，上方加化瘀降压的天麻、桑寄生、野菊花、葛根、益母草；气滞血瘀，心绞痛频作者，上方加活血止痛的玄胡、罂粟壳、乳香、没药；血瘀疾盛，血脂偏高者，上方加健脾降脂的决明子、荷叶、山楂、苦丁茶、三七；血瘀脉涩，血黏稠度高者，上方加活血抗凝的水蛭、虻虫、海藻。

冠心病食疗方3：当归15克、川芎15克、桃仁15克、红花15克、柴胡15克、枳壳15克、桔梗15克、白术15克、赤芍25克、牛膝25克、丹参25克、桂枝7.5克。每日1剂，水煎分3次。治血脉瘀阻型冠心病。主治冠心病。

八、心绞痛之中医验方汇集

症状：左侧胸部阵发性疼痛，可放射向左肩、左上臂、颈部，有紧缩、窒息性痛，或绞痛、四肢发冷、呼吸困难、面色苍白，有濒死的恐惧感，可持续1~5分钟。

原因：冠状动脉硬化供血不足，心肌急剧的、暂时的缺血、缺氧所引起。

内治：

心绞痛——哭来笑去散加减成宽胸丸：荜拨、高良姜、元胡、檀香、细辛、冰片。【海外医话 266】

胸痛脘痛——胸痹脘痛，凡偏于阴寒上乘，胸阳不舒，俱可用之，使上焦之塞得宣，三焦之痹自蠲，拒按为邪实，痛则呕吐，舌淡、脉沈紧。全瓜蒌四钱、薤白三钱、姜半夏三钱、炒枳壳钱半、桂枝一钱、厚朴二钱、陈皮一钱、生姜一钱。瓜蒌开胸中积痰，薤白、桂枝通阳，半夏、橘皮豁痰下气，枳实、厚朴消痞除满、生姜和胃降逆。【近代中医流派集、范文甫 84】

冠心病——胸闷不舒，饮食后呕哕不得通彻，将近一年，其下肢水肿，亦历久不消。胃之不健，实基于心力之微弱。此用健胃药无效。附片 15 克、上桂枝 1.2 克、生白术 9 克、云苓 12 克、山药 9 克、破骨脂 9 克、肉蔻 9 克、姜半夏 9 克、五味子 4.5 克、炙甘草 2.4 克。冠心病每多与胃病混淆，若就寝胸脘室闷，必欲起立乃舒，且有下肢浮肿，则此为冠心病。【章次公医案 92】

冠心病、心绞痛：丹参 15 克、赤芍 9 克、川芎 9 克、红花 9 克、郁金 9 克、降香 6 克，水煎服。丹参 60 克、当归 30 克、石菖蒲 15 克、降香 4.5 克、细辛 1，研细末，每服 7 克，日三次，温开水送服。【临证用药经验 74】

外治：敷药法—体胖者

材料：瓜蒌 15 克、薤白 15 克、肉桂 15 克、川芎 15 克、桃仁 15 克、桂枝 9 克、丹参 15 克、田七 15 克、冰片 3 克。

用法：将全部药材打碎一起放入锅中炒热，用布包裹温敷四肢、胸部、背部上方，药材变冷后可炒热再敷，1 日 1 次，每次 15 分钟。

敷脐法—体瘦者

材料：红参 15 克、菖蒲 9 克、川芎 9 克、田七 9 克、郁金 15 克、元胡索

黄兰魁中医临证五十年学治集

15克。

用法：将药材研成末，取适量加水调成糊状，敷在肚脐上，纱布盖住，以透气胶带固定，睡前贴上，醒后除去即可。

心绞痛昏迷——还魂香：真檀香、白胶香各等分，研细末，装瓶密封，用时将药粉撒于纸上，搓成纸捻，用火点燃薰鼻，患者苏醒后停用。【言庚孚医疗经验集68】

注意：

（1）有心绞痛病史者须随身携带硝酸甘油舌下锭，以备不时之需，也须告诉周围之人的放药位置。

（2）心绞痛常因体力劳累、情绪激动、身体受寒、饱餐、便秘所诱发。

（3）早晨、睡前散步，以及散步前喝1大杯水，有助于心绞痛和心肌梗死的发生。

（4）心绞痛频繁发作时，如1天超过3次，则须卧床休息，不可再起身行走或劳动。缓解期可以散步运动，但是过度的运动会诱发心绞痛。

（5）冬季时早起运动须在太阳升起后，环境温暖后才能外出运动。

（6）虽然心脏是独立的发电机，可是无法顺利的充电就会导致中医所谓的真心痛，如果突然轻微发作，胸部疼痛或是窒闷，不管是否有心脏病史，一定要赶快喝开水，越热越好，缓缓咽下，不断地喝到症状缓解，热开水有快速温胸中阳气的作用。

第四章　临床偶得

第一节　中医"上病取下，下病取上"刍议

"上病下取，下病上取"的治疗方法，最早见于《素问·五常政大论》："气反者，病在上，取之下；病在下，取之上。"何为谓气反？历代医家争论议较多，但以张介宾之解释颇为中肯平妥，他说："气本者，本在此而标在彼也，其病既反，其治亦宜反。"由此观之，脏腑有疾为病之本，象见于外为病之标，人体表里上下内外，由经络沟通其中，以构成互相联系协调统一的有机整体，当脏腑有病，将会在相应的部位发生病变。总因疾病错综复杂，故而出现上下内外病气相反情况，病在下而表现为上部证候，病在上而出现下部征象，治疗时若胶柱病象部位，必然会犯头痛医头，脚痛医脚之戒。因此，这一治法的提出，实际上体现了祖国医学整体观精神，是从属于治病求本这一基本原则的。临床应用时，不外虚实两类，实证采用张介宾之法："上壅者疏其下也"，"下滞者宜宣其上也。"气机壅滞于上，可疏通其下，有开窗而招南风之义；气滞于下，可宣发于上，有"提壶揭盖"之功。"阳浮于上者，气涌火腾病在于上矣，而不知其为阴虚不能维阳所致，则补阴培阳引火归原之法可用也。又如泄利下注者，流滑不已，病在于下，而是气虚下脱之所致，则升阳益胃补中益气之剂宜施也。如气虚下陷之脱肛、子宫脱垂、久泻，应当升提中气，用补中气之类，即寓"下病上取"之意，这里的"上"实际是中焦。

一、上壅者疏其下,阳浮则敛其阴

病例一:李某、女、45 岁,工人,1993 年 5 月 5 日初诊,头晕目眩,后脑前额疼痛,反复不止二年余。且伴牙齿松动而浮,记忆力减退,站立不稳,步履蹒跚,舌红苔薄,脉沉细,拟补肾填精。六味地黄丸加减,九地 15 克、山药 12克、山萸 9 克、麦冬 12 克、菟丝子 9 克、枸杞 12 克、桑寄生 12 克、鹿角片 9克、龟板 18 克、怀牛膝 9 克、扁豆 15 克,上方服 15 剂,头晕及后脑痛减轻,行走较前踏实,记忆力好转。再原方法出入,加健脾药,诸症均见好转。

按:《内经》曰:"脑为髓海"。髓海不足则脑转耳鸣,胫酸冒眩。该患者住某医院诊为"小脑萎缩",西医治疗罔效。究其因,由肾精亏损所致。遵"上病下取"之旨,以补肾填精之左归饮加减治之,服药两个月,诸症悉好转。

病例二:余某 男 65 岁 1994 年 3 月 27 日初诊。声哑咽干一周,晨起咳嗽痰黏稠,带有鲜血,脉弦尺沉细,喉科检查:声带左侧束肿胀,服西药疗效不显。肾水亏虚,相火上炎,肺阴不足,浊痰内壅,咳喘宿恙。治拟养阴清火,兼化痰浊。

生地 12 克、元参 12 克、知母 6 克、炒黄柏 6 克、桂枝 3 克、川贝母 9 克(冲)、半夏 9 克、桔梗 5 克、生甘草 5 克,七剂,服上方三剂后声哑即除。后经喉科检查,声带左侧束肿胀明显消失。

按:足少阴之脉循喉咙挟舌本,肾阴不足,龙火上腾,灼伤肺络,因而发为声哑咽干,痰凝带有鲜血。滋肾理下,而上自安矣。

病例三:徐某、女、38 岁、工人,1994 年 4 月 17 日初诊:某医院 B 超示胆囊炎,胆石症。脘肋胀痛,呕恶口苦,大便不多,近一个月来发作频繁,曾急诊治疗四次,疗效不显著,胆热气滞,胃失和降,舌红苔黄,脉弦。拟利胆和胃通腑。

拟大承气汤加减 大黄 12 克、芒硝 12 克、枳壳 9 克、茵陈 20 克、郁金 12克、木香 15 克、鸡内金 12 克、炒元胡 12 克、半夏 9 克、陈皮 6 克。服一剂大便泄下甚多,腑气通而胆气利,肋痛止。加减出入共服 4 剂共排出绿豆大结石 24 枚。诸症均瘥。继予原法加减出入,共服十四剂,共排出结石 34 枚。B超复查,胆囊结石明显减少。

按：少阳不疏，阳明失降，则气机壅滞于上而见脘肋作痛，呕恶口苦。"上壅者疏其下之意，疏通阳明之腑，使少阳枢机舒展。"

二、下滞者清其上，下脱者升其上

病例一：陈某、男、65岁，1991年5月4日初诊：痔疮出血，因劳累痔疮流血加重，有脱肛及重坠感，舌淡苔薄，脉细。治拟补中汤加减摄血。

炙黄芪12克、白术6克、党参12克、升麻6克、柴胡9克、当归3克、砂仁5克(冲)、旱莲草10克、炮姜6克、炙甘草6克，服5剂，诸症悉减，原法出入，服16剂，痔疮出血止，脱肛瘥。

按：本案年高气弱，血痔遇劳而发，湿毒留于脏腑，气虚下陷无疑。旨在"下病上取"，其效显著。

病例二：包某、女、36岁，1998年8月2日初诊。尿急频而痛，反复发作已有两年，心烦失眠，口渴，脉浮数，腰痛。尿检查红细胞(++)，蛋白微量，病初输液抗菌素，服消炎药效果显著，一年以后，西医药治疗基本周效。求愚诊治。此为热淋。拟清心莲子饮加味。

石莲肉9克、太子参12克、地骨皮10克、柴胡9克、赤茯苓10克、炙黄芪9克、麦冬10克、车前子10克、琥珀末5克(冲)、丹参15克。

二诊：服上方后寐安渴止，尿频急痛消失，惟腰尚痛，面微浮，脉细。继以原方出入，以资巩固。随访二年未再发。

按：热淋以湿热下注者居多，本案病程缠绵，湿热留恋，气阴已亏，心阴不足，虚火内燔，故见心烦失眠口渴，心火移热于小肠，湿热蕴结于膀胱，出现尿急频数而痛。治当使心火清宁，湿热下行，气阴恢复则诸症自瘥。

第二节　浅谈治病以养脾胃为先导

一、有胃气则生，无胃气则死

生命就是吐故纳新，吃、喝、拉、撒、睡。许多病人不是因为病致死，而是不想吃饭结果把自己饿死的。让病人想吃饭，是病人的先决条件。中医强调有胃气则生，无胃气则死。这是治病中的最基本的一条原则。胃气就是人体的元气，胃气就是饥饿感，吃饭才能被消化吸收；否则，吃饭就是酒肉穿肠过。

人体血液里有一种免疫细胞，叫作吞噬细胞，这种细胞是人体的清道夫，专门吃掉坏死细胞，这就叫人体非特异性免疫力。另外一种叫作特异性免疫力，就是血液里的特殊蛋白质-抗体。抗体是一个人得了一次传染病之后，获得的免疫力。

非特异性免疫力的强弱，取决于吞噬细胞的数量多少以及活性的高低，其中数量的多少，取决于人的营养状况。而活性的高低，则取决于人体的饥饿感。

一个成年人，每天大约有几兆亿细胞脱落，其体积大约有核桃大，几乎全靠吞噬细胞吃掉，在细胞内消化为有机物，然后吞噬细胞发生自溶，也变成有机物，再被其他的细胞利用。

那么癌症的肿块有多少个核桃大呢？没有多大，对于吞噬细胞来说，只是小菜一碟。不过吞噬细胞，只能吃掉坏死细胞，而不能吃掉正常细胞，因此必须让癌细胞坏死，才能被吞噬细胞吃掉。当人的饥饿感很强烈的时候，血液中的几个亿吞噬细胞就像饿狼一样，把一个坏死细胞撕碎吃掉。可是，当人的饥饿感不强烈的时候，吞噬细胞和坏死细胞擦肩而过，谁也不理谁。

癌症病人没有强烈的饥饿感，人不吃东西，吞噬细胞也不吃东西，就会出现人亡瘤存的惨剧。相反，人像饿狼一样吃饭，吞噬细胞也想饿狼一样吃掉坏死细胞，就会出现人胖、岩瘦的胜局。

其他疾病也如此，胃气好的人，骨折血肿发炎的淋巴结肿、癌症肿块都消失快。

癌症病人，接受放化疗，吃有毒的中药，虽然把癌组织杀死，但病人的胃气也损坏，病人的胃气损坏，病人不吃饭，吞噬细胞也中毒，被杀死，不去吃坏死细胞了，一大堆坏死细胞放在那里，谁也不去管，就像垃圾那样腐烂，病人还能活吗？何况好的组织也坏死，也像垃圾那样腐烂，器官变成了烂肉，怎样去正常工作呢？病人岂能不死。

人发生炎症，白血球数量增多，这是因为骨髓生成白血球数量，排放入血的数量都增多了。

营养不良的炎症病人，由于白血球数量不多，不能吞噬病原体，使炎症十分严重，极易发生败血症而死亡。

白血球数量减少，说明一个人的非特异性免疫力很低，不能吞噬病原体。

人吃素食，或者给病人吃有毒的中药以及给病人放化疗，那么人体的很多白血球数量减少，甚至免疫力就会低下，易外感肿块也不会吃掉。

血癌病人的白血球数量增多，这是因为骨髓生成变质白血球的数量，并且排放入血的数量都增多。这种变质的白血球没有吞噬能力，只是大量消耗蛋白质，因此血癌病人就会出现严重的低蛋白血症。

白血病的骨骼 X 线改变（摘要）—附 100 例的临床 X 线分析……兰州医学院，第一附属医院，姜兆侯等。（甘肃省医药卫生科技成果汇编（摘要）1981–1982 年，甘肃省卫生厅 1984 年 5 月 13 页）

骨髓穿刺证实 100 例白血病进行多部位的骨髓 X 线检查发现 75% 的病例有 X 线的改变。

5 岁以下小儿 100% 有骨髓变化。6~10 岁有 86.7% 有骨骼改变，11~15 岁有 86.7% 有改变。成人有 44.1%。成人的骨骼改变高于一般统计。因此本组多系晚期患者和复发住院的患者比重较大之故。

急性白血病的骨改变发生率为 64.3%；慢性白血病的骨改变发生率为 40%。

淋巴性白血病的骨改变发生率为 75%；粒细胞性白血病骨改变发生率为 46.6%。

46 例有骨关节痛的患者 38 例有骨改变。有骨改变的患者预后较差，特

黄兰魁中医临证五十年学治集

别是多骨受侵者。骨改变的主要 X 线表现骨质疏松,骨溶骨性破坏,骨膜反应,干骺端横性透明线等。文中这些表现的诊断价值,临床意义应进行讨论。治疗应重点补肾健脾是有效地。

如何检查吞噬细胞的活性高低呢?

最可靠的就是胃气,饥饿感与视觉、听觉、味觉、痛觉、位置觉、瘙痒感觉一样,是一种自我感觉;一个人的饥饿感,应当在早晨起床之后最强烈,如果不是如此,就要闹病了。

看舌头,舌质淡红,舌头上有一层薄薄的苔,这就是胃气。反过来,舌质苍白,而且没有任何苔,那就是有病。

看患者皮肤长了一个毛囊炎,在 7 天内化出黄脓,就说明吞噬细胞的活性很高,这就叫饥饿感,病人死不了。

西医诊断有无饥饿感,可检查血液,要抽血做 E—玫瑰花结形成细胞试验(E-RFC)正常值在 40%-70%之间,这就叫饥饿感,饥饿感自我感觉,也有客观指证。

西医知道吞噬细胞活性是重要的,去刺激吞噬细胞兴奋。使用免疫增强剂如:干扰素、白细胞介素、拉可细胞硝酸士的宁等。可惜,这些药物的使用,只能观察吞噬细胞与坏死细胞在试管里的斗争,用于病人身上就不行了。这些所谓的免疫增强剂,在刺激吞噬细胞的同时,也刺激了癌细胞的兴奋,吞噬细胞怎样能够吃掉活生生的癌细胞呢?因此癌细胞的生长速度反而增快。这就是有很多癌症病人,使用免疫增强剂后出现死亡的原因。

可是不能把人看成是机器,随便装卸,也不能把人看成是动物,随便宰割,更不能把人看成是草木,随便喷洒毒药,人是有自我调节功能的血肉之躯。那种静止地机械地看待人体现象的眼光是不正确的,持这种观点的人,认为骨折的血肿,让病人自己吸收是奇迹,发炎的淋巴结肿大,让病人自己吸收是奇迹,是正常现象,如果知道了吞噬细胞的胞饮作用,那么他就会惊叹,吞噬细胞那么大本事。

滥用药物,出现顽固性厌食症,是因为下丘脑被药物毒害,中药降低饥饿感的药物,也叫毒药。服用健脾开胃的药物,仍然没有饥饿感,是下丘脑已经老化了,胃气已绝,就没救了,只有拖延时间等待死亡。

中药用健脾药物有两个目的:一是增强胃肠的消化功能,另一个是增强自己吃自己的气化功能。

在所有的慢性病人当中,癌症病人的胃气下降最厉害。因为经过漫长的癌前病变阶段,胃气的下降是不易被察觉的。反而习惯成自然。有些癌症病人,不是急于健脾而是急于手术,放化疗;或吃有毒的中药,去损害胃气。如此,不仅不能吃饭,而且吞噬细胞也中毒,肿块怎能消失呢? 这不叫治病,这叫不要命。

中医强调有胃气则生,无胃气则死。是意味深长的,应当深刻理解。有些奄奄一息的病人,健胃气后逐渐健康,有巨大肿块,升提胃气后会慢慢消失,有些广泛转移的癌症病人,升提胃气之后,又上街玩去,这就叫有胃气则生。

应激反应去解释毒药伤人,首先是犯胃的现象。人体有植物神经系统,它分为交感神经和迷走神经,这两种神经的作用是相反的。交感神经兴奋使胃肠分泌的消化液减少,吞噬细胞的活性降低;心跳加快,动脉血管收缩,心脏收缩的力加强,血压升高,心跳加快,支气管收缩,呼吸减慢,血糖升高,瞳孔扩大,体温升高,疼痛难忍。迷走神经兴奋则使胃肠分泌的消化液增多,吞噬细胞的活性增高,心跳减慢,动脉血管扩张,心脏收缩力减弱,血压降低,心跳减慢,支气管收缩,呼吸减慢,血糖降低,瞳孔缩小,体温降低,疼痛减轻。

汉斯.塞里发现,如果人体遭受不良刺激的时候,就会出现愤怒、害怕、寒冷、扭伤、烧伤、割伤、感染、血栓等症状。除引起相应器官的反应之外,还有一个普遍的反应,这就是交感神经兴奋,把这种普遍反应称之为应激反应。

尸体解剖可以发现,发生应激反应之后,人的肾上腺肿大,淋巴结萎缩,并且出现胃溃疡。也就是说当人体处于不舒服的状态的时候,植物神经系统发生不平衡,于是交感神经系统占了上风。既然交感神经占上风,那么,人吃毒药之后, 发生的第一个反应就是胃肠道分泌的消化液突然减少,血液的吞噬细胞的活性突然降低。

"毒药伤人,首犯胃气"是正确的。《内经》也反复强调:"有胃气则生,无胃气则死"。也就是说,胃气决定人的生死。

就治疗癌症来说,凡是有利生命的自组织能力的治癌方法就是正确的;凡是损害生命自身组织能力的治癌方法,就是错误的。

二、三分治疗七分调养

人类有三大本能：摄食、自卫、繁殖。饥饿感就是测量人体受到伤害可靠标准，饥饿感就是中毒的警戒线。

一切动物的生存必须依靠新陈代谢，而人的饥饿感就是新陈代谢的开关。没有饥饿感新陈代谢就不能启动，就无法投入原料，去维持生命活动，就无法发挥自我调节功能。如饥饿感强烈，那么新陈代谢就会旺盛，自我调节功能就会很大。否则就是相反。这就像汽车、火车、飞机一样，虽然装满燃料，但是不点火，只是静堆钢铁。但点燃之后，你就要刮目相看。

人体的任何不舒服，就会首先表现为丧失饥饿感。因此我们可以根据一个人丧失饥饿感，而判断他不舒服。但是现代医学鉴定的方法，却忽视人的饥饿感。他们凭借抽血化验，做 B 超，做 CT 去判断是否中毒，甚至通过解剖受害者的尸体去证实中毒，还美其名曰科学。这些所谓的"现代医学"的鉴定方法是落后的，是被动的，也是错误的。所谓毒药就是造成饥饿感下降的药物；更进一步说，每一个人的胃气就是最敏感的鉴定专家。损害胃气作为鉴定毒药的标准是十分正确的，世界各国几乎都使用大白鼠去鉴定药物的毒性，而不是人。

动物受到伤害之后，首先出现是拒食症状。也就是说没有一个人认为一个不想吃东西的动物，是一个健康的动物。我们没有必要给动物抽血化验，做 B 超，做 CT，只需要根据这个动物不能很好地进食，就能下结论说它不健康。

摄食本能是重要的，但其他功能不容忽视。呼吸、泌尿、循环等功能都是为摄食本能服务的，任何疾病都是全身性疾病。只是在急性病的时候，某一个器官处于危险状态，因此必须立即挽救它。

人体的这种生理运行机制决定了疾病的治疗贵在三分治疗七分调养。美国驻华大使司徒雷登先生把三分治疗七分调养称叫作生机疗法。

人的生命可分为两个系统。一个叫信息系统，它有很强的自身组织能力；一个叫意识系统，具有可自控能力。这是两种相互矛盾帮助的能力，即阴阳相对平衡。

摄入动物蛋白质的数量,决定吞噬细胞的数量,而吞噬细胞数量多少,又决定非特异性免疫力的高低。我们每天吃的干硬食物只能吸收30%,并不能被完全吸收,至少有70%被排泄,这就是人类的巨大浪费。现代研究发现,人产生饥饿感的时候,这时肠液的消化吸收率高达80%;,这种高效率吸收,不仅可以大量摄入营养物质,迅速提高病人的免疫力,也减轻牙齿,胃肠道的负担,还避免食物的浪费。

饭前喝肉汤,要喝的半饱,只有这样才能保持正常身材不肥胖。也是保持正常营养的规矩。饭后喝汤,这是许多人肥胖原因。疲乏的病人是轻度低蛋白血症。(小火熬肉汤,动物蛋白才能水解,只有这样才能把动物蛋白质在80℃的条件下,水解成为极易被吸收的氨基酸)。

肉煮、炒、烤熟,是把蛋白质变性,变成多肽类物质,但多肽类是不溶于水的物质,不能被人体全部吸收。一个人每天的细胞代谢要丢失大量动物蛋白,必须给予补充。人是肉食动物,必须摄入动物蛋白才能强壮免疫力。

大鱼、大肉–形成粪便在结肠内腐败发酵,就会产生许多有害的化学产物,如低级脂肪酸、乳酸丁酸、二氧化碳、尸胺、甲烷、组织胺、色胺、氨毒。但喝肉汤被人易吸收,不会形成粪便,也就不会使人发生自体毒。

一个体重50kg的成年人,在每天的新陈代谢过程中,不仅有能量的代谢,有物质的交换,还有几兆亿个细胞的更新。仅胃肠道每天就有大约7千万个上皮细胞脱落。如果每个细胞按照直径0.7微米计算,那么几兆亿个细胞的容积就是50~100毫升,除去水分之外那么至少有40克得蛋白质丢失。补充蛋白质,每个鸡蛋中50克,除去水,去蛋黄,每个鸡蛋最多含10克蛋白,一个人最多吸收2~3克。

世界卫生组织要求每公斤体重,每天至少要消化吸收1克蛋白质。人们以粮食为主,含蛋白质高,以主食为主的人极易受孕。食草动物的盲肠和阑尾很粗很长,他有制造蛋白质的功能。健康绝对不是高价可以买卖的商品,健康是自我亲身经历的,且付诸实践的坦途。"谷物"乃为世界上最主要的粮食作物,自古以来就是提供及维系人类生命活力的源泉。谷类豆类是完整优质的蛋白质,所以说"古称国之宝,谷米与贤才"。

全谷类提供饥饿时的满足感,味觉上的丰富感;能量与精力;精神的平稳性;促进深沉的睡眠、能促进废物排泄。含有高纤维谷,可以消化排除肠道废物,多食全谷绝对没有便秘之苦。增强记忆力,思维能审慎周密,反应快速。全谷类可提供完美低脂肪,高品质及复合式的糖类。每日热量最主要的来源应是全谷类,全谷应占75%以上。如果能接受以全谷类为饮食之基础,人们将会找回所失去的营养及健康,调和谷物就有痊愈万病之功效。

慢性退化性疾病,文明病,癌症发病率大幅提高,疾病普遍年轻化,身体健康恶质化,正在各处酝酿,快速形成,这与饮食结构关系密切。

三、调理脾胃,治病求本

人以气血为本,脾胃为气血生化之源,治病必求于本。因此调理气血主要在于调理脾胃,脾胃充则能灌溉四肢百骸,脏腑经络也赖于脾胃运化水谷,精微以化生气血供养。李东垣是祖国医学史上最杰出的医学家,一生做出了巨大的贡献,他擅长从脾胃论病,主张保护元气,开创了内伤脾胃学说及补土派之先河。他说:"元气之充足,皆由脾胃之气无所伤,而后能滋养元气,若脾胃之气本弱,饮食自倍,则脾胃之气即伤,元气亦不能充,而诸病之所由生也"。又云:"胃虚则五脏六腑十二经十五络四肢皆不得运之气,而自病生焉"。《扁鹊心书》有"脾为五脏之母"之说,强调了脾胃在人体中的重要性。

"调理脾胃"不光是脾胃病独有的,而是临床各科疾病中都应以脾胃调畅为重点。无论何邪所侵、何脏所损、病久必伤脾胃,皆能困脾伤胃。脾胃之疾有别于其他疾病;饮食、药物的摄入运化、吸收、输布、排泄,全赖脾胃出入气机功能的强弱。《医林绳墨》有"脾胃一虚,则脏腑无所禀受,百脉无所交通,气血无所荣养,而为诸病"。《内经》云:"谷不入半日则气衰,一日则气少……中焦受气取汁,变化而赤,是谓血……谷入于胃,以传于肺,五脏六腑皆以受气,其清者为营、浊者为卫","五脏六腑皆禀气于胃,胃者五脏之本。"均反映了脾胃对人体饮食营养消化吸收敷布的作用,是维护脏腑功能生成气血、津液的奉身养神的首要因素。故有:"得谷者昌,失谷者亡"的经旨。故云:"脾禀气于胃,灌溉四旁"、"人生而有形,先天之精气,唯赖后天水谷之充养,脾胃一虚,四脏皆无生气"。故有"百病不已,宜从中治"之说。唐.孙思邈云:"五脏不足,调于胃"。李东垣亦云:"其治肝、心、肺、肾、有余不足,或补或泻,唯益脾胃之药为切"。这是治疗内科杂病的要法,实为金针睹渡之名言。即"善治病者,唯在于调理脾胃"。

脾与胃通为表里,功效一阴一阳,一脏一腑,一主运化、一主受纳,互相配合,故在治疗上也二者兼顾。调理脾胃功能的气血,使其升降出入调和,达到消除脏腑功能障碍,修复受损组织,尽快恢复正常生理功能的目的。如咳嗽证,多因外邪袭肺所致,却早有"脾为生痰之源,肺为贮痰之器"之说。脾为气机升降之枢纽,脾失健运,脾气不升则痰浊壅肺,肺失宣泄而咳嗽反复发作。《医宗必读》云:"治痰不理脾胃,非其治也"。在解表宣肺之剂中加苏梗、陈皮、厚朴以调理脾而和胃。叶天士在《临证指南医案》中说:"脾宜升则健,胃以降则利"。指出脾健则气升,和胃则气降的治疗法则。脾胃的升降出入起着极为重要的枢纽作用。没有脾胃的升降运动,则清阳之气不能敷布,废浊之物不能排出,致脏腑功能逆乱,百病皆生。健脾贵在运化,和胃意在温和之说。

脾健则津液四布营养充足,若脾气虚则运化不足,则诸脏损伤失养,脏腑经络皆无以受气而俱病,故脾胃病变常可涉及其他脏腑,病愈久涉及的脏腑愈多。经曰:"脾脉者土也,孤脏灌四者也"。脾胃居于中,驾驭上下,旺于四季,散经四旁以营诸脏。如阳虚命门火衰脾运不足,不能助胃消磨水谷输布精微以养心生血。若脾胃虚弱不能散精于肝,或土壅木郁而致肝血不足,则肝气郁滞。脾胃虚弱,土不生金,可使肺气失养,卫气不能卫外。脾胃虚弱则土不制水,上泛为痰饮,下滥为水肿,使五脏之精(蛋白质)不藏而泄漏不已,变为虚损(肾功能衰竭),皆起于脾土衰弱影响他脏之病也。故有"治脾胃以安脏"之说。但他脏之病经久不愈,亦损及于脾,故治他脏之病,亦必有助于脾胃功能之恢复,因而景岳有:"治五脏以安脾胃",说明脾胃与四脏的生理关系是密切相关,相互依赖,而病变时又可相互影响,相互转化的。

脾胃为后天之本,在内科杂病中无有不涉及脾胃。因脾胃是供给全身各脏腑组织器官物质营养的源泉。强调"人以胃气为本"的重要性。无论劳倦伤脾而及胃,饮食伤胃而及于脾,都是脾胃先虚的病理反映。有虚实转变,都应以调理脾胃为本,这是东垣创立"脾胃学说"的中心思想。《通评虚实论》云:头痛耳鸣、九窍不利,肠胃之所以生也。胃气一虚,耳目口鼻,俱为之病。因为九窍既属五脏,有必须依赖胃气旺盛才能增进饮食,输布精气,五脏得养,九窍才能通利。

　　先贤朱丹溪,虽倡导"阳常有余,阴常不足"论,但治病皆从脾胃入手,主张:"诸病先观胃气"。叶桂也赞同"先后二气交作亦以后天为急,当治其中",而提出补肾不如补脾的论点。吴鞠通受东垣"内伤脾胃,百病由生启发",认为"脾胃的盛衰,可预卜五脏疾病结果的善恶"。

　　我们在临床应本着"脾胃健运,诸病易去"法则。治杂病者宜从脾胃为主。凡欲治病者,必须常顾护胃气。胃气犹兵家饷道,饷道一绝,万从立散,胃气一败,百病难施的观点。得出调理脾胃,就是调护人体抗病之本。遵循李东垣:"内因脾胃为主论"和"胃虚则俱病"的观点。

　　《内经》在论五脏六腑各有各的作用时说:"脾为主卫","卫"即卫气的防御功能。卫气从肺经出发,循行五脏六腑一周而周而复始,起防卫外邪的作用。《内经》云:"风气与太阳俱入行诸脉俞,散于分肉之间,与卫气相干,其道不利,故使肌肉愤䐜而有病"。卫气与邪气之间的这种斗争,同机体的非特异性免疫反应极相似。

　　许多健脾的中药:如黄芪、人参、党参、白术、甘草、四君子汤等,具有增强人体非特异性免疫作用。还可以调节体液免疫和细胞免疫。如以黄芪、白术、为主的玉屏风散,就能提高卫气气虚易感冒病人的抵抗功能。因此,健脾胃补气的药,不但是治疗脾胃病的重要方法,还可以通过健脾补气来治疗某些免疫性全身疾病,从而达到有病治病,无病治未病,来增强人体防御功能。

第三节　老年痴呆症辨治刍议

　　传统医学认为,脑髓空虚是老年性痴呆的基本病理变化,肾气肾精亏虚是其基本病机。大量的实验和临床研究表明,老年肾虚者大多脑功能下降,大脑神经细胞减少,递质含量及递质受体数量均下降,内分泌功能紊乱,免疫功能下降,自身免疫和变态反应增加。体内自由基的容量及过氧化物随年龄增加而积累,而抗自由基损伤的物质如 SOD 含量则下降,这些变化说明,肾虚是老年性痴呆的重要病因。以肾虚为主要病机,以补肾填精益髓为治疗大法组方遣药,从而延缓衰老,防治老年性痴呆,可以说是传统共识。但无论病情如何变化,肾虚始终贯穿于老年性痴呆的整个病程,是其最本质的特征。临床只要以补肾、填精、益髓立方防治老年性痴呆,就能取得较好疗效。

肾虚是老年性痴呆发病的重要病理基础,痰凝血瘀则是老年性痴呆发病的重要因素。痰瘀既是病理产物、又是致病因素,痰凝血瘀推动了老年性痴呆的发生发展。正常衰老过程本身就有血瘀证存在的潜在性。故瘀血内停也是痴呆发病的重要原因,瘀阻心脑则可心神不安,心悸失眠,健忘痴呆,神昏谵语。《血证论·瘀血》中亦云:"瘀血攻心,心痛、头晕、神气昏迷……"。老年性痴呆所表现出的呆板、迟钝、寡言、傻哭傻笑,舌质暗淡或淡、苔白腻等各种临床症状,正属于中医痰凝血瘀之范畴。

综上所述,肾虚是老年性痴呆的主要原因和基础,痰凝血瘀是发病的直接原因。肾虚为本,痰凝血瘀为标,本虚、标实是老年性痴呆的基本病机。正虚可以生痰、生瘀,痰瘀又可加重正虚,二者互为因果,因此导致了病情的发生和发展。根据中医辨证分型,老年性痴呆主要有四种证情:

(1)肝阳上亢型:证见烦躁易怒,头晕健忘,舌质红,脉弦细等。这种类型一般伴有高血压病史,其发病较快。一般采用平肝潜阳法,可用杞菊地黄丸、或天麻钩藤饮加减进行治疗,方药可选用熟地、枸杞子、菊花、山茱萸、山药、川牛膝、杜仲、益母草、桑寄生、夜交藤、茯神等。

(2)思虑伤脾型:证现精神疲惫,食少心悸,形体消瘦,健忘失眠,舌质淡,脉细无力等。可用补养心脾法进行治疗,药物选用白术、茯苓、黄芪、龙眼肉、酸枣仁、远志、大枣、生姜、党参等。

(3)肾精亏虚型:证见反应迟钝,记忆力减退,神疲乏力,腰膝酸软,舌质淡,脉沉细,其症状呈逐渐加重趋势。可用益精补肾之法进行治疗,方药选择紫河车、生地、熟地、杜仲、天冬、麦冬、龟板、黄柏、茯苓、牛膝等。

(4)痰湿蒙蔽型:临床见精神淡漠,表情呆滞,反应迟钝,记忆力减退,默默不语,形体肥胖,舌质淡滑,脉濡细。可用豁痰开窍法进行治疗,药用半夏、橘红、茯苓、胆南星、枳实等,方剂可选用苏合香丸加减。

老年性痴呆症首先要从肝、肾、脾三脏入手,故治疗以养肝、健脾、益肾为该病的主要治则。三脏功能完备则气血生化有源,髓海得充,诸证随之改善。此外，患者平时应控制情绪，调节饮食，注意生活规律，坚持体育锻炼，避免心理刺激等，发病后需及早治疗。

第四节　慢性扁桃体炎治疗

慢性扁桃体炎是现代医学病名。属于中医学咽部病的一部分。咽喉是司饮食、行呼吸、发声音的器官。上连口腔、下通脾胃，又是经脉循行之要冲。喉在前连于气道通于肺脏，为肺之系。咽在后接于食道，直贯胃腑，为胃之系。《灵枢·忧患无言篇》说："咽喉者，水谷之道也；喉咙者，气之所以上下者也；会厌者声音之户也……悬雍垂者，音声之关也；颃颡者，分气之所泄也"。指出咽喉各部位的生理功能。在《难经》分别提出了咽喉的大小、长短、重量，可见很早以前，医家对咽喉的生理解剖和与脏腑的整体关系 是有一 定的认识。

一、咽喉与脏腑经络的关系

肺：喉为肺系所属，与肺相通，是气体出入之要道，《疮疡·经验全书》卷一说："喉应天气，乃肺之系也"。《经验喉科紫珍·集原序》指出："喉应天相，乃肺之苗也"说明了两者之间关系。在《重楼玉钥·喉科总论》更明确指出喉与肺相配合，完成其呼吸生理功能，"喉者空虚，主气息出入呼吸，为肺之道也"。肺气充沛，则喉的功能正常，呼吸通畅，语音洪亮。若肺金受伤，肺经热盛或肺气虚弱，以致功能失调，均能引起各种咽喉病。正如《太平圣惠方》卷三十五所说："肺脾壅滞，风邪热气，博于经络，蕴蓄不散，上攻于咽喉。"《杂病源流犀烛》卷二十四亦指出："喉燥痛，水涸上炎，肺金受克故也"。

胃：咽为胃系之所属，与胃相通，是水谷之通道。《重楼玉钥·喉科总论》说"咽者咽也，主通利水谷，为胃之系，乃胃气之通道也"。说明它们之间相互配合的生理关系，故胃气健旺，咽的功能正常。若过食煎炒，胃腑蓄热，则咽部出现红肿痛的病理变化。

脾：脾与胃互为表里，足太阴脾经络于胃，上挟咽喉，脾与胃，在生理功能上互相配合，在病理变化上往往合并出现。《太平圣惠方》卷三十五说："脾胃有热,则热气上冲,致咽喉肿痛"。由于脾胃疾病多反应于咽喉。故历代医家有"喉咙者脾胃之候也"的说法。

肾：肾为藏精之脏,其经脉入肺中,循喉咙。咽喉得肾之精气濡养而健旺,生理功能正常,则不易为邪毒所犯。若因肾虚,咽喉失于濡养而功能不健,兼以阴虚,虚火上炎;或肾阳虚,虚阳上越,伤及咽喉而为病。正如《疡医大全》说："肾水不能潮润咽喉,故其病也"。

肝：肝之经络循喉咙入颃颡,肝之经气上于咽喉。若肝气郁结,疏泄升降失调,则影响喉的正常生理功能,肝郁化火,可导致气血凝滞于咽喉而发病。《素问·诊要经络论》说："厥阴经者,中热嗌干"。指出肝与咽喉的病理关系。

咽喉是经络循行交会之处,在十二经脉中,除了厥阴心包络经和足太阳膀胱经间接通于咽喉外,其余经脉直接通达咽喉。

二、喉科治法

凡遇喉痹,缠喉、白喉、喉痧、单双娥、风火喉之重者,服药病不退,心中恶逆,精神困惫,昏迷不醒,语言错乱,疼痛难忍者,以针于舌根底下两边青筋(喉之重症)刺入分许为度,放出恶血,凉水漱尽,(切不可刺中间之青筋)再刺少商穴。(即是用力以臂顺拉而下至大指尖上,连拉四五十下,拉至大指以针向穴上先刺内边,后刺外边,捻出恶水血,男先左女先右,两手皆刺。如蛾子肿大亦用针刺出血。喉痧内外不甚肿痛,可进汤水不甚痛肿,色淡不溃烂过深,皆不必刺,如脉细神昏,毒已内陷,亦不必刺。

注意：每月初五日人神在口,忌刺蛾子舌根下。

每月初六日人神在手,忌刺少商穴。

每月十五日人神在遍身均不可刺。

凡喉之重症者,先将两臂持起,在中指看中下节有紫筋现在为度,以针刺紫筋出血立时可以饮食矣,再看耳后左右有紫红筋以刺出血为佳。

凡喉闭,不刺血,喉风不吐痰,喉痈不放脓、喉痹、喉娥不针烙,治皆非法。喉痹急症用针刺各穴道出血,最为上策。《内经》火郁则发之,谓发者乃发汗之一端也。

咽与喉会厌与舌四门同在一门,其用各异。喉以纳气,故喉气通于天。咽以纳食,故咽气通于地。会厌管于上,以主开合,其气喉令水谷能进食,喉而不错四者交相为用。阙一则饮食废而死矣。古云:喉痹者谓喉中呼吸不通,言语不出而天气闭塞也。咽痛及嗌痛者谓咽喉不能纳唾与食而地气闭也。喉痹咽嗌痛者,谓咽喉诸病天地之气并闭塞也。咽在后主食喉在前主气。十二经中惟足太阳主表,别下项其余经皆循咽喉,尽得病之而统在君相二火。喉主天气属肺金变动为燥,燥则涩而闭咽,主地气属脾土,变动为湿,湿则肿而胀,皆火郁上焦致痰涎,气血结聚咽喉肿达于外。麻痹且痛为缠喉风,肿于两旁为喉痹,其单蛾双蛾、木舌舌肿胀、缠喉、走马喉风、白喉风、烂喉痧同于风火分不开也。惟缠喉、走马杀人最速。

喉痹、缠喉属痰热,其咽喉内外皆肿者,用桐油探吐。若脉浮散而微细,其声如鼾有痰在喉中响者,此为肺气绝之候,宜用独参汤调入竹沥姜汁服之,若早治之十全七八,次则十全三四,迟则十不救一。脏腑停寒则气缩如物室碍于其间,阴症下虚令人喉痹,当治其下寒则痹自通矣。走马痹为喉痹急甚则死。药缓不及救也。惟针法按各穴道针之,可当紧喉风治法。

古云:无风则不动痰,无痰则不受风,风痰相搏结塞咽喉,其外症咽喉肿如鸡子大,其色微白外而腮上,身发寒热,牙关紧强,语声不出者,可用小刀刺破牙关肿处,再针少商及其他诸穴,应探吐痰涎,是因其人久积热毒痰相搏发病者,治疗同前。内服苏子降气汤或鼠粘子汤,可吹冰硼散。

治喉痹,喉风项肿均有效方:姜蚕 50 克、葱 200 克煎汤熏洗项间风热即散治感寒闭不能下咽。大附子 50 克、浸蜜内炙黄,再浸再炙,愈炙愈妙,切不可炙焦,用一片含于口中,咽津液甘味尽吐去,日含三、四次、喉即开矣。

治喉痹、乳蛾、咽喉肿痛汤水不入,命在须臾即用此法之可以得生。如用巴豆二粒、细辛 5 厘捣细和捲在纸中间成条剪断,如患者在左即塞右鼻中,如患者右而塞左鼻,左右均患鼻皆塞,咽喉立通。

咽喉虽属肺,有虚火实火之分。咽喉为心肺肝肾呼吸之门,饮食声音出纳之道,此关系一身,害人迅速。虚火色淡微肿,脉细微,小便清白,大便自利,多为中气不足,脾气不能中护虚火于上炎,咽嗌干燥,饮食则妨碍,咳吐痰涎,呼吸不利,舌苔紫若蝦蟆也,如有茅草常刺喉中,又如硬物嗌於咽下呕吐酸水及甜涎，声音雌哑气喘多痰等皆为虚火，元气不足治疗不可用寒凉药，上午痛为气虚用补中益气汤加麦冬、五味子、牛蒡子、元参。下午痛者属阴虚四物汤加知母、桔梗、元参、黄柏。如服之不效必加干姜附子，以为引导即佐治法也。

实火者醇酒辛烈热积于中，久则火动痰生发为咽肿，甚则风痰上壅咽喉闭塞，汤水不能入，声音不出，此为喉痹紧喉风，用药不及，先用针刺喉间发泄毒血，随用鸡羽桐油探吐稠痰毒出尽，咽门得松汤药可入，语声得出乃止。内服清咽利膈汤。牙关紧闭难入药，先刺少商穴出血，其闭自开。如针刺无血，刺出黄水，探吐无痰声如拽锯鼻掀痰喘促，水不下、语声不出真死侯也不治之症。若用寒凉药入口稍快，少顷又甚，若再用寒凉腹泻肚痛，用外治法；附子一个为末，醋调成膏贴在涌泉穴上，少顷火气衰，又少顷而热止退，变成冰凉世界然后，以六味地黄汤大剂与之，则火不再沸腾。火腾于上则下冰冷以附子大热之药涌泉引之者，盖涌泉虽是水穴，水之中实有火气存焉，火性炎上而穴中正寒。忽然得火则水自沸，温水温则火自降，同气相交必归于窟宅之中矣。火既归于窟宅，又何至腾天上，此咽喉口齿之火忽然消除。此即外施引火归原之妙法也。

凡喉痛者皆少阴之病。但有寒热虚实之分，少阴之火直如奔马逆冲于上，到此咽喉紧锁，出气郁结而不得舒，故或肿或痛，其症必内热口干、痰涎涌上，尺脉必数而无力，缘肾水亏损相火无制而须用六味地黄汤加麦冬、五味子大剂作汤服之。又有色慾过度元阳亏损，无根之火游行无制，客于咽喉者须用八味肾气大剂煎成汤，冷宜饮引火归原，可救治此所谓上病治下。

若阴气大虚，虚火无制孤阳飞越，客于咽喉逐成咽痛，脉必浮大，重取必涩，则用人参一味浓煎慢慢饮之。如作实证用以清降之药，祸在反掌。还可用人参和童便、制附子同煎，温和食前顿服，则可监制虚火下归可愈。如单用人参细细饮之，恐浮火益炽亦非适当。

咽喉是经脉循行交会之处，在十二经脉中，除于厥阴心包络经和足太阳膀胱经间接通于咽喉外，其余经脉直接通达咽喉部。

《景岳全书·咽喉》云："格阳喉痹，由火不归元，则无根之火客于咽喉而热，其证则上热下寒，全非火证……或本无实火而连服寒凉以伤阳气者，皆宜用镇阴煎为上，八味地黄丸次之，或用蜜附子含咽亦妙，若再用寒凉，必

601

致不救。"

中医临床治喉科急症较少，即有急症患者首选西医药治疗，常见抗菌素;有些患儿病情缓，即为慢性扁桃体肿大,有些急喉炎患儿,死亡也较多。

笔者自 1992 年 9 月 1 日至 2010 年 2 月止，治疗慢性扁桃腺炎约 800 至 1000 多例患儿,扁桃腺肿大 II-III 度是手术适应证,患儿家长不接受手术治疗,前来求中医药治疗。

年龄一般最小 2 岁,最大 13 岁;扁桃腺肿大最短 1 年,最长 8 年。临床症状:扁桃腺肿大,不红,有血丝,有高低不等,大小有如小米粒大、如扁豆大小,丝状型肿大、每年外感,发病率在 3~9 次,经常服用或静脉点滴抗菌素和其他消炎药,部分患者治疗用过激素,喷药一般没有效果,前来求中医治疗。喉壁有大小不等的水泡。

第一度患儿平静时无呼吸困难表现，活动或哭闹时出现喉鸣及轻微鼻翼翕动,天突及缺盆外,轻微凹陷。

第二度除有呼吸困难现象,安静时亦出现呼吸困难现象。

第三度有呼吸困难现象外,呼吸浅速,有时唇青面黑,出汗多,严重者额汗如珠,甚则四肢欠温,脉沉数,指纹红紫过气关。

外治法:自制外敷药粉(有麝香、冰片等)在患儿颌下、左、右、中,用膏药放药粉如黄豆大小外敷。外敷于下颌骨处,以腮腺往下下颌淋巴结处(也就是扶突穴处)。外敷一般一次,个别病情严重发病时间长,外敷二次但必须间隔 1~2 个月后再敷。

外敷药时间 4~4.5 小时即可取下。敷药部位有 90% 时以上患儿,都有大小不等的水泡,即用消毒针刺破后用消毒棉球擦水珠,另外不敷任何药物,结疤自落。无一例感染和有疤痕。外敷药后 1~3 天内扁挑可消肿 I 度,经外敷治疗一次,如外感则再不发烧,扁桃腺再不会肿大。有效率 90% 以上,治愈率 60%,免去手术之苦。

内服汤药治疗:一般方剂(涤痰汤、二陈汤、参苓白术散、藿香正气汤、补中益气汤等辨证化裁应用。一般内服药 1~3 个月,每二天一剂。

注意事项:禁食生冷、水果饮料,吃清淡宜消化食物,禁服其他药物。

第五节　探谈血小板减少性紫癜中医药治疗

血小板减少性紫癜(ITP)，在中医学中并无此病名。因其证候表现多为皮肤黏膜瘀斑出血，鼻衄、齿衄、内脏出血等症状，故后世医家从证候角度，将其归为祖国医学的"血证""虚劳"等范畴。

一、病因病机

中医古典中对"血证"的记载相当丰富，对本病病因认识也不尽相同，总结起来主要包括外感和内伤两个方面，《灵枢·百病始生》篇曰："起居不节，用力过度，则络脉伤，阳络伤则血外溢……阴络伤则血内溢……"，指出了饮食、劳倦因素可以致络脉损伤从而引起出血。同时本书还提到忧怒可以形成"凝血蕴里而不散"提示情志过极，气血凝滞可以引起血脉瘀阻。《金匮要略》记载："夫酒客咳者，必至吐血"指出饮食不节，酒热灼伤肺胃，伤及血络必至出血。刘完素认为，外感"六气皆从火化""五志过极，皆为热甚，"热伤血络则动血。《景岳全书·血证》详细概括了出血病症的主要病因。病机主要外感邪热，血热妄行；脾气虚损，气不摄血；肝肾阴虚，虚火上炎；瘀血内阻，血不循经，血热妄行；瘀血阻滞多为实；阴虚火旺，气不摄血多为虚。

本病发病机制历代医学家各抒己见，论述颇多。概括说来主要是"热""虚""瘀"三个方面。三者之间又可以相互转化，互为因果，共同致病。

"热"可分为实热和虚热，外感火热毒邪，湿热内蕴，肝郁化火等均属实热、热伏营血，以致火热灼伤脉络而动血。《济生方·吐衄》云："夫血之妄行，未有不因热之所发"。《诸病源侯论》中记载"斑毒之为病，是热气入胃，其热挟毒蕴积于胃，毒气熏发于肌肉……周匝遍体"提示邪热外侵、热毒蕴积于胃，损伤阳络，血溢肌肤而发斑。

"虚"引起出血的病机主要表现气虚、阴虚、血虚，脏腑主要涉及脾、肝、肾。"气为血之帅，血为气之母"。气具有统摄和推动血液运行的作用，气不摄血可致血溢脉外，气虚无力运血可滞而为瘀。气能生血，气虚生化之源不足,可致血液亏虚,运行不畅致瘀。反之,血亦能载气,因失血气随血脱,可加重气虚,又致出血,恶性循环。阴虚阴液耗伤,尤以制阳而生内热,热伤血络而致出血。诸多虚证所致出血与五脏各有相关,尤以脾肝肾关系最为密切。脾为气血生化之源,主统血,脾虚则气血生化乏源,统摄无权,而致血瘀、血溢脉外。《血证论·脏腑病机论》曰:"脾统血,血之运行上下,全赖于脾,脾阳虚则不能统血,脾阴虚无不能滋生血脉"。肾为水脏,肾阳不足,阴虚不能制,阳虚火内动,灼伤脉络,破血妄行。《景岳全书·虚劳》曰:"精虚者,即阴虚也"。肾精亏虚则精血不足,生血障碍可致营血虚滞。肝主藏血,主疏泄。若肝虚藏血不足,疏泄无力,可引起血行障碍。《丹溪心法·头眩》曰:"精虚者,即阴虚也"。肾精亏虚,则精虚不足,生血障碍可导致营血虚滞。肝主藏血,主疏泄。若肝虚藏血不足,疏泄无力,可引起血行障碍。《丹溪心法·头眩》曰"吐衄崩漏,脾家不能收摄荣气,使诸血失道妄行"。本病反复出血,缠绵日久,必然导致脏腑失调,气血虚损,使虚之更虚。

瘀血既是病理产物,又是致病因素,贯穿疾病始终。清代唐容川指出:'"凡物有根者,逢时必发,失血何根。瘀血即成根也,故反复发者,其中多有瘀血"。瘀血不去,新血不生,血液亏虚,血虚运行不畅又可致瘀。出血与瘀血两者互相转化,互为因果。

对血小板减少性紫癜的病因可概括为外感和内伤两方面。病因主要包括热、虚、瘀三个方面,因热迫营血、血热妄行、血溢脉外;反复出血,又会导致津液耗伤,阴虚火旺,从而迫血妄行,再一次血溢脉外,同时瘀血阻滞,脉道不利,又致出血,三者之间互相夹杂互相转化,互为因果。在治疗中结合临床表现,辨证与辨病相结合,做到"治病以求其本"。

二、辩证分型

辨证分型以气血、阴阳、脏腑为基础。临床表现主要有三个方面,贫血、出血和感染,治疗也是针对这三方面进行。三者当中,贫血是本,出血瘀血、感染是标。

1. 贫血的表现

头晕、心悸、气短、乏力,全身散在性紫癜、面色苍白、舌质淡,应为气血两虚可引起出血、紫癜、因气虚不能摄血，血虚生热或外感发烧、血热妄行，（曾服用抗生素和中药清热解毒药）热伤血络，皆可引起。气血是人体生命活动的物质基础，也是抵御外邪的重要武器，所谓"邪之所凑，其气必虚"、"正气存内，邪不可干"。

治疗补养气血：如八珍汤、参芪四物汤、归脾汤、人参养荣汤等。

2. 出血、瘀血表现

在治疗贫血的方药中，按出血、瘀血性质加入相应的止血药。可用归脾汤加味、补中益气汤加味、黄土汤加味（如：白茅根、藕节、生侧柏、生地、丹皮、阿胶、煅龙牡等）

发热有感染表现：

血小板减少性发热有阴虚、气虚、感染三种，前两者为本病引起，一般为低热，可遵循治病必求其本的法则，根据证候表现辨证施治。治疗原则：病邪在表者宜解，在气者宜清，在营血者宜清宜凉。由于本病正气多虚，在祛邪的同时，常须注意扶正，保护胃气，补气血为主。如银翘散、桑菊饮、补中汤、人参养荣汤、当归补血汤适当加活血化瘀药物。

结语：血小板减少，治疗抓住本质，气血两虚为虚证候，与造血有关者为心、肝、脾、肾四脏关系密切。血为精之所化，肾为先天之本，真阴真阳之所系，真阴是受五脏六腑之精而藏之。元阳命门火与各脏腑的关系密切。笔者认为，补肾为主，补养气血方法，疗效显著，活血化瘀值得重视。

第六节　浅谈中药煎服法

中医治病是否有效，既取决于辩证用药是否准确，还要看病家煎药和服药是否按照医生所规定的那样去作，二者互相结合，才能取得满意的疗效。否则不但不能治好疾病，还可导致病情恶化，甚至危及生命。

一、中药煎服法妙用

兹就祖国医学文献所记载的有关中药煎服法，略举几点，以说明它的妙用和重要性。

（1）《伤寒论》大、小承气汤内的大黄俱用水煮，而大黄黄连泻心汤和附子泻心汤内的大黄独用麻沸汤渍，同是大黄，一煮一渍，其作用便有天壤之别。大小承气汤均为治疗下焦热结肠胃的方剂。大黄黄连泻心汤"分温再服"和分温三服，提示病在上至，不可急服顿服，须遵《内经》"固其轻而扬之"之法，少服频服为宜。小承气汤"初服汤，当更衣，不尔者，尽饮之，若不更衣，勿服之"。大承气汤"得下，余勿服"。明显地指出临床上要注意中病即止，不可过下伤阴，须防变它病。

大小承气汤方内大黄苦寒沉降下行，荡涤邪热之药，一经水煮，气味俱厚，沉降力加强，下行更速。热结肠胃，远在下焦，正须急趋直下，速达病所，趁药力强烈之时，攻坚逐实，立见功效。若缓行而下，则药力渐衰，及至下焦药效消失，已无济于事，所以大小承气汤内三大黄俱用煮法。

大黄黄连泻心汤和附子泻心汤，则热结上焦之心下痞，若方内大黄也用煮沸法，则下行迅速，药过病所，走而不守，故药用开水浸泡，时间又短暂，只取它无形的气，不取它有形的味，气味俱薄，轻清升浮，药液入口下咽，便流连胸中，大黄协同黄连导其虚热缓缓而下，共奏清热泻痞之功。

附子泻心汤症兼恶寒，故将附子另煮取汁纳入，三黄渍汤，轻清治上，附子煮熟，入肾扶阳，寒热不同气，生熟不同性，分途并进，各尽所能，既汤痞，又除寒，一方两并治之，煮与渍的妙用，就在于此。煮法得当，服法亦需注意，效果佳。如大黄黄连泻心汤和附子泻心汤的"分再而服"和"分温三服"，这就提示病在上焦，不可急服顿服，须遵《内经》"因其轻而扬之"之法，少服频服为宜。大小承气汤均系"分温二服"，小承气汤"初服汤，当更衣，不尔者，尽饮之，若更衣者，勿服之"。大承气汤"得下，余勿服"。明显地指出在临床治疗上要注意中病即止，不可过下伤阴，须防变演它症。服得法，转旋妙用，效果尤佳。

（2）《伤寒论》桂枝汤的全剂药物"以水七升微火煮取三升，去滓，适寒温，服一升。服已须臾，啜热稀粥一升余，以助药力。温覆令一时许，遍身漐漐微似有汗者益佳，不可令如水流离，病必不除。若一服汗出病差，停后服，不必尽剂。若不汗，更服依前法又不汗，后服小促其间，半日许，令三服尽。若病重者一日一夜顺，同时现之，服一剂尽，病证犹在者，更作服。若许不汗,乃服至二三剂。禁生冷、黏滑、肉面、五辛、酒酪、恶臭等物。"麻黄汤先煮麻黄去沫,后纳诸药同煮,取药液二升半,去滓,"温服八合,覆取微似汗,不须啜粥,余如桂枝汤法将息"。

麻桂二汤均为解表之剂,一剂分为三服,一服病愈,则停后服,是多备少服法,也就是前面所说的中病即止之意。若病愈再服,或一剂顿服,就有过汗伤阳,变症随起之患,所以方后既注明煮法,又将服法啜粥温覆取汗以及诸般禁忌,详加介绍,由此可知,虽煮法不错,更须服法完善来起协同作用。

(3)大、小柴胡汤和半夏、甘草、生姜三个泻心汤俱用去滓再煮法,分温日三服。去滓再煮者,要使药性合二为一,漫无异用,併停胃中,少顷,随胃气以敷布,而里之未和者,遂无不和,所以方中既用人参甘草,复加生姜大枣,不嫌其复,全赖胃中天真之气为斡旋,盖取合之为义。大凡古人治里未和之症,多取复煮以共行其事之义,分温日三服,使腹中药气接续不断,以尽合理之妙用。

(4)《金匮》乌头汤是五味药物组成,乌头一味另用蜜煎,煎后去乌留蜜,余四味同煮去滓,纳蜜于内,再煎少顷即成,此方治历节风有效。方中取乌头有散寒除湿的独特功能,但它猛烈性急,药力难以持久,故将乌头另用蜜煎,既制其剧毒,又变激烈之性为和缓之用,取汁和入诸药,藉和缓之势,共同深入关节搜风驱寒,使风寒湿之邪,散之皆尽其病自愈。这是张仲景当时制方之巧思妙用,自东汉建安以来,已历千余年,一直指导临床治疗类风湿关节炎,颇有疗效。

(5)鞠通《温病条辨》银翘散方后自注云:"右杵为散,每服六钱,鲜苇根汤煎,香气大出,既取服,勿过煎。肺药取轻清,过煎则味厚而入中焦矣。病重者,约二时一服,日三服,夜一服;轻者三时一服,日二服,夜一服,病不解者,作再服。盖肺位最高,病过重,则药过病所,少用又有病重药轻之患,故从普济消毒饮时轻扬法。"此方是辛凉解表,与辛温解表不同,解表则一,其煮服法又无差异,吴鞠通认为"治上焦如羽,非轻不举",此不外乎《素问》"因其轻而扬之"之法之启迪。

(6)《局方》四君子汤的药物组成是党参、白术、茯苓、甘草这四味从容和缓,适用于调补中宫,中宫之药,煎时不可过长,也不易过短,这样就可使药的气味不厚不薄,处于浮沉之间,再服于不饥不泡时药效得以盘旋中

黄兰魁中医临证五十年学治集

宫,渐次补益,"治中焦如衡,非平不安",药取和平,煎服适中,由四君子汤可以类推。

(7)《证治准绳》鸡鸣散治寒湿下注的脚气病,它的煮法是将全剂药物"先取水三大碗,慢火煎至一碗半,去渣再加水两碗,煎取一小碗,两汁相合,安置床头,次日五更时分三五次冷服之"。服于鸡鸣;一取其空腹,则药理专行,二取其阳盛,则阳药得气。其冷服是湿为阴邪,冷汁亦为阳,以阴从阳,先诱而后攻。"治下焦如权。非重不饮",药经再煎,味厚下降,从鸡鸣时冷服得法,转旋妙用,效果尤佳。

从上述所举的几点来看,中药煎服法的妙用,是古人同疾病作斗争中取得的宝贵经验。可惜许多人都把它忽视了。这必将影响医疗效果,因此,医者诊病后,对药物煎服法,应尽可能给病者交代清楚,勿掉以轻心。

二、中药气味配合的规律

(1)气味相同作用相近。如发散风寒药物:麻黄、苏梗;解热药物:黄芩、黄连;补益中药物:黄芪、锁阳。用气味合参用来解释药物的功能,气味也有主次之别;有时以味为主解释药物功能。如黄芪甘温而言补气,以甘味为主解释其功能的。以气为主解释药物功能的如锁阳甘温言其助阳,以温性为主,解释其功能的。

(2)气味不同,作用不同。气同味异作用不同。温性之品,味不同而功能不同。如麻黄辛温,散寒解表;杏仁苦温,降气止咳;乌梅酸温,敛肺涩肠;大枣甘温、补脾益气;肉苁蓉咸温,补肾助阳。气异味同作用不同,由于性不同而功能不同。如桂枝辛温,解表散寒;附子辛热,补火助阳;石膏辛寒,清热降火。

(3)一气兼数味,一气多味,药物作用多,治疗范围大。如当归性温而味辛甘;甘补益,辛行气活血,温可散寒,温经止痛,凡血虚血寒者均可用之。

引起中药中毒原因

①误服伪品药物:如商陆有毒,受骗误以商陆当人参而中毒。

②品种混乱:如五加皮有南北之分,北五加皮有毒。

③药物剂量过大。

④炮制不规范。

⑤使用剂量与服法不适当。

⑥配伍不适当。

⑦个体差异，或过敏体质。

三、中药煎服方法

现代中药质量相对比古代差，愚临床50年，认为对中药的煎服法应采取以下办法较好：凡内服药应用开水泡15分钟，然后再进行煎煮8分钟，即可取渣内服。怕久煎影响药效。另外一天服药量不能过量，怕影响脾胃功能，现分述如下：

（1）成年人一般三天二剂药；每剂要煎三次；每日服二次；分别服药在中午，晚餐一小时后服下。第三次煎剂在第二日中午饭后一小时服下。

（2）10岁以下儿童，两天服一剂，每剂煎三次，日服2~3次，分别再早、中、晚饭后一小时服下，也可在中、晚两餐后一小时后服下。

（3）急危重病人：若肝胃肾有病的患者，两天服一剂药，每日服两次分别在中、晚餐后一小时后服下。

（4）若是急性发烧或腹泻的病人，每日服一剂，每隔两小时酌量服药一次。服药前一小时必须食稀饭或面食。10岁以下儿童也可参照服药。

（5）消化道病人：脾胃虚寒者，在服药期间，禁忌食生冷，水果饮料。

（6）肿瘤及其他慢性严重病人，在服药期间，应以半流质饮食为主，酌情两天服一剂药，分2~4次服完。

（7）中药治疗的病人，在服用期间，必须停服其他药，或停止其他一切治疗。（若出现异常情况应及时停止服药，并到正规医疗机构查明原因）

（8）中药每剂药用开水泡15分钟，水开煎8分钟，即可服用。

发烧病人，饮食以流质为主。忌水果、饮料、肉食。

煎服汤药，隔天必须烧开再服。

四、药物特殊处理

（1）先煎药物：如磁石、石膏、石决明、石燕、紫贝齿、代赭石、白石英、紫石英、牡蛎、龙骨、龙齿、寒水石、龟板、鳖甲、虎骨应先煎10分钟后，再加其他药物。麻黄应先煎去沫；伏龙肝应先煎去土。

（2）后下药物：如薄荷、苏叶、银花、藿香、荆芥穗等芳香清热之药，应后下十分钟。

（3）溶化后再煎之药物：如阿胶、鹿角胶、龟板胶和盐类泻剂如芒硝等，均应先溶于煎妥的药汁中，再放火上微煮。

（4）冲服的药物：贵重药物及加热易分解或发散的药物，及用量少的剧毒药。须研细末，用以同药汁一起冲服。如牛黄、琥珀、朱砂、熊胆、三七、羚羊角、犀角、麝香、沉香、乳香、没药、人参等。

（5）包煎的药物：如蚕沙、海金沙、夜明砂、望月砂、马勃、车前子、旋复花、葶苈子、青黛、蒲黄等，应用纱布包严再与其他药物一起煎。

（6）另煎兑入药物，某些珍贵的药物，分别煎三十分钟，倒出药汁，再与其他药物煎者的药汁混在一起后服用。

灶心土又叫伏龙肝，为烧柴草的土灶灶内底部中心的焦黄土。在拆修柴草灶或炭窑时，将烧结的土块取下，用刀削去四周焦黑部分及杂质，留中心红黄色或红褐色土块入药。

现代药理研究证明，灶心土的主要成分为氧化铝，还有氧化铁、氧化镁、氧化钙等。中药认为该药有温中止血、止呕、止泻作用，用于吐血、便血、呕血反胃、腹痛、泄泻妊娠恶阻、崩漏带下。切记：煤火灶中土不可药用。

先煎，后下药，布包入煎；另包冲服、烊化、另包兑服，沸水泡服，煎汤代水服。还有用酒水同煎等，应按规范方法煎者服用，免去副作用。

后　记

　　我从 1964 毕业参加工作以来，长期在基层医院中医诊疗的第一线工作，即使后来担任副院长之职，依然坚持门诊治疗，患者如织，绝无闲暇时光。退休以后，本想享点清闲，但无奈患者众多，常常登门求诊，也难得清静，更难割舍医患之情，索性又开办"济仁诊所"，于是面对更广大的患者人群。由于岗位的特殊性，患者和单位同事经常把我看成是疑难杂症的"专家"，并把大量的疑难病，少见病介绍给我诊治。行医问诊，治病救人，掐指一算，而来已逾五十年矣。治愈者愈众，临床中出现的新问题也日益繁多，迫使我不得不在理论上和临床上不断地探索。随着理论和临床的经验的积累，临床范围的扩大，对危重、疑难、少见疾病诊治的增多，以及正反两个方面的经验教训的总结，加上后期有意识地增强科学研究的内容，取得了些许多中医诊疗的成果和心得，也逐渐地确实地看到中医药的真正疗效。

　　五十年来，中医诊治所及甚多，所得也不可谓少。不总结，不提炼，殊为可惜，患者、同仁、亲朋好友受益良多，也鼓励我留点"精神财富"。思忖多年，终有此念。今我虽垂垂老矣，毅然奋笔，不辞凤夜挑灯，整理旧案，只愿将毕生所学所见，拙记一二，结成书册，以飨医患。不求闻达于世，但愿验方留存，治病救人，为中医药的普及和发扬光大尽点微薄之力。

一、中医药的再认识

　　中医不仅能治疗常见病，也能治疗当代社会的很多疑难病，是广大群众所公认的，也是不争的事实。

黄兰魁中医临证五十年学治集

中医的整体诊治观念，治"未病"观念、"仁术"的观念是超前的。新文化领潮人梁启超也曾感慨地说"中医是人类文明的早熟品"，是超前的文明。中医把人和天地视为一个整体、天人合一，不同的病，有不同的治疗方法，即使看起来相同的病，也由于时辰、地点、节气、个体的差异，也会有不同的治疗方法。更重要的是中医先治本，再祛表，不同于现实生活中的看病三部曲"抽血、化验、挂瓶子"，有千篇一律、千人一方之虞，往往注重治表，而忽视治本。比如，感冒发烧这样的常见病、小病，动辄就挂瓶子，用抗生素，从链霉素、青霉素，到先锋、阿莫西林，剂量愈来愈大，效果却愈来愈差，中国的儿童深受抗菌素之害而不自知，引起国际上的惊呼和警告。因为一般医院不管是风寒、风热、还是内伤湿滞，统统消炎杀菌，时间长，花费高、副作用大，家长孩子都受罪。

经济的发展，造成环境的恶化，致病因素大大增加，人类生存健康受到空前威胁；国内医疗改革被人诟病，造成看病难，难看病，医疗腐败屡禁不止。社会的进步，在医学上好像没有体现出来。一个主要原因是现代医学似乎步入误区：人体成了病菌和抗生素打仗的战场，并且战斗在不断升级，道高一尺魔高一丈，双方武器也在不断进化，作为人类，"痛何以堪"？自然医学开始崭露头角，受到世界医学界的极大关注。中医作为自然医学的鼻祖和翘楚，运用整体诊治观念，侧重调理和激活自身免疫，治疗直指病灶，往往事半功倍，经济实惠，疗效可靠。2002 年的非典，中医认为就是一场"时疫"，也起到非常关键的作用。随着气温的上升，不需要再进行铺天盖地的消毒，最后也就消散于无形。这再一次证明，人类可以顺应自然，天人和谐；不要企图"战胜"自然，唯我独尊！

不可讳言，20 世纪以来，呵护中华民族生命健康数千年的中医被忽视，也退步了。由于环境污染，人们经济观念至上的影响，中药材的药效发生变化甚至衰退，有些传统的验方不灵，国内甚至出现中医不科学的论调。这些都是由于无知和盲从，无碍中医药的伟大，我们中医工作者坚信，乌云终究遮不住太阳。中医的研究，在世界范围内方兴未艾。中医急需振兴，让普通百姓多一种选择，走出看病难、就医难的怪圈，真正享受到中医药带来的好处。一代伟人毛泽东曾经意味深长地指出："中国医药学是一个伟大的宝库，应当努力的发掘，加以提高"。世易时移，变化亦异，中医更需要与时俱进。中医现代化，是一个紧迫的，也是十分艰巨的任务。

二、中医根在经典、贵在实践

医学作为技艺,对人类的作用最为直接、关系最为密切。那最粹美而出自古代的医学理论,没有什么书能超过《素问》和《难经》。两书阐述阴阳运气学说的原理,辨识身体营卫之气的本原,来说明养生治病的方法,不是古代的智慧出众,聪明绝顶的人,怎么能够写出这样的书?但是那精妙入微的要领,在心中体会到并见之疗效的,本来就有不能用言语传授的地方,书本难道能全部写出那层意思吗?后世学习的人,不能探求他们写书的用意,却拘泥他们的理论,但是不擅长具体运用。更有甚者抛开古书不看,只去读浅陋的方书,无法解决疾病千变万化无穷无尽的情况。古今风尚的不同,先天强弱的差异,衣着饮食的好坏,辛劳安逸的区别,气质的静与躁,供养、爱好、住所、职业的迥异,遭逢的时代、遇到的变故的不同,每个人彼此差距很大。如果不去深入思考,广泛研究,全面的解疾病的原因,却想按照试用过的成法生搬硬套,来治疗人们的疾病,遭到失败那是必然的。

喜爱探索学习的医生大都明辨方向,但因循守旧贪求常规的医生仍旧自以为学术正确,厌恶听取他人的理论。技术不高明的医生只能停在表面了解一些粗浅的内容,不能明白精辟的含义,更无法在医疗实践中加以灵活运用,故而很少能取得满意的疗效。我们医者应怀有救世的抱负,酷爱学问从不满足,研究医理力求精深,胸怀高远志向,仰慕古代名医,虚怀若谷,效法先贤。若想成为一个济世救人的医者,应敬畏、谨慎、严肃、诚恳,遇见什么不随便下结论;在诊脉用药方面,不能马虎草率,像张仲景那样不随便用药。生命立于自然,疾患起于毫末,疾病无时不起、种类甚多,不考虑周全决然不行,非合乎人身而做实验,失败会一个接着一个。

从事与民生密切关系的医者,对古代的医书,要能"求其为书之意","得起所不言之意";对"万变无穷"的疾病,做到"深思博考","周知其故"。读书能"求之于言语之外",治病却能掌握病人的具体情况。要拿前人一定的学说,如果不在心中细细领会,来应付无限的病变,不导致贻误那才奇怪。更何况只掌握一种医疗方法而不了解医学道理的人,不更是像"盲人骑瞎马,夜半临深池"一样极其危险吗?

医术难道是容易学习好的吗?药物难道是容易施用适当的吗?他的病在

613

竖排文字:黄兰魁中医临证五十年学治集

心,你却去治疗他的肺;病在于寒,你却把它当作热;病在于实,却把它当作虚。病不会自己说话,误服药物而死的人,也没有地方去控诉;所以医生能够施行他们的医术,却没有人诘问他们。谚语有这样的话:"山川如果能够说话,风水先生没有地方吃饭;脏腑如果能够说话,医师的面色就像土一样"。这是说用药的困难,手术的难处啊。所以一个人的智慧尽管能够了解古代的医学理论,却可能没什么心得体会;有了心得体会,但是做手术欲"庖丁解牛",但却"目无全牛",虽精细终究成功率不高;审查脉象精当了,但是不善于用药;诊治病患需要清楚、精准地辩证、下药、施治,缺一不可,那就一定能够治疗,否则,都不可能达到痊愈。

三、疑难病症探索

　　本书的主要内容除了发热、风寒等常见病,儿科、妇科疑难杂症外,也有笔者个人中医治疗癌症、糖尿病、高血压等"三大难症"的一些理论的和临床实践的方法。我很担忧当前社会对癌症、糖尿病等疑难疾病蒙昧不清,于是传述前代医家的可为法式的语言,抒发平生的心得,穷尽疾病的源流,写成这部书下篇的关于中医治癌、糖尿病、高血压部分。但是仍旧不敢自信,同时顾虑当今西医强势,社会上的人不太相信这些办法,因此在书箱里收藏了很长时间。我以为学者的心有时是没有自信的。可是因为天下有如此多的癌症病、糖尿病、高血压病人,却竟然没有对付"三大难症"好的有效方法,殊为叹息。在同道者的鼓励下,我近年才决心搜箱叩底、合手推出来使之公开,好比拯救被水淹,被火烧的人,水火之急,难道还要等待整理完备?况且人们的心里没有不同,高明的医学理论不会与世隔绝,这部书一旦付梓,感兴趣的人们必定会遇到,冀望集众人之智,阐明其中的主旨、弥补其中的疏漏、使遭受"三大难症"等疑难杂症的人都有登上生存境域的可能。这也可能是天下后代的幸运,也是我的愿望。了解我或者责骂我,完全听凭医者和患者,能在治病救人中得到责难与提高,这难道不是好事吗?

　　本书内容皆为余五十年以来学习中医经典、临床实践所得,多为心得笔记,记录了笔者五十年的行医历程,手稿年程久远,散乱不堪,整理颇费周章,历时六年有余,方才理出头绪、打出文字、归纳成文、汇编成章、整理成册,虽挂一漏万远不完善,但编撰成书终可付梓,遂了心愿矣。

黄兰魁简历

黄兰魁,女,汉族,执业中医师。出生于 1940 年 11 月 11 日,甘肃省古浪县大靖人。中医专业主治中医师,民建党员。长期在甘肃省金昌市永昌县中医院从事中医临床工作。

1960 年赴甘肃省中医学校学习四年。

1964 年毕业被分配至永昌县中医院工作。

1981 年赴甘肃中医学院"经典著作进修班学习一年。随后在甘肃省中医院临床进修半年。后任永昌县乡村医生辅导老师。

1982 年担任永昌县中医院主管业务的副院长。

1987 年 6 月在北京参加中国生物物理学会全国高级中医学习班,进修学习妇科、肝病科等方面的知识。

1990 年退休,并创办"济仁诊所",后改为"黄兰魁诊所"。

1984—1990 曾任金昌市中医学会第三、四、五届学会副会长,永昌县中医学会第三、四、五届会长,70 年代永昌县委员会委员,并先后有 10 多篇中医类论文在省、市、县学会交流。

黄兰魁行医实践事迹,已载入"中国人才辞典"、"中华成功者"(第三卷)、《2000 年中国风·杰出人物特辑》、2000 年《国魂—中华新世纪兴国英才传略》(第二卷)等书籍。

黄兰魁中医临证五十年学治集

黄兰魁个人自传

　　我 1940 年 11 月 11 日出生在甘肃省武威地区古浪县大靖镇南巷子一个破旧的小四合院。生育七个孩子的家庭，我已是家中第四个姑娘。由于先天营养不良，后天多病，极度缺乏营养，父母都认为我难以存活，可是苍天有眼，在父母精心调养下，竟大难不死，又奇迹般的活过来。父母供我上学，学习之余在自家的药铺担任抓药、煎药的工作。十三岁就基本掌握了一些中药铺的技能性工作，自此便与中医药有着很深的渊源感情。

　　父亲是一名老中医，从小目睹父亲治病救人屡起沉疴，耳濡目染，深受岐黄医学的熏陶，渐渐对中医药产生了浓厚的兴趣。十三岁时，已经能够熟练背诵许多草药药性及汤头歌诀。

　　1960 年考入甘肃省中医学校在校学习四年。在学校被博大精深的中医学理论吸引住，尤其是"天人合一"的整体观念和辨证论治的思想，我的求知欲如熊熊烈火燃烧起来，于是如饥似渴地学习，拼命地钻研"四大经典"——《黄帝内经》《黄帝八十一难经》《伤寒论》《神农本草经》及《温病条辨》等，主要条文都在理解的前提下背诵下来。当时正赶上三年自然灾害，同学有一半以上患上营养不良性水肿，当然我也不例外，但仍然每天拖着浮肿的身子，早晨 6 点起床晨练后就背诵"四大经典"著作，用浩如烟海的中医典籍来武装自己。

　　在我学习大半年临床课回到家乡后，乡亲们纷纷找我诊病，尤其对于妇科不孕症，胃病等常见病疗效显著。这给了我莫大的鼓舞，从此我更加热爱中医，决心学好中医，为振兴中医事业而献身。通过中医各门课程的学习和实践，我深深体会到中医学确实是一个伟大的宝库，而面对浩如烟海的中医典籍,死记硬背是不行的,必须通过灵活学习典籍的精髓来武装自己,从百家争鸣各放异彩的中医典籍中学立场,学观念,学方法:即从医以人为本的立场,医生的一切思想和行为都要站在病人的立场;学"天人合一",人体、自然是一个大系统的整体观念;学辨证论治等非浅性思维的科学方法。在校四年的学习,我的学习较为优秀,授课老师都很惊喜。

1964年毕业后,被分到甘肃省武威地区永昌县河西堡医院中医科工作。1966年6月,史无前例的"文化大革命"开始,到处是铺天盖地的大字报,成天听到的是震耳欲聋的批判"走资派"的口号声。但我清楚地知道作为一名医生,天职就是为群众看病,雷打不动。除去上班和参加革命外,业余时间特别多,我常想要成为一代名医,但仅看中医书是不够的,还要多看些文、史、哲及其他自然科学的书,尤其是现代哲学,人类学,天文学等等。多读书能够拓展胸怀,扩大视野,活跃思维,帮助自己与时俱进。在"文革"期间,我利用业余时间先后读了《易经》《孙子兵法》《本草纲目》《寿世保元》《医原》《医宗金鉴》《景岳全书》《医学衷中参西录》《证治准绳》等经典专著,大大扩展了我的知识领域,为我以后的医学深造打好了基础。因我治病以病人为本,诊疗以中医为主,临床治疗效果显著,门诊病人一直非常多,整天应接不暇,但我亦乐在其中。长期繁重的接诊工作超出了正常负荷。后来领导为了照顾我的身体,一度限制门诊病人号,每日早晨30人次,下午30人次,这样排队挂号的人都在上班前两小时排队。除正常临床外还要辅导当地的乡村医生工作,经常在当地地区医院做学术报告,同时带中医学校的实习生。1976年我管病区时,有一位50多岁的妇女,居住阿右旗盐场,患痹症,地区级医院诊断为"类风湿性关节炎",住院治疗一月无效,来我们中医院,要求我中医治疗。当时住院时人被抬进我院,失去了生活能力,在我院纯中药治疗,停止一切其他治疗。三个月后病人走出医院,生活自理,又活了20多年,病人及其家属非常感激。同仁看我的临床治愈病例时,他们才深信不疑,并投以敬佩的目光。

82年任永昌县中医院业务院长,突出中医特色,疗效显著。

临床上带中医实习生约60多人,带徒弟10余人,带西医学中医大夫约10余人。通过针对大量具体实际病例面对面的分析与交流,使他们临床实践能力得以明显提高,同时将我几十年临床经验得以传承。通过师承学习

黄兰魁中医临证五十年学治集

的徒弟现已大多成为各自工作岗位的骨干，家族从事中医临床的大夫已有10多位，各自都是中医业务骨干。

从事中医临床50多年来，累计门诊量达40多万次（中医院上班期间日均接诊人数60~120人次，1990年开始"济仁诊所"日均20~40人次）。观察诊治病人约5000多例，在疑难杂症治疗方面进行了探索性的研究。纯中药治疗儿科、慢性扁桃腺体炎约1000多例，用中药制剂外敷、内服（均为手术适应证）有效率90%、治愈率60%以上，免除手术之苦。甲乙肝炎有效率在50%左右；治疗肝硬化、低蛋白血症等肝病有效率60%左右；对低血压、高血压、心动过缓、心动过速、心肌缺血等症治疗效果较好。接诊高血压病人约1.5万余人次；接诊癌症病人（多系胃癌、肝癌、膀胱癌、淋巴癌、白血病等病例）已有5000余人次；接诊糖尿病及其并发症已有4000余人次；观察住院病人5000多例，大多疗效满意。积累了丰富的临床经验。

本人在工作之余，比较重视业务的学习和临床经验的总结，先后有10多篇论文及经验介绍在各类专业期刊、报纸上刊登，在永昌县、金昌市、甘肃省中医学术会进行交流。

自1990年创立济仁诊所以来，凡五保户、残疾人前来就诊，我一律免收诊费，医道同人也一律免诊费，对一些特别困难的患者，医药费也免收。20多年来，免诊费接诊量达四万余人次。由于真诚的服务态度，用药简洁实用，经济实惠，接诊治疗效果好，治愈率高，因而在周边地区享有很高知名度。

我行医的座右铭是："救死扶伤当好白衣战士，妙手回春攀登医学高峰"。

我 的 导 师

几十年来,我先后师从省内外中医名师,他们德高望重,医术精湛,积累了丰富的医疗实践经验。据己临床经验,成才拼搏精神,师传徒承,学医方之妙用,拯生灵之性命。人命至重,贵于千金。他们的精神,激励后学者们勇登医学高峰,为振兴中医事业自强不息,为中医复兴不断实践、奋发创新,特此铭志!

1.《内经》导师:张子亮、周信有

2.《伤寒论》导师:权易经、刘举俊、郭志

3.《金匮要略》导师:鲁兆麟、林维奇

4.《温病条辨》导师:尹锡泰、于己百

5. 针灸导师:潘度然、郑魁山、何永庆、刘世琼

6. 按摩导师:班玉魁

7. 医古文导师:吴正中

8. 中医临床导师:柯与参、王仁山、权爱堂、张杰臣

9. 妇科导师:华占福

10. 儿科导师:周天信

11. 中药学导师:于九如、朱肇和

12. 气功导师:李少波、庞明

2014 年 8 月 9 日